中华医学会结核病学分会　组织编写

中国结核病年鉴

（2017）

CHINESE YEARBOOK OF TUBERCULOSIS

主　编　唐神结　李　亮　高　文　许绍发

人民卫生出版社

图书在版编目（CIP）数据

中国结核病年鉴.2017/唐神结等主编.—北京：人民卫生出版社，2018

ISBN 978-7-117-26755-7

Ⅰ.①中… Ⅱ.①唐… Ⅲ.①结核病-防治-中国-2017-年鉴 Ⅳ.①R52-54

中国版本图书馆CIP数据核字(2018)第084386号

人卫智网	www.ipmph.com	医学教育、学术、考试、健康，购书智慧智能综合服务平台
人卫官网	www.pmph.com	人卫官方资讯发布平台

中国结核病年鉴（2017）

主　　编：唐神结　李　亮　高　文　许绍发
出版发行：人民卫生出版社（中继线 010-59780011）
地　　址：北京市朝阳区潘家园南里 19 号
邮　　编：100021
E - mail：pmph @ pmph.com
购书热线：010-59787592　010-59787584　010-65264830
印　　刷：三河市潮河印业有限公司
经　　销：新华书店
开　　本：787×1092　1/16　　印张：26
字　　数：633 千字
版　　次：2018 年 5 月第 1 版　2018 年 5 月第 1 版第 1 次印刷
标准书号：ISBN 978-7-117-26755-7/R·26756
定　　价：78.00 元

中国结核病年鉴(2017)编辑委员会

前言

春风化雨润心田，又到年鉴出版时。瑞犬迎春，生机勃发，《中国结核病年鉴(2017)》带给你春的喜悦，春的温暖，春的精神，春的力量。

时光飞逝，《中国结核病年鉴(2017)》在各位编者、读者和社会各界的大力支持与关爱下健康成长，已是第3年编辑出版！如人生3岁一样，稚嫩但有无限活力、懵懂但充满好奇，尚属发展初期，但是重要阶段，期望大家给予更多的关注与厚爱。

新时代，新气象，新作为。《中国结核病年鉴(2017)》的问世，正值中华医学会结核病学分会第十七届委员会正式成立之际。新一届委员会将在李亮主任委员的带领下，以党的十九大精神和习近平新时代中国特色社会主义思想为指导，进一步增强紧迫感和使命感，讲政治、讲原则、讲纪律、讲规矩，努力拼搏、砥砺前行，不忘初心、继续前进，再接再厉、共创辉煌。

在不平凡的2017年，国内外结核病防治领域创造活力竞相迸发，聪明才智充分涌流。广大结核人不忘初心，牢记使命，以永不懈怠的精神状态和一往无前的奋斗姿态，继续朝着实现人类2035年中止全球结核病流行、2050年全面根除结核病的宏伟目标奋勇前进。特别令人鼓舞的是，2017年我国结核病防治领域在很多方面都取得了建设性、开创性的历史性成就，可谓成绩斐然，中国结核病控制已然成为展示中国形象、讲好中国故事的窗口，为全球特别是发展中国家解决结核病防治问题提供了中国样本与路径、贡献了中国方案与智慧。2017年，国内外广大结核人以更多、更新、更高的成果与飞跃带来结核病控制更加辉煌、更加清晰、更加光明的前景。2017年，全球结核病控制取得重大成就，结核病诊断取得重大突破，新抗结核病药物研发与应用迈出重大步伐，结核病治疗方案研究取得重大进展，结核病学术界空前活跃。这将对全球及我国结核病防治事业产生重大而又深远的影响。

《中国结核病年鉴(2017)》全面、系统地概括反映了这些辉煌成就与重大进展。本卷记述时限为2017年1月1日至2017年12月31日，个别地方为求记载的完整性、延续性，上溯下限有所放宽。全书共50万余字，从国内外395种期刊中选出有关文献946篇，其中国内517篇，国际447篇。

《中国结核病年鉴(2017)》的编撰工作是在中华医学会结核病学分会、北京结核病诊疗技术创新联盟、中国疾病预防控制中心结核病防治临床中心、首都医科大学附属北京胸科医院等机构及相关领域的学术界和政府管理部门的大力支持和积极参与下，汇集全国各地的80余位编撰人员共同努力完成的。除了具体参与年鉴各部分编撰工作的人员之外，还有参与年鉴审稿和编辑工作的人员等，相关专家、学者对年鉴编写工作亦给予了关注、指导和帮助。在此，我们向参与年鉴编撰工作的所有单位与人员表示衷心的感谢！感谢上海市肺科医院刘一典医生、安徽省铜陵市卫生局朱友生教授、首都医科大学附属北京胸科医院常蕴青博士研究生和王雅硕士研究生、深圳市第三人民医院付亮医生等所做的大量文字校对与修订工作。

虽经努力，《中国结核病年鉴(2017)》肯定还存在错漏和不足，希望得到广大读者的批评指正。我们一定将虚心听取意见，总结经验教训，不断提高编纂水平。

新时代，新征程，新使命。消除结核病并非遥不可及，亦并非唾手可得。困难和挑战会令人更加完善，使事更加完美。所有结核病问题都应该不是问题，有些尚在“瓶中”，更多集聚“瓶颈”，人类完全有信心、有能力完美解决，不远将来定会“瓶塞”顿开！九层之台，起于累土。探索无止境，创新无止境。《中国结核病年鉴(2017)》为您提供一个全新的平台，为您搜集，为您整理，为您解卷即明，为您鉴往知来。《中国结核病年鉴(2017)》真诚为您探索加油，期待为您创新喝彩。《中国结核病年鉴(2017)》将继续不驰空想，不骛虚声，为人类最终消灭结核病一年一大步，一步一个脚印，添砖加瓦作铺垫，任劳任怨做贡献！

唐神结　李　亮　高　文　许绍发

2018年2月于北京

目　录

概　要

结核病国内部分

结核病国际部分

附　录

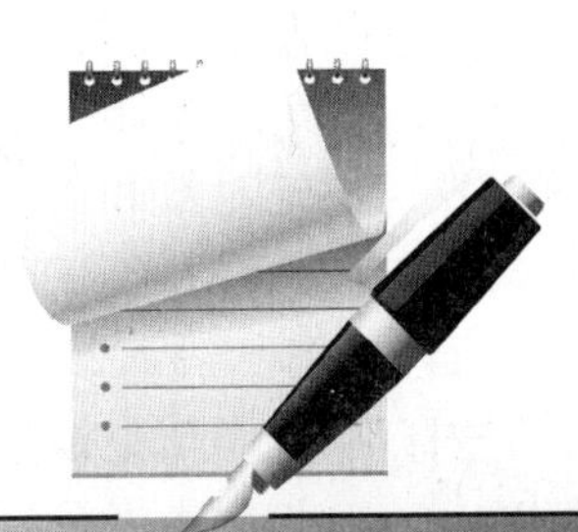

概　　要

2017年,国际、国内结核病防治方面日新月异。世界卫生组织(WHO)在俄罗斯莫斯科成功举办了首次“在全球可持续发展时期消除结核病”部长级会议。国务院办公厅发布了《“十三五”全国结核病防治规划》。中华医学会结核病学分会成立八十周年纪念大会在厦门召开。中华医学会结核病学分会换届选举大会在中华医学会召开,选举产生了以李亮教授为主任委员的第十七届委员会。《中国结核病年鉴(2016)》出版发行。2017年国内外结核病预防控制、基础和临床方面的研究也取得了可喜的成就和进展。

一、结核病预防控制

(一)结核病疫情

全球及中国结核病疫情总体呈持续缓慢下降态势。

2017年,WHO发布的结核病全球报告表明,估算2016年全球共有1040万结核病新发病例,平均发病率为140/10万。报告发病数居前三位的国家分别是印度(279万)、印度尼西亚(102万)和中国(89.5万)。与之前全球结核病报告一致,结核病发病的绝对数和人均率均在缓慢下降。2000—2016年全球结核病发病率年递降率为1.4%,2015—2016年下降1.9%。而要实现终止结核策略(End TB Strategy)中减少发病和死亡的目标,需要到2020年发病率年递降速度增加到4%~5%。2016年全球估计新发患者中,结核杆菌/人类免疫缺陷病毒(TB/HIV)双重感染患者和耐多药结核病/利福平耐药结核病(MDR/RR-TB)患者分别为103万和60万例。全年共有130万人因结核病死亡,全球结核病死亡率为17/10万,此外还有37.4万HIV阳性患者因结核病死亡。尽管2000—2016年,全球每年因结核病死亡数下降了24%,死亡率下降了37%,但结核病仍是全球十大死因之一。

WHO发布的结核病全球报告表明,中国2016年估算的发病数为89.5万,占全球的8.6%,占30个高负担国家的9.9%,目前居全球第3位。估算的发病率为64/10万,居高负担国家的第29位,低于全球平均水平(140/10万)。与2000年相比,估算发病率年递降率为3.3%,远超过全球年递降率(1.4%)。估计2016年TB/HIV双重感染患者和MDR/RR患者分别为1.1万和7.3万例。估算中国结核病死亡率为2.8/10万,死亡数为3.9万。

(二)结核病控制策略、措施和成果

2017年是全球迈入2030年可持续发展目标时代、开启终止结核病策略的第二年,WHO最新报告指出,自2000年以来,全球结核病治疗避免了5300万患者的死亡,使结核病死亡率降低了37%。尽管取得了这些成就,但全球结核病负担仍然很重,消除该疾病的进展速度不够快,要达到WHO终止结核病的目标还有很长的路要走。为了实现终止结核病策略的愿景和目标,WHO陆续出台了一系列政策建议和技术指南,包括《2017年全球结核病报告》《药物敏感性肺结核治疗和患者关怀指南—2017年更新版》《WHO政策、指南和建议在29国推行情况调查》《治疗儿童结核的固定剂量复合剂(FDC)的使用建议-2017版》《整合实验室网络、多功能检测工具的使用建议》《实施终止结核病策略的伦理指南》。同时2017年年底WHO组织召开了首届全球部长级会议,旨在通过国家和全球承诺,呼吁各国立即采取行动,联合多部门共同应对结核病,加速执行WHO的《终止结核病战略》。同时各国在结核病患者发现、治疗管理、健康促进和患者支持等方面做了积极的努力和创新性探索,取得了一定经验。

我国政府高度重视结核病防治工作,2017年相继出台了《“十三五”全国结核病防治规

划》及《学校结核病防控工作规范(2017 版)》,同时发布了关于《肺结核诊断》(WS 288-2017)和《肺结核分类》(WS196-2017)两项强制性卫生行业标准的通告,下发了关于调整肺结核传染病报告分类的通知。部分地区在新型结核病防治服务体系下,在潜伏结核感染、患者发现、治疗管理及相关成本效益分析等方面开展了相关研究,并取得了显著成效。

二、结核病基础研究

(一)分子流行病学

随着培养的推广与分型技术的发展,非结核分枝杆菌的流行也逐渐获得更多的关注。临床快速检测仍然是研究的热点,新型技术的开发、成熟技术的评估及潜在标志物的鉴定均有一定进展。数目可变串联重复序列分型(mycobacterial interspersed repetitive unit-variable number of tandem repeat,MIRU-VNTR)技术是国内应用较广泛的结核分枝杆菌分型技术,用于鉴定相同基因型菌株的传播事件,目前得到了较为广泛的应用。

(二)抗结核新药及药物靶点

抗结核药物及开发方面显示了小分子合成化合物的威力,同时 3D 打印技术、分子构像技术和药物靶点结构的解析等都在开发联合药物方面也显示了不俗的应用,新的耐药机制研究也取得进展,这都为抗结核药物的研发展现了很好的曙光。对现有药物的作用机制和创新组合用药也开展了研究工作,同时在新的药物靶点的研究中也有新的发现。在中药抗结核机制和临床的应用上有不少进展。

(三)结核病疫苗

目前有 12 个结核病疫苗正在进行临床试验,其中有 3 个病毒载体疫苗(Ad5Ag85A,ChAdOx185-MVA85A,TB/TLU-04L)、4 个重组亚单位疫苗(H56:IC31,H4:IC31,ID93+GLA-SE,M72/AS01E)、2 个非结核分枝杆菌疫苗(DAR-901,Vaccae)、1 个减毒活疫苗(MTBVAC)、1 个重组 BCG 疫苗(VPM1002)、1 个结核分枝杆菌提取物疫苗(RUTI)。3 个在临床试验Ⅰ期阶段,1 个已进入Ⅲ期临床试验阶段,其余正在进行Ⅱ临床试验。此外,结核亚单位疫苗、重组 BCG 等多种新型结核病疫苗的临床前研究也取得了一定进展,新型佐剂及新的结核疫苗候选抗原蛋白的筛选等研究工作也推动了新型结核病疫苗的研发进程。由我国自主研发的治疗性疫苗微卡正在进行Ⅲ期临床试验阶段,当前仍需加快新型结核病疫苗研发进度,建设标准化的疫苗评价流程,进一步完善疫苗临床前研究评价体系,促进从新型结核病疫苗从研究到临床试验,最终应用到临床的快速转化。

(四)结核分枝杆菌生理生化

结核病的主要致病菌是结核分枝杆菌(Mycobacterium tuberculosis,*M. tb*),由于其自身的复杂性,以及特殊的生理生化特性,可通过多种方式躲避巨噬细胞的杀伤,进而在细胞内存活、增殖。深入研究结核分枝杆菌的生理生化特性,可以更好的理解结核病的发病机制,为结核病新疫苗以及新药的研发奠定坚实的基础。近 1 年来,国外学者对结核分枝杆菌生理生化的相关研究诸多,并取得不少成果,研究内容主要包括多种抗原可通过不同方式影响结核分枝杆菌的细胞壁,生长代谢;结核分枝杆菌可以通过 DosR 和毒素-抗毒素系统参与持留感染;此外,其他相关抗原在抵抗宿主抗感染免疫中也发挥重要作用。国内学者通过生物学软件和蛋白的表达纯化技术等对结核分枝杆菌的多种抗原进行了生物学功能分析,此外,在生物膜、毒素-抗毒素系统以及类泛素-蛋白酶体系统等领域也进行了诸多研究。

（五）结核病免疫学

结核分枝杆菌诱导的免疫应答机制及参与因素十分复杂，就涉及的免疫应答类型上主要包括固有免疫应答和适应性免疫应答，这其中又包含了免疫器官、免疫组织、免疫细胞、免疫分子和免疫相关基因的参与，这些因素共同构成了机体抗结核免疫应答的复杂网络，决定了免疫应答的结局，进而影响结核感染、发病、临床表现、治疗结局和预后，以及疫苗免疫后对机体的保护作用。

三、结核病诊断与治疗

（一）结核病诊断方面

1. 结核病的细菌学诊断　近1年来，采用传统的细菌学检测方法对结核病的诊断起到了重要作用。涂片镜检查抗酸菌是结核病实验室诊断中历史最悠久的技术之一，改良抗酸染色法较传统方法敏感度大幅度提高，国内研究者对改良抗酸染色法进行了比较和评估。对快速 BACTEC MGIT 320 分枝杆菌检测系统临床应用价值也进行了评估。国内研究者对药敏试验新方法、临床耐药情况、基因型与表型耐药的相关性、交叉耐药等方面做了相应报道。随着免疫层析技术、色谱技术及分子生物学等技术的出现，非结核分枝杆菌的实验室诊断有了较大进展，国内研究者对我国 NTM 的分离率、菌种分布和药物敏感性等做了报道。

国外学者研究发现，LED 荧光显微镜法、TBDx 自动数码镜检系统均提高了传统涂片镜检的诊断效率。新型改良罗氏培养基大大提高了敏感度和特异度。快速诊断结核分枝杆菌的药物敏感性对于结核病的防控具有重要价值。由于所用药物敏感性试验的方法不同以及各地区流行菌株不同，世界各地结核分枝杆菌的耐药性报道不一。

2. 结核病的影像学诊断　影像学检查是诊断结核病的有效手段之一，也是临床上最常用的检查方法。2017年国内学者研究包括：①CT 在结核病诊断中的作用：总结归纳了肺结核活动性及非活动性 CT 征象。结合影像学特点及临床病史、实验室检查及治疗经过等特点对以肺间质改变为主的肺结核进行诊断及鉴别诊断。CT 平扫及增强扫描对肺结核与肺癌中的孤立性肺结节、薄壁空洞的鉴别诊断具有重要临床价值。强调肺结核合并肺癌的发生并总结其影像特点。能谱 CT 成像为周围型肺癌与结核球的鉴别诊断提供了有价值的参考信息。探讨如何在保证 CT 图像的质量的前提下降低辐射给儿童带来的伤害。发现中老年患者影像表现更多样，应用 CT、MRI 检查可以相对准确的诊断老年性肺结核。多层螺旋 CT 后处理技术可用于支气管结核筛查。细致分析肺结核分枝杆菌肺病与耐多药肺结核 CT 影像表现的差异性。肺外结核中，CT 图像后处理使颈部淋巴结结核分区更准确、解剖结构更清晰，浆膜型肝结核、结节型肝结核及结核性胆管炎的 CT 及 MRI 表现有一定的特征性；MSCTE 能够清楚地显示肠黏膜轮廓、肠壁及其与周围组织的关系；CT 能够将早期脊柱结核病灶骨质破坏情况、病灶所累及椎管、神经根受压程度、椎管狭窄程度、椎间盘破坏程度、脓肿形态与大小以及肉芽组织状况等清晰显示；CT 及 MRI 能精确显示骶髂关节破坏类型、程度、脓肿位置及邻近结构；CT 三维重建成像技术对髋关节病变诊断更为精准；鼻咽结核、部分胆囊结核具有一定特征性的 CT、MRI 表现；MSCT 检查特征性影像表现能进一步提高胰腺结核诊断的正确性；肾结核 CT 与 DR 静脉肾盂造影相结合可见更好的体现病变形态、部位、比邻关系及功能。②磁共振在结核病诊断中的应用：脑实质结核和脑转移瘤的鉴别诊断可结合病灶大小、MRI 强化方式、ADC high 值与 ADC 10b 值；MRI 检查诊断结核性脑膜炎阳性率较高;MRI 增强扫描对脊柱结核病变受侵范围、结核病变成分的显示及病变活动期判断均有重要价值;3.0T MRI 平扫+增强对膝关节滑膜疾病具备较高诊断价值;MRI 较 CT 软组织分辨率高,在脾结核的诊断上优于 CT。③PET-CT 在结核病诊断中的应用:PET-CT 具有灵敏、准确、特异及定位精确等特点,可一目了然地了解全身整体状况,达到早期发现病灶和诊断疾病的目的。18F-FDG PET-CT 对肺外结核的诊断价值较高,如对结核性与肿瘤性腹膜弥漫性病变的鉴别诊断以及对胸腰椎体结核的诊断。④艾滋病合并肺结核的影像学诊断:艾滋病病毒感染合并结核病时,症状不典型,部分患者的胸部影像学检查不易判断结果,单项常规筛查方法对确认和排除诊断精度有限,需采用多种临床诊断方法进行反复验证核实。⑤糖尿病合并结核的影像学诊断:糖尿病并发肺结核的影像表现具有多样性,影像表现不典型,空洞及干酪样病变阳性率较高,少有纤维增殖、钙化。⑥结核相关影像检查技术:应用低剂量螺旋 CT 诊断肺结核可以获得与常规 CT 扫描相同的诊断结果,并且还能使患者的辐射剂量降低。便携式数字胸部诊断系统速度快、成本低、具有良好的敏感性特异性分数,值得临床推广。⑦影像检查联合实验室检查对结核病的诊断价值的研究:胸部 CT 结合结核菌素(PPD)试验检查可以准确反映肺结核病变以及征象,能够提高诊断的准确率,临床价值较高,值得推广。

2017 年国际学者对结核病的研究主要包括:①CT 在结核病诊断中的应用:特征相胸部 CT 表现有助于鉴别无 HIV 感染的原发性 MDR-TB 和药物敏感的肺结核;总结归纳糖尿病肺结核的典型 CT 特征;总结不同年龄段儿童的肺结核 CT 典型征象;HRCT 是评估免疫受损患者的临床结核感染的影像检查方法,通常是发现结核感染的首要线索;研究分析肺结核与 BMI 相关性及其原因。肺外结核的 CT 诊断:回顾分析胸壁病变和结核并发症的影像学表现;发现淋巴结坏死和梳样征在腹部 CT 鉴别 CD 和 ITB 中具有最高的诊断正确率;从肾实质病变、尿路病变及生殖系统病变分析 MDCTU 图像的特点。肺结核分枝杆菌肺病的 CT 诊断:回顾性分析猿分枝杆菌肺病最常见的 CT 特征性表现;研究非结核分枝杆菌(NTM)肺病及肺结核的鉴别诊断。②PET-CT 在结核病诊断中的应用:研究利用最大标准摄取值 SUVmax 鉴别肺癌和肺结核;对比研究 PET-CT 及 PET-MR 检查在肺结核诊断的应用;FDG PET-CT 能早期发现结核病变。③MRI 在结核病诊断中的应用:总结归纳脑室内结核的 MRI 特征;研究发现 CT 在发现肺结节方面优于 MRI,在发现小儿结核相关的肺和纵隔病变中 MRI 和 CT 仍然显示较高的一致性;磁共振成像可以清楚地定义 TS 和 BS 之间的不同特征,应作为脊柱感染性病变的首选检查方法。

3. 结核病的免疫学诊断　近 1 年来,国内多项研究探讨了 γ-干扰素释放试验(IGRA)在潜伏结核感染、活动性肺结核、肺外结核、免疫低下人群结核、非结核分枝杆菌中的诊断及鉴别诊断价值。对 IFN-γ、TNF-α、IL-12 等生物标记物的研究进一步深入,免疫细胞及细胞因子领域研究的快速发展已成为诊断及鉴别诊断活动性结核,监控结核感染状态,评估治疗及判断预后的有效辅助手段。

2017 年,国际学者对 γ-干扰素释放试验在 HIV 感染、儿童、老年等特殊人群的结核病筛查作用及对活动性结核及肺外结核的辅助诊断价值均有了进一步的评价。QFT-Plus 等新型 IGRA 技术的诊断价值也开始被研究者评估。此外,IL-1Ra、IL-6、IP-10、IFN-γ、IL-2、MIP-3α,IL-13,IL-17A,IL-5 等新型生物标志物在结核病免疫学诊断中的研究也进一步深化进展。支气管肺泡灌洗液(BAL)和胸膜液等血液标本以外的生物标志物探究也有了很大的进展,其主要在活动性肺结核及肺外结核的诊断及鉴别诊断中发挥作用。

4. 结核病的分子生物学诊断　2017 年，在结核病的分子生物学诊断领域主要集中在病原菌的分子生物学诊断为主，且主要以检测病原菌 DNA 为主，包括 Xpert MTB/RIF 技术（简称 Xpert）、环介导等温扩增技术（LAMP）、线性探针技术、荧光定量 PCR 技术。RNA 检测技术如 RNA 恒温扩增实时荧光检测技术（SAT）也得到了一定的应用。影响较为深远的是，国家卫计委将分子生物学诊断作为结核病确诊的一种重要方法。

WHO 推荐使用新的快速诊断检测工具和更短、更便宜的治疗方案，以加快检测和改善耐多药结核病的治疗情况。2017 年，国际上对于结核病快速诊断的研究仍集中于 Xpert MTB/RIF、环介导恒温扩增技术、熔解曲线技术、基因芯片技术、线性探针技术及测序技术。此外，寻找新的宿主生物标志物也会为结核病快速诊断提供新的靶点。

5. 结核病的介入诊断　2017 年，中华医学会呼吸病学分会感染学组出版了《肺部感染性疾病支气管肺泡灌洗病原体检测中国专家共识（2017 年版）》进一步规范 BAL 的适应证、禁忌证，以及操作流程、标本处理等，可更好地指导临床，其中也有较多结核相关内容。《诊断性介入肺脏病学快速现场评价临床实施指南》全面介绍了气管镜介入操作中配合使用快速现场评价（ROSE）或可提高阳性率，规范工作流程，对包括结核病在内的多种疾病的诊断或鉴别诊断有较大的提示价值。中华医学会呼吸病学分会 2017 年发布的《良性中心气道狭窄经支气管镜介入诊治专家共识》介绍了良性中心气道狭窄的常见疾病及分类和诊治。国内学者研究发现，支气管镜 BALF 行 Xpert MTB/RIF 检测对无痰或者痰菌阴性不典型肺结核的诊断及治疗提供非常有价值的依据，电磁导航支气管镜检查定位系统引导经支气管镜肺活检术对于肺外周病灶诊断具有较大的应用价值，并且具有较高安全性，值得临床推广。此外，支气管内超声引导针吸活检术（EBUS-TBNA）、超声内镜引导下针吸活检术、经皮肺穿刺活检术以及胸（腹）腔镜技术在结核病诊断中的作用均进行了研究，并取得了较好的诊断效果，值得临床借鉴与进一步推广。

2017 年，欧洲心血管介入放射学会（CIRSE）在 2017 年发布了经皮肺穿刺活检指南。详细介绍了术前影像学评估、适应证、禁忌证、患者准备、出血风险及纠正凝血功能障碍、知情、操作期间的用药、体位、消毒、仪器、穿刺针、穿刺步骤、标本处理、术后护理、随访等进行了全面的介绍。总结认为，经皮肺穿刺适用于多种临床条件，安全性高，其技术方法的有效性已被广泛证实，需要根据患者及团队的情况紧密合作，在精准医学时代的个性化条件下，影像引导下的经皮肺穿刺活检将不断改进以满足未来病人的需要。国外研究者发现，超声内镜引导下的经支气管针吸活检（EBUS-TBNA）及超声内镜支气管镜引导下细针抽吸活检（BEUS-FNA）是侵入性操作风险最小、明确成人纵隔淋巴结肿大病因的有效方式，值得临床推广。EBUS-TBNA 联合冲洗液 TB-PCR 检测可以提高胸内结核性淋巴结炎的诊断率。此外，CT 引导下经皮肺穿刺活检术（CT-TTNA）及支气管内超声引导下经支气管活检（rEBUS-TBB）均是诊断肺部外周病变的安全有效的方法，同时，肺外组织的细针穿刺细胞学联合 PCR 检测提高了疾病的诊断率，值得临床借鉴与推广。

6. 结核病的病理学诊断　2017 年国内最重要的结核病理诊断进展在于形成了“中国结核病病理学诊断专家共识”，进一步明确了结核病病理学分类，结合分子病理学检测新技术提出更为明确的结核病病理学诊断流程及诊断标准。有条件开展分子病理检测的病理科室应按照“结核病病理学诊断专家共识”的指导意见进行结核病及耐药结核病的诊断。此外，在活检病理、特殊类型结核诊断及抗酸染色方法改进方面都有所进展。

目前,国外有越来越多的分子检测技术和试剂盒应用于石蜡包埋标本的结核病诊断中,对提高结核病的诊断准确性及与其他疾病尤其是非结核分枝杆菌病的鉴别诊断有很大帮助。结核病与非结核分枝杆菌病具有极其相似的组织形态学特征,仅靠形态学观察和特殊染色查找抗酸杆菌不能明确诊断,两者的鉴别诊断问题是病理医师面临的新的挑战。HIV与 MTB 双重感染的诊断和治疗面临着严峻的挑战。HIV 合并分枝杆菌感染导致特殊的病理组织学改变也引起了病理学者的关注。

(二)结核病治疗方面

1. 抗结核新药新方案 2017 年,国内对抗结核新药的研究,主要集中在利奈唑胺、氯法齐明等以及中医药对于肺结核、耐多药肺结核及广泛耐药肺结核单独治疗及辅助治疗的探索;同时,国内专家在原有抗结核药物的组合、疗程及用法进行了诸多新的尝试;均旨在获得更好的抗结核疗效、更短的疗程及更小的副作用。

国际上,抗结核新药的临床研究主要集中在贝达喹啉、氯法齐明、β-内酰胺类等,以及对世界各地的许多植物物种以及海洋生物和真菌的挖掘及提取、研究,取得了一定的成绩;关于药物的替换和重新组合、缩短疗程、改变服用方法等新方案的研究也取得了不少进展;还有一些科学家为结核潜伏感染研究更适合的方案、开发更有效、不良反应较小的药物治疗进行了大量的临床研究。

2. 免疫治疗及治疗性疫苗 2017 年,国内学者开始将纳米技术用于结核病的免疫治疗、微卡治疗耐多药肺结核的观察性研究,在治疗性疫苗方面具有一定的进步,国内学者成功构建了多种新型的 DNA 疫苗、BCG 加强疫苗、重组 BCG 疫苗、亚单位疫苗,其中进行了亚单位疫苗进行多种新型抗原表达的构建及动物实验,具有一定的研究特色及独到的见解。

结核病的免疫治疗方面国际上继续深入进行宿主导向治疗(HDT,host directed therapy)的探索,诸如左旋咪唑、维生素 D_3 的临床研究,将纳米技术应用到结核病的免疫治疗研发中。在治疗性疫苗方面,进行了各种新型的 DNA 疫苗、亚单位疫苗、BCG 加强疫苗及重组 BCG 疫苗的研究,在开发新型结核分枝杆菌抗原及 T 细胞抗原表位方面进行了全新的尝试,为今后结核病疫苗的研制提供了许多重要的实验依据。

3. 介入治疗 2017 年,国内学者在结核病、其他良性气道病变介入治疗方面做了大量临床研究工作,针对气管支气管结核、肺结核及胸膜结核等结核病呼吸内镜介入治疗进行了报道。气道反复回缩型再狭窄的治疗仍是众多学者努力研究的方向,金属支架、硅酮支架相关报道逐渐增多。生物学支架、激光治疗、冷冻活检术为学者所关注,有的也是国内首次报道。更加难能可贵的是,中华医学会呼吸病学分会组织相关专家颁布了《良性中心气道狭窄经支气管镜介入诊治专家共识》,为国内良性中心气道狭窄提供了更加详尽的指导。

在全身抗结核化学治疗基础上,针对气管支气管结核的不同类型采用不同介入治疗措施,2017 年国外文献集中在结核性等原因引起的中心气道狭窄的介入治疗,其中包括气道软化塌陷型狭。气道瘘、肺结核也是介入治疗涉及的疾病。

4. 外科治疗 近 1 年来,国内结核病外科治疗方面取得了较大进展。在肺结核、胸膜结核、脊柱结核、淋巴结结核、结核性脑膜炎、喉结核、胰腺结核等的治疗方面外科手术发挥着重要作用,提高了治疗效果和生命质量,减少了患者的痛苦。在肺结核和肺外结核手术适应证和手术方式方面也进行了广泛而又深入的探讨,为进一步修订结核病外科治疗相关专家共识提供了重要依据。

国际上结核病外科手术在肺结核尤其耐多药结核病和广泛耐药结核病均获得了良好的治疗效果。有研究报告，肺移植术也可以用于结核性毁损肺患者，冲破了传统观念的禁锢。在脊柱结核及关节结核、腹腔结核等方面外科治疗也显示了一定的优越性。

5. 耐药结核病治疗　近1年来，我国耐药结核病治疗方面取得了一定的进展。研究发现，口服利奈唑胺治疗耐多药结核病和广泛耐药结核病临床疗效显著，配合减量及支持治疗后，不良反应可控，值得临床推广。氯法齐明联合方案治疗耐多药结核病也具有良好的疗效及安全性。外科手术是治疗耐多药肺结核的有效方法。中医药在耐药结核病治疗方面也有一定的作用。

国际上对耐药结核病治疗的研究较为活跃。对贝达喹啉治疗MDR-TB的研究发现，标准治疗时间组及延长治疗时间组之间的转归和不良反应差异无统计学意义，说明贝达喹啉延长治疗时间耐受性较好。对氟喹诺酮类治疗MDR-TB患者的研究发现使用高代氟喹诺酮类治疗较使用低代氟喹诺酮类或不使用氟喹诺酮类药物相比，可以显著降低了死亡率。尽管在接受氯法齐明治疗的患者和吡嗪酰胺治疗的患者中，成功率是相似的，使用含氯法齐明治疗的患者失败率较低。

6. 特殊人群结核病治疗　人类免疫缺陷病毒（human immunodeficiency virus，HIV）感染是结核分枝杆菌感染并最终导致结核病最重要的危险因素之一，而结核病（tuberculosis，TB）是HIV感染者常见的机会性感染之一。近1年来，结核病合并HIV双重感染的治疗取得了较大进展。HIV患者的预防性抗结核治疗、抗结核治疗（ATT）和抗反转录病毒治疗（ART）等均进行了研究。在治疗过程中应注意药物不良反应以及结核病相关免疫重建炎症综合征（TB-IRIS）。

随着老年结核病发病率的不断上升，目前结核病为老年人的常见疾病。在治疗上一线抗结核药物在老年结核病的治疗上仍占有重要地位，而含有利福喷丁的方案及阿莫西林克拉维酸钾的方案亦在研究中；老年耐药肺结核采用标准化疗方案疗效尚可，但不良反应高于青中年组而部分被迫调整方案；声动力靶位药物传输联合全身化疗好转率及治愈率均明显高于单纯药物化疗组。对于结核性脓胸的手术治疗有文献表明改良手术组患者的治疗有效率明显高于传统手术组。营养不良、糖尿病、空洞肺野数、治疗前糖化血红蛋白等是影响预后的重要因素。而肺结核针对性护理水平同样对患者的预后产生重大影响。药物的监测根据血药浓度指导个体化给药剂量、以遗传药理学为基础的个体化给药方法可减少药物不良反应的发生率并且提高抗结核治疗的成功率。

国内学者针对儿童静止期脊柱结核性后凸（侧后凸）畸形采用一期后路截骨矫形及内固定具有明显疗效，安全性较高，值得在临床上推广应用。环状异体骨移植是治疗青少年由脊柱结核导致的脊柱后凸的有效方法。最新版《氟喹诺酮抗菌药物在儿童应用中的专家共识》中介绍了氟喹诺酮类药物在儿童的药代动力学特点及安全性问题，为儿童使用氟喹诺酮类药物提供参考。国外学者研究显示，异烟肼预防治疗可以降低HIV阳性的未接受抗反转录病毒治疗的患儿罹患活动性结核病及死亡的风险。最适合儿童的固定计量复合剂包括15%的利福平，36%的异烟肼和16%的吡嗪酰胺。在儿科患者中使用德拉马尼和贝达喹啉需要更多的证据。建议常规使用治疗药物血药浓度监测来预防儿童结核病治疗失败。结核病/艾滋病毒双重感染的儿童需要更高剂量的利福平和吡嗪酰胺，而乙胺丁醇的剂量需要进一步研究。与成人相比，儿童患耐多药结核病的治疗结果较好。无异烟肼耐药依据或异烟肼耐药情况不确定，在儿童耐多药结核病治疗方案中应该加入异烟肼。Smith-Petersen 截骨术联合前路清创术和同种异体支架骨移植术是一种安全且简单的治疗方法，可以达到矫正脊柱结核造成的脊柱畸形，恢复神经功能和稳定椎体前柱重建的目的。

抗结核药物引起药物性肝损伤的高危因素：高龄、女性、酗酒、肝炎病毒感染或合并其他急慢性肝病、营养不良，其中慢性肝炎病毒感染在我国尤为突出，对合并乙型肝炎病毒（hepatitis B virus，HBV）感染的结核病患者，在积极抗病毒治疗的同时，根据患者的基础肝脏情况酌情调整抗结核治疗方案，能有效降低药物性肝损伤的发病率，提高抗结核治疗效果。对合并尿毒症的结核病患者，需根据不同药物的代谢特点选择合适的给药剂量和给药时间，保证治疗效果，减少不良反应。国外学者研究发现，对于出现肝功能衰竭的患者，肝移植是可行的；肝功能恢复后，如果患者不存在药物性肝损伤高危因素，不建议加用氟喹诺酮类药物抗结核治疗。

全球糖尿病患者急剧增加，加大了结核病的治疗难度。糖尿病患者患活动性肺结核的几率更大。两病并存时，耐药率，治疗失败率，复发率更高，因此对肺结核患者包括耐药结核病患者进行常规糖尿病筛查及对糖尿病或肺结核密接糖尿病患者筛查肺结核是非常必要的。同时根据血药浓度来调整主要抗结核药物的剂量及有效控制血糖有助于提高疗效与生活质量。

风湿性疾病为自身免疫性疾病，患者本身免疫系统常存在功能紊乱或低下，且激素及免疫抑制剂的应用会降低患者的免疫力，易合并结核菌感染。因此，加强风湿性疾病合并结核感染的筛查和处理，有利于减少风湿性疾病合并结核病的发生率，提高治愈率。国际上，主要在感染风险筛查和预防性治疗方面进行了相关研究，提出了风险筛查潜伏结核感染（LTBI）的相关人群、方法和预防性治疗等方面的建议，为风湿性疾病合并结核病诊治提供了重要的临床依据。

综上所述，2017 年，国内外结核病控制、基础和临床诊治方面取得了较多突破性进展。WHO 出版并更新了一系列相关指南，为全球结核病的控制工作提供了全面的指导和帮助。在分子流行病学、抗结核新药及药物靶点、结核病疫苗、结核分枝杆菌生理生化、结核病免疫学等基础研究方面也取得了不少的进展。无论在结核病的细菌学诊断、影像学诊断、免疫学诊断、分子生物学诊断，还是在介入学诊断、病理学诊断等方面，不少新技术和新方法得到了推广与应用。在结核病临床治疗方面，抗结核新药新方案、免疫治疗及治疗性疫苗、介入治疗、外科治疗、耐药结核病治疗、特殊人群结核病的治疗等方面的研究进一步深入，不少方法在临床得到了较为广泛的应用，提高了结核病和耐药结核病的治疗成功率，降低了结核病的死亡率。

（唐神结　李亮　杜建　刘宇红）

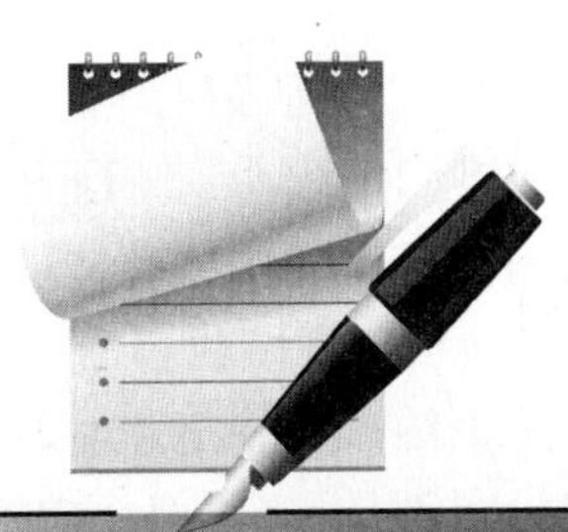

结核病

国内部分

上篇 结核病控制

第一章 结核病的流行

摘要:2017 年中国结核病疫情仍呈持续下降态势。广西的分析表明 2008 年后全死因死亡及因结核死亡的死亡率也逐年下降。农村地区潜伏感染者队列随访结果表明男性、既往肺结核患者是高发人群,且 γ-干扰素释放试验(IGRA)结果阳性者较结核菌素试验(TST)阳性者发病率高。学校结核病聚集性疫情时有发生,应进一步加强学生结核防控工作。212 家医疗卫生机构的感染控制调查结果表明结核感染控制工作经费投入不足,相关控制措施落实力度不够。多项研究对不同地区结核患者菌株的基因型、成簇率、耐药性进行了分析,并有综述表明我国结核分枝杆菌耐药特别是复治耐药不容乐观,不规范抗结核治疗及治疗失败是导致复治耐药率高的重要原因。广西对 TB-HIV 双重感染的分析表明双感筛查率和综合治疗率均逐年提高。另有研究建议在对 HIV/AIDS 进行结核病筛查时,需采用多种临床诊断路径和实验室方法进行反复验证核实。

关键词:流行病学;发病率;感染;空间流行病学;流动人口;耐多药;TB/HIV

结核病的流行病学研究,如发病率、耐药率等的变化趋势及不同特殊人群的疫情特点等,一直是我国结核病相关研究的重点内容。它们能够提示疫情的严重程度、特点以及如何采取针对性的防控措施。以下将对 2017 年中国结核病流行病学研究领域的一些新进展进行介绍。

一、结核病流行状况

WHO 于 2017 年发布的结核病全球报告[1]表明,中国 2016 年估算的发病数为 89.5 万,占全球的 8.6%,占 30 个高负担国家的 9.9%,目前居全球第 3 位。估算的发病率为 64/10 万,居高负担国家的第 29 位,低于全球平均水平(140/10 万)。与 2000 年相比,估算发病率年递降率为 3.3%,远超过全球年递降率(1.4%)。估计 2016 年 TB/HIV 双重感染患者和 MDR/RR 患者分别为 1.1 万和 7.3 万例。估算中国结核病死亡率为 2.8/10 万,死亡数为 3.9 万。

国家卫生计生委公布的全国法定传染病疫情情况[2]表明,2016 年度全国共报告 836 236 例肺结核发病病例,较 2015 年报告发病数(864 015 例)下降 3.2%,肺结核病报告发病数居全国甲乙类传染病第二位,约占甲乙类传染病报告发病总数的 28.3%。

马建军等[3]通过收集传染病信息报告管理系统和结核病管理信息系统数据，对2015年吉林省肺结核流行特征及患者发现情况进行了分析。发现2015年吉林省共报告肺结核患者15 537例，其中涂阳患者4477例，肺结核报告发病率为56.45/10万。0~14岁男性、女性肺结核发病率均较低，在15~24岁出现发病率小高峰，随着年龄的增长，发病率呈波动性增长趋势。肺结核患者职业以农牧渔民为主(8514例，54.80%)。非结核病防治机构共报告应转诊肺结核及疑似肺结核患者10 063例，到位9228例，总体到位率为91.70%。肺结核患者主要以被动发现方式为主，共12 815例[98.80%(12 815/12 970)]，主动方式(密切接触者检查、健康检查)发现患者155例[1.20%(155/12 970)]。结果提示吉林省应加强青年和农牧渔民肺结核防治工作，扩大健康检查人群，最大限度地发现肺结核患者，减少肺结核传播。

梁大斌等[4]从“结核病信息管理系统(新)”导出2005—2015年广西壮族自治区肺结核死亡病例信息，计算出死亡率、标化死亡率，分析死亡病例的时间、人群及空间分布特征，计算潜在减寿年数(YPLL)、减寿率(YPLLR)、标化潜在减寿年数(SYPLL)、平均减寿数(AYPLL)、潜在工作损失年数(WYPLL)、(AWYPLL)、潜在经济损失值(PEL)、平均潜在经济损失值(APEL)及潜在价值损失年数(VYPLL)。发现2005—2015年广西共报告结核病患者死亡8076例，年平均死亡率为1.56/10万，其中因结核病死亡2280例(0.44/10万)。2008年后全死因死亡及因结核死亡的死亡率逐年下降，40岁以上均大幅上升。因结核死亡的年平均标化死亡率为0.49/10万；死亡率在北部山区较高(5.93/10万~10.19/10万)；导致的YPLLR为0.06‰、SYPLL为3071.18人年、AYPLL为18.04人年、AWYPLL为7.25人年，APEL为14.64万元。YPLL、SYPLL、WYPLL、PEL在15~44岁及45~59岁均较高。结果提示广西肺结核死亡率逐年下降，山区及老年患者是预防结核死亡的重点人群，中青年的死亡对家庭及社会经济造成的影响最大，也应受关注。

张玉等[5]利用2011—2016年湖北省肺结核报告发病数据，采用全局及局部空间自相关统计量分析肺结核发病的空间聚集性，采用SaTScan分析发病的时空聚集性。研究发现2011—2016年湖北省肺结核年均报告发病率为33.08/10万(19 149/57 878 787)；各年度和年均肺结核、涂阳肺结核报告发病整体上呈现空间自相关。局部空间自相关分析结果显示，肺结核和涂阳肺结核高-高聚集区域均位于鄂西南恩施州和鄂东南咸宁市部分县，高-低聚集区域位于鄂东部黄冈市团风县。时空扫描分析的结果显示，肺结核一级聚集区在鄂西南，二级聚集区在鄂东南和鄂东北地区，聚集时间均为2011—2013年，对数似然比为60.37~1309.47，P值均<0.001。涂阳肺结核一级聚集区域为鄂东南，聚集时间为2011—2013年，二级聚集区分别位于鄂西南恩施州、鄂北部以及鄂东地区，聚集时间分别为2011—2013年、2011年、2011—2012年，LLR为244.32~462.38，P值均<0.001。结果表明湖北省肺结核和涂阳肺结核报告发病率存在空间和时空聚集区域，鄂西南和鄂东南山区是湖北省肺结核防控的重点地区。

二、流动人口结核病疫情分析

徐丽娟等[6]通过结核病信息管理系统收集的患者数据，对2014—2015年内蒙古自治区流动人口肺结核患者的登记情况进行了描述性研究。发现2014—2015年内蒙古共登记流动人口结核病人2393例，占病人总数10.33%(2393/23 156)，病人登记数呈现上升趋势，以涂阳肺结核和市间流动的病人数上升比例最大；不同性别年龄分布，男女性别比为1.89∶1，集中在15～54岁；不同职业分布，流动人口以农民所占比例最高，占27.86%，其次是家政、家务及待业者，占17.24%。结果表明内蒙古流动人口的结核病登记呈上升趋势，应加强流动人口的结核病防治措施。

李雪等[7]选择北京市朝阳、昌平、大兴、房山、东城北、顺义和西城7个流动人口肺结核患者较集中的地区，采用电话问卷调查的方式，对北京市流动人口肺结核患者发现和治疗管理现况进行了分析。共计电话调查451例患者，回收有效调查问卷共计373份。44.8%(167/373)患者没有在初次确诊单位治疗的原因为"回老家治疗"，其中，最终选择回老家治疗的患者占52.3%(172/329)。95.7%(357/373)的患者在确诊后又前往其他医院就诊，其中有82.6%(295/357)的患者前往其他结核病专科医院和结核病防治机构就诊；88.7%(331/373)的患者在离开首诊单位后接受了抗结核药物治疗，其中有8.2%(27/331)的患者在治疗过程中出现中断治疗情况，23.6%(78/331)的患者接受抗结核药物治疗的医院数量≥2个。结果表明患者在首次确诊后，未在首次确诊单位进行治疗的主要原因为"回老家治疗"。该人群存在自认为不需要治疗、中断治疗和盲目就医等行为，其确诊后的后续治疗管理仍存在一定问题，如果控制措施不当，很有可能引起人口输入地区的结核病流行。

郭婉如等[8]对广州市2011—2015年番禺区登记的2496名流动人口肺结核患者进行调查发现，患者以综合医院诊转发现为主，占72.60%；因症就诊发现占17.99%。不同年间比较，综合医院转诊比例有逐年下降趋势，从2011年的78.93%下降到2015年的58.65%；而因症就诊比例则呈增多趋势，从2011年的14.30%上升到2015年的26.92%。研究提示流动人口是流动人口结核病知识贫乏，加上看病难、看病贵、工作紧张等因素，患者难以早期被发现。结防机构应主动将流动人口健康体检纳入常规工作计划，使流动人口职工能享受健康检查服务，有利于患者的早期发现，将有利于流动人口患者的早期就诊和正确途径就诊，减少不必要的转诊过程，从而更有利于早发现、早确诊病人，缩短传播时间。

钟威等[9]对辽宁省2006—2015年流动人口结核病患者相关特征资料进行了分析，以掌握本省流动人口结核病流行病学特征，探索更合理的防控措施。2006—2015年辽宁省共登记流动人口患者8369例，各年流动人口患者占总登记患者比例整体呈上升趋势(χ^2趋势=112.90，$P<0.001$)；省间流动患者占流动人口患者总数的74.53%；发病年龄集中在15～44岁青、中年人群；68.07%流动人口患者集中在大连，但沈阳(χ^2趋势=122.55，$P<0.001$)、鞍山(χ^2趋势=11.51，$P=0.001$)所占比例呈逐年上升趋势；职业以家政家务及待业为主且呈上升趋势(χ^2趋势=498.41，$P<0.001$)；患者来源方面中因症就诊患者所占比例上升较为明显(χ^2趋势=141.85，$P<0.001$)。结果表明，流动人口患者流行病学特征更加分散，可通过扩展宣教范围、健全跨区域管理制度，加强健康筛查，增加参保率、给予激励政策等措施来加强结核病防控。

三、耐多药结核病疫情分析

马俊锋等[10]对2009年10月1日至2014年6月30日江苏省南通市培养阳性的1893株分枝杆菌菌株运用比例法进行6种药敏试验（异烟肼、利福平、乙胺丁醇、链霉素、氧氟沙星和卡那霉素），计算耐药率。结果显示南通市结核分枝杆菌的总耐药率、单耐药率、多耐药率、耐多药率分别为21.34%、5.86%、3.17%、12.31%；复治患者总耐药率高于初治；男性患者总耐药率和多耐药率高于女性;40~59 岁中年组总耐药率、耐多药率高于其他年龄组。作者认为该市耐多药结核病疫情防控形势不容乐观,应提高初治患者治愈率,积极推广应用快速诊断新技术。

陈海霞等[11]对 2007—2008 年全国结核病耐药性基线调查的 4116 株结核分枝杆菌 15 位点可变数目串联重复序列(15-VNTR)基因分型。汉高指数分析每个位点的分辨率。完成了涵盖率为 96.36%(3966/4116)MTB 完整 15-VNTR 图谱。发现 QUB11b、MIRU26 等 7 个高分辨率位点;QUB26、MIRUl6、Mtub21、QUB11b 在部分地区遗传稳定性差。内蒙古自治区、重庆市、黑龙江省的最优组合为 10-VNTR,其他各省的最佳组合为 8-VNTR。作者认为 VNTR 数据库的建立将推动全国范围结核分枝杆菌传染源的追踪;各省优化 VNTR 组合的推出有助于当地结核病疫情的监测和群体遗传学的研究。

黄新春等[12]收集广东省 2015 年 5 个耐药监测点 225 例 MTB 临床分离株,采用差异区域 105 缺失基因法和 15 个位点 MTB 散在分布重复单位(MIRU-15)进行基因分型研究。在 225 株 MTB 中,北京家族菌株 158(70.2%),不同 MIRU-15 位点分辨率指数存在差异,聚类分析广东省 5 个耐药监测点菌株可分为二大群,其中Ⅰ群菌株成簇率高于Ⅱ群($c^2=9.331$, $P=0.020$)。多因素 logistics 回归分析发现,Qub11b 位点与利福平($OR=0.653$, $P=0.013$)、异烟肼($OR=0.647$, $P=0.012$)耐药相关,ETR F 位点与异烟肼($OR=0.484$, $P=0.039$)、链霉素($OR=0.511$, $P=0.040$)、乙胺丁醇($OR=0.337$, $P=0.023$)、氧氟沙星($OR=0.258$, $P=0.003$)耐药相关,Mtub21 位点与卷曲霉素($OR=0.466$, $P=0.040$)耐药相关,QUB26 位点与丙硫异烟胺($OR=0.555$, $P=0.047$)耐药相关。结核病的复发与患者自身情况及菌株特点无关。作者认为广东省 *MTB* 基因具有多态性,各地区菌株的分布较稳定。QuB11b、ETR F、Mtub21 和 QUB26 位点可能与预测菌株耐药的标志物相关。

李超等[13]从菌株库中选取 145 株临床分离株,采用比例法测定菌株对环丝氨酸耐药表型、微孔板刃天青显色法测定最小抑菌浓度,PCR 扩增、DNA 直接测序法测定目的基因全长,与标准菌株 H37Rv 比对。145 株临床分离株中,环丝氨酸耐药菌株为 24 株,敏感株为 121 株。24 株耐药菌株中,3 株(12.5%)发生 cycA 非同义突变,涉及的密码子为 188 位、318 位和 508 位,1 株(4.2%)发生 alrA 非同义突变,涉及密码子为 261 位。敏感菌株的目的基因中仅检出同义突变。药敏试验证实,突变株的最小抑菌浓度均有不同程度的升高。北京基因型为 88 株,环丝氨酸耐药率为 20.5%(18/88),非北京基因型为 57 株,环丝氨酸耐药率为 10.5%(6/57),两者耐药率差异无统计学意义($c^2=2.47$, $P>0.05$)。研究表明 alrA 和 cycA 单核苷酸非同义基因突变可能是环丝氨酸耐药的机制之一。尚不能确定北京基因型或非北京基因型菌株与环丝氨酸耐药有相关性。

毛宁等[14]选取 2009—2010 年辽宁省收集的结核分枝杆菌菌株,采用比例法测定其耐药性,采用聚合酶链反应对其进行基因分型。发现 49 株敏感株中,北京基因型为 43 株,119 株耐药菌中单耐药株 47 株、多耐药株 29 株、耐多药株 39 株、广泛耐药株 4 株;敏感与各种耐药结核分枝杆菌中北京基因型结核分枝杆菌所占比例差异无统计学意义($P>0.05$)。作者认为辽宁省结核分枝杆菌以北京基因型家族为主要流行的菌株,且与耐药性无关。

申秀丽等[15]对青海地区分离的 236 株结核分枝杆菌用改良罗氏培养基进行培养,采用比例法进行耐药性检测。总耐药率为 55.93%;四种一线药物耐药率由高到低依次是异烟肼为 43.22%,链霉素为 38.14%,利福平为 37.29%,乙胺丁醇为 28.81%;单耐药结核病、耐多药结核病和广泛耐药结核病所占比例分别是 12.71%、30.93%和 1.27%。青海地区的结核分枝杆菌耐药状况与地区和年龄有关，与性别和民族无关。作者认为青海地区耐药结核病比率高于全国水平，要加强该地区结核病的预防控制，对结核病患者进行规范化治疗。

袁薇等[16]在贵州肺结核报告发病率高的 4 个县级结核病门诊收集临床分离结核菌株的相关信息，应用 RD105 缺失基因和 MIRU-VNTR 基因分型技术分析结核分枝杆菌 DNA 多态性。结果显示 273 株结核菌株中 49.1%的菌株属于北京基因型，273 株结核菌株共被分为 262 种不同的基因型，其中独特型 251 株，占 91.9%，其余 22 株（8.1%）菌株属于 11 个不同的基因型，菌株成簇率为 8.1%。作者认为 15 位点组合能准确反映贵州地区结核分枝杆菌分子流行病学特征，贵州省 4 个县结核分枝杆菌菌株呈现较高的多态性，其中 8.1%的患者是由于近期本地区传播造成。

杨建东等[17]对 19 例耐多药结核病患者和 254 例全敏结核病患者痰液标本中分离的结核分枝杆菌进行药物敏感性试验，提取其 DNA 进行 PCR 扩增，对扩增产物测序并与标准株 H37Rv 进行比对。结果均未检测到耐异烟肼基因 *inhA* 突变；耐多药组突变率最高的为耐异烟肼 *katG* 基因，突变位点为 315；耐利福平的突变基因是 *rpoB*，耐药位点为 526 和 531；耐乙胺丁醇的突变基因是 *embB*，耐药位点为 206；耐链霉素的突变基因是 *rpsL* 和 *rrs*，耐药位点分别为 43 和 1401。结果对今后乌鲁木齐市耐多药结核病的快速诊断和控制提供了理论依据。

段琼红等[18]选取 15 个结核分枝杆菌重复序列对武汉市 98 株耐多药结核分枝杆菌进行多位点数目可变串联重复序列分析分型。MIRU 位点组合的多态性差异遗传值为 0.9604、HGDI 为 0.9708，多态性和分辨指数最高的位点为 Mtub 21 及 MIRU 26。共产生 7 个基因簇和 65 个独立基因型，成簇率为 33.67%，近期感染率最小估计为 26.53%。作者认为 15 位点 MIRU-VNTR 分型法适合于武汉地区耐多药结核分枝杆菌的基因分型。尽管武汉市耐多药肺结核病的流行多半归因于内源性复燃，但仍有较高比例的近期传播。

李雨晴等[19]选取甘肃、西藏、新疆、内蒙古 2005—2011 年从结核病患者痰标本中分离培养的 757 株结核分枝杆菌，采用比例法检测对 4 种一线抗结核药物的敏感性。对链霉素、利福平、异烟肼和乙胺丁醇的耐药率分别为 28.14%、26.68%、26.02%和 7.53%，总耐药率和耐多药率分别为 40.55%和 18.63%。西藏、新疆、甘肃和内蒙古的总耐药率和 MDR 率分别为 64.42%和 42.94%、40/48%和 23.81%、41.61%和 3.36%、27.90%和 11.29%。各省份间菌株对异烟肼、利福平和链霉素 3 种药物的耐药率以及耐多药率差异有统计学意义。多因素 Logistic 回归分析显示，影响结核病耐药产生的主要原因是病例类型。复治病例发生耐药的危险性是新发病例的 2.582 倍。结论表示中国西北地区耐多药情况较为严重，特别是西藏和新疆。加强对结核病耐药性监测，规范化和针对性的全程治疗，防止疾病复发，是预防和控制耐药结核病的关键。

李香社等[20]综合国内外文献，对我国结核分枝杆菌耐药性带来的挑战、耐药分类、耐药机制和耐药性检测进行了归纳和整理，重点分析了我国结核分枝杆菌耐药率。作者认为我国结核分枝杆菌耐药特别是复治耐药不容乐观，不规范抗结核治疗及治疗失败是导致复治耐药率高的重要原因，患者治疗依从性差也需重视。应该在早期诊断、有效治疗的基础上加强对患者治疗的督导和随访，加强对药物不良反应的观察；同时强化结核分枝杆菌耐药性基因检测，有针对性地选择抗结核药物。

四、TB/HIV 双重感染疫情分析

梁大斌等[21]对 2014—2016 年广西所有市、县(区)的双重感染防治年度报表数据按不同年份、结核病分类、地区分析双向筛查及患者治疗情况。2014—2016 年登记的结核病患者艾滋病病毒抗体检测率为 85.16%,检出率为 0.72%;双重感染比例为 1.57%,非重点地区的 HIV 检测率及双重感染比例逐年上升。新登记 HIV 感染者/AIDS 患者胸部影像学检查或痰涂片查 TB 的检查率为 74.68%,重点地区检查率逐年升高;TB 检出率为 6.46%。双重感染患者同时抗结核并抗艾滋病病毒药物治疗的综合治疗率为 48.30%,呈逐年升高趋势;抗结核成功治疗率为 81.21%。作者认为广西的结核杆菌/艾滋病病毒双重感染监测和防治工作逐步提高,仍需完善结核病和艾滋病综合服务机制,以提高患者诊治的可及性、治疗率及治疗效果。

黄莉等[22]利用 TB/HIV 双重感染防治监控评价体系,分析云南省 2010—2013 年登记结核病患者 HIV 抗体检测结果,比较 HIV 阳性和阴性 TB 患者的特征及抗结核治疗效果。采用单因素 c^2 检验,筛选有影响变量进入多因素 logistic 回归模型。登记报告 HIV 检测阳性 TB 患者 1526 例,HIV 阴性 TB 患者 51838 例。HIV 阳性 TB 患者痰涂片阴性比例较高,复治比例较高、治疗成功率较低、非结核死亡率较高;诊断肺结核时 CD4<200 个/μl 和治疗分类为复治是影响 HIV 阳性患者抗结核疗效的危险因素。结论表明及早发现 HIV 阳性 TB 患者,结合其 CD4 水平及时提供抗结核治疗,加强患者随访管理。

崔哲哲等[23]在西宁市、贵港市和来宾市艾滋病疫情较高的地区建立结核病监测点,对就诊和随访的艾滋病病毒感染者和病人开展结核病症状筛查、影像学检查和痰标本检测。2013—2015 年共纳入 1024 例 HIV/AIDS,确诊活动性结核 72 例症状筛查和影像学检查的阳性率分别为:34.28%和 17.58%。诊断结核病的概率随着可疑症状出现项目的增多呈现升高趋势。18.75%的诊断病例影像学检查结果阴性。结核病可疑症状筛查的灵敏度为 69.44%,特异度为 83.61%,Kappa 值为 0.348;影像学检查的灵敏度为 65.27%,特异度为 93.72%,Kappa 值为 0.537。联合筛查并联试验灵敏度提高至 88.89%;两项筛查均阳性的似然比远大于其中一项阳性或均阴性者。作者认为 HIV/AIDS 合并结核病时,由于免疫反应的低下,症状不典型,部分患者的胸部影像学检查结果不易判断。单项常规筛查方法对病例的确认和排除精度有限。因此,在对 HIV/AIDS 进行结核病筛查时,需采用多种临床诊断路径和实验室方法进行反复验证核实。

五、学生结核病疫情分析

林定文等[24]报道 2014—2016 年广西传染病报告信息管理系统(NNDRS)共报告学生肺结核 4909 例,各年度报告发病率分别为 17.90/10 万(1563/8 731 588)、16.45/10 万(1502/9 131 701)和 17.45/10 万(1844/10 566 235)。Flexible 空间扫描统计量分析侦测到 2014—2016 年有学生结核病聚集性疫情报告的高发聚集区 5 个,与 5 起聚集性学校结核病突发公共卫生事件疫区吻合。Flexible 空间扫描统计量可以灵活、精确地侦测到肺结核高发聚集区,可以用于疫情苗头的甄别和早期预警。

李向群[25]等将 2011 年 4 月至 2015 年 12 月上海市发生的 8 起学校结核病聚集性疫情的密切接触者作为研究对象,进行胸部 X 线摄片筛查。结果表明 2353 名密切接触者中确诊

患者 63 例,其中 21 例为随访中发现结核。研究提示:密切接触者筛查是学校结核病患者发现的重要方式,结核病密切接触者是结核病的高危人群,与普通人群相比具有更高的感染率和发病率。应加强学校师生对结核病防控的宣传教育的认知和重视,减少学校结核病聚集性疫情的发生和蔓延。

苏惠平[26]等对江门市 2011—2015 年学生结核病登记情况进行分析发现,全市共报告登记学生肺结核患者 520 例,主要发现方式为转诊(占 42.88%)和因症就诊(占 31.15%),其次为追踪(占 19.23%)、健康检查(占 5.58%)。结果提示:通过非结防机构转诊疑似或确诊肺结核患者和因症就诊室发现学生结核病患者的主要途径,而主动的健康检查等发现方式还有待加强。非结防机构在进行传染病报告时还存在学生结核病疫情的漏报、迟报或职业填写不明、患者来源填报有误等情况,应保持与教育部门、学校、非结防结构的密切联系,细化每一项工作。同时进一步加强新生入学前的健康教育和体检工作,落实好每天常规的晨检、因病缺勤登记与追踪等措施。

方雪晖等[27]收集 2008—2016 年安徽省年"结核病管理信息系统"中有关学生结核病发病资料及《安徽省统计年鉴》中有关学生资料,结果表明 2008—2015 年学生活动性肺结核患者共 10 703 例,平均发病率为 13.58/10 万,其中涂阳患者平均发病率为 4.89/10 万,涂阳患者发病率呈逐年下降趋势。2008—2016 年学生活动性肺结核患者共 11 880 例,患者以涂阴肺结核为主,涂阳患者发病率呈逐年下降趋势,涂阴肺结核及结核性胸膜炎所占比例呈逐年上升趋势。学生患者平均就诊延迟率和确诊延迟率分别为 53.71%及 13.59%。患者发现方式以转诊为主,健康体检发现方式所占比例呈逐年上升趋势。结果提示 2008—2016 年安徽省学生涂阳肺结核患者发病率逐年下降,健康体检等发现方式逐年增加,下一步将根据重点人群及高发时间,加强学生结核防控工作,继续关注健康体检在学生肺结核发现中的作用。

孟炜丽等[28]回顾性分析北京市西城区 2014—2016 年发生的 4 起学校结核病疫情的接触者筛查资料,结果表明 5 起疫情共划定接触者 1142 例,PPD 强阳性反应 295 例,发现续发病例 37 例,PPD 阳性率 25.8%,患病率为 3.2%。其中Ⅰ级接触者 417 例,PPD 强阳性反应 138 例,发现续发病例 25 例,PPD 阳性率 33.1%,患病率为 6.0%。Ⅱ级接触者 725 例,PPD 强阳性反应 157 例,发现续发病例 12 例,PPD 阳性率 21.7%,患病率为 1.7%。Ⅰ级接触者的 PPD 强阳性率和总患病率均高于Ⅱ级接触者。提示学校聚集性疫情的接触者感染结核菌和患结核病的风险较高,在学校聚集性疫情的处置过程中要加强Ⅰ级接触者的流行病学调查和筛查,对Ⅱ级接触者的结核病筛查也不容忽视。

丁松宁等[29]对南京市 2005—2015 年的学校肺结核发病资料进行分析,结果表明 2005—2015 年,全市共登记报告 2833 例学校肺结核患者,其中学生病例 2511 例,教师病例 322 例,学校肺结核报告发病率呈现下降趋势,各年份学生肺结核报告发病率始终低于教师发病率。2 月份学校肺结核发病人数最少,4 月份发病人数最多,总的来说春季学校肺结核发病人数较多。提示南京市近年来学校肺结核报告发病率逐年下降,学校结核病疫情得到有效控制,但仍需加强全市学校结核病防控工作。

黄家运等[30]对 2011—2015 年南宁市部分高校学生肺结核流行特征进行分析。2011—2015 年,南宁市高校学生累计报告结核病 564 例,年均报告发病率 37.57/10 万。各年份报告发病率分别为 43.05/10 万、38.04/10 万、34.65/10 万、35.52/10 万、37.47/10 万,总体差异无统计学意义($P=0.53$);学生结核病发病无明显季节性;2011—2015 年南宁市高校学生结核病报告病例中,男性报告发病率为 34.53/10 万(337/975 891),女性报告发病率为 43.20/10 万(227/525 479)。女性报告发病率高于男性,差异有统计学意义($P=0.009$)。20~22 岁年龄组学生标化报告发病率为 69.94/10 万,为各年龄组中最高;医学生与非医学生发病率差异无统计学意义($P=0.571$);在校生人数在 2 万以上的学校总报告发病率为 44.15/10 万,在校生人数在 2 万以下的学校总报告发病率为 34.00/10 万,两者比较差异有统计学意义($P<0.001$)。结果提示 2011—2015 年南宁市高校学生肺结核发病率无明显波动,女学生报告发病率较男学生报告发病率高,且以≥20 岁年龄组报告发病率为最高,在校生在 2 万以上的学校报告发病率较高,应在高校结核防治日常工作中给予这些学生更多关注。

李静等[31]用分子流行病学和传统流行病学相结合的方法对 2014 年 8~9 月发生在上海市闵行区某高级中学的结核病聚集性疫情进行分析,结果表明密切接触者中筛查出该校学生中疑似肺结核患者 12 例,最终确诊肺结核患者 11 例,其中分枝杆菌培养阳性 5 例,一线抗结核药物药物敏感性试验结果均敏感;GeneXpert MTB/RIF 检测 4 例患者结核分枝杆菌复合群阳性,对利福平敏感。将本次结核病疫情首例患者菌株,以及密切接触者筛查分离培养得到的 5 株菌株和 1 株该校 2012 年 11 月确诊肺结核患者保存菌株(共 7 株菌株)进行“9+3”的 12 个位点 MIRU-VNTR 基因型分型。结果显示,7 例患者 9 个位点拷贝数均相同;3 个高变位点中除 1 例患者在 VNTR3820 位点相差 1 个拷贝数外,其他位点拷贝数均相同。此次学校结核病聚集性疫情中有 12 例患者确诊为肺结核,其中 6 例患者的菌株与 2012 年发病患者的菌株具有同源性。因此,发现学校结核病患者应及时诊断和治疗,同时将分子诊断技术应用到结核病筛查工作中,以尽早控制疫情的发生和蔓延。

柳巍等[32]对 2016 年 10 月西安市某高校一起肺结核聚集性疫情进行调查,疫情共发现肺结核病例 17 例,发病率为 2.91%,确诊病例中有 82.35%的病例是通过密切接触者筛查发现,且无任何临床症状,首发病例所在班发病 10 例,发病率为 28.57%,病例数占全部确诊病例的 58.82%,结核菌素强阳性率为 77.14%,该班学生发病风险是其他班学生的 31.43 倍。首发病例所在宿舍发病 5 例,发病率为 83.33%。首发病例所在班级和宿舍呈明显聚集性。提示学校在出现首发病例后未对密切接触者及时开展结核菌素试验是造成疫情扩散的主要原因,疫情处置中要强化结核菌素筛查的重要性。

方益荣等[33]采取病例对照研究方法,以绍兴市 2011—2015 年 9 所发生结核病聚集性疫情的学校作为病例组,37 所发生单个病例但未发生聚集性疫情的学校作为对照组,分析造成聚集性疫情发生的影响因素。结果表明病例组首例病例发病至首次报告时间为(80.89±76.82)天,对照组为(28.29±24.32)天;病例组首例病例发病至报告疾病预防控制中心时间为(81.11±76.69)天,对照组为(27.81±24.28)天;病例组首例病例发病至开展调查时间为(82.00±76.88)天,对照组(30.37±24.88)天。两组学校在落实晨检制度、缺课登记制度、原因追查制度、学生复课制度、传染病应急预案、传染病报告制度等方面报告率差异均无统计学意义。病例组在入学体检、筛查、校医、职校医、校医传染病防治培训等方面与对照组之间差异均无统计学意义。两组学校在传染病防治健康教育各种宣传方式上差异均无统计学意义。结果提示诊断和报告延误是学校结核病聚集性疫情暴发的重要因素,应加强病人的早发现和早报告工作,防止疫情的扩散。

韦蝶心等[34]采用描述流行病学方法对 2005—2015 年《中国疾病监测信息报告管理系

统》云南省学生肺结核监测数据进行分析，描述全省学生肺结核疫情趋势，时间、地区、人群三间分布特征。结果表明2005—2015年云南省学生肺结核年均发病率为19.1/10万，疫情总体呈下降趋势，但近年学生活动性肺结核和涂阳病例均出现少许回升；学生肺结核报告发病呈夏初、秋季2个季节高峰；学生病例占全省病例构成呈现逐年下降趋势，发病年龄集中于15~20岁；学生病例集中在昭通市、曲靖市和昆明市等地，但怒江州是全省报告学生肺结核发病率最高的地区。结果提示全省学生肺结核疫情总体呈逐年下降趋势，疫情特征提示当前的重点工作为加强学生肺结核新发病例和学校结核病聚集性疫情的调查处置，并在相应学生人群中开展主动筛查；开展怒江州等地学生肺结核高发原因调查及学校结核病防控的现状调查。

庞艳等[35]应用流行病学现况调查法，对2013年重庆市39个区县304所中等学校的分管结核病防控工作人员进行调查。结果表明公办和民办学校结核病防控工作领导责任制、工作计划、疫情报告人、健康教育等防控工作落实较好，但校医配备、学校结核病防治知识培训、新生入学体检比例均较低。公办学校和民办学校学生因结核病缺勤的学校比例分别为48.57%（136/280）、25.00%（6/24），公办学校高于民办学校（$P<0.05$），主要集中在公办寄宿制高中和公办职业高中，比例分别为51.80%（115/222）、40.38%（21/52）；公办学校和民办学校有学生因患结核病而休、复学的学校比例分别为39.29%（110/280）、8.33%（2/24），公办学校高于民办学校（$P<0.05$），主要集中在公办寄宿制高中和公办职业高中，比例分别为42.34%（94/222）、30.77%（16/52）；公办学校和民办学校协助开展密切接触者筛查学校比例分别为100.00%（124/124）、23.53%（4/17），公办学校高于民办学校（$P<0.01$）；民办技工学校执行教室、宿舍开窗通风等感染控制措施比例较低，分别为71.43%（5/7）、85.71%（6/7），民办学校尚未积极协助疾控机构开展结核病密切接触者筛查工作，感染控制意识薄弱，民办职业高中和技工学校未建立休、复学制度。提示重庆市学校结核病防控措施落实不够，特别是民办学校结核病疫情处置较为薄弱，应建立多部门联防联控机制，严防学校聚集性疫情和突发公共卫生事件的发生。

庞学文等[36]对天津市教委管辖的高等院校开展结核病防控工作现况进行问卷调查，共有152所院校均建立了结核病防控工作领导责任制，93.42%的院校配备有卫生保健机构（含卫生室、保健室、校医院等）和卫生保健人员，在校生人数与专职卫生保健人员配备比为1430∶1。专职卫生保健人员中专科学历占50.36%，有医学背景及执业医师资格的卫生人员比例分别为79.32%和57.66%。各院校日常结核病防控措施落实整体较好，但仍有近20%的院校不能开展学生因病缺勤追踪；12.5%的院校不能落实新生入学体检，27.63%的院校不能落实在校生体检，且各类院校之间开展体检比例（新生入学、在校生）差异均有统计学意义，高等院校在校生体检工作开展比例最低（25%）。有超过10%的院校在出现结核病例后不能及时开展密切接触者筛查，各类院校间差异无统计学意义；落实因结核病休、复学管理制度的院校比例为77.97%，且各类院校间差异有统计学意义，其中以高中学校明显偏低，仅为55.56%。提示天津市中、高等院校的结核病防控工作整体开展情况较好，但仍应继续加强卫生保健人员队伍建设和加强各项防控措施的落实，以确保学校结核病疫情的平稳。

六、感染控制

刘志杰等[37]对2016年赤峰地区12家结核病定点医疗机构的结核病感染控制现状进行

了调查。根据《医疗卫生机构结核病感染预防控制监控和评价表》对12家结核病定点医疗机构的门诊、实验室进行现场观察、计量、访谈、查阅资料等方法，收集结核病感染控制相关数据。12家结核病定点医疗机构中，2家制定了感染控制规章制度；门诊和实验室布局均合理的有3家；4家设立了独立的候诊区；12家定点医疗机构均未定期开展结核感染控制监控与评估培训，均未对就诊者进行关于咳嗽礼仪教育和向咳嗽患者提供外科口罩；诊室和实验室均使用紫外线设备，但照射强度≥70uW/cm^{2}的单位有8家；门诊和实验室通风量≥12ACH（ACH指每小时换气次数）的分别有5家和7家；仅有1家定点医疗机构的医务人员接诊过程中佩戴防护口罩。12家结核病定点医疗机构的感染控制工作尚处在起步阶段，从管理者到医务人员均未对感染控制工作引起足够重视，亟待制定一套符合当地实际的综合控制措施。

张炜敏等[38]在我省东中西部共选择了12个省的241家医疗卫生机构进行感染控制调查，结果表明制定了感控规章制度和建立了结核病转诊机制的机构分别占80.1%和89.6%，但仅有24.5%的机构落实了感控经费，仅33.2%的机构对其工作场布局设计进行过感控评价。安排有咳嗽症状的排队候诊者到单独的候诊区候诊的机构仅占48.1%，仅29.9%（72/241）的机构采取相关措施缩短肺结核患者在机构内的停留时间。在212家设有结核门诊和99家设有结核病房的机构中，结核门诊和病房设有机械通风装置的机构数分别占43.9%和40.4%。收集痰标本和结核门诊的医务人员佩戴医用防护口罩（N95）的比率分别为66.4%和66.5%。研究结果表明，我国医疗卫生机构结核感染控制工作经费投入不足，相关控制措施落实力度不够，需加强结核感染控制监控与评价、分区候诊就诊、通风消毒、医务人员医用防护口罩佩戴等工作。

陈彬等[39]采用问卷方式对2015年1~6月浙江省9所市级与22所县级定点医院的494例从事结核诊治的医务人员进行横断面调查，收集职业防护实践及相关影响因素数据，了解浙江省结核病定点医院医务人员防护实践行为及其影响因素。44.9%的被调查医务人员在接触患者时佩戴医用防护口罩，44.7%的医务人员反映接诊患者至少佩戴外科口罩；53.6%的医务人员每天保持开窗通风，仍有12.3%的医务人员每天基本不开窗通风；约20.0%的被调查医务人员表示未参加年度感染控制培训；影响佩戴医用防护口罩的因素主要为受教育水平、结核防治工作年限、所在医院级别、所在地区疫情情况、工作岗位与工作区域等；影响开窗通风行为的因素主要为所在地区疫情情况、工作岗位与工作区域。结果表明，浙江省结核病定点医院医务人员防护实践情况不容乐观，应加强对医务人员职业防护的引导与支持；加强对结核防治年限高、受教育程度低的放射医师及行政医务人员个人防护行为的培训与干预。

2017年中国结核病流行病学研究仍集中于不同人群结核发病率、死亡率、耐药率、TB-HIV双重感染率等的变化趋势的研究，尤其是针对农村人口、流动人口等特殊人群的发病率研究。这些研究有助于识别防控工作重点，为防控策略提供证据。

（张慧　夏愔愔　李涛　王倪　陈卉）

参考文献

1. World Health Organization. Global tuberculosis report 2017. WHO/HTM/TB/2017.13. Geneva: World Health

Organization，2017.

2. 中华人民共和国国家卫生和计划生育委员会.2016 年度全国法定传染病疫情.http://www.nhfpc.gov.cn/jkj/s3578/201702/38ca5990f8a54ddf9ca6308fec406157.shtml 2017-02-23.
3. 马建军，徐长喜，袁燕莉，等.2015 年吉林省肺结核流行特征及患者发现情况分析.中国全科医学，2017，20（11）：1360-1363.
4. 梁大斌，黄敏莹，林定文，等.2005-2015 年广西肺结核患者死亡流行病学特征及疾病负担分析.中国卫生统计，2017，34（5）：772-775.
5. 张玉，叶建君，黄飞，等.2011-2016 年湖北省肺结核发病的时空聚集性分析.中国防痨杂志，2017，39（9）：1001-1009.
6. 徐丽娟，郎胜利，高洪波.2014-2015 年内蒙古流动人口肺结核患者登记情况分析.疾病监测与控制，2017，11（2）：130-131.
7. 李雪，姜世闻，高永鑫，等.北京市流动人口肺结核患者确诊后未在首诊机构登记和治疗管理的原因分析.中国防痨杂志，2017，39（1）：86-90.
8. 郭婉如，由娜，林晖.广州市番禺区 2011-2015 年流动人口肺结核流行特征.中国热带医学，2017，17（3）：283-288.
9. 钟威，毛宁，曹宏伟，等.辽宁省 2006-2015 年流动人口结核病流行病学特征分析.中华疾病控制杂志，2017，21（10）：1044-1047.
10. 马俊锋，陆峰，王小平，等.2009-2014 年南通市结核分枝杆菌的耐药流行状况分析.现代预防医学，2017，44（2）：328-331.
11. 陈海霞，蔡超，刘静仪，等.不同可变数目串联重复序列组合对中国流行结核分枝杆菌分辨力的评价研究.中华流行病学杂志，2017，38（6）：794-799.
12. 黄新春，郭卉欣，巫株华，等.广东省耐药监测点 2015 年结核分枝杆菌流行病学研究.中华结核和呼吸杂志，2017，40（5）：334-338.
13. 李超，李桂莲，罗巧，等.结核分枝杆菌对环丝氨酸耐药分子特征的初步研究.中华流行病学杂志，2017，38（2）：240-243.
14. 毛宁，孙蕾，梁佳元，等.辽宁地区结核分枝杆菌的耐药性及其与基因型的关系.中国现代医学杂志，2017，27（1）：42-45.
15. 申秀丽，蒋明霞，王兆芬，等.青海省 236 株结核分枝杆菌耐药现状研究.中华疾病控制杂志，2017，21（4）：353-356.
16. 袁薇，郑雯琳，何昱颖，等.我国西部贵州地区结核分枝杆菌分子流行病学初步研究.中华疾病控制杂志，2017，21（1）：19-21.
17. 杨建东，陈阳贵，马丽，等.乌鲁木齐市耐多药结核分枝杆菌基因突变特征分析.中华疾病控制杂志，2017，21（1）：22-25.
18. 段琼红，陈聪，王坚杰，等.武汉市耐多药结核分枝杆菌的 MIRU-VNTR 分子特征.中华疾病控制杂志，2017，21（1）：26-29.
19. 李雨晴，万李，陈杏，等.中国西北四省（区）结核分枝杆菌分离株一线药物耐药状况及其影响因素分析.中国人兽共患病学报，2017，33（5）：398-402.
20. 李香社，祝玉芬.我国结核分枝杆菌耐药现状及研究进展.临床误诊误治，2017，30（7）：114-116.
21. 梁大斌，林玫，崔哲哲，等.2014-2016 年广西结核杆菌/艾滋病病毒双重感染监测结果分析.现代预防医学，2017，44（14）：2628-2631.
22. 黄莉，许琳，杨蕊，等.云南省 2010-2013 年 HIV 阳性结核病患者抗结核疗效影响因素.中国公共卫生，2017，33（3）：357-360.
23. 崔哲哲，林玫，蓝如束，等.症状筛查与影像学检查在结核杆菌/艾滋病病毒双重感染监测中的应用评价.

现代预防医学,2017,44(11):2071-2075.
24. 林定文,崔哲哲,潘冬香,等.基于 Flexible 空间扫描统计量的广西学校结核病流行病学分析.中国防痨杂志,2017,39(11):1212-1217.
25. 李向群,陈静,饶立歆,等.上海市学校结核病聚集性疫情分析.中国防痨杂志,2017,39(7):723-727.
26. 苏惠平,许光辉,汤志强,等.2011 — 2015 年江门市学生结核病登记情况分析.华南预防医学,2017,3:256-258.
27. 方雪晖,邹铮,汤莉,等.2008-2016 年安徽省学生肺结核变化趋势及特征分析.中华疾病控制杂志,2017,21(10):1039-1043.
28. 孟炜丽,王芳华,王春梅,等.北京市西城区 5 起学校结核病疫情接触者患病情况.中国学校卫生,2017,38(8):1264-1266.
29. 丁松宁,李晨,孙照平,等.南京市 2005-2015 年的学校肺结核流行特征与时间趋势分析.中华疾病控制杂志,2017,21(3):315-317.
30. 黄家运,黎舒,李小媛.南宁市 2011—2015 年高校学生结核疫情分析.中国热带医学,2017,21(3):296-298.
31. 李静,江渊,唐利红,等.上海市某高级中学学生结核病疫情的分子流行病学分析.中国防痨杂志,2017,39(5):506-510.
32. 柳巍,曾令城,王艳飞.西安某高校一起肺结核聚集性疫情调查.中国学校卫生,2017,38(6):902-904.
33. 方益荣,牛文柯,卢巧玲,等.学校结核病聚集性疫情危险因素的病例对照研究.中国学校卫生,2017,38(4):573-575.
34. 韦蝶心,陈伟,常利涛,等.云南省 2005-2015 年学生肺结核流行特征分析.中华疾病控制杂志,2017,21(7):746-748.
35. 庞艳,刘英,汪清雅,等.重庆市中等学校结核病防控工作调查.中国热带医学,2017,21(7):682-690.
36. 庞学文,李晓蓉,傅衍勇,等.天津市中高等院校结核病防控工作现状.中国学校卫生,2017,38(4):558-561.
37. 刘志杰,刘剑学.赤峰市 12 家结核病定点医疗机构感染控制现状调查.中华医学感染学杂志,2017,27(17):4038-4039.
38. 张炜敏,耿梦杰,宋渝丹,等.中国 12 个省 241 家医疗卫生机构结核感染控制情况分析.中国防痨杂志,2017,39(4):414-419.
39. 陈彬,顾华,王飞,等.浙江省结核病定点医院医务人员防护实践及影响因素.中华疾病控制杂志,2017,27(1):224-227.

第二章　结核病预防控制策略、措施和成效

摘要：我国政府高度重视结核病防治工作，2017年相继出台了《“十三五”全国结核病防治规划》及《学校结核病防控工作规范（2017版）》，同时发布了关于《肺结核诊断》（WS 288-2017）和《肺结核分类》（WS196-2017）等两项强制性卫生行业标准的通告，下发了关于调整肺结核传染病报告分类的通知。部分地区在新型结核病防治服务体系下，在潜伏结核感染、患者发现、治疗管理及相关成本效益分析等方面开展了相关研究，并取得了显著成效。本章对2017年出台的相关政策文件、患者发现及治疗管理等方面的经验及新进展进行了梳理和总结。

关键词：结核；肺；预防和控制；发现；结核病管理；传染源；耐药结核病潜伏感染；移动医疗

一、结核病防治相关政策文件

为进一步减少结核病危害，加快推进健康中国建设，根据《中华人民共和国传染病防治法》，结合深化医改要求，制定《“十三五”全国结核病防治规划》（以下简称《规划》）[1]。2017年2月1日，国务院办公厅发布了《规划》，《规划》首先阐述了结核病防治工作的重要性，总结《全国结核病防治规划（2011—2015年）》实施以来取得的成绩，分析了面临的问题和挑战，明确了“十三五”期间工作要求。坚持正确的卫生与健康工作方针，坚持预防为主，防治结合，突出重点，因地制宜的原则。提出到2020年，全国肺结核发病率下降到58/10万的总体目标。从患者及早发现、规范治疗管理、关怀救助、重点人群防治、服务体系建设等5个方面提出可量化的具体工作指标，并提出8项防治措施。为保障《规划》目标的实现，从加强组织领导、落实部门职责、加强宣传教育、加强科研与国际合作等4个方面，提出保障措施。本《规划》是“十三五”时期做好结核病防治工作的纲领性文件，是贯彻落实党的十八大和十八届三中、四中、五中、六中全会精神，降低结核病疫情的重大举措，对全面建设小康社会、推进健康中国建设具有重要意义。2017年9月20日，全国结核病防治“十三五”规划培训班在广东成功举办，目前各省、自治区、直辖市人民政府结合本地情况，相继出台地方《规划》。

为加强学校结核病预防控制工作，有效防范学校结核病疫情的传播流行，确保广大师生身体健康与生命安全，依据《中华人民共和国传染病防治法》《学校卫生工作条例》《突发公共卫生事件应急条例》和《结核病防治管理办法》等法律法规和规范性文件，国家卫生计生委会同教育部对《学校结核病防控工作规范（试行）》进行了修订完善，规范所指的学校包括普通中小学、中等职业学校、普通高等学校、特殊教育学校和托幼机构等。2017年6月26日，国家卫生计生委办公厅、国家教育部办公厅联合下发了《学校结核病防控工作规范（2017版）》（以下简称《工作规范》）[2]。《工作规范》对持续做好学校结核病防控工作提出三点要求，一是要加强组织领导。各级卫生计生和教育行政部门要高度重视学校结核病防控工作，坚持属地管理、联防联控的工作原则，进一步加强对学校结核病防控工作的组织领导。二是

要落实防控措施。各级教育行政部门要督促学校落实各项防控措施。各地疾病预防控制机构和医疗机构要高度重视结核病疫情信息报告和管理工作，主动监测各学校结核病报告发病情况，做到发现一个及时处理一个；要及时做好疫源追踪、流调和密切接触者筛查工作，防止疫情蔓延。三是要开展督导检查。各级卫生计生和教育行政部门要通过定期督导和年度目标责任考核等方式，切实加强监管，督促相关机构有效落实防控政策和措施。

进一步提高肺结核病例报告信息的完整性和准确性，加强耐药肺结核报告管理工作，2017 年 6 月 15 日，国家卫生计生委办公厅下发了关于调整肺结核传染病报告分类的通知[3]，通知中指出自 2017 年 7 月 1 日起，将“传染病报告信息管理系统”中肺结核分类进行调整，一是提出乙类传染病肺结核分类由“涂阳、仅培阳、菌阴、未痰检”调整为“利福平耐药、涂阳、仅培阳、菌阴、未痰检”，同时调整后的《中华人民共和国传染病报告卡》。二是要求责任报告单位和责任报告人对诊疗过程中发现的利福平耐药(含耐多药)的肺结核患者，应当在传染病报告卡中填报肺结核(利福平耐药)，并及时录入“传染病报告信息管理系统”。三是指出传染病报告信息管理系统和结核病信息管理系统已完成功能改造并发布至测试系统，请各地认真组织功能测试，发现问题及时反馈。四是强调地方各级卫生计生行政部门要高度重视肺结核传染病报告分类调整工作，同时开展人员培训，做好系统调整后续工作。

为了适应当前结核病防治工作，2017 年 11 月 9 日，中华人民共和国国家卫生和计划生育委员会发布了关于《结核病分类》等两项强制性卫生行业标准的通告[4]，通告指出《肺结核诊断》(WS 288-2017)和《肺结核分类》(WS196-2017)是最新标准，并强调此标准自 2018 年 5 月 1 日起施行，同时分别代替原卫生部发布的《肺结核诊断》(WS 288-2008)和《结核病分类》(WS 196-2001)标准。《肺结核诊断》(WS 288-2017)与 2008 版《肺结核诊断标准》相比，内容上就结核病病原学实验室检查、肺结核确诊病例、结核病辅助检查进行了修订，另外增加了支气管镜检查及气管、支气管结核镜下表现、附录中增加结核病病理学检查内容、非结核分枝杆菌肺病诊断内容及儿童肺结核诊断特点。《肺结核分类》(WS196-2017)的修订主要依据结核病的病原学、流行病学特征、临床表现、实验室检测及鉴别诊断等。内容方面以活动性结核病为主，为了符合结核病发展变化客观规律及结核病的迁延反复的特点，增加了结核分枝杆菌潜伏感染、非活动性结核病等内容。在肺结核的分类中，鉴于单纯肺部结核与气管/支气管结核和结核性胸膜炎关系，将气管/支气管结核和结核性胸膜炎纳入肺结核分类中。同时，将抗结核药物敏感性试验结果纳入到活动性结核分类中。范围方面本标准不仅包含活动性结核病的分类，同时涵盖了结核分枝杆菌感染，非活动性结核病等内容。

二、患者发现

王康慧等[5]对 2009—2016 年湖南省登记的 447 341 例肺结核患者的来源进行调查，分析不同发现方式在肺结核患者发现中的作用。结果显示，因症就诊(41.08%)、转诊(32.33%)和追踪(23.00%)为主要发现方式，为 431 217 例，占所有患者的 96.40%，仅有极少患者来源于因症推荐、健康检查等。各年份因症就诊患者比例呈缓慢下降趋势；但追踪比例呈逐年上升趋势；转诊比例在 2014 年有一个明显下降，之后逐步增加。研究表明，因症就诊目前仍是最主要的患者来源，机构在结核病防治工作中，要坚持健康教育重要性。此外，转诊也是患者重要来源方式，结核病患者的发现在一定程度上依赖于综合医疗，要积极加强医防合作，认真落实结防机构追踪工作；需不断优化和创新患者发现方式，加大主动筛查力度。

郭俊涛等[6]在2014年10月至2015年3月对上海市徐汇区、长宁区、闵行区、松江区共抽取212个调查点317 218人进行调查，共发现活动性肺结核患者107例。经2010年上海市普查人口构成进行标化后，活动性肺结核患病率为52.3/10万。107例患者中，新发病例22例，占20.6%；已知在治患者84例，占78.5%，已知未在治患者1例，占0.9%。本市户籍居民肺结核患病率为34.8/10万，明显低于流动人口肺结核患病率84.4/10万。结果提示上海市菌阳肺结核患者发现率已经基本达到70%，发现效果良好。但流动人口患者的发现水平仍然较低，而对于人群中无症状的肺结核患者，需要通过主动筛查来提高发现水平。

齐威等[7]对天津市16个区县MTB与HIV双重感染防治机构2011—2015年年度工作报表和全国结核病信息管理系统中的患者进行筛查发现，2011—2015年累计登记可随访到的HIV感染者或AIDS患者9522例，接受X线胸部摄片或痰涂片检查6265例，其中83例诊断为结核病，结核病检出率为1.3%。结果提示充分利用定点医院在结核病诊断方面的优势，与艾滋病防治体系相结合，探索合理的双向筛查模式，对于双重感染患者的早发现、早诊断和治疗具有重要意义。

张琳[8]等对2016年西安市灞桥9个社区居委会和6个村委会的65岁以上老年人口进行结核病筛查，实际接受结核病筛查患者2053例，共发现活动性肺结核患者27例，检出率1.32%（27/2053）。结果提示，老年人口是结核病的高发人群，老年人并发症多也容易掩盖部分结核病临床症状，加强针对特殊地区及特殊人群的结核病患者主动发现工作，对提高患者的发现率意义重大。

瞿媛等[9]玉溪市红塔区65岁及以上老年人、糖尿病患者共6130人进行主动筛查，共检出活动性肺结核患者5例，检出率为81.57/10万，远高于同期被动发现肺结核18.3/10万。因症就诊、转诊和追踪等被动发现方式是我国肺结核患者发现的主要方式，然而农村人群对肺结核病的有限认知、经济水平的差距等原因，限制了结核病被动发现的效率，导致结核病患者漏诊、延误诊断和治疗，加重患者病情。结果提示，在重点人群中开展主动筛查是被动发现方式的有益补充；主动筛查与基本公共卫生服务项目结合起来，合理分配基本公共卫生服务经费，既提高了肺结核患者的发现水平，又能极大的缩减花费的成本，是符合红塔区实际的可在一定范围内推广的肺结核主动筛查方式。

在中国欠发达的多民族地区，高结核（TB）的负担和医疗服务的增加实现最终目标的挑战区域性结核病，但目前的病例发现策略是不够的。Li等[10]对通过应用特制的教育材料，开展多种方式开展结核病教育活动。在新疆试点地区中，有13 073名居民参加了家庭教育和筛查。其应答率93%（13 073/14 057）。其中12 292例65岁以下的患者中，发现93例有症状者，其中89例经结核病专科医院确诊，共有发现14例活动行肺结核患者，2例非活动性患者，6例经痰涂片镜检确诊。估计患病率为49/10万；692例经胸部X线检查和宣传检查的老年人中，76例肺结核胸片异常，39例有活动性肺结核病灶。10例患者最终被诊断为痰涂片镜检，其中仅有2例有症状，估计患病率为1445/10万。研究表明在结核病高负担的欠发达少数民族地区，加强病例发现是有必要的。结核病相关知识教育和家庭筛查等主动筛查的方式有效地增加病例发现。研究提示，采取更规范的宣传教育、加强培训医务人员的业务能力、使用更敏感的筛查指标，以及将老年人作为筛查的重点，综合考虑成本效益评估。

易星等[11]对新疆的结核病疫情分析显示新疆是我国结核病高发地区之一,尤其是南疆地区比较明显,结核病防治刻不容缓。必须通过加强结核病防治服务体系建设,使用有效的筛查方法和快速、敏感、特异的诊断方法可提高传染性肺结核的早期发现,预防和控制结核病的传播。同时,应用移动互联网及其相关电子技术提高结核病的筛查、诊断、治疗效率,严格遵照相应的诊断及治疗指南,加强基层专业队伍建设,统一规范的抗结核药物治疗方案,均对结核病早期发现及诊治具有积极的意义。

杜正新等[12]收集2013年1月1日至2016年12月31日在广州市越秀区居住、工作或就读的312例在校师生肺结核患者痰涂片和发现方式方面的资料。结果表明学生患者23.6%是通过主动发现,76.4%通过被动发现;教师患者66.7%是通过主动发现,33.3%是通过被动发现;涂阳患者中被动发现站83.9%,主动发现占16.1%;涂阴患者中被动发现占63.3%,主动发现占36.7%;涂阴、涂阳患者发现方式有统计学意义。提示在校学生肺结核患者主要通过被动方式发现,而教师肺结核患者主要通过主动方式发现,加强学校群体的年度健康体检和涂阳患者密切接触者筛查、主动发现患者,有利于早期发现和控制传染源,避免聚集性疫情发生。

三、结核分枝杆菌潜伏感染

Gao等[13]对中国农村地区7505例结核分枝杆菌潜伏感染者(其中4455例QFT阳性、6404例结核菌素皮肤试验(TST)阳性,3354例两者均阳性)进行了2年随访,共发现84例活动性肺结核患者,QFT阳性、TST阳性、两者均阳性者发病率分别为0.87/10万人年、0.5/10万人年、0.82/10万人年。男性和既往结核史是发病的危险因素,危险比分别为2.36、5.4。结果表明在中国农村社区的高危人群如既往结核患者,应进行潜伏感染筛查和治疗,且使用QFT检查优于TST检测。

王倪等[14]选择山西省长治市武乡县3所寄宿制中学进行探索在农村寄宿制中学开展结核分枝杆菌潜伏感染筛查和抗结核预防性服药的可行性研究,3所中学共2822名学生作为研究对象,采用结核菌素皮肤试验(TST)进行结核潜伏感染检测。接受TST筛查率为85.05%(2400/2822),未接受筛查原因排在前3位的分别是过敏史(47.63%)、患有疾病(19.43%)和发热(17.3%),无原因拒绝的占2.61%;接受筛查的对象中TST强阳性率为2.63%(63/2400),在签署知情同意书的情况下38名接受了预防性服药,接受率为61.90%。因此在农村寄宿制中学开展结核潜伏感染预防性治疗,必须充分考虑当地结核病疫情、防治服务能力、防治经费、相关方配合等因素,由教育部门和卫生计生部门共同参与,并广泛开展健康教育和社会动员。

阮巧玲等[15]综合国内外文献,对免疫受损人群(包括HIV感染者、免疫介导的炎症性疾病患者、移植候选人及移植患者等)的潜伏性结核感染筛查方法和预防性治疗进行系统分析和整理,其中HIV感染者常出现TST试验无反应或阳性者硬结直径小于非HIV感染者;对于免疫介导炎症性疾病患者,目前没有明确证据表明γ-干扰素释放试验(IGRA)在筛查潜伏结核感染(LTBI)方面优于TST,但现有相关指南更倾向于推荐IGRA或者IGRA与TST联合使用,对于接种过BCG的患者则更推荐IGRA;对于实体器官移植患者来说,IGRA检测的敏感度可能优于TST,不确定性比率较低,对于骨髓干细胞移植患者而言,现有指南建议联合IGRA和TST进行筛查。结果表明IGRA和TST在不同免疫受损人群中诊断潜伏性结核感染的检测结果异质性大，IGRA 在一些特定的人群和特定的情况下优于 TST，但仍需要更多的研究证实 IGRA 在该人群中的诊断和预测价值。不同的免疫受损人群在 LTBI 预防性治疗的方案和时间点有所不同，希望未来有针对不同人群的更为深入的治疗方案的套索和细化。

张云林等[16]选取 2014 年驻京某部队入伍新兵 194 人，先行胸部 X 线检查及其他常规体检无异常，无活动性结核病病史，梅毒、乙肝抗体检测阴性。后进行 PPD、抗体检测，同时应用 ELISA 联合重组融合蛋白 CEP10-ESAT6 和潜伏感染蛋白 Rv2628 进行 IGRA 检测。PPD 皮肤试验和抗体检测的阳性率分别为 49.7%和 15.5%。CFP10-ESAT6 刺激后 IGRA 检测发现 194 名新兵中潜伏感染率为 22.2%。Rv2628 刺激结核潜伏感染人群后产生 IFN-γ 的水平显著高于健康对照（$P<0.05$），其刺激 PPD 弱阳性组（5mm≤皮试直径<15mm）产生的 IFN-γ 值显著高于强阳性组（皮试直径≥15mm）（$P<0.05$），而 CFP10-ESAT6 刺激后产生的 IFN-γ 水平在这两组间差异不显著（$P>0.05$）。CFP10-ESAT6 和 Rv2628 刺激后产生的 IFN-γ 水平在抗体阴、阳性组间差异无统计学差异（$P>0.05$），说明两种蛋白参与细胞免疫反应与体液免疫，也说明正常人群中利用体液免疫检测潜伏感染是不可靠的。Rv2628 诊断结核感染的 ROC 曲线下面积为 0.84，约登指数为 0.621，此时特异度为 94.7%，敏感度为 67.4%。提示联合检测抗原 Rv2628 及 CFP10-ESAT6 特异的 IFN-γ 值在鉴别结核活动或潜伏感染方面具有一定潜能和价值。通过这种检测手段筛出新兵中高危的结核潜伏感染者并对其予以严密随访、监控，可防止部队结核病暴发流行，做到结核监测哨点前移。

刘曦等[17]对海淀区 2015 年 3 月—2016 年 3 月发生的高校结核病患者及密切接触者筛查情况进行了调查分析，对高校结核患者及其密切接触者进行问卷调查，并对密切接触者均进行 PPD 及胸片检查。分析患者基本人口学特征、密切接触者人口学特征、结核感染情况及患者检出情况。研究共诊断 88 例结核病患者，筛查得到密切接触者 3604 名。密切接触者中共检出肺结核患者 16 例，且均为菌阴患者，患者检出率为 443.95/10 万。3604 名密切接触者中，PPD 强阳性率 8.32%。随着 PPD 反应直径的增加，密切接触者中患者检出率升高，且趋势有统计学意义（$\chi^2_{trend}=8.06, P<0.001$）。疫情期间密切接触者 PPD 强阳性率和患者检出率均高于非疫情期（均有 $P<0.05$）。应加强高校学生结核病的筛查，根据不同的结核病检出情况适当扩大筛查范围，从而及早发现感染者及患者，进行预防性治疗，避免高校结核病的暴发流行。

林玫等[18]在对 860 例调查对象中检出 LTBI 者 156 例，检出率为 18.14%（156/860），其中贵港市、来宾市和南宁市的 LTBI 检出率差异有统计学意义。相对于 LTBI 者，商业性行为有时使用安全套者或从不使用安全套者，经血液途径传播 HIV 者发展为活动性结核病的可能性较大；而门诊来源、居住在城市，估计 HIV 感染病程在 5~10 年或大于 10 年的 LTBI 者不易发展为活动性结核病。门诊随访的 HIV 感染者和 AIDS 患者 LTBI 的检出率高于住院患者，作为罹患结核和潜伏感染的高危人群，需要加强对其监控和预防性治疗干预。稳定的身体和生活条件，抗病毒治疗及防病意识可组织结核病的发生和发展。

Liu 等[19]在中国江苏省东海市的八个村开展了一项横断面研究，根据国内结核病特异性 IFN-γ 释放试验（TB-IGRA）结果，评估江苏农村 LTBI 的患病率和危险因素。2012 年在这 8 个村招募参与者 2185 人，其中 2169 人纳入最终分析数据。使用 TB-IGRA 诊断 LTBI，其中 524 例（24.3%）为阳性，且阳性率随着年龄增长逐渐增加（$P<0.001$）多变量分析显示年龄增长、男性和结核病暴露史是与 LTBI 相关的危险因素。接种卡介苗（BCG）并未降低参与者

(年龄≥20岁)的结核感染风险。研究结果表明,与GRA相比,结核菌素皮肤试验可能高估了中国LTBI的患病率。TB暴露的程度与结核分枝杆菌(MTB)感染有关,并且BCG疫苗接种对成年人的MTB感染几乎没有保护作用。对活动性结核病患者进行早期有效的检测和治疗,对发生活动性结核病高风险的LTBI患者进行筛查和干预,可能是中国结核病控制的成本效益较高的方法

四、患者治疗管理

秦玉宝等[20]对语音短信督导系统(VRMS)在城区涂阳肺结核患者治疗管理中的应用中选取黑龙江省哈尔滨市南岗区结核病防治所2007年7月10日至2008年7月14日登记治疗的238例涂阳肺结核患者,收集VRMS对患者发送的语音短信提醒信息的发送和回复情况,分析发送失败或发送成功但未回复服药信息产生的原因。发现医务人员通过发送语音短信督导的方法在提醒患者服药方面发挥了一定的作用,可以做到与患者和家属及时沟通,督促患者服药。但由于语音短信督导存在一定局限,成功发送率和回复率均较低,且不能获得患者按时服药的直接证据,因此目前应用效果有限,还不能替代直接面视下督导(DOT)治疗,仅能作为其有力的补充。

赖铿等[21]在“视频督导服药在结核病患者治疗管理中的应用”中通过研究数据表明,通过视频督导服药(VOT)患者服药,不仅提高了医务人员工作效率、克服了患者交通不便等问题,同时降低了医疗费用,是符合“成本-效益”的管理模式。目前我国已经进入互联网时代,移动互联网和智能手机的普及,使中国已具备开展VOT研究的硬件条件,经济发达地区可考虑先开展VOT相关研究的探索,为我国运用新方式管理结核病患者积累相关经验。

姜世闻[22]在“应用创新方法管理肺结核患者治疗,提高服药依从性”中提到:世界卫生组织和我国“十三五”结核病防治规划都推荐使用新的方法进行肺结核患者督导服药管理。根据目前的研究进展和我国的实践经验,电子药盒和手机短信提醒患者服药和随访管理是优先推荐的方法,以提高患者服药的依从性。

管红云等[23]分析深圳市肺结核患者电子网络督导管理情况,研究表明“互联网+结核病”的TBEDOTS管理模式是可行的。深圳市应用电子网络督导管理系统取得较好的管治效果,不仅方便了肺结核患者的督导服药,而且提高了管理效率。随着互联网视频、智能手机APP终端、短信提醒系统和智能电子药盒等移动医疗技术的涌现,加强TBEDOTS与信息化管理技术的深入融合,进一步推进肺结核患者管理的精准化,将是今后发展的趋势。

解艳涛等[24]对2016年北京市通州区264例结核病患者和20名医生应用APP的情况进行描述性分析表明:2016年结核病患者移动督导管理APP通州区试点应用情况良好。男性和中老年患者APP安装率较低,APP应用活跃度和规律服药点击率有待提高。对北京市通州区2016年结核病患者移动督导管理APP的使用过程中存在的问题并提出建议,为其他地区应用该APP提供经验分享。

房宏霞等[25]在深圳市龙华区原有电子网络督导管理基础上,采用《关爱TB结核病患者信息管理系统》,通过手机应用程序与微信公众号,对新登记治疗管理的肺结核患者探索采用手机视频录制服药过程替代在社区健康服务中心医生面视下服药,即开展互联网+手机视频督导的方法。结果显示,服药视频上传率与性别、年龄、民族和治疗种类有关。作者得出结论:大部分肺结核患者能接受并按要求配合互联网+手机视频督导;需要加强对20~39岁

以外人群、男性、少数民族、初治患者督导的培训和指导。

结核患者督导管理的目的在于督促结核患者坚持规律用药和完成既定疗程。张婷等[26]对肺结核患者督导管理模式的进展进行了综述，目前对肺结核病患者的督导管理主要有以下几种模式：①医务人员直视面试下的督导化疗；②家庭、社区督导；③公共机构与私人诊所共同参与的 DOTS 策略，即 PPM—DOTS 策略；④电话和短信督导管理；⑤QQ、微信网络平台督导管理。作者指出微信作为近年来的一个新生事物，新功能、新版本仍在不断开发中，医院微信平台的运营者们需将医院管理理论、医学专业知识、媒体传播学知识及计算机网络技术融会贯通，综合运用，努力为患者贴心服务。结核防控医护人员要勇于探索挖掘微信的潜能。实施信息化助力结核病防控，不断完善结核患者的督导管理，提高患者的治疗依从性和治愈率，减少耐药的产生，最终控制结核病。

刘萍萍等[27]探索了互联网微信技术应用于管理流动人口结核病患者。选取 2015 年 6 月至 2017 年 2 月于广东省结核病控制中心结核科完成治疗的 178 例流动人口肺结核患者作为研究对象，采用单纯随机方法分为研究组（88 例）和对照组（90 例）；研究组应用互联网微信技术进行健康教育，对照组采用传统现场宣传教育方式进行健康教育。观察分析两组的医患对话频次、复诊率、治愈好转率、严重不良反应发生率等指标情况。结果显示，研究组的医患对话频次、复诊率、严重不良反应发生率等指标均优于对照组。作者得出结论，应用互联网微信平台对流动人口结核病患者进行健康教育可提高其治疗依从性及医疗质量。

郭旭君等[28]评估了深圳市南山区采用结核病电子网络督导管理系统中“患者服药实时监控-预警提醒模式”管理患者的效果。通过自身前后对照，对比分析深圳市南山区在结核病电子网络督导管理系统中建立“患者服药实时监控-预警提醒模式”前后患者漏服药情况及督导医生追踪延迟情况。作者得出结论，“患者服药实时监控-预警提醒模式”对服药管理的时效性和工作质量有促进和优化作用。

五、各地成效及经验

陈勇等[29]从患者督导管理、政府减免和转归等角度比较上海市耐多药结核病（MDR-TB）综合防治项目实施前后患者情况，全面评价项目效果发现实施后组患者接受社区医师每月督导的比率增加 12.0%，无督导服药的比率降低 14.5%。实施后患者被减免费用中位数增加 4.4 倍；患者自付费用比例中位数从 59.7%降低至 41.8%；但诊疗总费用也增加 2.1 倍。项目实施后患者治疗成功率为 61.7%（153/248），诊断后 1 年内失败和死亡患者比率显著降低。项目实施后切实提高了督导管理效果，医疗费用实现了较大幅度的减免，缓解了患者经济负担。

林勇明等[30]在福建省 2011—2015 年结核病防治规划完成情况中提到：福建省 5 年间活动性肺结核患者登记率呈下降趋势，年均递减 2.5%；治疗满 1 年的新涂阳肺结核患者治愈率达 91.3%。到 2015 年，66.7%的设区市已设立耐多药肺结核诊断治疗定点医院，27.6%的县（区）已建立结核病定点医院；全省县（区）级结核病实验室得到较好建设。各级政府 5 年间投入的结核病防治专项经费人均 1.10 元；2015 年全省结核病防治专职人员较 2011 年减少 4.9%。结果提示，福建省结核病疫情仍然严重，患者全程督导未全面落实；结核病防治工作可持续发展面临挑战，亟须加强政府承诺。

王春蒲等[31]报道了山西省 2015 年公众结核病防治核心信息知晓率水平，总结山西省结核病防治规划(2011—2015 年)期间结核病健康教育工作所取得的成效。山西省 2015 年公众结核病防治 5 条核心信息总知晓率为 81. 8%,山西省十二五规划期间各地通过开展形式多样的健康教育宣传活动取得成效。

李月华等[32]评价了新疆维吾尔自治区 2011—2015 年实施《新疆维吾尔自治区结核病防治规划(2011-2015 年)》的成本效益。结果显示 2011—2015 年,新疆共投入结核病防治经费 18 632. 4 万元,共发现活动性肺结核患者 145 229 例,登记患者中因结核病死亡 633 例,涂阳患者治疗成功 32 725 例,涂阴患者治疗成功 92 419 例。累计减少因结核病死亡 35 675 例,避免新感染 385 170 例,避免新发患者 38 518 例,节约医疗费用 3774. 8 万元人民币,挽回的社会总价值 1 796 933. 2 万元人民币。成本-效用比为 246. 6,效益-成本比为 96. 6. 即每挽回 1 个伤残调整生命年(DALY)损失所需要的投入金额为 246. 6 元人民币,每投入 1 元人民币结核病防治经费可产生 96. 6 元人民币的社会经济效益;每成功治疗 1 例活动性肺结核患者所需要的社会成本为 1488. 9 元。结果表明,新疆实施结核病防治规划后,实现了高发现率和高治愈率的目标,取得了显著的社会效益和经济效益。

张洁莹等[33]对合肥市 2011—2015 年结核病相关监测数据和结核病防治服务模式转型情况进行统计分析,结果显示结防服务模式转型中准备工作充分,2011—2015 年随着结核病定点医院个数的增加,活动性肺结核患者检出率分别为 29. 36%、33. 67%、42. 67%、40. 27%、39. 27%,呈上升趋势(χ^2=642. 12,P<0. 01);新涂阳肺结核患者治愈率 90%以上、涂阴肺结核患者完成疗程率 94%以上和非结防机构网报疑似肺结核患者总体到位率 93%以上均达到国家规划要求,且一直保持在较高水平。但初诊患者登记率、涂阳肺结核患者检出率、初诊患者免费摄片率和活动性肺结核患者免费抗结核药品使用率均呈下降趋势(P<0. 01)。合肥市在新型结核病防治服务模式下,结核病防治工作运行总体比较顺畅,但定点医院对痰检工作不够重视,且免费政策执行不到位。

孙付胜等[34]采取自评与抽评相结合的方法,对菏泽市级及九县区共 12 家单位结核病防治十二五规划的实施效果进行评估。结果显示十二五规划期间,全市共投入结防专项经费 415. 5 万元,设备、实验室建设投入 40. 9 万元;与 2010 年末相比,专职人员数有所增加;初诊可疑者查痰率逐年提高,基本每年均能完成上级下达的患者发现任务;系统管理率、新涂阳治愈率和新涂阴完成治疗率一直保持在较高水平。在十二五规划期间,菏泽市的结防工作取得了很大成绩,总体工作质量要高于十年规划期间,但也存在着一些需要解决的问题.

李建之等[35]在山东省泰安市“十一五”和“十二五”结核病防治规划实施效果对比研究中分析到:“十一五”期间,泰安市用于结核病防治工作的总经费为 1077. 79 万元,累计接诊 67 289 例可疑症状者,共发现活动性肺结核患者 14 936 例,全市非结防机构报告肺结核及可疑患者总体到位率 89. 74%(5849/6518);全市的新涂阳肺结核患者治愈率 93. 00%(7643/8218),复治涂阳治愈率 88. 92%(1765/1985);5 年间估算可节约医疗费用 438. 93 万元,挽回社会经济总价值达 153 561. 27 万元,政府每投入 1 元钱,可产生 142. 89 元的社会经济效益。“十二五”期间,全市用于结核病防治工作的总经费为 1350. 74 万元,累计接诊 73 641 例可疑结核病症状者,共发现活动性肺结核患者 12 146 例,全市非结防机构报告肺结核及可疑患者总体到位率 99. 07%(9507/9596);新涂阳肺结核患者治愈率 94. 18%(4479/4756),复治涂阳治愈率 89. 38%(724/810),5 年间估算可节约医疗费用 290. 42 万元,挽回社会经济总价值达 228 866. 02 万元,政府每投入 1 元钱,可产生 169. 65 元的社会经济效益。数据说明泰安市“十一五”和“十二五”期间结核病防治规划实施成效明显，“十二五”期间社会、经济效益更为显著。

（马艳　刘宇红　舒薇　张立杰　姜晓颖　刘洋）

参考文献

1. 国务院办公厅关于印发“十三五”全国结核病防治规划的通知（国办发〔2017〕16号）.2017年2月1日. http://www.gov.cn/zhengce/content/2017-02/16/content_5168491.htm.
2. 国家卫生计生委办公厅教育部办公厅.《关于印发学校结核病防控工作规范（2017版）的通知》（国卫办疾控发［2017］22号），2017年6月26日.http://www.moe.edu.cn/srcsite/A17/moe_943/s3285/201707/t20170727_310182.html.
3. 国家卫生计生委办公厅.国家卫生计生委办公厅关于调整肺结核传染病报告分类的通知（国卫办疾控函［2017］600号）.2017年6月15日.http://www.nhfpc.gov.cn/jkj/s3589/201707/e65698978c984013aa01b017f93dd75c.shtml?from=singlemessage&isappinstalled=1.
4. 国家卫生计生委关于发布《结核病分类》等两项强制性卫生行业标准的通告（国卫通〔2017〕25）.http://www.nhfpc.gov.cn/fzs/s7852d/201711/0819ad84540b4d97a1644bbc6ec4306d.shtml.
5. 王康慧，颜艳，龚德华.2009-2016年湖南省登记肺结核患者来源分析.实用预防医学，2017，24（11）：1393-1396.
6. 郭俊涛，夏珍，吴哲渊，等.上海市社区人群肺结核患者发现效果评价研究.中国防痨杂志，2017，39（10）：1107-1113.
7. 齐威，庞学文，李敬新.天津市2011—2015年结核菌与艾滋病病毒双重感染筛查结果分析.华南预防医学，2017，3：253-255.
8. 张琳，李小谋，鲜小萍.西安市灞桥区2016年65岁以上老年人口结核病筛查的效果分析.中国防痨杂志，2017，39（4）：428-430.
9. 瞿媛，普丽，苏丽敏，等.玉溪市红塔区重点人群肺结核主动筛查模式探究.实用预防医学，2017，24（8）：971-973.
10. Li J，Liu XQ，Jiang SW，et al.Improving tuberculosis case detection in underdeveloped multi-ethnic regions with high disease burden：a case study of integrated control program in China.Infect Dis Poverty，2017，6（1）：151.
11. 易星，阿尔泰，席闪闪.加强结核病防治体系建设提高新疆地区结核病早期发现与诊治.中国防痨杂志，2017，39（10）：1031-1034.
12. 杜正新，何佩贤.北京市西城区5起学校结核病疫情接触者患病情况.中国防痨杂志，2017，39（6）：620-625.
13. Gao L，Li X，Liu J，et al.Incidence of active tuberculosis in individuals with latent tuberculosis infection in rural China：follow-up results of a population-based，multicentre，prospective cohort study.Lancet Infect Dis，2017，17（10）：1053-1061.
14. 王倪，张慧，黄飞，等.在中学开展结核菌潜伏感染者预防性治疗的可行性研究.疾病监测，2017，32（1）：43-47.
15. 阮巧玲，黄希田，刘雪峰，等.免疫受损人群的潜伏性结核感染筛查和预防性治疗.中国防痨杂志，2017，39（7）：765-769.
16. 张云林，白雪娟，梁艳，等.驻京某部队新兵结核潜伏感染人群筛查新方法研究.军事医学，2017，41（6）：462-465.
17. 刘曦，邢彦，李婕，等.北京市海淀区高校结核病患者及其密切接触者筛查分析.中华疾病控制杂志，

2017,21(9):900-903.

18. 林玫,崔哲哲,蓝如束,等.HIV 感染者和艾滋病患者并发潜伏结核感染的特征及其影响因素.中国防痨杂志,2017,39(11):1204-1211.
19. Liu Y,Huang S,Jiang H,et al.The prevalence of latent tuberculosis infection in rural Jiangsu,China.Public health,2017,146:39-45.
20. 秦玉宝,谢艳光,房宏霞,等.语音短信督导系统在城区涂阳肺结核患者治疗管理中的应用.中国防痨杂志,2017,39(7):695-701.
21. 赖铿,韩雨廷,房宏霞.视频督导服药在结核病患者治疗管理中的应用.中国防痨杂志,2017,39(7):679-683.
22. 姜世闻.应用创新方法管理肺结核患者治疗,提高服药依从性.中国防痨杂志,2017,39(7):673-676.
23. 管红云,谭卫国,杨应周,等.基于深圳市电子网络督导管理系统的肺结核患者管理治疗情况分析.中国防痨杂志,2017,39(7):702-707.
24. 解艳涛,杜建,罗萍,等.2016 年北京市通州区结核病患者移动督导管理应用程序使用情况初步报告.中国防痨杂志,2017,39(7):708-712.
25. 房宏霞,秦玉宝,刘昌伟,等.互联网+手机视频督导在结核病患者治疗管理中应用情况的初步分析.中国防痨杂志,2017,39(7):684-688.
26. 张婷,席明霞.肺结核患者督导管理模式的进展.实用预防医学,2017,24(3):382-384.
27. 刘萍萍,林伟斌,钟耐容,等.基于互联网微信平台的流动人口肺结核患者健康教育研究.中国防痨杂志,2017,39(7):713-716.
28. 郭旭君,王健,钟涛,等.结核病电子网络督导管理系统中建立"患者服药实时监控-预警提醒模式"的效果评价.中国防痨杂志,2017,39(7):689-694.
29. 陈勇,沈鑫,吴哲渊,等.上海市耐多药结核病综合防治模式实施前后主要评价指标的对照研究.中国防痨杂志,2017,39(8):870-877.
30. 林勇明,林淑芳,戴志松,等.福建省 2011-2015 年结核病防治规划完成情况分析.海峡预防医学杂志,2017,23(4):27-29.
31. 王春蒲,高建伟,李晓清,等.山西省 2015 年公众结核病防治核心信息知晓率调查分析.中国药物与临床,2017,17(5):646-650.
32. 李月华,郝艳艳,姚丽丹,等.2011-2015 年新疆维吾尔自治区实施结核病防治规划的成本效益分析.中国防痨杂志,2017,39(2):174-178.
33. 张洁莹,王莉丽,陈丽丽,等.2011-2015 年合肥市新型结核病防治服务模式实施结果分析.实用预防医学,2017,24(3):269-271.
34. 孙付胜,陈秀英,皇甫蓓蓓,等.菏泽市结核病防治十二五规划实施效果评价.中国医药科学,2017,7(11):40-42.
35. 李建之,孟凡亮.山东省泰安市"十一五"和"十二五"结核病防治规划实施效果对比研究.中国防痨杂志,2017,39(6):630-637.

中篇　结核病基础

第一章　结核病分子流行病学

摘要：我国是全球结核病第二大高负担国家，约1/3的人口感染结核菌，每年新发结核病100万左右，其中约12万是耐多药结核病。敏感结核病与耐多药结核病流行情况的研究不断更新人们对结核病传播规律的认识。随着培养的推广与分型技术的发展，非结核分枝杆菌的流行也逐渐获得更多的关注。临床快速检测仍然是研究的热点，新型技术的开发、成熟技术的评估及潜在标志物的鉴定均有一定进展。

关键词：结核病；基因分型；耐药菌株；耐药基因；非结核分枝杆菌

一、结核分枝杆菌分子流行病学

数目可变串联重复序列分型（mycobacterial interspersed repetitive unit-variable number of tandem repeat，MIRU-VNTR）技术是国内应用较广泛的结核分枝杆菌分型技术，用于鉴定相同基因型菌株的传播事件，但是目前没有统一的标准位点，各地区可根据当地流行菌株情况进行位点的选择。孙荣等[1]收集贵州某医院2014年共185株临床菌株（耐多药菌株57株、全敏感菌株97株）进行12位点MIRU-VNTR分型，经聚类分析可分为5个大群，性别、年龄间的分布差异无统计学意义，且各群的耐多药率分别为31.3%、25.0%、18.8%、0.0%与25.0%，差异无统计学意义。各分型位点中MIRU26和MIRU31呈高等程度多态性，分辨指数HGDI值从0到0.822不等。共将50株菌株（27.0%）分到16个簇，各簇包含2～10株菌。

无论选择哪一套分型位点，耐多药结核病的成簇率常高于敏感结核病。如李同心等[2]在重庆市两家综合医院2013—2015年临床诊断的753例耐多药结核病患者中，选择MGIT 960培养阳性的538例（71.4%），经PCR鉴定，排除34株（6.3%）牛结核分枝杆菌与35例（6.5%）非结核分枝杆菌，剩余469例（87.2%）结核分枝杆菌中，北京型占93.0%（436/469），非北京型占7.0%（33/469）。利用12位点MIRU-VNTR对503株结核分枝杆菌复合群进行分型，其中236株（46.9%，236/503）可归入81个簇，各簇包含2～24株菌株。危险因素分析显示≤30岁人群感染北京型耐多药菌株概率升高。

挑选分辨力较高的位点进行分型，成簇率会有一定下降。段琼红等[3]从国际标准15位点中挑选11个位点，及国内多项研究报道的4个高分辨力位点（ETR-B、MIRU23、MIRU27、

MIRU39)，对武汉市2015—2016年105例耐多药结核病患者中分离到的98株临床菌株进行基因分型，其中33株菌(33.7%)构成7个簇，1簇的耐药表型完全相同，其他簇最少包含1株不同耐药表型的病例。该套位点累积HGDI值为0.9708，其中Mtub21与MIRU26分辨指数最高，分别为0.7450和0.6813。

来源于医院的样本由于抽样偏倚，难以代表该地区内人群中疾病的流行水平。而耐多药结核患者的治疗常集中于若干定点医院，可减少这种偏倚，其成簇率更接近真实的传播水平。同时结核病发病缓慢，结核菌成簇率受采样时间的影响，一年时间的样本成簇率较低，至少采集同一地区连续三年的菌株才能反映其近期传播水平。另外，国内尚需要统一与标准化VNTR分型位点，以便各地区之间的相互观测与比较。

二、非结核分枝杆菌的流行情况

非结核分枝杆菌(nontuberculosis mycobacteria，NTM)是除结核分枝杆菌复合群和麻风分枝杆菌之外的一群分枝杆菌，目前已发现170多种。近年来由NTM引起的疾病疫情逐渐升高，且各地域流行情况不一，优势菌种各有差异。

北京市2009年与2013年的NTM分离率分别为3.8%(59/1552)和4.6%(71/1553)，以胞内分枝杆菌(*M. intracelulare*)与堪萨斯分枝杆菌(*M. kansassi*)为主，分别占39.2%(51/130)与37.7%(49/130)[4]。各种NTM对常用的抗结核药物均具有较高的耐药性，一线药物耐药率依次为异烟肼98.0%(95/97)、链霉素94.8%(92/97)，利福平54.6%(53/97)及乙胺丁醇50.5%(49/97)。临床上需及时鉴别并进行药敏试验，根据药敏结果指导用药。

甘肃省2012—2014年MGIT 960培养阳性菌株中，4.9%(43/875)被鉴定为NTM，其中胞内分枝杆菌(*M. intracelulare*)最多，占72%(31/43)[5]。

福建省2005—2011年初步鉴定为NTM的450株菌株利用不同方法确定菌种，重复PNB/TCH法检测出41株结核分枝杆菌，多位点PCR鉴定出45株结核分枝杆菌，其余405株NTM同时经检测*hsp*65与*rpo*B以确认菌种，其中284株(70.1%)菌株检测结果一致，不一致的菌株经测序进一步鉴定，共鉴定出23种NTM及1株戈登菌[6]。NTM主要包括胞内分枝杆菌(*M. intracelulare*)42.7%(173/405)、鸟分枝杆菌(*M. avium*)21.7%(88/405)与脓肿分枝杆菌(*M. abscessus*)13.6%(55/405)。

三、检测技术的应用与发展

结核分枝杆菌及其耐药性的快速鉴定是结核病确诊与有效治疗的关键。Xpert MTB/RIF作为WHO推荐的快速分子检测方法，在国内逐渐推广。纪丽微等[7]利用Xpert MTB/RIF检测MTB标准株(H37Rv、H37Ra和牛分枝杆菌)、20种常见NTM参考株与20株NTM临床株及18种非分枝杆菌病原体，MTB的检测敏感度为1×10^2CFU/ml，并且利用三种不同前处理方法对100株MTB临床株进行检测与比较，其中“改良直接法”的报错率最小，“沉渣法”与“直接法”的报错率增加且有统计学意义($P<0.05$，$P<0.01$)，建议优化痰标本前处理过程，于SR痰标本处理液中加0.5%的半胱氨酸后按照标准操作进行，以提高Xpert检测效果。

传统药敏操作过程中，也可通过步骤优化提高检测效果。江渊等[8]收集上海市2015年726株MTB临床菌株，利用细菌超声分散计数仪与手工磨菌法进行分散、比浊，对比两种方法处理后，药物敏感性试验中低浓度药敏下菌落生长的可读性，差异有统计学差异。细菌超声分散计数有利于试验结果的判读，且能够提高试验的自动化程度。

基因芯片技术可快速检测标本中的分枝杆菌耐利福平基因 *rpo*B 及耐异烟肼 *kat*G、*inh*A 基因中的常见突变位点，是快速检测结核菌耐药性方法之一，具有高通量、高特异性的特点。许榕青等[9]对其效果进行评价，收集福州市某医院 2014—2015 年涂阳肺结核痰标本进行培养，1108 份阳性标本中，基因芯片鉴定出 100 株 NTM，菌株分型与 PNB 鉴定的符合率为 99.1%，利福平与异烟肼耐药鉴定与 MGIT 液体培养的符合率分别为 98.1%与 94.5%，与 DNA 测序法相比符合率分别为 99.6%和 99.8%。

除此之外，新耐药机制的研究及耐药标识的发现可以为未来耐药发展规律与鉴定提供新的思路与方法。与标准株对比，刘微等[10]对单耐药、耐多药各 20 株结核临床菌株利用 qRT-PCR 检测毒素基因 *maz*F3/6/9 与抗毒素基因及 *maz*E3/6/9，结果显示耐药菌的 *maz*F6/9 表达均升高且有统计学差异、mazE3 降低有统计学差异，*maz*E9 在单耐药菌中表达无变化，在耐多药菌株中显著降低，且高表达的耐药株在低营养、低氧条件下适应力增加，提示这些基因可能参与耐药形成，具体机制尚需进一步研究验证。

（江琦　王川　高谦）

参考文献

1. 孙荣，毕雅坤，欧维正，等.贵州省结核分枝杆菌临床分离株 MIRU-VNTR 位点基因分型研究.中国病原生物学杂志，2017，12(1)：29-33.
2. 李同心，黄正谷，王易伟，等.重庆地区耐多药结核分枝杆菌基因分型特征分析.第三军医大学学报，2017，39(12)：1298-1303.
3. 段琼红，陈聪，王坚杰，等.武汉市耐多药结核分枝杆菌的 MIRU-VNTR 分子特征.中华疾病控制杂志，2017，21(1)：26-29.
4. 张洁，苏建荣，丁北川，等.北京地区非结核分枝杆菌菌种分布及耐药性研究.中华结核和呼吸杂志，2017，40(3)：210-214.
5. 张鑫，蔡静，姜元，等.43 株甘肃临床分离非结核分枝杆菌分类鉴定.中国人兽共患病学报，2017，33(2)：173-177.
6. 刘海灿，黄明翔，蒋毅，等.福建省肺非结核分枝杆菌临床分离株的菌种鉴定.中国人兽共患病学报，2017，33(5)：389-397.
7. 纪丽微，林健雄，彭东东，等.Xpert MTB/RIF 检测痰标本中结核分枝杆菌的法学研究.中国病原生物学杂志，2017，12(6)：549-552.
8. 江渊，李静，张阳奕，等.细菌超声分散计数仪在结核分枝杆菌药物敏感性试验中的应用价值.中华结核和呼吸杂志，2017，40(4)：289-293.
9. 许榕青，李丹，林银霞，等.基因芯片技术检测结核分枝杆菌利福平和异烟肼耐药性临床应用评价.中国人兽共患病学报，2017，33(1)：43-48.
10. 刘微，赵继利，屈艳琳，等.qRT-PCR 检测结核分枝杆菌毒素-抗毒素系统 mazEF 的表达.中国人兽共患病学报，2017，33(2)：143-147.

第二章　抗结核药物及药物靶点

摘要：2017 年国内的抗结核药物和药物靶点研究取得了不少进展，有不少新亮点。对现有药物的作用机制和创新组合用药开展了研究工作，同时在新的药物靶点的研究中也有新的发现，在中药抗结核机制和临床的应用上有不少进展，新型技术的应用也为抗结核药物和药物靶点研究注入了新的活力。这些进展对于新型抗结核药物的开发和结核病的治疗和控制都有重要意义。

关键词：药物靶点；联合用药；中药；免疫调节

结核分枝杆菌（*Mycobacterium tuberculosis*，*M. tb*）耐药性的出现及其在全球和我国不断加剧的趋势给结核病的预防和控制提出了严峻的挑战，虽然目前有部分抗结核新药上市，因此抗结核新药和药物靶点的研发愈加迫切。2017 年对抗结核药物和药物靶点的研究有长足进展，主要集中在对耐药机制的调控研究，联合用药研究，中药抗结核药物的研究和临床应用，新型检测技术对结核分枝杆菌的检测分析和为药物靶点研究的助力等，对新型耐药结核病检测技术和结核菌分散技术也有一些研究和新的发现。本文对 2017 年主要的研究进展进行简单概括和总结。

一、抗结核候选药物的研究

1. 新型抗结核药物 BBD 的筛选和研究　抗结核药物的开发亟待加强，通过在现有的化合物和药物的高通量筛选是一种切实可行的方法。bisbiguanide dihydrochloride（BBD）新型药物是一种潜在的治疗癌症药物，通过高通量筛选发现其具有抗结核机制。金文龙等[1]通过高效液相以及药物代谢动力学实验等开展了筛选药物 BBD 的研究。结果发现 BBD 能够穿越细胞膜，而且随着宿主药物浓度的提高，细胞内的药物浓度也能够显著提高；BBD 穿过细胞膜屏障后直接进入胞内对胞内寄生的分枝杆菌产生抑制作用。BCG 蛋白质组表达差异分析显示，BBD 主要影响细菌的膜系统和核糖体相关蛋白，尤其是对核糖体的氧化磷酸化等代谢通路有显著抑制作用。药物代谢动力学实验表明，用药期间血浆药物浓度最高为 BBD 体外 MIC 的 3.5 倍，半衰期约为 4 小时。本研究结果表明 BBD 具有抑制胞内结核杆菌生长的作用，因此有潜力成为新型抗结核药物，尤其是针对耐药结核菌，从而扩大了 BBD 的适用范围。BBD 的研究也提示在研发抗结核新药的过程中，筛选药物的作用靶点应尽量位于致病菌的高度保守且具有核心功能区域，这样会显著降低抗药性突变株的出现率和存活率。

2. 结核分枝杆菌对真核细胞泛素系统的挟持和调控　泛素（ubiquitin，Ub）是真核生物中的一种由 76 个氨基酸组成的小分子量蛋白，能够通过共价结合的方式连接到底物蛋白分子的赖氨酸残基上而介导靶蛋白的降解。该分子在细胞增殖和死亡、囊泡运输、转录调控、DNA 损伤修复及感染免疫等生理过程中发挥重要的调控作用。因为 *M. tb* 是一种极其成功的胞内病原菌，可通过多种策略实现免疫逃逸，从而在宿主巨噬细胞中长期存活。在宿主细

胞对 *M. tb* 的防御过程中，柴琪瑶等[2]的研究发现泛素系统（ubiquitin system）在激活宿主炎症免疫反应、细胞自噬、吞噬体成熟和细胞死亡等天然免疫功能及相关信号通路中发挥了重要的调控作用。而另一方面，近年的研究表 *M. tb* 等胞内病原菌可通过分泌效应蛋白（effector proteins）挟持并利用宿主泛素系统进而抑制宿主的免疫功能，这些病原-宿主互作的界面有望成为抗结核药物研发的新靶点。

3. 联合用药的研究

（1）对休眠结核分枝杆菌的联合用药研究：休眠型 *M. tb* 潜伏在人体内，对现有抗结核药物存在表型耐药。体外研究表明，耐药的休眠型 *M. tb* 一旦复苏，又可恢复对抗结核药物的敏感。利用这一特点，为了寻找促进结核杆菌复苏的小分子，杨再昌等[3]筛选发现了采用活性跟踪分离方法，从独山瓜馥木分离得到能促进休眠型结核杆菌复苏的化合物1，鉴定为β-谷甾醇-9，12-十六碳二烯酸酯。化合物1在浓度为16μg/ml时开始显示促复苏活性，呈明显的量效关系。异烟肼、乙胺丁醇、利福平和吡嗪酰胺单独用药时，不能杀死休眠型结核杆菌，化合物1（32μg/ml）与异烟肼联合用药，培养14、21天后检测，休眠型 *M. tb* 被杀死，化合物1可增强利福平对休眠菌的杀灭作用，但分别与乙胺丁醇和吡嗪酰胺联合时，均表现为拮抗作用。化合物1能激活休眠型 *M. tb* 的 *KatG* 酶，使细胞内 O_2 含量升高，导致休眠型 *M. tb* 复苏。结果说明独山瓜馥木根的乙醇提取物具有促进 *M. tb* 复苏的作用性，复苏后的菌株更易在联合用药的情况下被杀死，使其对异烟肼、利福平重新恢复敏感性，这为消除休眠型持留菌提供了新的思路。

（2）异烟肼联合重组结核疫苗对 *M. tb* 感染豚鼠的治疗效果提升：为评价异烟肼联合重组结核疫苗 AEC/BC02（BCG-CpG 复合佐剂，即 BCG-CpG-DNA+～）对 *M. tb* 感染豚鼠的治疗效果，卢锦标等[4]小鼠动物实验来验证异烟肼联合重组结核疫苗联合用药治疗方案对 *M. tb* 治疗效果进行评价。按不同治疗方式分成4个组：AEC/BC02组，采用疫苗进行肌肉免疫；INH组，采用异烟肼10mg进行灌胃治疗；INH+AEc/BC02组，先采用异烟肼进行灌胃治疗2周后，再采用 AEC/13C02 疫苗进行肌肉免疫；生理盐水（NS）组，作为阴性对照，仅注射NS。以豚鼠肝、脾、肺脏病变指数评分评价脏器病变，并计算各脏器活菌载量。结果证明异烟肼和 AEc/BC02 疫苗联合使用优于单一治疗方式，能够明显减轻动物脏器病变，降低脾脏和肺脏的活菌载量，为抗结核药物和疫苗的联合应用开展了有益的研究。

4. 中药抗结核研究进展

（1）儿茶素类化合物具有一定的抗结核活性：绿茶作为世界范围内流行的一种饮品，具有多种公认的生物活性。目前普遍认为，绿茶的这种辅助治疗作用与绿茶中茶多酚的主要成分儿茶素类化合物有关。儿茶素最初由儿茶得名，是一种黄烷醇型黄酮化合物。绿茶中的儿茶素类化合物具有多种生物活性，对多种疾病有一定的辅助疗效。多项研究显示，儿茶素类化合物具有抗结核作用。陈思元等[5]通过总结目前的研究结果发现其机制包括抑制二氢叶酸还原酶活性、影响分枝菌酸及细胞壁的合成、下调富含色氨酸天冬氨酸的膜蛋白（TACO）基因表达以抑制结核分枝杆菌的胞内寄生，降低氧化应激水平，下调结核分枝杆菌85B蛋白和宿主肿瘤坏死因子α（TNF-α）表达，从而改善炎症水平。有研究显示，喝绿茶可降低结核分枝杆菌感染风险，儿茶素类化合物可辅助治疗结核病并与抗结核药物有协同治疗作用，但作者认为目前对其作用机制的研究还不够深入，需进一步探讨。

（2）复方竹节参联合抗结核药对骨结核的治疗具有临床效果：骨结核病程较长，且脓肿溃烂穿破皮肤与外界相通后不易愈合，骨结核治疗长期服用西药，容易产生耐药性或肝功能损害。大量研究表明，中药不易引起肝功能损伤，不但具有明显抗结核作用，而且在扶正、增强免疫方面具有独特优势。采用中西医结合优势互补的方式治疗骨结核疾病，是目前临床公认的一个最佳选择。胡家美等[6]通过对临床病人给予复方竹节参联合抗结核药治疗，比较两组治疗前后炎症因子及T淋巴细胞亚群水平变化。结果发现联合治疗组有效率明显高于对照组，发热消失、骨密度及红细胞沉降率（血沉）恢复、脓肿吸收时间明显优于对照组，且未出现严重不良反应。联合治疗组的$CD3^+$、$CD4^+$、$CD4^+/CD8^+$水平升高，$CD8^+$水平下降，与治疗前差异明显。研究者认为复方竹节参联合抗结核药治疗骨结核患者疗效显著，可增强患者免疫功能，抑制促炎症因子病理性升高，且无严重不良反应，安全性良好，值得临床推广。

（3）黄芪注射液联合抗结核药对肺结核的治疗作用：在临床医学上，结核病治疗的常用药物为抗结核药物，但是这种抗结核药物具有较大的不良反应。研究发现，黄芪注射液联合抗结核药治疗结核疾病的治疗效果较好。陈芳等[7]选择87例肺结核患者作为研究对象，将其分成对照组（43例）与观察组（44例），对照组单纯采用抗结核西药治疗，观察组在对照组抗结核治疗的基础上联合黄芪注射液治疗，比较两组患者的治疗效果。结果显示观察组患者的痰菌阴转率明显高于对照组，观察组患者的病灶总吸收率明显高于对照组，观察组患者的空洞闭合率明显高于对照组，不良反应发生率明显低于对照组。研究者认为肺结核患者采用黄芪注射液联合抗结核药物治疗的痰菌阴转率、病灶总吸收率、空洞闭合率均较高，不良反应发生率较低，值得临床借鉴与推广。

（4）中成药辅助干预治疗结核菌素试验阳性患者的疗效：对结核病高危人群进行预防性服用抗结核药物治疗干预是降低结核病疫情的关键之一，但因为西药的不良反应较大，风险比较多。近年来，有学者发现中医药在缓解抗结核药不良反应上，尤其是减轻胃肠道反应方面的效果显著，尤其在中医学理论指导下，通过有效组分配伍优化达到强化抗结核治疗的主效应，减弱抗结核药物带来的不良效应。杨柳等[8]通过对体检时发现结核菌素试验强阳性，且经抗结核预防治疗过程中出现胃肠道反应患者40例，按就诊顺序随机分为对照组和干预组，对照组常规治疗基础上给予安慰剂；干预组在常规治疗基础上给予玉屏风散颗粒口服，持续治疗2周。治疗期间观察胃肠道反应消失时间、抗结核药物应用时间；治疗前后采血测定血清T淋巴细胞亚群，进行随访评价生活质量综合评估问卷。结果发现对照组在胃肠道反应消失时间、抗结核药物应用时间上，均高于干预组，研究者认为中成药辅助治疗有利于缩短结核菌素试验阳性抗结核过程胃肠道反应缓解时间，提高机体免疫功能和生活质量。

二、抗结核药物靶点的筛选和研究

1. 原核细胞类泛素蛋白酶体系统作为新的抗结核药物靶点研究　*M. tb*耐药机制复杂，与其他病原菌相比该菌具有独特且复杂的细胞壁结构，对*M. tb*菌体构成极强的保护屏障。这种构造赋予*M. tb*对多种抗结核药物天然的耐药性。*M. tb*泛素样蛋白蛋白酶体系统（PPS）由*M. tb*泛素样蛋白与*M. tb*蛋白酶体组成。该系统介导的蛋白质降解过程中所需的辅助因子有Dop、PafA、Mpa。而目前PPS对单耐异烟肼*M. tb*菌株细胞壁合成过程中的相关蛋白是否存在调节作用仍然缺乏研究。

张帅等[9]通过刃天青显色法，比较单耐异烟肼结核分枝杆菌（对照组）与4种基因（*Pup*、*Dop*、*PafA*、*Mpa*基因）分别过表达和缺失单耐异烟肼结核分枝杆菌菌株异烟肼最低抑菌浓度（MIC）值的差异；比较加入改变细胞壁通透性试剂后，单耐异烟肼结核分枝杆菌（对照组）与4种基因分别过表达和缺失单耐异烟肼结核分枝杆菌菌株异烟肼MIC差值间的差异。结果发现单耐异烟肼结核分枝杆菌相比，异烟肼的MIC值过表达*Dop*、*PafA*和*Mpa*基因株的差异均无统计学意义；过表达*Pup*基因株异烟肼的差异有统计学意义；缺失*Pup*、*Dop*、*PafA*、*Mpa*基因株异烟肼的MIC值降低的差异均有统计学意义。与加入改变细胞壁通透性试剂后单耐异烟肼结核分枝杆菌相比，异烟肼的MIC差值过表达*Pup*基因株差异有统计学意义；缺失*Pup*、*Dop*、*PafA*、*Mpa*基因株差异均有统计学意义；过表达*Dop*、*PafA*和*Mpa*基因株的差异均无统计学意义。这些研究表明*M. tb*的PPS可能是通过调控细胞壁的通透性，来影响*M. tb*耐药性结核分枝杆菌泛素样蛋白蛋白酶体系统可能通过调控单耐异烟肼结核分枝杆菌细胞壁的通透性影响其耐药性。

朱荟云等[10]的研究也发现结核分枝杆菌*Pup*、*Dop*、*PafA*和*Mpa*基因的过表达均能增强单纯耐利福平结核分枝杆菌对利福平的耐药性，而*Pup*、*Dop*、*PafA*和*Mpa*基因的缺失均能显著降低单纯耐利福平结核分枝杆菌对利福平的耐药性；同时发现PPS与药物外排泵抑制剂之间存在一定交互作用，PPS可能通过调控外排相关通路蛋白来影响结核分枝杆菌单纯利福平耐药性的产生。

2. 新型抗结核候选药物的潜力靶点的发现　抗结核靶点的开发思路为研发更多新型抗结核药物提供了参考，耿叶慧等[11]综合最近的抗结核靶点的研究发现新型抗结核候选药物的潜力靶点包括参与DNA合成、铁代谢、能量产生、膜转运和细胞壁生物合成等众多靶点。在众多的研究中表明科学家可通过全细胞和基因技术确证了部分靶点的活性和选择性，并通过体外和体内筛选验证了某些靶点的有效性。通过对DNA旋转酶B和拓扑异构酶Ⅰ抑制剂、MbtA抑制剂、QcrB和NDH-2抑制剂、ClpP抑制剂、MmpL3抑制剂、DprE抑制剂、FadD32和Pks13抑制剂等新型抗结核靶点的研究为新药的研发提供了重要参考。

3. 非结核分枝杆菌的耐药性情况　分枝杆菌属群中，除结核分枝杆菌复合群（包括结核分枝杆菌、牛分枝杆菌、非洲分枝杆菌、田鼠分枝杆菌）和麻风分枝杆菌外，其余分枝杆菌统称为非结核分枝杆菌（nontuberculous mycobacteria，NTM）。张洁等[12]为了解和分析北京地区NTM的菌种分布及耐药情况对，用PCR荧光探针法对北京结核病控制研究所菌株库中保存的2009年的1552株和2013年的1553株分枝杆菌菌株进行菌群鉴定，将所有鉴定为NTM的菌株用16S rRNA基因测序方法进行菌种鉴定，并用比例法对NTM菌株进行药敏试验。结果发现北京地区2009年和2013年NTM分离率分别为3.8%（59/1 552）和4.6%（71/1 553）。菌种为13种，包括胞内分枝杆菌、堪萨斯分枝杆菌、鸟分枝杆菌、脓肿分枝杆菌、偶然分枝杆菌、戈登分枝杆菌、蟾蜍分枝杆菌、瘰疬分枝杆菌、草分枝杆菌、耻垢分枝杆菌、母牛分枝杆菌、新金色分枝杆菌和熊本分枝杆菌等。NTM对异烟肼和对氨基水杨酸耐药性最高，可达98%；其他依次为链霉素、卷曲霉素、阿米卡星、左氧氟沙星和利福平等。研究证明北京地区NTM分离菌种以胞内分枝杆菌和堪萨斯分枝杆菌为主，NTM分离者以男性居多，NTM对常用的抗结核药物均具有较高的耐药性。

（刘毅　常蕴青　李传友）

参考文献

1. 金文龙，黄慧嫦，王菲菲，等.新型抗结核药物 BBD 的筛选及作用机制初探.中国病原生物学杂志，2017，12(7)：595-600.
2. 柴琪瑶，刘翠华.泛素系统在结核分枝杆菌与宿主相互作用中的调控机制研究进展.中国免疫学杂志，2017，33(2)：161-169.
3. 杨再昌，邓伟，宋善敏，等.独山瓜馥木促进休眠型结核杆菌复苏的成分和作用机制初探.天然产物研究与开发，2017，29(5)：796-799.
4. 卢锦标，沈小兵，苏城，等.异烟肼联合重组结核疫苗 AEC/BC02 对结核分枝杆菌感染豚鼠的治疗效果评价.中国防痨杂志，2017，39(2)：123-128.
5. 陈思元，张文宏，王菲菲.儿茶素类化合物的抗结核活性研究进展.微生物与感染，2017，12(6)：369-374.
6. 胡家美，乐敏莉，向方华，等.复方竹节参联合抗结核药治疗骨结核的临床效果及对 T 淋巴细胞亚群的影响研究.重庆医学，2017，46(33)：4727-4729.
7. 陈芳，黄德昌.黄芪注射液联合抗结核药对肺结核的治疗作用研究.中国当代医药，2017，24(32)：145-147.
8. 杨柳，赵小红，徐欣雨，等.中成药辅助干预治疗某高校结核菌素试验阳性患者疗效分析.辽宁中医药大学学报，2017，19(12)：127-129.
9. 张帅，张舜文，吴芳，等.泛素样蛋白酶体系统对单耐异烟肼结核分枝杆菌耐药性机制研究.中国病原生物学杂志，2017，12(6)：489-494.
10. 朱荟云，吴芳，吴江东，等.类泛素-蛋白酶体系统和药物外排泵抑制剂对结核分枝杆菌单纯利福平耐药性影响的研究.中国人兽共患病学报，2017，33(7)：617-623.
11. 耿叶慧，李子强，张瑜.抗结核靶点的研究进展.中国抗生素杂志，2017，42(2)：90-97.
12. 张洁，苏建荣，丁北川，等.北京地区非结核分枝杆菌菌种分布及耐药性研究.中华结核和呼吸杂志，2017，40(3)：210-214.

第三章　结核病疫苗

摘要：结核病依然威胁着人类健康，2016 年全球新发结核病患者约 1040 万与上一年持平，约 167 万人死于结核病，是全世界的第九大死因，已超过艾滋病，在传染性疾病中排第一位，我国新发结核病患者居世界第三位。因此迫切需要更高保护效果的疫苗出现，由我国自主研发的治疗性疫苗微卡正在进行Ⅲ期临床试验阶段，当前仍需加快新型结核病疫苗研发进度，建设标准化的疫苗评价流程，进一步完善疫苗临床前研究评价体系，促进从新型结核病疫苗从研究到临床试验，最终应用到临床的快速转化。

关键词：结核病疫苗；重组亚单位疫苗；微卡；安全性；免疫原；佐剂

2017 年我国科研工作者在结核病疫苗研究领域取得了一定进展，设计并评价了多种重组亚单位疫苗、病毒载体疫苗、重组 BCG 等新型结核病疫苗；利用组学技术对微卡疫苗进行了深度挖掘和分析，通过荟萃分析评价了微卡对肺结核的免疫治疗效果；发现了 Rv2351c、Rv0585c 等具有疫苗研发潜力的新抗原；评价了多种佐剂的使用效果；发明了一种新的基于微针阵列技术的疫苗接种方法。

一、重组亚单位疫苗

1. 蛋白亚单位疫苗　具有疫苗潜力的结核分枝杆菌保护性抗原仍然是研究重点。潜伏感染或活动性结核病状态下结核分枝杆菌的代谢不同，其抗原的表达也有所差异，选择可被潜伏感染或活动性结核病来源的 T 细胞识别的蛋白，可作为疫苗候选抗原。华中科技大学 Ma 等[1]选择了结核分枝杆菌不同感染状态下特异性表达的 4 种蛋白 Rv2875、Rv3044、Rv2073c 和 Rv0577，构建了融合表达蛋白 CMFO，并以 DMT 为佐剂，设计了亚单位疫苗 CMFO-DMT，并对该疫苗的保护效力进行了评价研究。通过小鼠原发感染模型实验，发现其保护效力优于 CTT3H-DMT，与 BCG 及重组亚单位疫苗 A1D4-DMT 保护力相当；在小鼠的潜伏感染模型实验中，CMFO-DMT 组小鼠肺及脾脏的细菌载量明显低于其他各组，病理损伤也最小；在小鼠复发感染模型实验中，小鼠首先以 BCG 免疫，4 周后感染 H37Rv，之后以 BCG 为对照组，分别采用 CMFO 在内的 3 种亚单位疫苗加强免疫，结果显示 CMFO-DMT 组小鼠肺部及脾脏的细菌几乎被全部清除，其他组别较对照组无显著差异。通过 ELISA 实验，分析了 CMFO 的免疫原性，小鼠 CMFO 特异的 IgG，IgG1 和 IgG2a 表达水平显著高于 BCG 组；CMFO-DMT 组的 Th1 型细胞因子 IFN-γ，IL-2 和 TNF-α 显著高于 BCG 组；此外 CMFO-DMT 可以诱导小鼠脾和肺部产生更多的效应 T 细胞和中央记忆 T 细胞，且可通过驱动 BCG 致敏小鼠的这两种细胞向肺部感染部位募集以抵御潜伏感染和防止复发。该研究通过小鼠模型证实 CMFO-DMT 亚单位疫苗既有较好的预防结核效果，又具有一定的免疫治疗作用，但这一结论仍需要更多动物实验数据支持，其安全性也有待更全面的评估。

Xiang 等[2]筛选了 5 种 Esx 蛋白，EsxB、D、G、U、M，异源融合表达并命名为 BM，配以弗式不完全佐剂免疫小鼠，结果显示 BM 有较高的免疫原性，可诱导小鼠产生高水平的 Th1 型细胞因子 IFN-γ 和 TNF 及 $CD4^+$ T 细胞,通过免疫 BALB/c 小鼠,静脉注射 10^7CFU *M. bovis* BCG,3 周后检测肺部及脾脏的细菌载量,结果 BM 组细菌 CFU 数最低,优于目前已经进入临床试验评估阶段的 PPE18、Ag85A 等亚单位疫苗,其较好的保护效力可能是由于融合蛋白包涵了更多的 T 细胞表位。该疫苗也有望经过近期更全面的动物实验评估和安全、稳定性评价,尽快进入到临床试验阶段。

蛋白亚单位疫苗 AEC/BC02 是由重组 MTB 抗原 Ag85b、ESAT6 及 CFP10 与复合佐剂系统 BC02(即 BCG-CpG-DNA+A1)所构成,已获批进入临床试验阶段。卢锦标等[3]评价了异烟肼联合该疫苗对豚鼠感染结核分枝杆菌的治疗效果。共 30 只豚鼠采用皮下注射方法进行豚鼠攻毒试验,1 周后按不同治疗方式设置组别,INH 联合 AEC/BC02 治疗组,前两周 INH 给药,之后肌注疫苗。攻毒后第 10 周解剖分析脏器病变情况与细菌载量。病理结果显示,各组豚鼠的肝脏、脾脏和肺脏均出现不同程度的以肉芽肿病灶为主的病理改变,病变程度由轻到重依次为 INH+AEC/BC02 组、INH 组、AEC/BC02 组和 NS 组。INH+AEC/BC02 组的脾脏和肺脏细菌载量最低。表明 INH 联合 AEC/BC02 疫苗使用明显提高了对豚鼠的保护作用,能减轻脏器病变,降低脾脏和肺脏的活菌载量。首先用抗结核药物杀死大多数活跃的 MTB,减轻病变部位的炎症反应,再用治疗性疫苗激发免疫系统,清除残余细菌,探索了结核病治疗的新思路。

结核分枝杆菌 Ag85A 及 Ag85B 一直是结核病疫苗研究的热点抗原。Liang 等[4]构建了重组融合蛋白 Ag85AB,以短小棒状杆菌为佐剂设计了疫苗 rAg85AB+CP,并对其免疫原性进行了评价。通过每隔 2 周给小鼠肌注疫苗,共 3 次,结果 rAg85AB+CP 组释放 γ-干扰素的 T 细胞显著多于其他组,特异性 IgG 抗体水平也显著高于对照组,IgG2a/IgG1 比值提示该疫苗可诱导较强的 Th1 细胞免疫应答。该研究通过小鼠攻毒实验,评估了其免疫治疗效果,发现高剂量的疫苗辅助杀菌效果更佳。

2. 重组 DNA 疫苗　结核病 DNA 疫苗起步较晚,近年来取得了一定进展,但其免疫学机制及免疫策略和途径,仍是值得关注和研究的焦点问题。徐佳等[5]设计了 pCDNA3. 1+Ag85A,并用脂质体包裹制成结核口服 DNA 疫苗。动物模型选择 C57BL/6 小鼠,分 3 次进行灌胃免疫,间隔期 2 周,对照组灌注等量生理盐水。实验组免疫组化结果显示 Ag85A 在靠近固有层的小肠黏膜上皮细胞中的表达强度高于靠近肠腔侧的小肠黏膜上皮细胞,在小鼠小肠派氏淋巴结内的树突状细胞中也有表达,但表达的细胞数量较少。本研究只检测了 Ag85A 抗原的表达情况,对于是否有效启动了黏膜免疫应答,及其免疫保护效力及安全性评价等工作仍有待开展。

Sun 等[6]设计了 pcDNA3. 1-Ag85A-IL-15 疫苗,并对其进行了评价。通过肌内注射分 3 次免疫小鼠,发现 pcDNA3. 1-Ag85A-IL-15 组(即使用 IL-15 佐剂时)较其他对照组(pcDNA3. 1、pcDNA3. 1-Ag85A)的小鼠在支气管肺泡灌洗液中可检测到更高水平的 IgA,血清中 Ag85A 特异性的 IgG 抗体也显著高于其他组,IgG2a/IgG1 比例显著上调,NK 细胞活性增加,促进了脾脏中 Ag85A 特异的 T 细胞增殖,促进了 $CD4^+$T 细胞向 Th1 型极化,并诱导分泌了更高水平的 IFN-γ。以上结果提示佐剂 IL-15 可能主要与 $CD4^+$ T 细胞、$CD8^+$T 细胞及 NK 细胞的增殖相关。此外,以细胞因子作为疫苗佐剂可在一定程度上避免了安全性问题,IL-15 的应用前景较好。

二、重组病毒载体疫苗

病毒载体疫苗研究是结核病疫苗研究的热点之一，有 3 种病毒载体疫苗已进入Ⅰ期临床试验。以病毒为载体构建的结核病疫苗主要用于免疫加强或预防性免疫。宁夏大学 Wu 等[7]选择了 CFP10、EAST-6、Ag85A 和 Ag85B 4 种结核分枝杆菌抗原，并以腺病毒载体分别进行了异源表达，构建了 Ad5-CEAB 疫苗，并利用小鼠模型评价了 BCG 初次免疫-Ad5-CEAB 加强免疫的免疫策略，与对照组相比，经抗原刺激后的小鼠淋巴细胞会分泌较高水平的IL-12 和 IFN-γ，可有效的刺激小鼠血清产生较高水平的 IgG 抗体，另外，小鼠肺盥洗液中 sIgA 的浓度也显著高于对照组。研究发现采用 BCG 初免-单次 Ad5-CEAB 加强的免疫策略能够刺激小鼠产生较强的免疫应答，但该研究尚缺乏动物模型攻毒实验证据，其实际的保护效果也有待进一步研究。

三、重组 BCG 疫苗

重组 BCG 疫苗仍是结核疫苗研究的主要思路之一。Liu 等[8]使用 pMV361 载体及强启动子 hsp60，设计了融合表达载体 pMV361-Ag85B-IFN-γ，转化 BCG 构建重组 BCG 疫苗 rBCG::Ag85B-IFN-γ。通过免疫 C57BL/6 小鼠，发现其较 BCG 可诱导小鼠脾脏产生更多的 IFN-γ 和 TNF-α；当免疫小鼠 6 周时和 12 周时，ELISA 结果显示 rBCG::Ag85B-IFN-γ 组诱导产生的 IgG 抗体显著高于较 BCG 组，IgG2/IgG1 比例提示该重组 BCG 疫苗可诱发更强的 Th1 型免疫应答，且 6 周时所检测的结果优于 12 周；此外，该重组 BCG 疫苗可诱导产生更高水平的 NO，以及促进脾脏抗原提呈细胞的增殖。流式分析结果提示，rBCG::Ag85B-IFN-γ 活化 $CD4^{+}$T 细胞的能力优于 BCG，且可促进多功能 T 细胞的产生。体外细胞实验结果表明，其可诱导单核细胞 THP-1 细胞 CD80、CD86、CD40 和 HLA-DR 的等 CD 分子和细胞表面受体的表达。该研究提示 rBCG::Ag85B-IFN-γ 可作为结核治疗性疫苗的候选之一，但其安全性和稳定性仍有待进一步研究。

薛士鹏等[9]运用类似的方法设计了重组 BCG 疫苗 rBCG-Rv2029c，Rv2029c 蛋白之前已被证实是结核分枝杆菌潜伏感染相关的抗原，被期望用于结核病的免疫治疗，但尚缺乏足够的动物实验证据及安全性评价等相关工作。

四、微卡

M. vaccae 是目前唯一进入临床Ⅲ期的候选疫苗，由中国药品生物制品检定所和解放军 309 医院研制，安徽龙科马生物制药有限责任公司开发并独家生产，是 WHO 在结核病免疫治疗方案中唯一推荐的品种。Zheng 等[10]从蛋白质组-基因组水平对微卡疫苗进行了深度挖掘和分析，通过全基因组测序对微卡进行了基因注释，其 GC 含量高达 68.6%（高于结核分枝杆菌），预测有 5732 个蛋白，推测 4535 个为功能蛋白，其余为假设蛋白，预测 90%的蛋白与其他结核分枝杆菌属菌株同源。通过蛋白电泳及一级质谱得到了 22 508 个肽段，对应 3387 个蛋白，进一步用 MALDI-TOF/TOF MS 二级质谱进行了鉴定，证实 445 个 N-端存在翻译起始位点。通过 2-D 电泳获得微卡蛋白表达谱，通过比较结核病患者与健康对照血清与微卡蛋白表达谱的 Westernblot 免疫印迹斑点差异，通过质谱鉴定得到 35 个显著差异抗原蛋白，选择其中 20 个蛋白进行过表达，通过体外体液免疫及细胞免疫反应验证其免疫原性，找

到8个抗原在肺结核患者组的血清学反应较强，及1个抗原(MYVA_1927)在肺结核患者组引起更强的细胞免疫反应。这些研究结果将有助于揭示微卡疫苗在调节机体免疫过程中的具体作用机制。

五、结核病疫苗新抗原靶标

结核分枝杆菌Rv2351c编码的PlcA蛋白在之前的研究中被认为与MTB的致病性有关。Wang等[11]利用TEpredict等生物信息学分析工具预测Rv2351c编码氨基酸序列有20个可被T细胞识别的抗原表位，异源表达PlcA蛋白，并以二甲基三十六烷基胺(dimethyl-dioctyldecylammonium bromide，DDA)和Poly(I:C)为佐剂设计了亚单位疫苗DP-2351c，并评估了该疫苗的免疫原性。通过免疫小鼠，检测到Rv2351c特异的IgG、IgG1、IgG2a表达水平均显著高于Ag85B对照组，IgG2a/IgG1比例2~4，提示Rv2351c较Ag85B可更好的地导在抗结核过程中起关键作用的体液免疫和Th1型免疫反应，可刺激小鼠产生更多的IFN-γ和IL-4启动细胞免疫应答。该研究发现了抗原Rv2351c在小鼠体内有较好的免疫原性，不足之处在于缺乏攻毒实验数据，进一步探讨其免疫保护力，缺乏组织病理等说明其安全性问题的实验数据。

生物信息学分析是发现新抗原的重要手段，刘思静等[12]运用生物信息学软件预测了结核分枝杆菌酪蛋白酶clpP2含义较多的潜在细胞毒性T细胞及辅助T细胞抗原表位，同时含有6个B细胞线性和6个B细胞构象表位，认为其具有疫苗开发前景。杨丹等[13]用类似的方法预测了结核潜伏感染蛋白Rv2657c的抗原表位，发现其有5个B细胞表位，6个T细胞表位及6个CTL表位，以及38个Th细胞表位。这些表位是否能有效刺激免疫应答，仍有待实验证实。

王雪枝等[14]通过生物信息学预测分析了Rv0585c的抗原表位，通过免疫小鼠研究了该蛋白的免疫原性。经生物信息学预测到Rv0585c 66个人T细胞抗原表位，选取合成了表位分布集中的9条抗原表位多肽。人群ELISpot试验筛选出3个阳性人T细胞表位多肽：P10110、P10112、P10117，用于肺结核检测时灵敏度较低，但特异度可达97.96%以上。动物免疫试验结果显示，不同剂量多肽P10110和P10112刺激小鼠产生较高水平的IFN-γ、IL-2、IL-4和IL-10，且均高于阴性对照组。提示Rv0585c蛋白及其T细胞表位具有较好的免疫原性及免疫反应性，可刺激机体产生较强烈的细胞免疫应答，具有一定新型结核疫苗的开发价值。

六、疫苗佐剂的研究

随着新型疫苗的不断涌现，也推动了疫苗佐剂的研究。Sun等[15]在一项研究中评价了以CFP10-TB10.4(简称CT)融合蛋白为抗原，8-臂PEG作为抗原投递系统，分别以铝-洛索立宾(Aluminum-loxoribine mixture，A-L)和聚肌苷酸胞苷酸[poly(I:C)，P]为佐剂的所构成的亚单位疫苗有效性及安全性。通过接种BALB/c小鼠实验，与CT组相比，CT-PEG组抗原特异的IgG滴度显著升高，表达了更高水平的Th1-和Th2-型的细胞因子，以及$CD4^+IFN\text{-}\gamma^+$和$CD4^+IL\text{-}4^+T$细胞比例较高。A-L和poly(I:C)均可提高CT-PEG的免疫应答能力，且两者无显著差异。在SD大鼠开展的药代动力学实验结果显示，8-臂PEG延长了CT蛋白在循环系统的时间以及在免疫系统的暴露时间；CT-PEG结合A-L佐剂对大鼠脏器无明显毒性作用，

CT-PEG 结合 poly(I:C)则对大鼠脏器有一定的毒性作用。因此本研究认为 CT-PEG/A-L 是一个安全有效的抗结核分枝杆菌感染的疫苗，其后续研究值得期待和关注。

目前，病毒载体疫苗主要以腺病毒(Adenovirus)和安卡拉痘苗病毒(modified vaccinia virus Ankara，MVA)为主。Kou 等[16]以 Ag85B-TB10.4 融合蛋白为抗原，MVA 为载体设计了重组病毒载体疫苗，并在该载体上引入了组织型纤溶酶原激活剂(tissue plasminogen activator，tPA)信号肽序列以增加抗原蛋白的表达和分泌，tPA 可被认为是一种佐剂。采用初免加强的策略免疫小鼠，发现 tPA 信号肽的引入可显著提高抗原特异性抗体水平，同时提高了 IFN-γ、TNF-α、IL-5 及 IL-6 等细胞因子表达水平，提高了活化 T 细胞的数量。IgG2a/IgG1 比例没有变化，说明 tPA 提高了疫苗的免疫原性，但没有改变 Th1 型和 Th2 型免疫应答的平衡状态。该疫苗的保护效力仍有待进一步验证。

Yu 等[17]以结核分枝杆菌融合蛋白-Rv3407-PhoY2-Ag85A-Rv2626c-RpfB(WH121)为抗原，以 MTO(由单磷酰脂质 A，海藻糖-6，6'-二山嵛酸酯，MF59 组成)，结合热灭活的微卡(Mv)构成复合佐剂 MTOM，组装为 WH121/MTOM 亚单位疫苗。该研究以 WH121/MTO 及 WH121/Mv 为对照组，通过小鼠实验对 3 种疫苗的免疫原性进行了评价和比较，发现 WH121/MTOM 抗结核保护作用优于其他两组，MTOM 显示了更强的诱导产生单功能及多功能 $IL\text{-}2^{+}$T 细胞的能力，且可诱导更强的 Th1 型免疫应答。MTOM 在未来亚单位疫苗的研发中有一定的应用前景，其安全性和保护力有待更全面的评估。

七、免疫途径

卡介苗接种是皮内注射，其他疫苗接种方式多为肌内注射。Chen 等[18]发明了一种新型接种方式——微针阵列(microneedle array，MNA)，可以无痛、无损伤将减毒冻干活 BCG 疫苗输入表皮内。与皮内接种相比，BCG-MNA 接种方式无强烈的皮肤刺激，不会引起严重的炎症和组织损伤，通过一系列实验证明通过 MNA 与皮内注射的两种接种方式，其免疫保护效力相当。MNA 常温可保存 60 天以上，不影响其穿透能力及疫苗活力，该接种方式更方便可行，且无痛，不造成皮肤损伤。BCG-MNA 能否替代皮内注射仍有待一定规模的临床试验来验证。

（王伟　常蕴青　李平俊　朱国锋）

参考文献

1. Ma J，Teng X，Wang X，et al.A Multistage subunit vaccine effectively protects mice against primary progressive tuberculosis，latency and reactivation.EBio Medicine，2017，22：143-154.

2. Xiang ZH，Sun RF，Lin C，et al.Immunogenicity and protective efficacy of a fusion protein tuberculosis vaccine combining five esx family proteins.Front Cell Infect Microbiol，2017，7：226.

3. 卢锦标，沈小兵，苏城，等.异烟肼联合重组结核疫苗 AEC/BC02 对结核分枝杆菌感染豚鼠的治疗效果评价.中国防痨杂志，2017，39(2)：123-128.

4. Liang Y，Zhang J，Yang Y，et al.Immunogenicity and therapeutic effects of recombinant Ag85AB fusion protein vaccines in mice infected with Mycobacterium tuberculosis.Vaccine，2017，35(32)：3995-4001.

5. 徐佳，刘滢，于淼，等.口服 pCDNA3.1+/Ag85A DNA 疫苗在小鼠肠道的表达.中国当代医药，2017，24(18)：4-7.

6. Sun L, Yuan Q, Xu T, et al. Novel adjuvant for immunization against tuberculosis: DNA vaccine expressing Mycobacterium tuberculosis antigen 85A and interleukin-15 fusion product elicits strong immune responses in mice. Biotechnol Lett, 2017, 39(8): 1159-1166.

7. Wu L, Deng G, Min LI, et al. Immune responses induced by BCG prime and single dose of recombinant adenovirus Ad5-CEAB boosted strategy in mice. Chinese Journal of Zoonoses, 2017, 33(6): 501-507.

8. Liu W, Xu Y, Shen H. et al. RecombinantBacille Calmette-Guérincoexpressing Ag85B-IFN-γ enhances the cell-mediated immunity in C57BL/6 mice. Exp Ther Med, 2017, 13(5): 2339-2347.

9. 薛士鹏，吴建勇，宋彬，等.结核分枝杆菌 rBCG-Rv2029c 重组疫苗的构建与鉴定.中国人兽共患病学报，2017，8：744-747，775.

10. Zheng J, Chen L, Liu L, et al. Proteogenomic analysis and discovery of immune antigens in Mycobacterium vaccae. Mol Cell Proteomics, 2017, 16(9): 1578-1590.

11. Wang X, Chen S, Xu Y, et al. Identification and evaluation of the novel immunodominant antigen Rv2351c from Mycobacterium tuberculosis. Emerg Microbes Infect, 2017, 6(6): e48.

12. 刘思静，蒋明娟，蒲启康，等.结核分枝杆菌 clpP2 抗原表位预测与分析.四川大学学报(医学版)，2017，48(2)：244-247.

13. 杨丹，白雪娟，阳幼荣，等.结核潜伏感染蛋白 Rv2657cT 细胞和 B 细胞表位的预测与分析.实用医学杂志，2017，33(1)：55-58.

14. 王雪枝，陈杏，李雨晴，等.结核分枝杆菌抗原 Rv0585c 人 T 细胞抗原表位鉴定及其免疫原性评价.中华流行病学杂志，2017，38(5)：665-669.

15. Sun X, Yu W, Pang Q, et al. Conjugation reaction with 8-arm PEG markedly improves the immunogenicity of mycobacterium tuberculosis CFP10-TB10.4 fusion protein. Bioconjug Chem, 2017, 28(6): 1658-1668.

16. Kou Y, Xu Y, Zhao Z, et al. Tissue plasminogen activator (tPA) signal sequence enhances immunogenicity of MVA-Based vaccine against tuberculosis. Immunol Lett, 2017, 190: 51-57.

17. Yu Q, Wang X, Fan X. A new adjuvant MTOM mediates Mycobacterium tuberculosis subunit vaccine to enhance Th1-Type T cell immune responses and IL-2+ T Cells. Front Immunol, 2017, 8: 585.

18. Chen F, Yan Q, Yu Y, et al. BCG vaccine powder-laden and dissolvable microneedle arrays for lesion-free vaccination. J Control Release, 2017, 255: 36-44.

第四章　结核分枝杆菌的生理生化

摘要：结核分枝杆菌特殊的生理生化特性，使其能够通过多种方式逃逸宿主细胞的免疫杀伤，而长期存活在体内，导致结核病的预防和治疗面临着许多困难。因此，深入了解结核分枝杆菌的生理生化特性，可为揭示结核病的致病机制奠定基础。近一年来，国内学者通过生物学软件和蛋白的表达纯化技术等对结核分枝杆菌的多种抗原进行了生物学功能分析，此外，在生物膜、毒素-抗毒素系统以及类泛素-蛋白酶体系统等领域也进行了诸多研究。

关键词：结核分枝杆菌；抗原；生物膜；毒素-抗毒素系统；类泛素-蛋白酶体系统

结核分枝杆菌（*mycobacterium tuberculosis*，*M. tb*）是结核病的主要致病菌，它是一种及其稳定的胞内寄生菌。*M. tb* 具有特殊的生理生化特性，如具有复杂的膜结构，由类似革兰阴性菌内膜的质膜、富含糖蛋白的周质区以及高度疏水的外膜构成，这让体内微环境中的 *M. tb* 能够有效地隔离有害物质。此外，*M. tb* 还能够分泌多种效应蛋白，这些蛋白可以促进 *M. tb* 侵染入胞，具有抗氧化/氮化应激作用，参与细胞凋亡的调控，抑制吞噬体的成熟以及抑制细胞自噬等，最终介导 *M. tb* 逃逸宿主细胞的免疫杀伤，在体内长期存活。因此，深入研究 *M. tb* 的生理生化特性，可为揭示结核病的致病机制奠定坚实的基础。

一、结核分枝杆菌抗原的相关研究

M. tb 的 clpP2 蛋白是 clpP 蛋白酶蛋白水解亚基单位 2，在处于持留状态的细菌中维持表达，而在环境条件恢复正常后，可上调表达，提示可能成为指示 *M. tb* 潜伏感染以及结核复燃的标记。刘思静等[1]采用生物信息学软件对 clpP2 的结构、抗原表位及免疫学相关信息进行预测。结果表明 clpP2 蛋白由 214 个氨基酸组成，其中丙氨酸含量最多。蛋白相对分子质量 2307.74，等电点为 4.99。clpP2 蛋白预测出 6 个 B 细胞线性表位、6 个 B 细胞构象表位、5 个 CTL 表位以及多个 Th 表位，且这些区域亲水性、表面可能性和柔韧性指数都较高，这些发现有助于深入研究 clpP2 蛋白的免疫功能，为结核诊断、治疗、预防的候选蛋白提供理论依据。

CarD（Rv3583c）是 *M. tb* 的毒力蛋白，同时也是 *M. tb* 调控 rRNA 转录的必需蛋白质，已有研究发现 CarD 蛋白抑制剂可抑制 *M. tb* 的生长，从而降低结核病的发生。张德峰等[2]运用生物信息学方法对 CarD 蛋白结构和功能进行分析，发现分枝杆菌 CarD 基因序列相似度为 100%，进化关系较近。$H_{37}Rv$ 与田鼠分枝杆菌起源于同一物种，同源性较高。此外，研究还发现 CarD 分子在进化过程中高度保守，为稳定、亲水性蛋白，无跨膜区、无信号肽，蛋白序列中存在 4 个丝氨酸磷酸化位点，5 个苏氨酸磷酸化位点，1 个酪氨酸磷酸化位点；CarD 二级结构以 α-螺旋为主。

PanD（Rv3601c）蛋白是合成分枝杆菌能量代谢所必需的辅酶 A 的关键分子，已有研究表明吡嗪酰胺抗性可能与 *M. tb* 的 *PanD* 基因突变有关。伊星昊等[3]采用生物信息学的方法分析表明 *PanD* 基因全长 420bp，在 *M. tb* 各菌株中普遍存在，且相似度 100%，具有高度同源性,进化关系较近。PanD 蛋白为稳定、疏水性蛋白、无跨膜区与信号肽,存在 9 个磷酸化位点。二级结构中以无规则卷曲为主,结构较疏松。此外,该蛋白具有多个潜在的 B 细胞抗原表位和 T 细胞抗原表位,推测在 *M. tb* 合成 β-丙氨酸过程中具有重要作用,是治疗耐药结核的潜在新靶标。

AccD5 是 *M. tb* 中的乙酰辅酶 A 羧化酶,参与细胞壁或脂质的生物合成。车纾慧等[4]采用生物信息学方法分析 AccD5 蛋白,结果显示该蛋白共 548 个氨基酸,分子式为 $C_{2621}H_{4153}N_{727}O_{810}S_{17}$,分子质量单位为 59.3542×10^3,理论等电点为 5.19,脂溶性系数为 91.15,不稳定性指数为 31.21,亲水性平均系数为-0.16,预测该蛋白为稳定性亲水性蛋白;二级结构中 α-螺旋、β-转角、β-折叠、无规则卷曲分别占 37.23%、10.58%、22.81% 和 29.38%,预测的 B 细胞、CTL 细胞抗原表位分别为 14 个和 25 个,为研发治疗结核新药提供了潜在靶标。

Rv2657c 是在体外模拟 *M. tb* 潜伏感染时,发现的一个与营养缺乏相关的抗原,位于 BCG 缺失区 RD13。杨丹等[5]通过生物学软件预测到 Rv2657c 蛋白有 5 个 B 细胞抗原表位,6 个 T 细胞抗原表位。SYFPEITHI 超基序法、BIMAS 量化基序法及 NetCTL 法预测该蛋白有 6 个 CTL 表位;RANKPEP 及 SYFPEITHI 超基序法预测该蛋白有 38 个 Th 表位,由此可见,Rv2657c 蛋白既有 B 细胞表位也有 T 细胞表位,有可能成为结核病诊断抗原分子和候选疫苗抗原。

TB10.4 属于 *M. tb* 早期蛋白的 ESAT-6 家族,是 *M. tb* 表现其毒力不可少的因子。任琪琪等[6]成功构建 TB10.4 的原核重组表达体系并表达 TB10.4,Western blot 分析其免疫原性,证实 TB10.4 蛋白可被结核患者血清特异识别。此外,以重组 TB10.4 为抗原采用 ELISA 诊断结核病的灵敏度为 88.5%,特异度为 97.3%,阳性预测值 93.8%,阴性预测值 94.8%,诊断效率 94.5%,表明 TB10.4 可用于结核病的免疫诊断。

研究发现分枝菌酸环丙烷合成酶(PcaA)和小分子热休克晶体蛋白(Acr)两个基因在 *M. tb* 持留状态下高表达,可能参与 *M. tb* 的持留感染,刘毅等[7]为深入研究 PcaA 和 Acr 的功能作用,采用分子生物学方法成功构建了 PcaA 和 Acr 蛋白的克隆和表达载体,并获得表达和纯化的蛋白。通过 ELISA 方法检测结核病人、潜伏感染者和健康人血清中 PcaA 和 Acr 抗体水平,结果显示健康对照与活动性结核病(ATB)之间差异有统计学意义,而活动性结核病和潜伏感染(LTBI)之间差异并无统计学意义,因此 PcaA 和 Acr 蛋白不能用来鉴别 LTBI 和 ATB,但可用于诊断是否感染结核分枝杆菌。

M. tb 螺旋酶是由 2 个 GyrA 亚基和 2 个 GyrB 亚基组成的四聚体,GyrA 和 GyrB 亚基只有结合在一起才具有催化活性。近年研究发现在喹诺酮类耐药 *M. tb* 中不断观察到 gyrB 基因单独突变。为深入探讨 GyrA 和 GyrB 亚基的相互作用,寻找其相互作用的关键区域,王茂淋等[8]构建了不同的 GyrB 亚基突变体,分析 GyrB 各突变体与 GyrA 亚基的相互作用对全酶活性的影响。研究发现 GyrB 亚基 C 端是其与 GyrA 相互作用的主要结构域,经分析 GyrB 的二维结构,发现 GyrB 中第 531~550 位氨基酸是一个 α-螺旋结构,位于 Toprim 结构域二聚体界面的内侧,是 Toprim 结构域的重要支架结构,稳定和维持着 Toprim 的构型;由此提出该结构是影响螺旋酶功能的关键区域,并可能成为抗结核新药设计的靶标。

Rv3425 属于 RD 区抗原,为深入研究其免疫原性,以及在结核病诊断和致病机制中的作用,王倩等[9]成功将 Rv3425 基因克隆至 pET28a 载体中,诱导表达纯化后获得了可溶性原核表达融合蛋白 Rv3425，该蛋白能刺激灭活结核分枝杆菌免疫小鼠脾细胞产生高水平的特异性 IFN-γ。此外，纯化的 Rv3425 蛋白能与结核感染小鼠血清特异性结合，其特异性血清抗体 IgG 及 IgM 在结核病人中的水平明显高于健康人，同时发现该蛋白能诱导巨噬细胞的凋亡，这些发现对于结核病的诊断及致病机制的研究具有重要价值。

Rv0585c 是结核分枝杆菌 H37Rv 和 BCG 共有的保守膜蛋白，王雪枝等[10]对 Rv0585c 的人 T 细胞表位进行预测，发现共有 66 个人 T 细胞抗原表位，选取合成了 9 条表位分布集中的抗原表位多肽，并通过人群免疫学检测和动物免疫学试验对 T 细胞表位及其免疫原性进行分析，结果显示人群 ELISpot 试验筛选出 3 条阳性人 T 细胞表位多肽：P10110、P10112、P10117，用于肺结核检测的灵敏度分别为 14.00%、12.00% 和 6.00%，特异度分别为 100.00%、100.00% 和 97.96%；联合用于肺结核检测的灵敏度和特异度分别为 22.00% 和 97.96%。动物免疫试验结果显示，P10110 多肽高、低剂量刺激小鼠产生较高水平的 IFN-γ、IL-2、IL-4 和 IL-10，P10112 多肽高、低剂量刺激小鼠产生较高水平的 IFN-γ、IL-2 和 IL-10，均高于阴性对照组，差异有统计学意义（$P<0.001$）。这些结果说明 Rv0585c 蛋白及其 T 细胞表位具有较好的免疫原性及免疫反应性，能刺激机体产生较强烈的细胞免疫应答，具有潜在的结核病细胞免疫诊断和新型结核疫苗的应用价值。

M. tb 的 PE/PPE 家族由于能够参与 MTB 的生存，增殖，在致病力方面和宿主的相互作用中发挥重要的功能，一直是国内学者研究的重点。PE25 蛋白由 Rv2431c 编码，PPE41 蛋白由 Rv2430c 编码，二者有共同的操纵子。由 Rv3872 编码的 PE35 和由 Rv3873 编码的 PPE68 与 PE25/PPE41 蛋白复合体结构相似，为了筛选与 PE25/PPE41 和 PE35/PPE68 两对异源二聚体相互作用的宿主蛋白，李田田等[11]构建诱饵重组质粒 pcDNA-PE25-PPE41 和 pcDNA-PE35-PPE68，转染 293T 细胞后提取细胞总蛋白，采用串联亲和纯化结合质谱分析的方法筛选并鉴定与 PE25/PPE41 和 PE35/PPE68 相互作用的宿主蛋白，结果显示，PE25/PPE41 鉴定到 15 个差异蛋白，PE35/PPE68，鉴定到 29 个差异蛋白，并分别挑选了与 PE25/PPE41 和 PE35/PPE68 相互作用的 3 个和 7 个差异蛋白，为进一步验证与 PE25/PPE41 和 PE35/PPE68 直接作用的宿主蛋白及研究其生物学功能奠定了基础。

二、生物膜

细菌生物被膜是细菌吸附于生物材料或机体腔道表面，细菌分泌出多糖基质、纤维蛋白、脂蛋白等，并将细菌自身包裹其中形成的膜样物，是由多个细菌组成的一种膜状结构，是细菌为适应自然环境、有利于生存而特有的一种保护性生长模式，具有结构和代谢的复杂性。*M. tb* 为了抵抗环境的压力，在合适的条件下也可以形成生物膜。已有研究发现有生物膜的 *M. tb* 及耻垢分枝杆菌，可承受超过 50 倍的最小抑菌浓度的抗结核药物异烟肼和利福平，说明生物膜在结核菌的抗药性中发挥了重要的作用。为了更好地研究结核菌生物膜的结构和作用，侯志丽等[12]成功建立了 *M. tb* 生物被膜的体外模型，结果显示 36 株非耐药 *M. tb* 在孔板中培养时使用封口膜的全部培养出生物膜，而未使用封口膜的均培养失败。在烧瓶中培养 *M. tb* 生物膜时，需要在培养 3 周时松开瓶盖，否则生物膜生长不良。同时，研究证实在培养 2 周时可看到有生物膜出现，5 周时生物膜培养成熟，由此可见，*M. tb* 在不同培养条件下，生物膜的形成情况明显不同。

三、毒素-抗毒素系统

M. tb 的染色体上存在着毒素-抗毒素系统(toxin-antoxin systems,TAS),该系统可以感应外界不同的环境压力如营养缺乏、低氧、氧化应激、被巨噬细胞吞噬和抗生素毒性等,引起不稳定的抗毒素降解,毒素发挥作用,最终介导细菌生长抑制、耐药、持留状态或死亡的发生。刘微等[13]运用实时定量 PCR 检测 *M. tb* 单耐药株 20 株,耐多药株 20 株和标准株 H37Rv 毒素基因 *mazF*3,6,9 及抗毒素基因 mazE3,6,9 的表达水平。结果表明,与对照株相比较,毒素基因 *mazF*6,9 在单耐药组及耐多药组中的表达均高于标准株 H37Rv,而 *mazF*3 基因在标准株、单耐药组及耐多药组中的表达无差异。抗毒素基因 *mazE*3 在单耐药及耐多药菌株中表达都低于标准株 H37Rv,*mazE*9 只在耐多药菌株低表达,而 *mazE*6 的表达量与标准株 H37Rv 相比无统计学意义。

四、类泛素-蛋白酶体系统

M. tb 泛素样蛋白酶体系统(ubiquitin-like protein-proteasome system,PPS)由 *M. tb* 泛素样蛋白(Pup)与 *M. tb* 蛋白酶体组成。该系统介导的蛋白质降解过程中所需的辅助因子有 Dop、PafA、Mpa。张帅等[14]采用刃天青显色法,比较单耐异烟肼结核分枝杆菌(对照组)与 4 种基因(*Pup*、*Dop*、*PafA*、*Mpa* 基因)分别过表达和缺失单耐异烟肼结核分枝杆菌菌株异烟肼最低抑菌浓度(MIC)值的差异。结果表明与单耐异烟肼结核分枝杆菌相比,异烟肼的 MIC 值过表达 PafA 基因株增加 1.03μg/ml,过表达 *Dop*、*Mpa* 基因株分别降低 1.03μg/ml、0.68μg/ml,差异均无统计学意义($P>0.05$);过表达 *Pup* 基因株异烟肼的 MIC 值增加 8μg/ml,差异有统计学意义($P<0.05$);缺失 *Pup*、*Dop*、*PafA*、*Mpa* 基因株异烟肼的 MIC 值分别降低 4.82、4.98、4.99、4.9μg/ml,差异均有统计学意义($P<0.05$)。此外研究人员加入改变细胞壁通透性试剂后,与单耐异烟肼结核分枝杆菌相比,过表达 *Pup* 基因株的 MIC 值增加 7.78μg/ml,差异有统计学意义($P<0.05$);缺失 *Pup*、*Dop*、*PafA*、*Mpa* 基因株分别降低 4.58、4.73、4.75、4.68μg/ml,差异均有统计学意义($P<0.05$);过表达 *Dop*、*Mpa* 基因株分别降低 1μg/ml 和 0.7μg/ml,过表达 *PafA* 基因株增加 0.97μg/ml,差异均无统计学意义($P>0.05$)。由此推测 *M. tb* 的 PPS 可能通过调控单耐异烟肼 *M. tb* 细胞壁的通透性影响其耐药性。

此外,该研究团队采用同样的方法探讨了 PPS 对 *M. tb* 单纯利福平耐药性是否有影响。结果显示 *Pup*、*Dop*、*PafA*、*Mpa* 基因的过表达均能增强单纯耐利福平 *M. tb* 对利福平的耐药性,而 *Pup*、*Dop*、*PafA*、*Mpa* 基因的缺失均能显著降低单纯耐利福平 *M. tb* 对利福平的耐药性。加入羰基氰氯苯腙、利血平、维拉帕米和氯丙嗪 4 种外排泵抑制剂能不同程度的降低各过表达菌株对利福平的 MIC,并且,PPS 与外排泵抑制剂之间存在一定交互作用,由此推测 PPS 可能通过调控外排相关通路蛋白来影响 *M. tb* 单纯利福平耐药性的产生[15]。

(陈艳清　李传友)

参考文献

1. 刘思静,蒋明娟,蒲启康,等.结核分枝杆菌 clpP2 抗原表位预测与分析.四川大学学报(医学版),2017,48(2):244-247.

2. 张德峰，付玉荣，伊正君.结核分枝杆菌 CarD 蛋白结构与功能的生物信息学分析.中国病原生物学杂志，2017，12(7)：605-608.

3. 伊星昊，张德峰，付玉荣.结核分枝杆菌 PanD 蛋白功能预测及生物信息学分析.中国病原生物学杂志，2017，12(6)：500-504.

4. 车纾慧，付玉荣，伊正君.结核分枝杆菌 AccD5 蛋白的生物信息学分析.中国病原生物学杂志，2017，12(9)：844-847.

5. 杨丹，白雪娟，阳幼荣，等.结核潜伏感染蛋白 Rv2657c T 细胞和 B 细胞表位的预测与分析.实用医学杂志，2017，33(1)：55-58.

6. 任琪琪，谢琳，袁仕善，等.重组结核分枝杆菌 TB10.4 的表达及免疫反应性分析.中国病原生物学杂志，2017，12(7)：623-626.

7. 刘毅，张旭霞，张雨晴，等.结核分枝杆菌持留相关 PcaA 和 Acr 蛋白的表达纯化及初步应用.国际呼吸杂志，2017，37(10)：732-736.

8. 王茂淋，黄友谊，左怀雨.与 GyrA 相互作用的 GyrB 结构域突变对结核分枝杆菌螺旋酶功能的影响.华中农业大学学报，2017，36(4)：71-75.

9. 王倩，罗微，屈子璐，等.结核分枝杆菌 Rv3425 蛋白抗原免疫学特性的研究.中国免疫学杂志，2017，33(1)：31-35.

10. 王雪枝，陈杏，李雨睛，等.结核分枝杆菌抗原 Rv0585c 人 T 细胞抗原表位鉴定及其免疫原性评价.中华流行病学杂志，2017，38(5)：665-669.

11. 李田田，陈利苹，刘思国.与结核分枝杆菌 PE25/PPE41 和 PE35/PPE68 相互作用的宿主蛋白的筛选.中国预防兽医学报，2017，39(6)：504-507.

12. 侯志丽，叶静，梅早仙，等.结核分枝杆菌生物被膜体外模型的建立.中国实验诊断学，2017，21(4)：686-688.

13. 刘微，赵继利，屈艳琳，等.qRT-PCR 检测结核分枝杆菌毒素-抗毒素系统 mazEF 的表达.中国人兽共患病学报，2017，33(2)：143-147.

14. 张帅，张舜文，吴芳，等.泛素样蛋白蛋白酶体系统对单耐异烟肼结核分枝杆菌耐药性机制研究.中国病原生物学杂志，2017，12(6)：489-494.

15. 朱荟云，吴芳，吴江东，等.类泛素-蛋白酶体系统和药物外排泵抑制剂对结核分枝杆菌单纯利福平耐药性影响的研究.中国人兽共患病学报，2017，33(7)：617-623.

第五章　结核病免疫学

摘要：结核病是由结核分枝杆菌引起的慢性感染性疾病，其感染、发病及预后等都与机体免疫功能息息相关。深入理解结核感染及发病过程中的免疫学机制、免疫病理等对于结核病的预防、诊断、治疗及新型结核疫苗的研发都具有十分重要的理论和实践意义。结核分枝杆菌诱导的免疫应答机制及参与因素十分复杂，就涉及的免疫应答类型上主要包括固有免疫应答和适应性免疫应答，这其中又包含了免疫器官、免疫组织、免疫细胞、免疫分子和免疫相关基因的参与，这些因素共同构成了机体抗结核免疫应答的复杂网络，决定了免疫应答的结局，进而影响结核感染、发病、临床表现、治疗结局和预后，以及疫苗免疫后对机体的保护作用。

关键词：固有免疫；适应性免疫；巨噬细胞；T 淋巴细胞；细胞因子

结核病是由结核分枝杆菌（*mycobacterium tuberculosis*，*M. tb*）感染引起的传染病。结核病的免疫及其发生机制非常复杂。近 1 年来，国内结核病相关免疫学研究逐步深入，为了解结核病及控制结核病提供了重要的理论基础。

一、固有免疫应答

固有免疫应答是机体对抗结核分枝杆菌感染的第一道防线，在机体抗结核杆菌感染过程中发挥非常重要的作用。结核分枝杆菌感染机体后，结核杆菌与固有免疫系统间相互作用，决定了结核杆菌感染的结局及机体的免疫应答发展的方向。

树突状细胞（DCs）是体内作用最强大的专职抗原呈递细胞，也是机体联系固有免疫和适应性免疫的重要桥梁细胞。*M. tb* 可抑制 DCs 的迁移、抗原递呈和成熟，其分泌的抗原又能诱导 DCs 成熟并诱发强烈的 T 细胞免疫反应，但 *M. tb* 的抗原具有多样性、复杂性以及同 *M. tb* 间的交叉反应；而 DCs 也可通过成熟、迁移和凋亡影响 *M. tb*。DC-特异性细胞间黏附分子 3 结合的非整合素分子（DC-SIGN）是 C 型凝集素受体家族中的一员，在机体感染 *M. tb* 时通过信号传导途径递呈抗原、诱导 T 细胞活化；DC-SIGN 还可与 *M. tb* 细胞壁成分结合，释放细胞因子抑制 DCs 成熟，诱导免疫耐受，DC-SIGN 根据识别、结合成分不同可发挥正向调节或负向抑制的作用。*M. tb* 逐渐进化可逃避机体免疫监视，藏身于 DCs 内，随着 DCs 的迁移导致结核病反复感染或播散。因此 *M. tb* 感染机体后，DCs 是调节先天性免疫和适应性免疫之间的一个关键控制点[1]。

外泌体是由多种活细胞分泌的胞外囊泡小体，含有多种生物活性成分，在细胞信息传递中起重要作用，并参与了多种病理生理过程，如细胞凋亡、血管生成、免疫调节、肿瘤迁移等。外泌体在结核发病中所起的作用是双重的，其在特定的条件下可诱发机体产生免疫应答，亦可以诱导机体产生免疫耐受，这可能是外泌体、结核分枝杆菌和环境因素之间复杂相互作用的结果。近年来的研究表明，外泌体与结核分枝杆菌感染关系密切，外泌体所含有的脂肪阿糖甘露聚糖、磷脂酰肌醇甘露糖苷、各种分枝杆菌蛋白参与了结核分枝杆菌感染的抗原呈递、免疫应答、炎症反应等过程，在疾病的诊断、治疗中具有广泛前景。由于外泌体含有蛋白质、脂肪、核酸等生物活性信息，这使外泌体作为结核分枝杆菌感染非侵入性疾病诊断的潜在生物标志物成为可能，并可用于反映分泌机体的生理及病理功能状态。外泌体是体内“天然”抗原载体，亦是潜在的疫苗载体，而动物试验证明，卡介苗处理的巨噬细胞所分离的外泌体在体内和体外均可激活 $CD4^+$ 和 $CD8^+$T 细胞；这提示外泌体可能成为新的结核分枝杆菌疫苗候选物[2]。

TLR4 信号通路是机体抵抗胞外 *M. tb* 感染的一条通路，而 NOD2 信号通路是机体抵抗胞内 *M. tb* 感染的另一条通路。TLR4 和 NOD2 家族受体协同作用，可激活 NF-κB 信号通路，促进细胞因子释放，协同增强 DCs 活化，从而抑制 *M. tb* 的生长[3]。TLR4 的特异性激活配体 LPS 已用于临床，而 TLR4-NOD2 相关免疫制剂用于结核病的免疫治疗有待进一步研究。

自噬是真核细胞在进化上较为保守的一种胞内降解系统，能够有效清除衰老细胞器、错误折叠的蛋白、入侵的病原微生物等。自噬信号的缺乏和抑制是 *M. tb* 逃逸巨噬细胞免疫识别和杀伤的关键因素之一。研究发现，*M. tb* 中存在多种调节宿主自噬的因子，通过抑制吞噬小体的成熟或干扰吞噬小体与溶酶体的融合，亦或通过激活其他信号转导途径间接作用于自噬，使细菌逃避机体的免疫清除而在胞内中存活繁殖。IFN-γ 具有促进感染细胞自噬作用。IL-17A 和 IL-17F 可能通过诱导细胞自噬，促进细胞免疫清除细菌。自噬联用抗结核一线药物异烟肼、吡嗪酰胺，可发挥更强效的抗菌作用，推测药物诱导的细胞自噬有助于更有效地清除胞内结核分枝杆菌。维生素 D 能够诱导巨噬细胞自噬，促进机体免疫清除 *M. tb*，已成为临床治疗人类免疫缺陷病毒（HIV）/结核分枝杆菌共感染的候选药物。联合使用自噬诱导和传统抗 *M. tb* 方法，则为耐药结核病的治疗提供了一种新策略[4]。此外，在 *M. tb* 感染过程中，Th1/Th2 细胞极化对自噬的影响也非常重要。Th1 型细胞因子能够诱导巨噬细胞发生自噬，Th2 型细胞因子则倾向于抑制细胞自噬的发生[5]。深入研究 *M. tb* 参与调控自噬的具体机制，如何使机体免疫系统沿着有利于细菌清除的方向，如何利用自噬对于结核感染的影响来达到治疗结核病的目的等值得明确，有助于为新型抗结核治疗方案及疫苗研发提供理论依据。

吕子征等[6]研究表明，初治结核病患者中 *Rheb* 和 *mTOR* 基因表达下调，可在一定程度上促进自噬水平，抵抗 *M. tb* 感染。*M. tb* 感染并不能直接使调节自噬的基因 *Rheb* 和 m*TOR* 表达下调，而是通过一系列复杂的调控影响自噬水平。同时，H37Rv 标准株在感染 THP-1 细胞的相互作用过程中，基因水平上同时存在促进和抑制自噬水平的双向调节。

除了抑制自噬外，*M. tb* 还可通过阻止巨噬细胞吞噬溶酶体的成熟及酸化、抑制氧化应激反应、抑制特异性免疫应答作用、抑制细胞凋亡等方式逃避机体免疫监视作用[7,8]。泛素是真核生物中的一种由 76 个氨基酸组成的小分子量蛋白，能够通过共价结合的方式连接到底物蛋白分子的赖氨酸残基上而介导靶蛋白的降解。泛素系统在激活宿主炎症免疫反应、细胞自噬、吞噬体成熟和细胞死亡等天然免疫功能及相关信号通路中发挥了重要的调控作用。近年的研究表明 *M. tb* 可通过分泌效应蛋白挟持并利用宿主泛素系统进而抑制宿主的免疫功能，这些病原-宿主互作的界面有望成为抗结核药物研发的新靶点[9]。

陈曦等[10]研究了核苷酸结合寡聚化结构域样受体家族含 pyrin 结构域蛋白 3（NLRP3）炎性小体在结核分枝杆菌感染小鼠中的免疫保护作用。结果发现，在结核分枝杆菌感染中，ASC 分子具有独立于炎性小体 NLRP3 和半胱天冬酶-1 的关键保护性作用。*ASC* 基因敲除小鼠中肺组织病理异常与增强的细胞坏死相关,细胞过度坏死引起组织损伤,可能造成的细菌载量升高及过度的免疫反应都可能导致宿主死亡。

二、适应性免疫应答

结核杆菌与巨噬细胞表面特异性受体结合,摄取后形成吞噬体,部分成熟,酸化,加工,分别和 HLA-Ⅰ类和Ⅱ类分子结合,提呈给 $CD8^{+}$T 和 $CD4^{+}$T 细胞。抗原特异性 T 细胞活化、扩增并迁移到肺部,通过活化巨噬细胞和细胞毒性 T 细胞靶向杀伤结核杆菌感染的巨噬细胞,发挥有效抗结核分枝杆菌免疫应答。目前认为,T 细胞介导的细胞免疫应答在控制结核方面发挥关键作用。目前国内有关结核细胞免疫的研究主要集中在结核病人 T 细胞亚群,如 $CD3^{+}$、$CD4^{+}$和 $CD8^{+}$T 细胞的绝对计数及相对比例上,而这并不能精确反映机体针对结核抗原特异性应答的 T 细胞的数量及其改变。

任易等[11]检测并对比了肺结核和肺外结核患者外周血淋巴细胞亚群及血液相关指标的变化。肺结核组和肺外结核组患者的 $CD3^{+}$、$CD4^{+}$T 淋巴细胞数量百分比和 $CD4^{+}/CD8^{+}$比值较非结核疾病组和健康体检者组均明显降低;肺外结核组患者的 $CD3^{+}$、$CD4^{+}$、$CD8^{+}$T 淋巴细胞数量百分比和 $CD4^{+}/CD8^{+}$比值较肺结核组患者明显降低。肺结核组和肺外结核组患者的 $CD8^{+}$T 淋巴细胞百分比较非结核疾病组和健康体检者组均明显升高;肺外结核组患者的 $CD8^{+}$T 细胞百分比较肺结核组患者明显升高。

吴家宝等[12]分析了抗结核治疗中特异性 T 细胞免疫反应动态变化,结果表明随着治疗进展,ESAT-6 及 CFP-10 刺激患者 PBMC 后,释放 IFN-γ 的细胞频数显著下降。$CD4^{+}IFN\text{-}\gamma^{+}$T 淋巴细胞的比例治疗后有下降趋势,多功能 T 细胞变化不明显。说明抗结核治疗过程中外周淋巴细胞抗原特异性释放 IFN-γ 的细胞数量与 $CD4^{+}IFN\text{-}\gamma^{+}$T 淋巴细胞的比例随着患者的病情好转呈现下降趋势,提示抗原特异性细胞免疫应答的动态变化谱与病原菌负荷下降存在密切关系,可能成为抗结核治疗过程中的免疫学标志物。

张国栋等[13]检测了初治涂阳肺结核患者经强化期治疗后外周血 T 淋巴细胞亚群($CD3^{+}$、$CD4^{+}$、$CD8^{+}$T 淋巴细胞)表达水平的变化。结果发现,与健康人比较,初治涂阳肺结核患者治疗前 $CD3^{+}$、$CD4^{+}$数量及 $CD4^{+}/CD8^{+}$比值降低,而 $CD8^{+}$升高;强化治疗 2 个月后 $CD3^{+}$、$CD4^{+}$水平及 $CD4^{+}/CD8^{+}$比值则较治疗前升高。因此作者认为初治涂阳肺结核患者存在免疫功能低下,强化期抗结核治疗可以改善其免疫功能。

刘震天等[14]探讨了结核患者外周血 αβ T 和 γδ T 细胞亚群免疫亚型细胞的分布。与健康成人比较,结核患者 $CD4^{+}$αβ T 细胞中初始性 T 细胞(Tnaive)、效应性 T 细胞(Teff)的百分率降低,效应型记忆 T 细胞(Tem)的百分率升高;患者 $CD8^{+}$αβ T 细胞中 Tnaive、中央型记忆 T 细胞(Tcm)的百分率降低,Tem、Teff 细胞的百分率升高。分布于外周组织中可快速识别抗原并发挥免疫功能的 Tem 细胞的百分率增加,这可能有助于增强机体对 *M. tb* 的免疫作用。同时结核抗原的反复刺激,又能导致记忆型 T 细胞功能下降,以及具有长期记忆、高增殖分化能力的 Tcm 细胞的百分率下降,所以长期来看,机体抵抗 *M. tb* 的免疫保护作用可能是降低的。结核患者 Vδ1 γδ T 细胞中 Tnaive、Tcm 细胞的百分率降低,Tem 细胞的百分率升高;结核患者 Vδ2 γδ T 细胞中 Tcm 细胞的百分率降低,Tem、Teff 细胞的百分率升高;结核患者 Vδ3~8 γδ T 细胞中 Tem 细胞的百分率升高。提示 γδ T 细胞在结核免疫时,其免疫亚型向能快速发挥作用的 Tem、Teff 转变,从而发挥抗结核的作用。上述结果提示,在 TB 患者体内,T细胞亚群向着效应型记忆细胞或是效应型转变,这在早期可能有利于机体对于 *M. tb* 的免疫应答作用。

商勇等[15]研究了不同肺结核类型患者细胞免疫功能相关性研究。结果表明,就外周血 $CD4^+/CD8^+$ 指标而言,初治肺结核组>复治肺结核>肺外结核组。复治肺结核组和肺外结核组血清 sIL-2R 和 IFN-γ 显著高于初治肺结核组。1~2个病灶肺野组外周血 $CD4^+/CD8^+$ 显著高于3~4个病灶肺野组和5~6个病灶肺野组。而1~2个以及3~4个病灶肺野组血清 sIL-2R 和 IFN-γ 则明显低于5~6个病灶肺野组。上述结果提示,与初治肺结核患者相比,复治或肺外结核患者的细胞免疫功能均明显下降。T细胞亚群中 $CD4^+/CD8^+$ 等指标可为临床上不同类型肺结核病患者提供疾病预后的重要预测参考。

程涛等[16]检测了复治结核和初治结核患者外周血中 Th1、Th2、Treg、Th17 细胞及相应细胞因子含量和血清中炎症介质的含量。结果发现,复治结核组和初治结核组外周血中 Th1、Th17 及 IFN-γ 含量均显著低于对照组,Th2、Treg 及 IL-4、IL-5、IL-10、IL-17、TGF-β、HMGB1、sTREM1、MCP1、HBD2 含量均显著高于对照组;复治结核组外周血中 Th1、Th17 及 IFN-γ 含量均显著低于初治结核组,Th2、Treg 及 IL-4、IL-5、IL-10、IL-17、TGF-β、HMGB1、sTREM1、MCP1、HBD2 含量均显著高于初治结核组;HMGB1、sTREM1、MCP1、HBD2 与 Th1、Th17 呈负相关,与 Th2、Treg 呈正相关。作者认为肺结核患者病情变化与 Th1/Fh2/Treg/rh17 免疫应答失衡存在密切关联。

三、细胞因子及其他免疫分子

细胞因子主要由免疫细胞分泌,能调节细胞功能,在免疫应答过程中,细胞因子对于细胞间相互作用、细胞的生长和分化都有重要调节作用。细胞因子在体内构成复杂的细胞因子网络,参与机体抗结核免疫应答的全过程,与结核感染、发病及疾病临床表现及病程、预后等都有密切联系。目前国内多数研究集中于结核病人与正常对照血清中细胞因子水平的比较或结核病人治疗过程中各种类型细胞因子的变化,还缺乏关于细胞因子的产生、相互调节及不同队列的系统性研究。

薛冰等[17]研究了肺结核病人血清中 IFN-γ、IL-4、IL-12 及 IL-23 的表达及其在治疗前后的变化。发现,肺结核组患者血清中的 IFN-γ、IL-12 及 IL-23 的水平低于健康对照组,IL-4 水平高于健康对照组。在抗结核治疗3个月后,IFN-γ、IL-12 及 IL-23 较治疗前表达水平升高,IL-4 较治疗前表达水平降低。提示,检测血清中 IFN-γ、IL-4、IL-12 及 IL-23 等细胞因子有助于判断肺结核患者的免疫反应功能;在抗结核病治疗中,动态监测这些细胞因子,可以判断治疗效果。

白细胞介素10(IL-10)是一种多功能、多细胞源性的细胞因子,因其具有强抗炎和免疫抑制活性而成为研究热点。研究者普遍认为 IL-10 与结核分枝杆菌的免疫逃避及潜伏性感染有关,可抑制结核早期固有免疫应答,也可调节体内与诱导 $CD4^+$T 细胞分化有关的细胞因子而调整 Th1 和 Th2 细胞的比率。鉴于 IL-10 在结核感染中的特殊作用,也许可以 IL-10 在体内的表达水平作为临床上的诊断指标之一,或者以 IL-10 作为靶标或对 IL-10 有调控作用的基因为靶标,作为结核病临床治疗方法之一[18]。

刘伟等[19]对结核性胸膜炎血清和胸腔积液中 IL-27 的表达及临床意义进行了研究,结果发现,结核性胸膜炎(TP)组 IL-27 在血清中的表达明显高于非结核性胸膜炎组和正常对照组；在 TP 组进行常规治疗后的第 1、3、7、14 天，IL-27 在血清和胸腔积液中的表达均有不同程度的下降，在治疗的第 3 天，IL-27 在血清中的表达与入院时的差异明显。表明 IL-27 在结核性胸膜炎的早期诊断、疗效判定等方面有一定意义，其相关机制及变化值得进一步深入研究。

李继翰等[20]探讨活动性肺结核患者（ATB）在病情进展中外周血 IL-37、IL-8、IL-6 的表达水平与病情的相关性。结果表明，ATB 组外周血 IL-6、IL-8、IL-37 表达量显著高于非 ATB 组和健康对照组，治疗后外周血 IL-6、IL-8、IL-37 含量较治疗前均有明显下降，ATB 中空洞组 IL-37 水平显著高于非空洞组。作者认为，IL-37、IL-8、IL-6 在 ATB 患者中具有较高的表达水平，且对病情的判断及评估预后具有一定参考价值，可作为 ATB 的疗效评估指标。

席向宇等[21]对比检测了结核病患者和正常对照血清中人白细胞介素 12（IL-12）、IL-18、IFN-γ 和 TNF-α 的水平，结果表明结核组血清中 IL-12、IL-18、IFN-γ 和 TNF-α 的浓度均高于对照组，因此结核感染结核后可使患者血清中的细胞因子浓度升高。

金武等[22]检测了活动性肺结核（ATB）、潜伏结核感染（LTBI）患者外周血 IL-6、IL-35、IL-37、TNF-α 水平动态变化。结果表明，ATB 组、LTBI 组血清 IL-6、IL-35、IL-37、TNF-α 水平均显著高于对照组，且 ATB 组上述指标均显著高于 LTBI 组；伴空洞 ATB 患者血清 IL-35、IL-37水平均显著高于非空洞患者；伴胸腔积液 ATB 患者血清 IL-6、IL-35 水平均明显著高于无胸腔积液患者；ATB 患者治疗后血清 IL-6、IL-35、IL-37、TNF-α 水平均显著低于治疗前；ATB 患者血清 IL-6 水平与 IL-35、IL-37 分别正相关，与 TNF-α 无关，IL-35 与 IL-37、TNF-α 分别正相关，IL-37 与 TNF-α 正相关。因此，作者认为，IL-6、IL-35、IL-37 及 TNF-α 对结核感染状态有一定的鉴别判断作用，IL-35 等细胞因子动态变化对 ATB 病情程度、疗效评估有重要意义。

大量文献报道，肺结核患者血清 25-（OH）$_2$D$_3$ 水平明显降低，维生素 D 缺乏会增加患肺结核的风险。维生素 D 有免疫调节作用，调节 T 细胞的功能，使机体在免疫损伤最小情况下清除结核杆菌，并可以加强单核巨噬细胞的免疫功能，使各种抗菌肽的表达增加。血清维生素 D 水平<25nmol/L 时极大地增加了活动性肺结核的发病率，而当维生素 D 水平在 51～75nmol/L 未发现此种相关性。血清低维生素 D 水平会增加患肺结核的风险，维生素 D 在肺结核的预防作用可能大于治疗作用。维生素 D 对肺结核的治疗未见明显疗效，对痰转阴率未见明显影响，也无明显不良反应。后期需要更多的更全面的临床试验，以便为维生素 D 治疗肺结核提供更可靠证据[23]。

张念伦等[24]检测了肺结核患者治疗前后血清 1，25-二羟维生素 D$_3$［1，25（OH）$_2$D$_3$］、超氧化物歧化酶（SOD）、IFN-γ 水平变化情况，结果表明，肺结核患者治疗后 1，25（OH）$_2$D$_3$、SOD 水平逐渐升高，血清 IFN-γ 水平逐渐降低。连续监测上述指标对于抗结核疗效的评估具有一定意义。周颖等[25]研究了肺结核患者血清 25-羟基维生素 D［25-（OH）D］与血清 T 淋巴细胞亚群水平的变化，在抗结核药物治疗基础上增加维生素 D 治疗作为治疗组，不增加维生素 D 治疗作为治疗对照组。结果表明，结核组患者 25-（OH）D、25-（OH）D$_2$、25-（OH）D$_3$ 水平明显低于健康对照组，肺结核组 CD3$^+$、CD4$^+$、CD8$^+$绝对值明显低于健康对照组，肺结核维生素 D 治疗组 25-（OH）D$_3$、25-（OH）D 以及 CD3$^+$绝对值水平在治疗 6 个月时高于治疗对照组同期水平。因此，作者认为，结核患者血清 25-（OH）D$_3$ 及外周血 T 淋巴细胞亚群水平低下，纠正维生素 D 的缺乏或不足可改善患者的细胞免疫功能。

金武等[26]研究并分析了初治肺结核患者血清维生素 D(VD)与维生素 D 受体(VDR)基因多态性位点 FokI 的相关性。结果发现,初治肺结核患者血清 VD 水平明显低于正常对照组;初治肺结核组 VD 营养缺乏率明显高于正常对照组,*VDR* 基因多态性位点 FokI 的三种基因型(纯合子 FF、纯合子 ff 和杂合子 Ff)在两组内的分布差异具有统计学意义,初治肺结核组纯合子 ff 及等位基因 f 比率明显高于正常对照组;初治肺结核患者基因型 ff 组 VD 水平明显低于基因型 FF 组和基因型 Ff 组。因此,作者认为初治肺结核患者血清 VD 水平明显下降,VDR 基因多态性位点 FokI 基因型 ff 为肺结核易感基因。

Toll 样受体(TLRs)是一类重要的固有模式识别受体,许多研究证实了 TLRs 在结核感染中起重要作用。Toll 样受体 4(TLR4)是重要的模式识别受体,单核巨噬细胞、树突细胞、肺泡Ⅱ型上皮细胞均表达 TLR4,在抵抗结核分枝杆菌感染中发挥重要作用。单核巨噬细胞表达 TLR4,TLR4 配体作用于巨噬细胞后,通过激活 TLR4 信号通路,可促进巨噬细胞分泌 TNF-α,IL-12,IL-1 等细胞因子。DC 也表达 TLR4,在 DC 成熟过程中,TLR4 促进 DC 产生 IL-12,γ-干扰素诱导蛋白 10(IP-10)及肿瘤坏死因子 α,而 IL-12 又可进一步促进 DC 增殖与成熟。TLR4 在肺泡Ⅱ型上皮细胞(AECⅡ)也表达,AECⅡ可以维持肺泡的结构和功能的完整性,并能协助机体清除外来病原菌,在结核分枝杆菌感染中可以通过自噬来抑制结核分枝杆菌的扩散。研究发现 TLR4 参与 LPS 诱导的 AECⅡ的活化,导致 TNF-α 和 IL-6 的大量释放,而 SI-GIRR 过表达可以抑制 LPS 触发的 AECⅡ中 TLR4 信号的转导,减轻炎症反应,从而保护 ATⅡ细胞,TLR4 基因多态性与结核分枝杆菌感染密切相关,而基因多态性可能与种族、个体以及特殊条件环境有关,在不同人群中开展结核遗传易感基因的研究,有助于阐明结核的发病机制,为制订合适的治疗和预防策略提供更多的依据[27]。

控制 *M. tb* 感染的关键是招募宿主免疫细胞至感染组织,趋化因子参与该过程的调控。感染的巨噬细胞分泌趋化因子和细胞因子,招募和激活特定的免疫细胞,也可通过早期产生 CXCL13 精准定位 *M. tb* 感染的巨噬细胞而发挥免疫杀伤作用[28]。活动性肺结核患者血液中性粒细胞相关转录谱表达上调,中性粒细胞的招募是由趋化因子 CXCL5 及其受体 CXCR2 介导,CXCR2 和 CXCL5 缺陷小鼠感染 *M. tb* 后生存期延长,病理损伤降低,提示 *M. tb* 可能利用中性粒细胞聚集增强宿主的炎症反应而加重病情。近年来,多个以趋化因子作为结核病诊断的新型生物标志物的研究在开展,其中以 IFN-γ 诱导蛋白 10(IP-10/CXCL10)研究最具代表性。IP-10 表达受到 IFN-γ 调控,属于 CXC 类趋化因子,CXCR3 是其唯一受体。IP-10 有望可鉴别活动性结核与 *M. tb* 潜伏感染,其单独诊断结核的阳性率为 80%,与 IFN-γ 联合应用的检出率可上升至 90%。

刘艳华等[29]体外试验研究表明,活动性结核患者 M1 型(促炎症型)和 M2 型(抗炎症型)单核来源巨噬细胞(MDM)中 CXCR4 的表达均显著降低,提示结核患者 MDM 中 CXCR4/泛素介导的抗炎症作用受到损伤,这或许是结核患者持续的炎症反应造成组织损伤的重要机制。

（李丽　王雅果　毕利军）

参考文献

1. 李萍,吴利先.结核分枝杆菌与树突状细胞相互作用研究进展.中国病原生物学杂志,2017,12(4):

381-383.

2. 陈兢兢,李静,高兴林.外泌体与结核分枝杆菌的研究进展.中华医学杂志,2017,97(14):1115-1117.
3. 李萍,吴利先.TLR4-NOD2协同信号传递增强树突状细胞抗结核分枝杆菌感染的作用研究.中国病原生物学杂志,2017,12(7):601-604.
4. 宁唤唤,徐志凯,柏银兰.结核分枝杆菌调控宿主细胞自噬的分子机制研究进展.细胞与分子免疫学杂志,2017,33(6):849-853.
5. 欧阳建军,王茜.结核感染Th1/Th2水平与细胞自噬关系研究进展.实用医药杂志,2017,34(3):263-268.
6. 吕子征,王伟,刘京铭,等.初治结核病患者自噬相关基因表达水平的研究.中国防痨杂志,2017,39(1):82-85.
7. 陈伟伟,张冉冉,曹雯,等.结核分枝杆菌免疫逃避机制研究进展.中国人兽共患病学报,2017,33(8):730-733.
8. 唐佩军,吴妹英.结核分枝杆菌感染免疫应答与免疫逃逸机制的研究进展.结核病与肺部健康杂志,2017,6(2):181-186.
9. 柴琪瑶,刘翠华.泛素系统在结核分枝杆菌与宿主相互作用中的调控机制研究进展.中国免疫学杂志,2017,33(2):161-169.
10. 陈曦,姜广路,贾红彦,等.炎性小体中凋亡相关斑点样蛋白抗结核分枝杆菌感染作用的研究.中国防痨杂志,2017,39(2):114-122.
11. 任易,彭孝红,徐晶,等.肺结核和肺外结核患者外周血淋巴细胞亚群及血液相关指标的变化比较.医学临床研究,2017,34(1):173-175.
12. 吴家宝,陈颖盈,季萍,等.抗结核治疗中特异性T细胞免疫反应动态分析及其临床意义.现代免疫学,2017,37(3):198-205.
13. 张国栋.初治涂阳肺结核患者经强化期治疗后T细胞亚群的变化.临床肺科杂志,2017,22(5):795-797.
14. 刘震天,王兆华,李柏青.结核患者外周血αβ T和γδ T细胞亚群免疫亚型细胞分布的探讨.蚌埠医学院学报,2017,42(2):141-144.
15. 商勇,陆燕春,解承鑫,等.不同肺结核类型患者细胞免疫功能相关性研究.临床肺科杂志,2017,22(7):1176-1179.
16. 程涛,伍伟玲,黄河.肺结核患者Th1/Th2/Treg/Th17免疫应答的临床研究.中国医药导报,2017,14(26):109-112.
17. 薛冰,徐笛,张峰波,等.血清IFN-γ、IL-4、IL-12、IL-23对肺结核免疫的作用研究.新疆医科大学学报,2017,40(3):341-344.
18. 竺婷婷,卜棚,刘晗,等.IL-10在结核分枝杆菌感染和免疫中作用的研究进展.中国畜牧兽医,2017,44(5):1462-1467.
19. 刘伟,李克学.结核性胸膜炎血清和胸腔积液中IL-27的表达及临床意义.现代医学与健康研究,2017,1(7):63.
20. 李继翰,曹新瑞.外周血内IL-37、IL-8、IL-6水平与活动性肺结核患者病情的相关性.热带医学杂志,2017,17(10):1389-1392.
21. 席向宇,王炳花.结核病患者血清细胞因子检测的临床意义.黑龙江医学,2017,41(1):5-6.
22. 金武,杜鹃.不同结核类型患者外周血IL-6与IL-35和IL-37及TNF-7水平的动态变化研究.中华医院感染学杂志,2017,27(22):5057-5060.
23. 刘恺远,马静茹,詹魁骏,等.维生素D治疗肺结核疗效系统评价.浙江中西医结合杂志,2017,27(4):337-340.
24. 张念伦.血清1,25(OH)2D3、SOD、IFN-γ在肺结核患者中的表达水平及临床意义.医学检验与临床,2017,28(7):51-53.

25. 周颖，董伟毅，倪佩青，等.肺结核患者血清维生素 D 与外周血 T 淋巴细胞亚群水平变化及临床意义.中国防痨杂志，2017，39(8)：890-893.
26. 金武，杜荣辉，曹探赜.初治肺结核患者维生素 D 与其受体基因多态性位点 FokI 的相关性分析.临床肺科杂志，2017，22(9)：1655-1659.
27. 李丛哲，吴利先，王国富.Toll 样受体 4 在结核分枝杆菌感染中的作用和研究进展.中国病原生物学杂志，2017，12(4)：378-380.
28. 吉萍，胡志东，范小勇.趋化因子与结核病.中华结核和呼吸杂志，2017，40(6)：475-476.
29. 刘艳华，王若，程小星.活动性结核患者单核来源巨噬细胞中 C-X-C 型趋化因子受体 4 的表达研究.国际呼吸杂志，2017，37(3)：178-182.

下篇 结核病临床

第一章 结核病细菌学诊断

摘要：近 1 年来，采用传统的细菌学检测方法对结核病的诊断起到了重要作用。涂片镜检查抗酸菌是结核病实验室诊断中历史最悠久的技术之一，改良抗酸染色法较传统方法敏感度大幅度提高，国内研究者对改良抗酸染色法进行了比较和评估。对快速 BACTEC MGIT 320 分枝杆菌检测系统临床应用价值也进行了评估。了解结核分枝杆菌的药物敏感性可为临床合理选用抗结核药物提供依据；随着技术进步，药敏试验新方法的出现可缩短检测时间；研究耐药相关基因的突变情况有利于研发新型耐药检测技术，国内研究者对药敏试验新方法、临床耐药情况、基因型与表型耐药的相关性、交叉耐药等方面做了相应报道。近 1 年来，随着免疫层析技术、色谱技术及分子生物学等技术的出现，非结核分枝杆菌的实验室诊断有了较大进展，国内研究者对我国 NTM 的分离率、菌种分布和药物敏感性等做了报道。

关键词：结核分枝杆菌；涂片；培养；耐药；非结核分枝杆菌

结核分枝杆菌（*mycobacterium tuberculosis*，MTB）检查是诊断结核病的“金标准”，也是判断结核病活动性、传染性及治疗效果的重要手段。改良抗酸染色法的敏感度和特异度均较高，对于结核病的早期诊断具有重要价值。液体培养法具有阳性率高、检测时间短的优势，可与固体培养联合使用。我国各地结核病耐药情况依然严峻，应规范二线药物的使用，并开展药敏试验以便更好地控制结核病。随着实验室诊断技术的进步，非结核分枝杆菌（nontuberculosis mycobacteria，NTM）的分离率呈上升趋势。我国不同地区流行的 NTM 种类差异较大，且不同种 NTM 的药物敏感性差异较大，应根据药敏试验结果制定合理的治疗方案。

一、涂片镜检

涂片镜检查抗酸菌是结核病实验室诊断中历史最悠久的技术之一，改良抗酸染色法较传统方法敏感度大幅度提高，国内研究者对改良抗酸染色法进行了比较和评估。

深圳市盐田区人民医院张培荣等[1]分析了在薄层液基细胞制片上改良抗酸染色法的阳性率。共纳入 128 例结核病患者的胸腹水、支气管灌洗液、痰、心包积液及脑脊液标本，结果显示薄层液基细胞制片改良抗酸染色法的阳性率为 49.2%，明显高于传统抗酸染色阳性率（33.6%），差异具有统计学意义（$\chi^2=6.440$，$P<0.05$）。薄层液基细胞制片实时荧光定量 PCR 与传统抗酸染色阳性率比较，差异无统计学意义（$\chi^2=1.667$，$P>0.05$）。薄层液基细胞制片改良抗酸染色检测阳性率高于实时荧光定量 PCR,但差异无统计学意义($\chi^2=1.576,P>0.05$)。可见薄层液基细胞制片改良抗酸染色法的阳性率较高,是一种早期诊断结核的可靠方法。温州医学院陈贤豪等[2]比较了不同检测方法在支气管结核诊断中的价值。共纳入经纤维支气管镜检查确诊的 98 例支气管结核患者,结果显示支气管肺泡灌洗液 960 培养法、离心涂片法、改良抗酸染色法和 Xpert MTB/RIF 法阳性率分别为 20.4%、15.3%、70.4%及 74.5%,改良抗酸染色法与 Xpert MTB/RIF 法阳性率比较,差异无统计学意义,且明显高于其他方法。可见支气管肺泡灌洗液改良抗酸染色法和 Xpert MTB/RIF 法在支气管结核诊断中有重要价值。云南省昆明市第三人民医院李晓非等[3]比较了 6 种检测方法在诊断人类免疫缺陷病毒(HIV)合并 MTB 感染中的应用价值。共纳入 95 例患者,6 种检测方法中T-Spot、BACTEC MGIT960 和 GeneXpert 的阳性率分别为 32.6%、24.2%和 20.0%,3 种方法比较差异均无统计学意义($P>0.05$)。以培养为"金标准",5 种检测方法中 GeneXpert、抗酸染色涂片法、罗氏培养基法的灵敏度分别为 82.6%、26.1%、17.4%,2 组比较差异均有统计学意义($P<0.05$),而 PCR-荧光探针法灵敏度为 52.2%,与抗酸染色涂片法、罗氏培养法的灵敏度比较,差异有统计学意义($P<0.05$),GeneXpert 和 BACTEC MGIT960 的灵敏度(82.6%和 100.0%),具有高度一致性($\kappa=0.655$)。5 种检测方法的特异度比较,差异均无统计学意义($P>0.05$)。在 HIV 与 MTB 共感染的患者中 GeneXpert 在灵敏度和特异度方面与 BACTEC MGIT960 培养有较高的一致性。可见改良抗酸染色法具有敏感度和特异度均较高的优点,可为肺结核和肺外结核患者提供良好的诊断依据。

二、培养

宁波市奉化区人民医院蒋泓宇等[4]评价了 BACTEC MGIT 320 分枝杆菌检测系统在本地区 MTB 耐药性检测方面的临床应用价值。结果显示 BACTEC MGIT 320 系统对临床痰标本的阳性检出率为 34.0%,其中采用该系统的涂阳痰标本的阳性检出时间和药敏检出时间平均为 10.2 天和 7 天,低于罗氏培养法的 34 天和 27 天。以罗氏培养法为金标准,BACTEC MGIT 320 的耐药检测总体符合率>98.0%。可见与传统罗氏培养法相比,BACTECMGIT320 分枝杆菌检测系统极大提高了 MTB 的阳性检出率,并有效缩短了阳性报告时间,具有重要的临床应用价值。

三、药物敏感性试验

了解 MTB 的药物敏感性可为临床合理选用抗结核药物提供依据;随着技术进步,药敏试验新方法的出现可缩短检测时间;研究耐药相关基因的突变情况有利于研发新型耐药检测技术,国内研究者对药敏试验新方法、临床耐药情况、基因型与表型耐药的相关性、交叉耐药等方面做了相应报道。

(一)药敏试验新方法

Sensititre® MYCOTB MIC 微孔板(Trek,美国)可测定 MTB 对 12 种药物(异烟肼、利福平、乙胺丁醇、链霉素、氧氟沙星、莫西沙星、阿米卡星、利福布汀、对氨基水杨酸、乙硫异烟肼、环丝氨酸、卡那霉素)的 MIC 值,而无需特殊设备。中国疾病预防控制中心的 Xia 等[5]评价了 MYCOTB MIC 微孔板法检测 MTB 药物敏感性的准确性。MYCOTB 与琼脂比例法(agar proportion method,APM)的一致性在 88.6%～100%,其中异烟肼(INH)的一致性最差为

88.6%。MYCOTB 的敏感度和特异度范围分别是 71.4%~100%和 84.3%~100%。敏感度最低的三种药为环丝氨酸(Cs)(71.4%)、乙胺丁醇(EMB)(80.0%,10μg/ml)和 INH(84.6%,10.0μg/ml)。特异度最低的为利福布汀(Rfb)(84.3%)。有 96 株菌株在两种方法中的结果不一致,其中 63 株(65.6%)APM 为敏感而 MYCOTB 为耐药,其余的 33 株(34.4%)则正好相反。测序结果显示,52 株 APM 敏感而 MYCOTB 耐药的菌株中 65.4%测序基因发生了突变或插入,30 株 APM 耐药而 MYCOTB 敏感的菌株中 66.7%测序基因发生了突变。可见 MYCOTB 法在测试的大部分药物中结果都较理想,可以代替耗时耗力的传统固体药敏试验方法。

(二)临床耐药情况

北京胸科医院 Pang 等[6]分析了我国 2000—2010 年间吡嗪酰胺(PZA)耐药和莫西沙星(Mfx)耐药 MTB 的流行情况和基因型特征。结果显示,在 2000 年 66.4%为北京基因型,显著低于 2010 年的 76.2%($P<0.01$)。现代型北京基因型所占比例显著升高,从 2000 年的 49.6%上升至 2010 年的 68.1%($P<0.01$),而 2000 和 2010 年的古老型北京基因型所占比例差异无统计学意义($P=0.676$)。此外,PZA 的耐药率在 2010 年为 15.0%显著高于 2000 年的 9.6%($P=0.04$),同样 Mfx 的耐药率在 2010 年为 7.7%高于 2000 年的 3.0%。可见,在 2000—2010 年间北京基因型为我国主要流行菌株,而且现代型北京基因型菌株所占比例显著升高;而且 PZA 和 Mfx 的耐药率也显著升高。北京胸科医院 Xu 等[7]研究了 MDR-TB 中氯法齐明(Cfz)和贝达喹啉(Bdq)的原发耐药率。采用 Alamar blue 微孔板法测定了 80 株耐药株和 10 株敏感株 MTB 对 Cfz 和 Bdq 的 MIC 值。结果显示在未暴露过 Cfz 或 Bdq 的 pre-XDR 和 XDR-TB 患者中有 5 株菌 Cfz 的 MIC 值≥1.2μg/ml,其中 4 株与 Bdq 发生交叉耐药并在 Rv0678 基因上有突变,另外 1 株与 Bdq 未发生交叉耐药在 *Rv1979c* 基因上有突变。该研究显示在未暴露过 Cfz 或 Bdq 的 MDR-TB 中 6.3%的菌株存在 Rv0678 基因突变,并建议 Cfz 的耐药临界浓度为 1.2μg/ml。北京胸科医院 Pang 等[8]研究了 XDR-TB 对 Bdq、德拉马尼(Dlm)、利奈唑胺(Lzd)、Cfz、Mfx 和加替沙星(Gfx)的药物敏感性。共纳入了 90 株 XDR-TB 菌株,对 Mfx、Gfx、Lzd、Cfz、Dlm 和 Bdq 的耐药率分别为 91.1%,84.4%,5.6%,5.6%,4.4%和 3.3%。氟喹诺酮类耐药菌株主要在 *gyrA* 基因的 94 位发生了突变(57.8%),而且在 94 位发生突变的菌株(69.2%)比在 90 位发生突变的菌株(25.0%)与高水平 Mfx 耐药更相关($P<0.01$)。Cfz 耐药的 5 株菌对 Bdq 的 MIC 值均升高了≥4 倍,主要是由于在 Rv0678 基因的 53 位(60.0%)和 157 位(20.0%)发生了突变。此外,*fbiC* 基因的 318 位突变与 Dlm 耐药相关。可见 Bdq、Dlm、Lzd 和 Cfz 在体外对 XDR-TB 具有较好的抗菌活性。北京胸科医院 Liao 等[9]研究了北京胸科医院 2005—2014 年住院患者耐药情况的变化。共纳入了 5141 株菌株,其中 16.7%为 MDR-TB,3.4%为 XDR-TB。在初治患者中,MDR-TB 和 XDR-TB 分别占 21.2%和 12.5%。自 2005 年 MDR-TB 和 XDR-TB 分离率逐年上升,MDR-TB 在 2008 年达顶峰,XDR-TB 在 2009 年达顶峰。该结果对于我国的结核病防控具有重要作用。北京胸科医院 Pang 等[10]研究了 XDR-TB-Plus 的耐药率及治疗效果。9544 株 MTB 中 MDR-TB、XDR-TB 和 XDR-TB-Plus 分别占 35.4%、8.8%和 0.64%。XDR-TB 所占比例从 2011 年的 6.3%显著上升至 2015 年的 9.1%($\chi^2=5.94, P=0.015$);XDR-TB-Plus 从 2011 年的 0.46%上升至 2015 年的 0.74%,差异无统计学意义($\chi^2=1.5, P=0.221$)。治疗方案中使用较频繁的药物依次为 Mfx(62.1%)、丙硫异烟胺(Pto)(55.2%)、Cfz(51.7%)和 PZA(51.7%)。治疗方案中含

Lzd 患者的好转率较不含 Lzd 者高 27 倍（OR = 27. 00；95%*CI* 2. 50 ~ 291. 19；*P* = 0. 003）。可见，XDR-TB 的比例呈逐渐上升趋势，在 XDR-TB-Plus 患者的治疗方案中加入 Lzd 可能会取得较好的治疗效果。浙江省疾病预防控制中心 Huang 等[11]报道了我国浙江地区 XDR-TB 的分离情况。共纳入 931 例患者，其中 23. 6%对任何一线抗结核药物耐药，MDR-TB 占 5. 1%。在 MDR-TB 中 XDR-TB 占 6. 4%，23. 4%MDR-TB 对氟喹诺酮类或二线注射类药物耐药，而不是两者均耐药。1999—2014 年 MDR-TB 从 8. 6%下降至 5. 1%（*P* = 0. 00）。可见，耐药结核病、MDR-TB 和 XDR-TB 对于我们的结核病防控仍然造成威胁。甘肃省传染病医院 Li 等[12]报道了甘肃省 2010—2014 年间耐药结核病的流行情况，结果显示，在初治患者中 17. 3%对至少一种药物耐药，2. 9%为 MDR-TB。甘肃省 MDR-TB 分离率从 2010 的 7. 1%下降至 2012 年的 1. 2%，但在 2013 年又上升至 2. 0%。在不同地区耐药结核的流行率存在较大差别，因此应根据当地耐药结核的流行情况指导结核病防治措施的制定。广西省疾病预防控制中心 Luo 等[13]报道了广西省结核病患者的耐药情况，结果显示 11. 3%的初治患者和 33. 0%的复治患者发生了耐药。经历多次抗结核治疗和多次治疗间断是产生耐药结核和 MDR-TB 的危险因素。共有 53. 2%患者感染了北京基因型 MTB，在初治患者中感染北京基因型 MTB 与发生耐药具有相关性（*OR* 1. 44；95%*CI* 1. 01 ~ 2. 07）。早期诊断，合理治疗是预防耐药发生的重要措施。山东省立医院 Tao 等[14]报道了 2006—2015 年山东省结核病的耐药趋势和特点，8. 3%的患者为 MDR-TB，其中 70%为初治患者，在这 10 年中 MDR-TB 的耐药率以每年 1. 3%的速度逐年增长。对一线抗结核药物的耐药率也呈增长趋势（*P*<0. 05）。MDR-TB 在初治患者和复治患者中每年的增长率分别为 9. 9%和 11. 1%。女性、吸烟、有结核病接触史、复治患者是 MDR-TB 的危险因素。可见在山东省 MDR-TB 的耐药率逐年上升，而且在耐药结核中初治患者较多，因此需要加强耐药结核的防治。重庆结核病控制研究所 Hu 等[15]报道了我国西南地区 MDR-TB 对二线抗结核药物的耐药情况。156 株 MDR-TB 中 51. 9%对至少一种二线抗结核药物耐药，对每种药物的耐药率依次如下：氧氟沙星（Ofx）（42. 3%），卡那霉素（Km）（16. 7%），卷曲霉素（Cpm）（8. 3%）、Pto（7. 1%），对氨基水杨酸（PAS）（14. 1%）和阿米卡星（Amk）（12. 8%）。可见 Ofx 的耐药率显著高于其他二线药物（*P*<0. 001）。测序结果显示 80. 2%Ofx 耐药 MDR-TB 发生了 gyrA 基因突变，88. 5%Km 耐药 MDR-TB 发生了 rrs 突变。二线药物的不当使用对于 MDR-TB 的治疗造成了很大威胁，应规范二线药物的使用，并开展二线药物的药敏试验以便更好地控制结核病。广州胸科医院 Tan 等[16]研究了广州市丙硫异烟胺的耐药特征。282 株 MTB 中 16. 3%对丙硫异烟胺耐药，统计结果显示丙硫异烟胺耐药与 LFX 耐药相关（*OR* 2. 18；*P* = 0. 04）。46 株丙硫异烟胺耐药菌株中 80. 4%拥有 19 种不同的突变类型。突变率最高的基因为 *ethA*（51. 4%），其次为 *inhA* 基因的启动子区域（43. 2%）和 *inhA* 基因（16. 2%）。不同的突变类型在北京基因型和非北京基因型间差异无统计学意义。北京胸科医院 Pang 等[17]研究了重庆市 MDR-TB 中 PZA 的耐药特征。133 株 MDR-TB 中 62. 4%对 PZA 耐药，此外链霉素（83. 1%vs. 56. 0%，*P*<0. 01）、氧氟沙星（51. 8%对 18. 0%， *P*<0. 01）、卡那霉素（22. 9%对 2. 0%，*P*<0. 01）、阿米卡星（18. 1%对 2. 0%，*P* = 0. 01）、卷曲霉素（12. 0%对 2. 0%，*P* = 0. 05）在 PZA 耐药菌株中的耐药率比在 PZA 敏感株中高。测序结果显示 88. 0%的 PZA 耐药菌株的 *pncA* 基因发生了突变，其中 75. 3%为单核苷酸替换，24. 7%为移码突变，但所有的 PZA 耐药菌株均未发生 *rpsA* 基因突变。

（三）肺外结核耐药情况

四川省成都市公共卫生临床医疗中心王冬梅等[18]分析了 2013 年 1 月—2015 年 12 月成都地区肺外结核的耐药情况。6107 例肺外结核培养阳性 896 例。骨结核(62/234, 25.5%)培养阳性率最高,其次为淋巴结(283/1297,21.8%)、胸膜(289/1840,15.7%)、泌尿系统(63/452,13.9%)、腹膜(41/303,13.5%)、脑膜(156/1915,8.1%)和其他类型结核(2/457,3.5%)。896 株 MTB 对 8 种抗结核药物耐药率从高到低依次为 INH、RIF、Sm、Ofx、环丙沙星、Amk、Cpm 和 EMB。MDR-TB 和 XDR-TB 分别为 9.7%和 2.0%。可见成都地区近年来肺外结核的耐药率较高,应加强本地区肺外结核的防控和诊疗工作。北京胸科医院李强等[19]分析了 38 例骨关节 MTB 的培养阳性率和药物敏感性。结果显示肉芽组织培养阳性率为 36.8%,显著高于脓液 21.1%(P<0.001)。培养阳性的 14 株 MTB 的药物敏感性为:全敏感 28.6%,单耐药 21.4%,多耐药 35.7%,耐多药 7.1%,广泛耐药 7.1%。术前化疗疗程小于 2 个月的患者脓液 MTB 阳性率(38.9%)显著高于疗程大于 2 个月的患者(5.0%)(P=0.016);术前化疗疗程小于 2 个月的患者肉芽组织 MTB 阳性率(61.1%)显著高于疗程大于 2 个月的患者(15.0%)(P=0.006)。可见骨关节结核患者病灶标本 MTB 耐药率较高,术中应尽量采集肉芽组织进行培养,以提高培养阳性率;术前化疗时间小于 2 个月能提高 MTB 培养阳性率。

（四）基因型与耐药的相关性

中国疾病预防控制中心 Zhou 等[20]报道了我国 MTB 基因型与耐药的相关性。基因分型数据显示我国流行的 MTB 主要可分为 7 种,其中 92%属于东亚(主要是北京基因型)或欧美谱系。我国流行的北京基因型菌株与先前俄罗斯报道的北京 B0/W148 株非常相近,而且一大簇该菌株已在世界范围内流行。在整个中国北京基因型菌株的密度均很大(平均 70%),在黄河以北地区北京基因型菌株流行率最高。欧美谱系由 3 个亚谱系组成(亚谱系 1,2 和 3)在南方较流行。北京谱系的成簇率最高约为 48%,对 RIF(14%,P<0.001),EMB(9%,P=0.001)和 Ofx(5%,P=0.011)的耐药率显著升高。在欧美谱系中亚谱系 3 的成簇率最高为 28%,且 Sm(44%,P<0.001)的耐药率显著升高。该结果显示标准化治疗方案可能有助于特定菌株的流行:如果在方案中采用 Sm 而非 RIF,则有助于欧美谱系中亚谱系 3 的增殖;若在治疗方案中 RIF 起主要作用则有利于北京基因型菌株的流行。北京胸科医院 Liu 等[21]研究了北京基因型 MTB 与耐药的相关性,结果显示 268 株 MTB 中 81.7%为北京基因型,北京基因型与非北京基因型在性别、年龄、治疗史方面均不具有统计学差异。药敏结果显示 64.2%的菌株对一线抗结核药物(异烟肼、利福平、链霉素和乙胺丁醇)敏感,而 35.6%的菌株对任一药物耐药。北京基因型菌株更易成簇,但未发现北京基因型与耐药相关。

（五）交叉耐药

北京胸科医院 Jing 等[22]报道了 RIF 与 Rfb 间的交叉耐药情况以及 *rpoB* 基因突变与 RIF 和 Rfb 的 MIC 值相关性。256 株 RIF 耐药菌株中,79.7%对 Rfb 耐药。RIF 耐药/INH 敏感的菌株对 Rfb 的耐药率显著低于 MDR-TB(P=0.04)和 XDR-TB(P<0.01)。DNA 测序结果显示,85.2%*rpoB* 基因发生单突变,10.1%发生双突变,4.7%未发生突变。尽管 *rpoB* 基因的 Leu511Pro,Asp516Gly 和 His526Asn 单突变并不导致 Rfb 耐药,但发生双突变的菌株中 77.8%Rfb 耐药。与 RIF 耐药/INH 敏感的菌株(38.9%)相比,MDR-TB(63.5%)更易在 *rpoB* 基因的 531 位发生突变(P=0.04)。该结果显示 RIF 和 Rfb 耐药与 *rpoB* 基因的不同位点发

生突变相关。

（六）其他

南京医科大学 Lu 等[23]报道了痰培养阴转与 MDR-TB 治疗效果的相关性。139 例 MDR-TB 中,60.4%治疗成功,39.6%治疗失败或死亡。76.3%痰培养阴转,平均阴转时间为 159 天。治疗成功患者的平均痰培养阴转时间为 92 天,显著低于治疗失败或死亡病例(174 天)($P<0.001$)。治疗 2 个月时的痰培养阴转率与治疗成功率没有显著相关性($P=0.087$)。与痰菌未阴转者相比当痰培养在治疗 3 个月、6 个月、24 个月时阴转者治疗成功率显著升高($P<0.001$)。在治疗 2 个月、3 个月、6 个月、24 个月痰培养阴转的敏感度分别为 33.3%、52.4%、90.5%和 95.2%;特异性分别为 80.0%、70.9%、56.4%和 52.7%。该结果显示与 2 个月和 3 个月相比,6 个月痰培养阴转具有较高的敏感度和不太低的特异度可预测 MDR-TB 的治疗成功。宁波市疾病预防控制中心 Che 等[24]研究了 MDR-TB 对氟喹诺酮类药物的耐药与之前使用氟喹诺酮类药物的相关性。研究纳入了 2013—2015 年宁波地区的 2678 株 MTB,其中敏感株 1593 株,非 MDR 832 株,MDR 262 株。结果显示,80%的 MDR-TB 对氟喹诺酮类药物耐药并存在 *gyr* 基因突变,MDR-TB 中氟喹诺酮类药物的耐药率随着抗结核治疗疗程的延长而增加,但与方案中是否含有一线药物或氟喹诺酮类药物或注射类药物无关。

我国结核病的治疗虽然取得了很大成功,但各地区结核病耐药情况依然严峻。加强 MTB 耐药机制的研究有利于研发新型耐药检测技术,加强耐药检测新方法的研发,以便更加快速、简便的诊断耐药,更好地控制结核病。

四、非结核分枝杆菌的检测

近年来随着免疫层析技术、色谱技术及分子生物学等技术的出现,非结核分枝杆菌(NTM)的实验室诊断有了较大进展,NTM 的发现率呈上升趋势。国内研究者对我国 NTM 的分离率、菌种分布和药物敏感性等做了报道。

（一）NTM 的菌种分布

北京胸科医院 Pang 等[25]报道了我国东部和南部地区 NTM 的菌种分布情况。2012—2014 年间从广州胸科医院和上海肺科医院分别分离到 938 和 512 株 NTM,其中 59.2%来自于住院患者,40.8%来自于门诊患者。分离率最高的 5 种 NTM 依次为脓肿分枝杆复合群(41.7%)、鸟胞内分枝杆菌复合群(22.8%)、戈登分枝杆菌(16.8%)、堪萨斯分枝杆菌(12.3%)和偶然分枝杆菌(3.4%)。这 5 种 NTM 的数量占所有 NTM 的 97%。在上海胞内分枝杆菌分离率最高(31.3%),显著高于广州的 9.7%($P<0.01$)。在广州脓肿分枝杆菌分离率最高(25.9%),显著高于上海的 19.5%($P=0.01$)。在广州分离率第二高的是 massiliense 分枝杆菌(22.9%)也显著高于上海的 8.8%($P<0.01$)。此外,戈登分枝杆菌的分离率在广州(22.5%)也显著高于上海(6.4%)($P<0.01$),而上海的堪萨斯分枝杆菌(18.6%)分离率显著高于广州(9.0%)($P<0.01$)。北京结核病控制研究所张洁等[26]报道了北京地区 2009—2013 年间 NTM 的菌种分布及耐药情况。2009 年和 2013 年 NTM 的分离率分别为 3.8%和 4.6%。130 株 NTM 中胞内分枝杆菌占 39.2%,堪萨斯分枝杆菌占 37.7%,鸟分枝杆菌占 6.9%,脓肿分枝杆菌占 5.4%,偶然分枝杆菌占 3.0%,戈登分枝杆菌占 1.5%,蟾蜍分枝杆菌占 1.5%,瘰疬分枝杆菌、草分枝杆菌、耻垢分枝杆菌、母牛分枝杆菌、

新金色分枝杆菌及熊本分枝杆菌各占0.8%。药敏结果显示,97株NTM对INH和PAS耐药率最高(98.0%),其次为Sm(94.8%)、Cpm(81.4%)、Amk(69.1%)、Lfx(56.7%)、RIF(54.6%)、Pto(51.5%)、EMB(50.5%)。可见我国不同地区流行的NTM种类差异较大,可侧面反映了不同地区环境中NTM的分布以及不同种NTM在人类呼吸道中的生存能力不同。

(二)NTM的药物敏感性

北京胸科医院Pang等[27]研究了6种主要流行的NTM菌种在体外对Bdq的药物敏感性。慢生长分枝杆菌中Bdq对鸟分枝杆菌的活性最高,MIC_{50}和MIC_{90}值分别为0.03和16mg/L;快生长分枝杆菌中脓肿分枝杆菌abscessus亚型和massiliense亚型比偶然分枝杆菌对Bdq敏感性更高,这两种亚型的MIC_{50}和MIC_{90}值均为0.13和>16mg/L。根据BdqMIC值的双峰分布,建议对于慢生长分枝杆菌Bdq的流行病学耐药临界值(epidemiological cut-off,ECOFF)为1.0mg/L,快生长分枝杆菌的ECOFF为2.0mg/L。分别有29.8%、27.2%、39.3%、20.2%、25.8%和31.8%鸟分枝杆菌、胞内分枝杆菌、堪萨斯分枝杆菌、脓肿分枝杆菌、massiliense分枝杆菌和偶然分枝杆菌对Bdq耐药。这些菌株的耐药率均无统计学差异($P>0.05$)。可见Bdq在体外对NTM的抗菌活性为中等程度。中国人民解放军总医院Zhang等[28]研究了克拉霉素(Clr)联合其他药物对脓肿分枝杆菌复合群的抗菌活性。共纳入20株脓肿分枝杆菌和20株massiliense分枝杆菌。massiliense分枝杆菌替加环素(TGC)耐药率显著低于脓肿分枝杆菌($P=0.047$)。此外,85.0%massiliense分枝杆菌显示出Clr+Mfx具有协同作用,显著高于脓肿分枝杆菌。同样,Clr+TGC在25.0%的脓肿分枝杆菌和65.0%massiliense分枝杆菌中显示为协同作用,两组间差异有统计学意义($P=0.038$)。而Clr+Lzd和Clr+Amk的协同作用在两种分枝杆菌间差异无统计学意义($P>0.05$)。可见不同种NTM的药物敏感性差异较大,应根据药敏试验结果制定合理的治疗方案。

我国各地结核病耐药情况依然严峻,NTM的分离率也呈上升趋势,应加强新型诊断技术和耐药检测技术的研发,提高现有技术的敏感度和实效性,以便更好地控制结核病。

(王桂荣　常蕴青)

参考文献

1. 张培荣,徐加誉,廖子龙.改良抗酸染色的新应用在早期结核诊断中的价值分析.中国实用医药,2017,12(22):36-37.
2. 陈贤豪,杨守峰,张抱一,等.灌洗液不同检测方法在支气管结核诊断中的价值.实用医学杂志,2017,33(1):124-126.
3. 李晓非,黄山,梁桂亮,等.6种检测方法在HIV合并结核分枝杆菌感染诊断中的应用价值分析.检验医学与临床,2017,14(3):378-380.
4. 蒋泓字,胡朝辉,邬硕平,等.MGIT320液体快速培养与罗氏培养在检测结核分枝杆菌及耐药性中的比较.现代实用医学,2017,29(4):530-532.
5. Xia H,Zheng Y,Zhao B,et al.Assessment of a 96-Well plate assay of quantitative drug Susceptibility Testing for Mycobacterium Tuberculosis Complex in China.PLoS One,2017,12(1):e0169413.
6. Pang Y,Zhang Z,Wang Y,et al.Genotyping and prevalence of pyrazinamide- and moxifloxacin-resistant tubercu-

losis in China,2000 to 2010.Antimicrob Agents Chemother,2017,61(2):e02170-16.

7. Xu J,Wang B,Hu M,et al.Primary clofazimine and bedaquiline resistance among isolates from patients with multidrug-resistant tuberculosis.Antimicrob Agents Chemother,2017,61(6):e00239-17.
8. Pang Y,Zong Z,Huo F,et al.In vitro drug susceptibility of bedaquiline,delamanid,linezolid,clofazimine,moxifloxacin,and gatifloxacin against extensively drug-resistant tuberculosis from Beijing,China.Antimicrob Agents Chemother,2017,61(10):e00900-17.
9. Liao S,Cai C,Huo FM,et al.Trends in drug-resistant tuberculosis in China:data from a clinical tuberculosis centre.Int J Tuberc Lung Dis,2017,21(9):990-995.
10. Pang Y,Lu J,Huo F,et al.Prevalence and treatment outcome of extensively drug-resistant tuberculosis plus additional drug resistance from the National Clinical Center for Tuberculosis in China:A five-year review.J Infect,2017,75(5):433-440.
11. Huang Y,Wu Q,Xu S,et al.Laboratory-Based Surveillance of Extensively Drug-Resistant Tuberculosis in Eastern China.Microb Drug Resist,2017,23(2):236-240.
12. Li X,Wang L,Tan Y,et al.Distinct prevalence of drug-resistant tuberculosis in Gansu,China:a retrospective study on drug susceptibility profiles between 2010 and 2014.Microb Drug Resist,2017,23(8):1025-1031.
13. Luo D,Zhao J,Lin M,et al.Drug resistance in newly presenting and previously treated tuberculosis patients in Guangxi Province,People's Republic of China.Asia Pac J Public Health,2017,29(4):296-303.
14. Tao NN,He XC,Zhang XX,et al.Trends and characteristics of drug-resistant tuberculosis in rural Shandong,China.Int J Infect Dis,2017,65:8-14.
15. Hu Y,Xu L,He YL,et al.Prevalence and molecular characterization of second-Line drugs resistance among multidrug-resistant mycobacterium tuberculosis Isolates in Southwest of China. Biomed Res Int, 2017, 2017:4563826.
16. Tan Y,Su B,Zheng H,et al.Molecular characterization of prothionamide-resistant mycobacterium tuberculosis isolates in Southern China.Front Microbiol,2017,8:2358.
17. Pang Y Zhu D,Zheng H et al.Prevalence and molecular characterization of pyrazinamide resistance among multidrug-resistant Mycobacterium tuberculosis isolates from Southern China.BMC Infect Dis,2017,17(1):711.
18. 王冬梅,李青峰,朱玛,等.成都地区 6107 例肺外结核患者结核分枝杆菌感染与耐药情况.中华结核和呼吸杂志,2017,40(8):592-595.
19. 李强,董伟杰,范俊,等.38 例骨关节结核患者病灶标本分枝杆菌培养及药物敏感性试验结果分析.中国防痨杂志,2017,39(3):277-281.
20. Zhou Y,van den Hof S,Wang S,et al.Association between genotype and drug resistance profiles of Mycobacterium tuberculosis strains circulating in China in a national drug resistance survey. PLoS One, 2017, 12(3):e0174197.
21. Liu Y,Jiang X,Li W,et al.The study on the association between Beijing genotype family and drug susceptibility phenotypes of mycobacterium tuberculosis in Beijing.Sci Rep,2017,7(1):15076.
22. Jing W,Pang Y,Zong Z,et al.Rifabutin resistance associated with double mutations in rpoB gene in mycobacterium tuberculosis isolates.Front Microbiol,2017,8:1768.
23. Lu P,Liu Q,Martinez L,et al.Time to sputum culture conversion and treatment outcome of patients with multidrug-resistant tuberculosis:a prospective cohort study from urban China.Eur Respir J,2017,49(3):1601558.
24. Che Y,Song Q,Yang T,et al.Fluoroquinolone resistance in multidrug-resistant Mycobacterium tuberculosis independent of fluoroquinolone use.Eur Respir J,2017,50(6):1701633.
25. Pang Y,Tan Y,Chen J,et al.Diversity of nontuberculous mycobacteria in eastern and southern China:a cross-sectional study.Eur Respir J,2017,49(3):1601429.

26. 张洁,苏建荣,丁北川,等.北京地区非结核分枝杆菌菌种分布及耐药性研究.中华结核和呼吸杂志,2017,40(3):210-214.
27. Pang Y,Zheng H,Tan Y,et al.In vitro activity of bedaquiline against nontuberculous mycobacteria in China. Antimicrob Agents Chemother,2017,61(5):e02627-16.
28. Zhang Z,Lu J,Liu M,et al.In vitro activity of clarithromycin in combination with other antimicrobial agents against Mycobacterium abscessus and Mycobacterium massiliense. Int J Antimicrob Agents,2017,49(3):383-386.

第二章　结核病影像学诊断

摘要：影像学检查是诊断结核病的有效手段之一，也是临床上最常用的检查方法。2017年国内学者研究包括：①CT在结核病诊断中的作用：总结归纳了肺结核活动性及非活动性CT征象。结合影像学特点及临床病史、实验室检查及治疗经过等特点对以肺间质改变为主的肺结核进行诊断及鉴别诊断。CT平扫及增强扫描对肺结核与肺癌中的孤立性肺结节、薄壁空洞的鉴别诊断具有重要临床价值。强调肺结核合并肺癌的发生并总结其影像特点。能谱CT成像为周围型肺癌与结核球的鉴别诊断提供了有价值的参考信息。探讨如何在保证CT图像质量的前提下降低辐射给儿童带来的伤害。发现中老年患者影像表现更多样，应用CT、MRI检查可以相对准确的诊断老年性肺结核。多层螺旋CT后处理技术可用于支气管结核筛查。细致分析非结核分枝杆菌肺病与耐多药肺结核CT影像表现的差异性。肺外结核中，CT图像后处理使颈部淋巴结结核分区更准确、解剖结构更清晰，浆膜型肝结核、结节型肝结核及结核性胆管炎的CT及MRI表现有一定的特征性；MSCTE能够清楚地显示肠黏膜轮廓、肠壁及其与周围组织的关系；CT能够将早期脊柱结核病灶骨质破坏情况、病灶所累及椎管、神经根受压程度、椎管狭窄程度、椎间盘破坏程度、脓肿形态与大小以及肉芽组织状况等清晰显示；CT及MRI能精确显示骶髂关节破坏类型、程度、脓肿位置及邻近结构；CT三维重建成像技术对髋关节病变诊断更为精准；鼻咽结核、部分胆囊结核具有一定特征性的CT、MRI表现；MSCT检查特征性影像表现能进一步提高胰腺结核诊断的正确性；肾结核CT与DR静脉肾盂造影相结合可见更好的体现病变形态、部位、毗邻关系及功能。②磁共振在结核病诊断中的应用：脑实质结核和脑转移瘤的鉴别诊断可结合病灶大小、MRI强化方式、ADC high值与ADC 10b值；MRI检查诊断结核性脑膜炎阳性率较高；MRI增强扫描对脊柱结核病变受侵范围、结核病变成分的显示及病变活动期判断均有重要价值；3.0T MRI平扫+增强对膝关节滑膜疾病具备较高诊断价值；MRI较CT软组织分辨率高，在脾结核的诊断上优于CT。③PET-CT在结核病诊断中的应用：PET-CT具有灵敏、准确、特异及定位精确等特点，可一目了然地了解全身整体状况，达到早期发现病灶和诊断疾病的目的。18F-FDG PET-CT对肺外结核的诊断价值较高，如对结核性与肿瘤性腹膜弥漫性病变的鉴别诊断以及对胸腰椎体结核的诊断。④艾滋病合并肺结核的影像学诊断：艾滋病病毒感染合并结核病时，症状不典型，部分患者的胸部影像学检查不易判断结果，单项常规筛查方法对确认和排除诊断精度有限，需采用多种临床诊断方法进行反复验证核实。⑤糖尿病合并结核的影像学诊断：糖尿病并发肺结核的影像表现具有多样性，影像表现不典型，空洞及干酪样病变阳性率较高，少有纤维增殖、钙化。⑥结核相关影像检查技术：应用低剂量螺旋CT诊断肺结核可以获得与常规CT扫描相同的诊断结果，并且还能使患者的辐射剂量降低。便携式数字胸部诊断系统速度快、成本低、具有良好的敏感性特异性分数，值得临床推广。⑦影像检查联合实验室检查对结核病的诊断价值的研究：胸部CT结合PPD试验检查可以准确反映肺结核病变以及征象，能够提高诊断的准确率，临床价值较高，值得推广。

关键词：肺结核；肺外结核；非结核分枝杆菌；颅脑；淋巴结；肝；腹腔；骨与关节；鼻咽；胆

囊;肾;胰腺;艾滋病;糖尿病;计算机 X 射线断层扫描;磁共振成像;能谱 CT;正电子发射计算机断层成像

结核病是一个世界范围内、特别是发展中国家的重大公共卫生问题。世界卫生组织(WHO)在 2016 年全球结核病报告中指出:据估计 2016 年全世界新发结核病约为 1040 万例,印度、印度尼西亚、中国、尼日利亚、巴基斯坦和南非这六个国家占 60%,并有 140 万人死于结核病。

一、CT 在结核病诊断中的应用

(一)肺结核的 CT 诊断

肺结核是我国临床比较常见传染病之一。目前,临床上对肺结核的诊断主要依靠临床症状、结核相关细菌学检查以及影像学检查等。痰涂片呈阳性一般作为临床诊断的主要依据,但由于我国医疗技术限制等众多因素,只有少数患者利用结核细菌痰检查,大多数患者仍是以影像学检查来诊断,因平片成像的限制性导致其能展现的征象有限,而 CT 扫描可以提供更多、更可靠的信息,故胸部 CT 图像已成为临床诊断及鉴别诊断肺结核的重要依据。

1. 肺结核 CT 征象有助于提高诊断准确率　张强军等[1]分析 148 例肺结核患者 CT 征象在新发、复发及慢性肺结核中的表现。其中,A 组为 45 例新发型结核、B 组为 53 例复发型结核、C 组为 50 例慢性结核。结果发现 A 组、B 组活动性 CT 征象(树芽征、肺实变、毛玻璃阴影、节段性分布小叶中心结节影)的检出率明显高于 C 组($P<0.05$),厚壁空洞检出率低于 C 组($P<0.05$);A 组活动性 CT 征象与 B 组相比无显著差异($P>0.05$)。C 组非活动性 CT 征象(肺气肿、支气管聚拢迂曲、纤维条索影、钙化)的检出率明显高于 A 组、B 组($P<0.05$);B 组非活动性 CT 征象检出率高于 A 组($P<0.05$)。结论:新发、复发及慢性肺结核的活动性及非活动性 CT 征象具有一定的特征性,并存在显著差异,故肺结核活动性及非活动性 CT 征象分析为临床诊断肺结核提供了重要依据。

以肺间质改变为主要特征是肺结核的一种特殊影像学表现类型,近几年来有增多趋势,容易被忽视而造成误诊。李宝学等[2]回顾性分析 100 例已确诊为肺结核患者的影像学资料并总结其 CT 表现特点。其中,初治病例 77 例,复治病例 23 例;主要症状包括咳嗽 32 例、咳痰 16 例、胸闷 12 例、气促 26 例、小量咯血 5 例、发热 16 例;伴有糖尿病 20 例、HIV 阳性 3 例、结缔组织性疾病 7 例。实验室检查示 γ-IGRA 或 T-spot 阳性 45 例,PPD 实验强阳性 42 例,TB-AB 阳性 49 例,结核 DNA 浓度 500~5000copies/ml34 例(正常值<500copies/ml),血沉明显升高 78 例。结果:100 例患者病变共累及 371 个肺段,右肺上叶尖段和后段(52 例,14.4%)、左肺上叶尖后段(48 例,13.3%)、右下叶基底段(53 例,14.9%)、左下叶基底段(51 例,14.1%)是主要受累部位。病变在双肺弥漫性分布 35 例。将所有病变按好发部位和非好发部位分为 2 组,好发部位组中病变沿叶段中央分布的共 151 个肺段(44.95%),叶间胸膜旁分布 112 个肺段(33.3%),明显多于胸膜下分布的 73 个肺段(21.7%);非好发部位组中沿叶段中央分布的共 86 个肺段(31.5%),叶间胸膜旁分布 79 个肺段(28.9%),胸膜下分布的 108 个肺段(39.6%),两组间差异性具有统计学意义($\chi^2=24.037$,$P<0.001$)。按间质类型分析:轴心间质异常 69 个肺段(23.7%),周围间质异常 125 个肺段(42.9%),间隔间质异常 97 个肺段(33.3%)。伴发改变:磨玻璃样影(GGO)48 例,实变 30 例,支气管播散 7 例,

微结节 32 例，空洞 12 例，肺大疱 18 例，气胸 2 例。本组病例中经规则抗结核治疗后间质病变明显吸收 31 例(31%)，稍有吸收 23 例(23%)，无明显吸收 46 例(46%)。结论：以肺间质改变为主的肺结核 HRCT 表现具有一定特征性：①部位特点：间质病变出现在结核好发部位，这是诊断此类肺结核最重要的依据；②分布特点：此类肺结核累及间质范围广，多分布于结核好发部位的肺叶中间、叶间胸膜旁，这与其他肺间质疾病多以双肺下叶近胸膜下起病的影像学特点相鉴别；③伴随征象：伴随征象仍多位于结核好发部位，多叶段、多形态、密度不均仍是影像诊断依据，但以肺间质改变为主的肺结核出现胸膜下蜂窝影、间隔旁型肺气肿、磨玻璃样影的概率较大，而空洞和播散灶并不多见；④临床特点：临床病史、诊疗经过和实验室检查仍是以肺间质改变为主肺结核的确诊依据。以肺间质改变为主的肺结核经抗结核治疗后活动性的病灶有明显吸收，这也是临床上确诊肺结核的重要手段。一直以来，肺结核与肺癌的影像鉴别诊断既是胸部影像研究的重点又是难点，其中肺部孤立性结节和空洞是诊断工作中较常见的征象。黄恩善等[3]回顾性分析了 56 例经手术病理证实的肺尖结节患者的 CT 影像资料，并探讨肺尖孤立性结节的 CT 影像表现与鉴别诊断。结果示 56 例中有 32 例肺癌，16 例肺结核，8 例炎性假瘤，发生率最高的是肺癌，占 57%(32/56)，其次为肺结核，占 29%(16/56)。毛刺征、分叶征、胸膜凹陷征、支气管集束征在肺癌中的发生率较肺结核及炎性假瘤高($P<0.05$)。而空洞、钙化在肺结核中的发生率较肺癌及炎性假瘤高($P<0.05$)。CT 增强扫描示 CT 值增加幅度<20HU、21～40HU、41～60HU、>60HU 时肺癌、肺结核、炎性假瘤间差异性具有统计学意义($H=12.463$，$P=0.002$)，即肺癌及炎性假瘤以轻-中度强化为主，肺结核则表现为轻度强化或无强化。可见 CT 在肺尖孤立性结节诊断与鉴别诊断中具有重要临床价值。望云等[4]回顾性分析经病理或临床证实的 30 例薄壁囊腔型肺癌和 29 例薄壁空洞性肺结核患者的一般资料及 MDCT 征象并总结其 CT 表现特点。结果示肺癌组与结核组的患者性别差异无统计学意义($P>0.05$)，肺癌组平均发病年龄高于结核组[(60.07±10.26)岁对(43.41±17.21)岁，$P<0.001$]。肺癌组的病灶大小[(33.08±11.58)mm 对(21.91±7.40)mm，$P<0.001$]、含气腔隙大小[(24.17±9.96)mm 对(15.47±6.98)mm，$P<0.001$]均大于结核组，肺癌组的含气腔隙壁厚小于结核组[(2.05±0.90)mm 对(2.50±0.75)mm，$P=0.033$]。两组的病灶位置差异无统计学意义($P>0.05$)。肺癌组出现分叶征、短毛刺、清楚光整的界面、多囊、内部分隔及血管穿行、磨玻璃征的比例高于结核组($P<0.05$)；结核组出现长毛刺、尖角、清楚毛糙的界面、卫星灶、内壁光整的比例高于肺癌组($P<0.05$)；两组病灶的整体形状、含气腔隙形状、棘状突起、含气腔隙在病灶内的位置、胸膜凹陷征、胸膜粘连差异无统计学意义($P>0.05$)。结论：薄壁囊腔型肺癌与薄壁空洞性肺结核的 CT 征象不同，分叶征、毛刺征、尖角、瘤肺界面、内壁光整度、腔内结构、磨玻璃征、卫星灶有助于鉴别诊断。

肺结核发病后机体免疫功能下降，肺部组织受炎性因子长期刺激容易诱发癌变，因此肺结核合并肺癌的早期诊断、早期治疗成为临床研究重点。李艳静等[5]回顾性分析 40 例肺结核合并肺癌患者的 CT 影像学表现，并选取同期入院的 40 例单纯肺结核患者为对照组。结果发现两组均以反复咳嗽、痰中带血、胸闷、气短、胸痛、消瘦、低热等为主要临床表现，观察组未出现明显特异性表现。观察组 CT 影像征象以分叶征、毛刺征、空泡征并发肺不张、棘状突起、空洞、血管束聚集征、胸膜凹陷等为主，其中肿块占 70.00%、分叶征 60.00%、毛刺状结节 32.50%、胸膜凹陷 75.00%，比例明显高于对照组 27.50%、35.00%、10.00%、32.50%(P

均<0.05);观察组空洞比例12.50%低于对照组32.50%($P<0.05$);两组条索影比例分别为5.00%、12.50%,差异无统计学意义($P>0.05$)。结论:肺结核合并肺癌的CT影像学表现主要为分叶征、毛刺征、棘状突起、空泡征并发肺不张、空洞、胸膜凹陷,应结合该影像特点与临床表现及病史进行诊断。

能谱CT成像能提供多参数定量分析,可客观反映病灶的细微组织成分变化。梁远凤等[6]回顾性分析51例接受能谱CT扫描并经病理证实的肺内单发结节或肿块的患者资料,探讨能谱CT在鉴别诊断周围型肺癌与结核球中的价值。根据病理结果分为结核组(n=15)和肺癌组(n=36),其中肺癌组包括腺癌30例、鳞癌5例、小细胞肺癌1例。两组均为单发病灶,结核组病灶最大径为1.9~4.6cm,平均(3.2±0.9)cm;肺癌组病灶最大径为1.3~5.8cm,平均(2.9±1.0)cm。结果:肺癌组病灶40~70keV单能量CT值均高于结核组(P均<0.05),而两组病灶80~140keV单能量CT值差异性不具有统计学意义(P均>0.05)。肺癌组能谱衰减曲线类型均呈快速下降型(36/36,100%),结核组能谱衰减曲线呈平直型(11/15,73.33%)和弓背上抬型(4/15,26.67%);肺癌组40~65keV、65~90keV、90~140keV平扫能谱衰减曲线斜率均高于结核组(P值均<0.01)。肺癌组钙(水)浓度高于结核组($P<0.01$),而脂(水)浓度低于结核组($P<0.01$);两组水(钙)浓度差异无统计学意义($P=0.10$)。肺癌组Eff-Z明显高于结核组($P<0.01$)。结论:周围型肺癌与结核球的能谱CT定量参数指标不同,能谱CT可为两者的鉴别诊断提供有价值的参考信息。

2. 正确认识、具体分析不同年龄段人群肺结核的影像表现　由于螺旋CT检查存在一定的辐射,所以对儿童进行检查可能会造成一定的危害,故如何在保证CT图像的质量的前提下降低辐射给儿童带来的伤害成为焦点问题。袁劲松等[7]收集179例疑似肺结核的患儿资料,对不同年龄阶段的儿童在不同毫安CT参数下扫描的图像质量进行了对比分析。其中,3~7岁年龄段共78例,8~14岁年龄段共101例。结果:1~7岁儿童常规剂量CT图像质量总分为93.4分,20MA低剂量CT图像质量总分为74.1分,差异有统计学意义($P<0.05$);8~14岁儿童常规剂量CT图像质量总分为94.8分,30MA低剂量CT图像质量总分为89.0分,差异无统计学意义($P>0.05$);两组诊断准确率差异无统计学意义($P>0.05$)。结论:30MA低剂量螺旋CT扫描能够作为不同年龄肺结核儿童的常规性诊断方法,CT图像质量能够达到影像学诊断要求,并可以最大程度的减少辐射剂量;20MA低剂量螺旋CT扫描图像质量较差,一般不作为肺结核儿童常规性诊断方法。

刘扬等[8]归纳分析185例中年(观察组)及同期179例青年(对照组)初发活动性肺结核患者的CT影像学特点。结果:①两组间差异性具有统计学意义的CT征象($P<0.05$):观察组少于对照组:单肺发病左肺($\chi^2=5.25$)、右肺($\chi^2=12.77$);(2)观察组多于对照组:双肺发病($\chi^2=21.03$)、双肺内空洞($\chi^2=6.22$)、肺内播散灶($\chi^2=25.04$)、胸膜增厚($\chi^2=17.2$)、胸腔积液($\chi^2=7.32$)、支气管扩张($\chi^2=9.26$)、合并间质炎症及感染($\chi^2=6.57$)。②两组间差异性无统计学意义的CT征象($P>0.05$):小叶样实变($\chi^2=2.66$)、树芽征($\chi^2=2.81$)、磨玻璃影($\chi^2=2.14$)、小叶中心结节($\chi^2=3.35$)、左肺空洞($\chi^2=0.98$)、右肺空洞($\chi^2=0.07$)、病灶钙化($\chi^2=2.94$)、纵隔及肺门淋巴结肿大($\chi^2=1.40$)。结论:中年初发活动性肺结核患者单侧肺发病率较青年患者低,双肺发病、双肺空洞、肺内播散灶、胸膜增厚、胸腔积液、支气管扩张、合并间质炎症及感染的发病率明显高于青年患者。这说明中年患者病情较青年患者严重,应及时进行正规抗结核治疗。

在我国肺结核患病率和痰菌阳性肺结核患病率均随着年龄增长而逐步升高，老年人患肺结核的概率已达到较高的水平。杨家辉[9]对18例确诊肺结核的老年患者CT、MRI影像资料进行分析。其中，男性9例，女性9例，年龄50~83岁，平均年龄67.2岁，以低热、咯血、咳痰、消瘦、盗汗及咳嗽为主要症状。结果发现CT、MRI两种检查方法对老年性肺结核诊断的准确率非常高，其中CT的准确率在85%以上、MRI的准确率也达到了62%。两种检查方法对空洞、干酪样坏死、结节和肿块的检出率差异性无统计学意义（$P>0.05$），CT对钙化的检出率明显高于MRI（$P<0.05$），而MRI对结核球的检出率明显高于CT（$P<0.05$）。由此可见，应用CT、MRI检查都可以相对准确的诊断老年性肺结核，CT在诊断钙化方面明显优于MRI，但MRI对结核球的显示要优于CT。

3. 支气管结核的CT影像诊断　气管支气管结核是结核病的特殊类型，临床较为常见，由于其临床表现特异性不高、痰涂片检查阳性率低，临床易漏诊。舒伟强等[10]收集经临床证实的支气管结核患者85例并分析支气管结核的CT表现特点。结果共发现支气管病变153处：右主支气管15处，右肺上叶24处，右肺中间段支气管14处，右肺中叶21处，右肺下叶8处；左主支气管18处，左肺上叶43处（其中舌叶13处），左肺下叶10处。单发27例，多发58例。管壁不规则增厚113处（占73.9%），均匀性增厚40处（占26.1%）。由此可见，多层螺旋CT后处理技术在无创显示支气管管壁、管腔病变及病变范围等方面优势显著、患者接受度高，可用于支气管结核筛查，为进一步纤维支气管镜检查及介入治疗定位，也可用于支气管结核患者治疗后疗效随访，有较大的诊断价值及临床指导意义。刘丽等[11]回顾性分析43例经纤维支气管镜及手术病理确诊的支气管内膜结核患者的临床及影像资料。其中，女性27例，男性16例，年龄范围在19~57岁，平均年龄（36±2.1）岁。病程在4个月至3年。临床表现为咳嗽咳痰37例，高热7例，低热盗汗29例，消瘦乏力12例，合并咯血9例。结果：支气管内膜结核的CT特点：①病变累及范围广，可多支支气管同时受侵犯，以上叶支气管多见；②支气管壁多呈不规则增厚，管腔有不同程度的狭窄，支气管走形僵直，少数管腔闭塞致肺不张；③多数支气管壁可见线条状钙化；④肺内多见结核并发灶；⑤肺门、纵隔及腋下淋巴结肿大及钙化。结论：多层螺旋CT能更清楚地观察支气管管壁、管腔受侵犯情况及肺内并发灶，为支气管内膜结核的诊断及鉴别诊断提供了重要参考价值，可提高诊断准确率。

4. 非结核分枝杆菌肺病的影像学研究　非结核分枝杆菌感染临床症状和结核杆菌相似，导致许多抗酸杆菌试验阳性的患者被误诊为结核病、接受抗结核治疗，但常用的抗结核药物对多数NTM无效，因此及早诊断NTM对临床治疗方案的选择有重要意义。姚景江等[12]收集102例确诊为NTM肺病患者的临床及影像学资料，探讨NTM肺病的临床表现与MSCT特征。结果：NTM肺病患者临床表现与肺结核类似，主要表现为咳嗽、咳痰、咯血和活动后气促，两组间差异无统计学意义（P均>0.05）。NTM肺病常合并慢性肺部疾病，如肺结核病、慢性阻塞性肺疾病、肺心病，与肺结核组比较，两组间差异均有统计学意义（P均<0.05）。NTM肺病的MSCT主要表现为小叶中心结节（89/102，87.25%）、支气管扩张（67/102，65.69%）、斑片状实变灶（64/102，62.75%），其次为纤维条索灶、薄壁空洞及胸膜增厚，其中小叶中心结节、支气管扩张、薄壁空洞的发生率高于肺结核组（$\chi^2=3.995$、22.675、12.823，P均<0.05），支气管扩张以右肺中叶和（或）左肺上叶舌段为著。结论：NTM肺病常合并慢性肺部疾病，CT表现有一定特征，主要表现为右肺中叶和（或）左肺上叶舌段支气管

扩张伴周围小叶中心结节、薄壁空洞，具有以上 CT 特征且经正规抗结核治疗后效果不佳时，应考虑 NTM 肺病的可能。余庭山等[13]回顾67 例经痰、支气管镜毛刷物、灌洗液或肺穿刺标本确诊为 NTM 肺病患者的临床及影像资料，同时随机抽取同期 103 例耐多药肺结核(MDR-TB)患者作为对照组，分析其 CT 影像学表现特点。结果：NTM 肺病好发于双肺上叶尖后段及下叶背段，呈簇状聚集的小叶中心性结节，并伴有支气管扩张以及胸膜下的薄壁空洞，少见支气管播散灶。MDR-TB 好发于右肺中叶及左肺上叶舌段，双肺上叶呈斑片、结节及干酪样病变，内伴厚壁空洞以及肺内慢性炎症，影像表现为厚壁空洞、肺实变、肺不张、肺内钙化、肺门及纵隔淋巴结钙化、肺体积缩小、胸膜增厚和胸腔积液等。结论：NTM 肺病与 MDR-TB 的胸部 CT 影像表现相似，但亦存在差异，细致分析影像特征可为临床鉴别诊断提供一定依据。

（二）肺外结核的 CT 诊断

1. 颈部淋巴结结核　颈部淋巴结结核是一种好发于儿童及青少年的肺外结核，早期诊断、早期治疗病情可得到有效改善。因此，准确、及时的诊断颈部淋巴结结核十分重要。范连平[14]回顾性分析了 20 例经手术病理或临床确诊的颈部淋巴结结核不同病理阶段的 CT 表现特点。结果发现病变限于单侧 8 例，同时累及双侧 12 例；病变限于 1 个淋巴结区 3 例，累及 2 个淋巴结区 7 例，累及 2 个以上淋巴结区 10 例；其中位于颌下及颏下淋巴结(Ⅰ区)2 例，颈静脉链上组(Ⅱ区)9 例，中组(Ⅲ区)10 例，颈静脉链下组(Ⅳ区)12 例，颈后三角区(Ⅴ区)8 例，颈前间隙(Ⅵ区)3 例。共 73 个淋巴结受累，直径 0.6~7.2cm，平均(1.7±0.4)cm，呈椭圆形或圆形 63 个，不规则形 10 个。根据病理将颈部淋巴结结核 CT 表现分为 5 型：Ⅰ型：8 例为结核结节及肉芽肿形成，表现为病变淋巴结正常或略肿大，单一或散在的密度均匀的软组织结节影，界清而光滑，呈较明显均匀强化；Ⅱ型：10 例为肉芽肿与干酪坏死并存，既有软组织结节影，又伴有淋巴结干酪样坏死；Ⅲ型：6 例为淋巴结完全干酪坏死，表现为肿大的淋巴结中心呈低密度，但淋巴结周围的脂肪间隙尚清晰，呈环状强化，中心低密度影更加清晰；Ⅳ型：5 例为淋巴结包膜破坏，肿大的淋巴结相互粘连、融合，周围伴有炎性浸润，脂肪间隙模糊、消失，平扫病灶呈等低混杂密度影，增强扫描后呈分隔状或环形融合状强化；Ⅴ型：6 例淋巴结干酪样坏死破溃侵犯周围，表现为相互融合的较大面积低密度区，边界不清，强化不规则，周围结构和皮下脂肪内炎性浸润、脓肿、窦道形成；10 例为混合型，同时具有多个病理阶段表现。结论：CT 检查是颈部淋巴结结核重要的影像学检查方法之一，CT 表现常为多发、多种影像改变并存。CT 图像后处理使病变分区更准确、解剖结构更清晰，有利于颈部淋巴结结核治疗方式的选择和预后判断，具有较高的临床应用价值。

2. 肝结核　肝结核临床相对较少见，因其常无特异症状、体征、实验室检查及影像特征，误诊率较高。王欣等[15]收集了 5 例经病理证实的肝结核，其中经手术病理证实 2 例、肝穿刺活检证实 3 例。结合文献分析，本研究中肝结核主要分为以下三种亚型：①肝浆膜型 1 例，表现为肝脏包膜下多发低密度小结节影，增强后无明显强化；②肝实质型 3 例，其中粟粒型 1 例，CT 表现为肝脏弥漫性肿大、密度减低，增强扫描肝实质强化不均匀，可见多发低密度区；结节型 1 例，CT 表现为结节状钙化；肝囊肿型 1 例，CT 表现为囊性灶，周围见环状钙化；③结核性胆管炎 1 例，表现为局限性肝内胆管扩张，增强扫描肝内胆管管壁强化。可见，肝结核的影像表现具有多样性，容易误诊。浆膜型肝结核、结节型肝结核及结核性胆管炎的 CT 及 MRI 表现有一定的特征性，尤其是伴有钙化时，可提示肝结核的诊断。浆膜型肝结核是肝结核的一种少见类型，其临床表现及症状不典型，往往造成误诊，国内外文献报道较少。丁勋等[16]回顾性分析10例经穿刺活检、外科手术病理证实的浆膜型肝结核患者的临床资料及CT影像学特点。结果：CT平扫示10名患者共12个病灶，肝包膜均不同程度增厚，可表现为结节状；病灶呈类圆形、梭形及不规则形的囊性（n=6）、实性（n=3）及囊实性（n=3），可伴有钙化（n=2）；病灶边缘可见环形壁（n=7），其中4个病灶内部可见分隔呈多房状改变；12个病灶均不同程度压迫邻近肝组织，可累及周围结构（n=9），形成哑铃状或束腰状改变（n=2），并可形成窦道与体表相通（n=1）。CT增强扫描示8名患者共显示10个病灶，其中1例行动脉期、门脉期及延迟期三期扫描，呈多房状强化，环壁及分隔呈渐进性强化；7例行门脉期扫描，呈单环状强化（n=3）、多房状强化（n=3）、囊性改变（n=1）。结论：浆膜型肝结核的CT表现有一定的特点，仔细分析CT平扫及增强扫描的图像特征并结合其临床表现，可以提高此病诊断准确率，为进一步临床治疗提供依据。

3. 腹腔、盆腔结核　肠结核（ITB）是肺外结核的第六大好发部位。梁伟强等[17]收集15例经内镜检查或手术病理确诊为ITB患者的临床与影像学资料，回顾性分析与总结ITB在多层螺旋CT小肠造影（MSCTE）的表现及诊断价值。其中，10例为组织学可见肉芽肿并干酪样坏死，3例抗酸染色阳性，2例活检标本于抗酸杆菌培养过程中见结核菌生长。结果：15例ITB中，13例（86%）主要累及回盲部，4例（27%）表现为多节段肠壁均匀增厚，9例（60%）表现为局部肠壁实质性肿块形成，1例（6%）表现为多发节段性肠壁增厚并肿块形成，1例（6%）表现为不均匀强化的肿块并肠穿孔。12例ITB出现淋巴结肿大，均表现为环形强化。2例（13%）ITB的肠系膜血管出现“梳状征”。按MSCTE强化模式将该9例肿块型小肠结核分为3种类型：①明显均匀强化型（n=5）；②“靶征”征象型（n=2）；③干酪样坏死型（n=2）。结论：ITB的影像学征象表现具有多样性。MSCTE能够清楚地显示肠黏膜轮廓、肠壁及其与周围组织的关系，为ITB的诊断提供了丰富的信息。冯晨光等[18]回顾性分析经病理学证实的33例结核性腹膜炎、34例感染性腹膜炎的CT表现。33例结核性腹膜炎患者中，男性14例，女性19例，年龄20~75岁，平均年龄（49±4）岁；34感染性腹膜炎患者中，男性15例，女性19例，年龄20~76岁，平均年龄（50±4）岁。结果发现两组患者腹水量差异性具有统计学意义（$P<0.05$），其中结核性腹膜炎表现为中少量腹水，感染性腹膜炎则腹水量较多。结核性腹膜炎壁腹膜多均匀增厚，感染性腹膜炎壁腹膜增厚多呈结节样。结核性腹膜炎、感染性腹膜炎患者的大网膜均存在污迹样改变、增厚，淋巴结体积均明显增大并伴随强化现象。CT检查在结核性腹膜炎与感染性腹膜炎鉴别诊断中作用明显，腹水量、壁腹膜改变是重要的鉴别征象。

4. 骨与关节结核　脊柱结核是临床上经常发生的一种结核疾病，是全身骨关节结核中常见的类型，缺乏特征性症状、发病隐匿，因此影像学表现对于临床诊断脊柱结核病具有十分重要的意义。周婕[19]回顾性分析了76例脊柱结核患者的资料，其中男性52例，女性24例，年龄11~59岁，平均年龄（32.7±4.1）岁，病程6个月至13年，均行X线检查与CT检查。根据检查方式分为X线组与CT组，比较两组临床诊断准确率。76例脊柱结核中，X线检查确诊42例，临床诊断准确率55.26%；CT检查确诊69例，临床诊断准确率90.79%，CT组的临床诊断准确率显著高于对照组（$P<0.05$）。X线无法将脊柱结核病灶累及椎管内情况予以全面反映，而CT检查分辨率高，能够将早期脊柱结核病灶骨质破坏情况、病灶所累及椎管、神经根受压程度、椎管狭窄程度、椎间盘破坏程度、脓肿形态与大小以及肉芽组织状况等

清晰显示,横断面图像还能够对解剖关系予以清晰显示。由此可见,CT 诊断脊柱结核的效果十分显著,有利于提升脊柱结核早期诊断准确率,同时对于脊柱结核患者的临床治疗具有积极作用。

骶髂关节结核在临床上少见,约占骨关节结核的 10%,其临床表现不典型,易与骶髂关节其他疾病相混淆,漏诊率、误诊率高。何万林等[20]收集了 20 例经手术病理证实的骶髂关节结核。其中男性 8 例、女性 12 例,年龄 15~62 岁,平均年龄 35.2 岁,主要临床表现为一侧腰骶部、髋部、臀部不同程度疼痛(20 例),可伴同侧下肢放射痛(8 例),低热盗汗(7 例),间有跛行(7 例),血沉升高(12 例)。对所有病例均行 CT 和 MRI 平扫,其中 10 例同时行脂肪抑制 T1WI 增强检查。结果发现,20 例骶髂关节结核均为单侧发病,其中右侧 12 例,左侧 8 例。典型 CT 和 MRI 表现为骨质破坏、关节面模糊、关节间隙增宽、关节周围软组织肿胀,可伴冷脓肿和窦道形成,严重者关节半脱位、纤维强直或骨性强直。结论:CT 及 MRI 能精确显示骶髂关节破坏类型、程度、脓肿位置及邻近结构,有助骶髂关节结核的诊断及鉴别诊断。杨兴云等[21]收集了 120 例髋关节病变患者的资料,并探究多层螺旋 CT 对髋关节病变的诊断价值。120 例中髋关节骨折 60 例(坠落伤 5 例、车祸意外伤 30 例、髋关节扭伤史、跛行、疼痛等 25 例),股骨头坏死 40 例,髋关节结核 20 例。外伤患者伤后 12 小时内全部就诊,均给予 CT 二维成像、三维重建成像以及骨盆 X 线平片检查。结果:X 线检查漏诊误诊率为 61.66%,其中骨折漏诊 20 例、结核漏诊 10 例、关节内骨碎片误诊 19 例、关节内骨碎片漏诊 25 例;CT 扫描漏诊误诊率为 16.67%,其中骨折漏诊 8 例、结核漏诊 5 例、关节内骨碎片误诊 4 例、关节内骨碎片漏诊 3 例。比较两种检查方式差异性具有统计学意义($P<0.05$)。髋关节结核者关节面有广泛的骨质破坏,并能够看见小死骨,在长时间的混合感染下能见到骨质硬化现象,其病灶一般位于髋臼上缘处、股骨颈、股骨头,能够侵入大、小转子中,关节四周的滑膜囊有脓液稽留或者形成寒性脓肿,脓肿内、骨质破坏区有片状钙化灶,晚期病灶内纤维性或者骨性强直形成,往往存在髋屈曲、内收畸形,骨关节肌肉出现萎缩。结论:常规 X 线对髋关节病变的显示有限,而 CT 三维重建成像技术对髋关节病变诊断更为精准,可更直观地将病变以立体形态显示出来,可明确地显示复杂骨折粉碎与移位程度,可作为手术入路与内固定的指导。

5. **鼻咽结核** 鼻咽结核是一种少见的肺外结核病,占上呼吸道结核的比例不到 1%。国内外关于鼻咽结核的影像学表现报道较少,除了该病少见,还与鼻咽内镜检查及活检的利用优势有关。戴辉等[22]收集了 8 例经病理活检证实的鼻咽结核,男、女各 4 例,年龄 17~72 岁,8 例均行 CT 平扫,其中 1 例同时行增强扫描。回顾性分析 CT 资料发现病变位于鼻咽顶部 6 例,鼻咽顶部及右侧壁 1 例,鼻咽顶部及左侧壁 1 例。病变密度均匀 3 例,密度不均匀 5 例。咽缝变窄、消失 6 例,咽旁间隙狭窄 2 例。8 例中无颅底骨质破坏。咽后、颈部多发淋巴结肿大 6 例,淋巴结平扫 5 例呈等密度,1 例呈中央低密度,其中 1 例行增强扫描,表现为淋巴结周边环形强化。虽然鼻咽结核的 CT 表现具有一定特征,但仅靠影像学检查诊断鼻咽结核是困难的,明确诊断必须依靠组织病理学活检。

6. **胆囊结核** 胆囊结核是一种少见的胆囊慢性特异性感染性疾病,临床常无典型表现,因此在影像上对其进行诊断及鉴别诊断具有重要临床价值。刘衡等[23]收集、分析经临床病理证实的 5 例胆囊结核的 CT、MRI 表现,其中 CT 平扫 5 例、增强扫描 2 例,1 例同时进行 CT 和 MRI 平扫。CT 平扫结果示胆囊壁增厚、囊内密度均匀或不均匀、与肝脏边界清晰或模糊;增强扫描示胆囊壁轻度强化,囊内可见分隔状强化影。MRI 平扫示胆囊区见卵圆形异常信号,病灶中央呈稍短 T1、长 T2 信号,周围环绕带状短 T1、短 T2 信号,其外层见半环状稍短 T1、长 T2 信号。胆囊结核的平扫表现(病变形态、大小、边缘、密度及信号)、增强(强化程度、方式)特征有助于其诊断与鉴别诊断。部分胆囊结核具有一定特征性的 CT、MRI 表现,结合临床资料,可在术前做出正确诊断,同时 CT、MRI 表现也为临床治疗及预后情况提供了重要依据。

7. 胰腺结核　胰腺结核较为少见,大多数胰腺结核患者早期经抗结核药物治疗即可治愈,若能正确诊断胰腺结核,可避免不必要的手术创伤,故早期、准确诊断胰腺结核具有重要的临床意义。苟丽等[24]通过回顾性分析 7 例经 MSCT 平扫+增强的胰腺结核的影像学表现,评价 MSCT 在胰腺结核诊断中的价值。7 例患者中男性 4 例、女性 3 例,年龄 24~75 岁,平均年龄 41 岁,病程 2 周~5 个月,主要症状为不同程度的反复中上腹痛、腹胀、低热和黄疸,4 例行外科手术治疗,组织培养检测出结核分枝杆菌,3 例行抗结核治疗,症状明显减轻。结果:7 例胰腺结核中位于胰头者 5 例,伴胰头周围淋巴结肿大 3 例、肝内外胆管及胰管轻度扩张者 2 例、胆囊增大 1 例;位于胰腺颈部 2 例,伴病变及肿大淋巴结侵犯、包绕肝动脉。其中 2 例为类圆形,2 例圆形,3 例不规则形,表现为略低密度的肿块或囊性病变,边界不清,增强扫描呈蜂房状强化、环状或不均匀性强化。结论:MSCT 检查不但可以明确胰腺结核病灶范围,而且特征性影像表现能进一步提高胰腺结核诊断的正确性。

8. 肾结核　周树明[25]回顾分析 40 例肾结核患者资料,对肾结核 CT 表现与 DR 静脉肾盂造影进行对比分析。40 例患者中,经手术病理证实 35 例,临床回访治愈 5 例,临床回访中 1 例 83 岁,因年龄大保守治疗,3 例双肾结核,1 例肺结核合并右侧睾丸结核,均住院治疗,回访临床治愈。结果:肾脏造影:诊断明确 25 例,表现为肾盂肾盏形态不规则、杯口破坏,9 例肾盂积水,5 例输尿管积水、2 例输尿管呈现“串珠样”改变;诊断不明确 15 例。CT:40 例肾脏实质破坏,32 例多发空洞,聚拢排列呈“花瓣”状,左肾自截并右肾结核 1 例,肾盂肾盏积水 12 例,输尿管积水 5 例,肾功能减退 25 例。35 例手术,单侧肾结核空洞病变 25 例,肾结核合并输尿管结核 12 例,肾结核合并肾盂输尿管积水 8 例,肾结核合并腹膜后淋巴结核 1 例,肾自截无排泄功能 3 例。结论:肾结核 CT 与 DR 静脉肾盂造影相结合可见更好的体现病变形态、部位、毗邻关系及功能,尤其单侧肾脏排泄功能,为临床外科手术方案的制定提供了重要依据。

二、MRI 在结核病诊断中的应用

1. 颅内结核　丁爽等[26]收集 28 例脑实质结核病及 31 例脑内转移瘤患者的资料,分析其 MRI 特点,探讨多 b 值弥散加权成像(DWI)对脑实质结核与脑转移瘤鉴别诊断的应用价值。脑实质结核病患者年龄 6~70 岁,均不合并结核性脑膜炎,其中 6 例患有血性播散性肺结核,16 例患有继发性肺结核,另 6 例未合并其他部位结核,临床表现为头痛、恶心、呕吐,根据临床表现、胸片、脑脊液(CSF)检查、手术病理或抗结核药物诊断性治疗随访好转等方式确立诊断;脑内转移瘤患者年龄 35~74 岁,原发病灶为肺癌 25 例、乳腺癌 3 例、结直肠癌 2 例、食管癌 1 例,临床表现为头痛、脑神经损伤征象等,根据手术病理及临床原发病灶确立脑转移瘤诊断。结果:脑实质结核病灶 337 个,实性均匀强化病灶 102 个,69.6%≤3.0mm,25.5%在 3.0~10.0mm;环形强化病灶 235 个,环壁光整厚薄均匀,32.4%在 3.5~5.0mm,

45.5%在5.0~10.0mm,22.1%≥10.0mm。脑转移瘤285个,实性欠均匀强化病灶74个,27.0%≤3.0mm,73.0%>3.0mm;环形强化病灶211个,环壁凹凸不平,84.8%>5.0mm。脑实质结核中实性强化结节、强化环壁的ADC high值分别为(0.240±0.038)$\times10^{-3}mm^2/s$、(0.249±0.039)$\times10^{-3}mm^2/s$,均高于脑转移瘤($P<0.05$)。脑实质结核环形强化病灶中心干酪实性区的ADC high值为(0.251±0.056)$\times10^{-3}mm^2/s$,低于脑转移瘤的中心坏死区($P<0.05$)。环形强化病灶中环壁的ADC 10b及ADC high值分别以0.088$\times10^{-3}mm^2/s$和0.241$\times10^{-3}mm^2/s$为界,鉴别脑实质结核与脑转移瘤的灵敏度分别为83.9%、58.9%,特异度分别为72.5%、100%。结论:结合病灶大小、MRI强化方式、ADC high值与ADC 10b值的MRI影像特征有利于脑实质结核和脑转移瘤的鉴别诊断。

李国勤等[27]收集42例结核性脑膜炎(TBM)患者的资料,分析TBM的多层螺旋CT及MRI影像特点及诊断价值。其中,男性23例,女性19例,年龄3~63岁,平均年龄(25.33±6.20)岁,均经脑脊液检查、实验室血沉、结核抗体以及PPD试验检查确诊。临床主要症状包括头痛头晕、嗜睡、发热、意识模糊、视力障碍、偏瘫、脑膜刺激征、癫痫发作等,并发症包括肺结核9例、骨结核4例、既往结核病史18例。结果:多层螺旋CT与MRI影像学征象主要包括脑膜增厚、脑梗死灶、不同程度脑积水、基底池或鞍池或脑实质内异常密度等,MRI诊断阳性率83.33%明显高于多层螺旋CT 64.29%($P<0.05$)。多数患者CT平扫显示脑积水、脑梗死、单发或多发结核瘤等异常改变,呈等或稍高密度影改变,部分伴有钙化;增强扫描时多数呈环状或结节状强化,少数可不强化。MRI表现为脑底部脑池变窄或消失,脑膜增厚,T1加权像显示等或稍高信号,T2加权像显示等信号,增强扫描示多数受累脑膜呈线条状、点状、斑片状等强化,少数可不强化;粟粒样结核病灶MRI表现为T1加权像等或低信号,病变中心为高信号,强化后呈多发性小灶性强化。结论:MRI检查诊断TBM阳性率较高,结合CT检查可为TBM的病变部位、累及范围提供准确的定位诊断,以及定性诊断,提高了临床诊断的准确率。

2. 骨与关节结核　刘馨[28]回顾性分析50例骨关节结核患者资料,总结MRI在骨关节结核诊断中的作用。其中,男性31例,女性19例,年龄为15~28岁,平均年龄为(17.32±3.17)岁。患者均进行了CT、X线、MRI等检查,且经病理证实为骨关节结核。结果:经病理证实:椎管狭窄7例,脊椎附件破坏6例,椎间盘冷脓肿、破坏或者椎体间隙狭窄12例,关节囊增厚、关节腔积液4例,椎体骨质破坏18例。其中,CT检查共确诊37例,确诊率为74.0%(37/50);X线检查共确诊3例,确诊率为62.0%(31/50);MRI检查共确诊48例,确诊率为96.0%(49/50)。结论:MRI检查对骨关节结核具有较高的敏感性,能将骨关节结核的影像特征充分反映出来,并达到较高的确诊率,从而为骨关节结核病的早期诊断和治疗提供重要依据。

陆通等[29]回顾性分析了57例脊柱结核的MRI影像表现。其中包括颈椎结核5例、胸椎结核12例、腰椎结核24例,颈椎合并胸椎3例,胸椎合并腰椎8例,腰椎合并骶椎5例。单椎体受累2例,相邻2个椎体受累41例,3个及3个以上椎体受累14例。43例椎间隙狭窄或消失,40例脓肿形成。增强扫描示41例病灶区域明显强化,16例弱强化或无强化。57例患者均接受1~3个月不等的强化多联抗结核化疗治疗。12例患者术前MR增强扫描表现不同程度好转,3例无明显变化。可见,MRI矢状位、冠状位对病变累及范围、椎管内侵犯、脊髓压迫情况的显示有较大帮助。MRI增强扫描对脊柱结核病变受侵范围、结核病变成分的显示及病变活动期判断均有重要价值，有助于脊柱结核早期诊断及指导临床治疗。

梁立锋[30]收集整理96例经病理或随访复查证实的关节滑膜疾病的病例资料，回顾性分析膝关节滑膜疾病各种病变的MRI表现特征。其中，患者年龄7~67岁，平均年龄35岁，男性58例，女性38例，31例曾经有过明确的外伤史，但是既往无与滑膜相关疾病史，7例滑膜结核发现明确的肺原发结核，滑膜肉瘤3例。MRI平扫及MRI平扫+增强两组病例检出率分别为72.9%和91.7%。发生于左膝关节48例，右膝关节39例，双膝关节9例。滑膜炎性病变51例，其中滑膜结核7例、类风湿关节炎4例、创伤性滑膜炎31例、退行性骨关节炎9例；滑膜瘤样及肿瘤病变45例，其中色素沉着绒毛结节性滑膜炎25例、滑膜软骨瘤病17例、滑膜肉瘤3例。本组资料滑膜结核均见特异性脓肿形成，5例伴关节周围软组织水肿及髌上囊积液。笔者认为脓肿可能源于结核肉芽肿伴随干酪样、化脓性坏死物聚集所致，而软骨改变及软骨下骨的破坏可能源于增生滑膜的骨质侵蚀。本组病例均发现滑膜呈片状广泛性增厚，T1WI呈低信号，T2WI呈稍高信号，可能与所选病例的病程较长有关。3.0T MRI平扫+增强对膝关节滑膜疾病具备较高诊断价值，可为临床治疗方案的制定提供有力依据。

3. 脾结核　戴辉等[31]收集了2例脾结核患者的资料，分析其MRI表现特点。例1，女性，43岁，MRI检查脾脏见类圆形稍短T1短T2信号团块，边界清楚，增强扫描无强化。例2，男性，22岁，MRI检查显示脾脏多发大小不等类圆形病灶，呈等或稍短T1信号、等或稍长T2信号，中央呈更长T1长T2信号，DWI脾脏病灶显示更多，呈高信号，腹腔、腹膜后肿大淋巴结呈高信号，增强扫描脾脏病灶及肿大淋巴结均呈环形强化。2例均有肺结核病史。软组织分辨率MRI较CT高，在脾结核的诊断上MRI优于CT。由于脾结核的影像学表现与感染途径、病灶大小、疾病所处阶段相关，因此较为复杂。本组2例脾结核MRI影像表现具有一定特征性，T2WI呈低或等信号提示纤维及肉芽组织增生、固态干酪样变，呈高信号提示液性干酪样坏死；T1WI呈高信号提示病灶内富含类脂成分、胶质增生；DWI序列脾结核病灶呈高信号，与病灶内干酪样坏死、炎性细胞和细胞碎片限制水分子的扩散有关。脾结核周边不规则的肉芽肿性炎明显强化，而内部坏死区去强化，对结核性脾脓肿的诊断有指导意义，本组病例2表现与此相符，而病例1由于结核灶干酪样坏死彻底，故增强扫描无强化。此外，脾结核常同时伴有腹腔、腹膜后多发淋巴结肿大，增强呈环形强化，这也是淋巴结结核的特征性表现之一。

三、PET-CT在结核病诊断中的应用

PET-CT将PET与CT完美融为一体，由PET提供病灶的功能与代谢等分子信息，CT提供病灶的精确解剖定位，一次显像可获得全身各部位的断层图像，具有灵敏、准确、特异及定位精确等特点，可一目了然地了解全身整体状况，达到早期发现病灶和诊断疾病的目的。余小忠等[32]收集46例疑似肺外结核患者的病理资料，其中经病理结果及治疗性诊断证实肺外结核28例，炎性病灶等18例。所有入组患者均行^{18}F-FDG PET-CT并同机行增强CT，对比二者对肺外结核的诊断价值。结果发现^{18}F-FDG PET-CT诊断肺外结核的灵敏度、特异度、准确率、阳性预测值及阴性预测值均显著高于增强CT（$P<0.05$）；增强CT对^{18}F-FDG PET-CT误诊者鉴别诊断准确率为42.9%，^{18}F-FDG PET-CT对增强CT误诊者鉴别诊断准确率为83.3%（$P<0.05$）。可见，^{18}F-FDG PET-CT对肺外结核的诊断价值较高，对增强CT误诊病例的鉴别诊断价值较高。

谭蓓蓓等[33]回顾性分析98例行^{18}F-FDG PET/CT检查的胸腰椎体脊柱破坏患者资料，总结其影像学特点。根据病理学检查及随访结果有27例确诊为胸腰椎体结核，归为结核组，其余71例包括25例脊柱转移瘤，21例淋巴瘤，15例化脓性脊柱炎，5例骨巨细胞瘤，4例浆细胞瘤，归为非结核组。结果：结核组、非结核组分别发现42、114个病灶。结核组的病变累及连续椎体、椎间盘病变、椎体压缩性骨折、椎旁冷脓肿、"放射性冷区"的发生率显著高于非结核组（$P<0.05$）。二分类Logistics回归分析结果表明，病变累及连续椎体、椎间盘病变、椎体压缩性骨折、椎旁冷脓肿、"放射性冷区"这5个征象是患者诊断为胸腰椎体结核的独立因素（$P<0.05$）。其中，病变累及连续椎体+椎间盘病变这个组合的敏感度、特异度、阳性预测值、阴性预测值、Youden指数分别为72.4%、81.6%、58.8%、88.6%、53.0%，诊断效能最高。结论："病变累及连续椎体+椎间盘病变"组合对胸腰椎体结核的诊断价值可能最高。

尹亮等[34]收集81例经手术、穿刺活检病理证实或经临床治疗有效而明确诊断的腹膜弥漫性病变患者的资料，回顾性分析了结核性及肿瘤性腹膜弥漫性病变的^{18}F-FDG PET-CT表现。其中，结核性腹膜炎21例，男性12例，女性9例，年龄24~70岁，平均年龄42岁，10例有结核病史，12例低热，10例伴有乏力、盗汗，8例结核菌素试验阳性；肿瘤性腹膜弥漫性病变60例，腹膜转移癌32例（男性18例，女性14例，年龄43~76岁，平均年龄57.5岁），原发瘤为卵巢癌10例，胃癌10例，结肠癌7例，胰腺癌3例，原发瘤不明但穿刺为转移性腺癌2例；原发性腹膜浆液性乳头腺癌24例（均为女性，年龄51~79岁，平均年龄65岁）；腹膜弥漫性恶性间皮瘤4例，有长期石棉接触史者2例。单因素分析显示，腹膜SUVmax、腹水CT值、壁腹膜增厚情况在结核性与肿瘤性腹膜弥漫性病变中差异有统计学意义（$P<0.05$）；多因素分析显示，网膜增厚情况及其他脏器受累情况在结核性与肿瘤性腹膜弥漫性病变中差异有统计学意义（$P<0.05$），二元Logistic回归方程为$Y=1.201+1.517X3+1.980X9$，X3及X9的OR值分别为4.559（95%*CI* 0.707~29.391）及7.242（95%*CI* 1.726~30.385）；ROC曲线显示网膜增厚情况、其他脏器受累情况对结核性及肿瘤性病变的鉴别有效，两者的AUC分别是0.670（95%*CI* 0.527~0.813）和0.655（95%*CI* 0.525~0.785），网膜增厚情况的诊断效能较高（$P<0.05$）。因此，^{18}F-FDG PET-CT对结核性与肿瘤性腹膜弥漫性病变的鉴别诊断具有一定的价值。

四、艾滋病合并结核病的影像学诊断

结核病和艾滋病具有相互促进加重的交互效应，如不及时诊断并给予恰当治疗，很容易导致患者病情恶化乃至死亡。为此，世界卫生组织专门出台了结核杆菌与艾滋病病毒双重感染预防行动指南，希望结核病和艾滋病高负担地区积极应对双重感染问题。崔哲哲等[35]对广西部分艾滋病高发地区进行系统检测，问卷筛查可疑症状、行影像学检查和痰标本检测，并评价症状筛查和影像学检查的检测效度、信度及其并联试验效果。最终纳入艾滋病病毒感染者1024例，其中72例确诊为活动性结核，无感染或罹患结核的受检者653例。症状筛查和影像学检查的阳性率分别为：34.28%和17.58%。诊断结核病的概率随着可疑症状增多呈现升高趋势（$P<0.001$）。18.75%的病例影像学检查结果阴性。结核病可疑症状筛查的灵敏度为69.44%，特异度为83.61%，Kappa值为0.348（与金标准弱一致）；影像学检查的灵敏度为65.27%，特异度为93.72%，Kappa值为0.537（与金标准中度一致）。联合筛查并联试验灵敏度提高至88.89%；两项筛查均阳性的似然比远大于其中一项阳性或均阴性

者。结论:艾滋病病毒感染合并结核病时,由于免疫反应差,症状不典型,部分患者的胸部影像学检查不易判断结果。单项常规筛查方法对确认和排除诊断精度有限。因此,在对艾滋病病毒感染者进行结核病筛查时,需采用多种临床诊断方法进行反复验证核实。华奇峰等[36]分析60例获得性免疫缺陷综合征伴肺结核患者(观察组)及60例正常免疫伴肺结核患者(对照组)影像学资料、临床症状及表现等,探讨CT对AIDS伴肺结核感染的诊断价值。结果:观察组患者发热、呼吸困难、乏力、食欲减退、体重下降、浅表淋巴结肿大、头痛、腹泻、视物模糊、口腔黏膜白斑、皮肤瘙痒、皮疹、尿频、尿痛、尿急、伴其他肺部感染、肺外结核等发生率均明显高于对照组,差异有统计学意义($P<0.05$);观察组患者病变多位于中下肺,而对照组多位于上肺,观察组患者病变范围累及3叶以上者明显多于对照组,而局限于1肺叶者明显少于对照组,差异有统计学意义($P<0.05$);观察组CT征象出现钙化、空洞、纤维化及支气管扩张概率明显低于对照组,而出现纵隔淋巴结肿大、粟粒结节及胸腔积液概率明显高于对照组($P<0.05$)。可见,获得性免疫缺陷综合征伴肺结核患者临床症状较多,其肺内病灶主要位于中下肺,并多累及3叶及以上,易出现淋巴结肿大、胸腔积液、粟粒结节征象,当出现以上特征时需考虑合并肺结核的可能性,进而实施针对性诊治,为改善预后提供帮助。

五、糖尿病合并结核病的影像学诊断

糖尿病是一种临床上较为常见的慢性疾病,一般随着病情的进展机体的免疫功能会受逐渐受损,患者并发感染的可能性增高。因此,糖尿病患者继发肺部感染应进行早期诊断、明确感染类型并接受早期治疗。马赫[37]收集了65例糖尿病合并肺结核患者及35例非糖尿病肺结核患者的资料,对比两组患者的影像学表现,探究螺旋CT在诊断糖尿病并发肺结核中的应用价值。结果:观察组患者形成空洞、干酪样病变的概率显著高于对照组患者($\chi^2=8.529$、6.284,$P=0.011$、0.035);对照组患者出现纤维性增生病变的概率显著高于观察组($\chi^2=10.156$,$P=0.001$);两组患者发生浸润性病变的概率差别不显著($\chi^2=2.931$,$P=0.076$);观察组结核病变发生部位与对照组比较差异无统计学意义($\chi^2=3.063$、2.859,$P=0.077$、0.083)。结论:糖尿病并发肺结核的影像表现具有多样性,空洞及干酪样病变阳性率较高。戴月梅等[38]分析对比了各种不典型肺结核影像学表现,包括糖尿病合并肺结核的影像学特点。484例肺结核中,男性285例,女性199例,年龄15~85岁,平均年龄(45.6±13.3)岁。结果发现60~85岁组非典型病变部位的比例(44.0%)和非典型病变的比例(40.0%)均大于15~59岁组(33.8%和29.6%),两者差异性具有统计学意义($P<0.05$)。与单纯性肺结核相比,糖尿病、尘肺、艾滋病合并肺结核的非典型病变部位和非典型病变比例显著升高($P<0.05$)。糖尿病患者体内糖代谢障碍、糖利用率减少,导致机体免疫功能受损、抵抗力下降。合并肺结核一般少有纤维增殖、钙化及空洞病变,影像表现不典型,而单纯性肺结核表现为致密影、边界较清的斑片影、伴有纤维增殖及钙化影。这主要是由于免疫状态不同,单纯性肺结核具有局限性、反应性增生、修复、愈合的演变过程。因此,应充分认识并重视不典型肺结核的临床及影像学表现,以提高肺结核诊断的准确率。

六、结核相关影像检查技术

CT是当前临床上诊断肺结核常用的一种方法,虽然准确率较高,但是其辐射剂量问题越来越受到社会公众的广泛关注。李军[39]收集99例疑似肺结核患者的资料,分析应用低剂量螺旋 CT 诊断肺结核的临床价值。99 例疑似肺结核患者中,82 例经活检、查痰确诊为肺结核,检出率为 82.83%。低剂量螺旋 CT 的肺结核征象检出率与常规 CT 比较差异无统计学意义($P>0.05$)。因而认为应用低剂量螺旋 CT 诊断肺结核可以获得与常规 CT 扫描相同的诊断结果,并且还能使患者的辐射剂量降低,值得推广。

WHO 推荐的痰涂片荧光显微镜和 X 线检查是识别症状可疑肺结核应用最广泛且较为有效的诊断方法。但是以眼睛观察显微镜来筛查抗酸杆菌是一项烦琐、劳动密集型工作,低质量、不一致的痰涂片染色技术、标本碎屑、人眼视觉变异和疲劳等因素都会导致灵敏度降低。而胸部 X 线检查在基层以及不发达地区由于缺乏放射科医生也无法为大量感染人群提供较精准的影像学诊断。使用基于人工智能计算机辅助诊断技术的自动显微镜系统和胸片自动化检测系统对结核病进行自动诊断,可以有效解决以上问题。Fleming Y. M. Lure 等[40]分析了自动肺结核检测显微镜系统和肺结核自动胸片数字化影像检测系统的应用研究。用于高校检测抗酸杆菌的全自动显微镜系统(TBDx)采用人工智能的检测算法来扫描荧光涂片的高分辨率数字影像,自动对怀疑的荧光体进行评分,其灵敏度可以高于 90%。便携式数字胸部诊断系统(DCXR)具有速度快、成本低以及良好的敏感性特异性分数等特点。

七、影像学检查联合实验室检查对结核病诊断价值的研究

除影像学检查外,价格较低、容易操作的结核菌素纯蛋白衍生物皮肤试验(PPD)也是临床上诊断结核感染的一种重要方法。陈土祥等[41]收集 90 例肺结核患者资料,分析胸部 CT 和 PPD 试验在肺结核诊断中的临床价值。90 例肺结核患者均分为观察组和对照组,每组 45 例,观察组行胸部 CT 和 PPD 试验检查,对照组行 X 线和 PPD 试验检查。结果:胸部 CT 和 X 线检查在空洞、斑片、结节影、团状影、胸腔积液和胸腔粘连肥厚的显示率差异无统计学意义($P>0.05$),在气胸、肺气肿、肺大疱、病灶内钙化和淋巴结钙化的差异性具有统计学意义($P<0.05$)。PPD 试验中肺结核诊断的特异性随着硬结直径的增大而增强,阳性预测值上升,敏感性却下降。两组误诊的差异性无统计学意义($P>0.05$),漏诊的差异性具有统计学意义($\chi^2=6.0494, P=0.0139$),观察组的诊断准确率为 95.56%,对照组的诊断准确率为 75.55%,观察组明显高于对照组($P<0.05$)。结论:胸部 CT 结合 PPD 试验检查可以准确反映肺结核病变以及征象,能够提高诊断的准确率,临床价值较高,值得推广。

(侯代伦　邢志珩　吕岩　房坤　韩利军　李欢　常蕴青　唐神结)

参考文献

1. 张强军,张晓明.活动性及非活动性肺结核 CT 征象对不同类型肺结核的鉴别诊断价值.中国 CT 和 MRI 杂志,2017,15(1):67-69.
2. 李宝学,李靖,秦立新,等.以肺间质改变为主肺结核 HRCT 特征分析.放射学实践,2017,32(4):406-409.
3. 黄恩善,陈鹏,李瑞雄.肺尖孤立性结节的 CT 诊断与鉴别诊断.右江医学,2017,45(1):77-80.
4. 望云,范丽,李清楚,等.薄壁囊腔型肺癌与薄壁空洞性肺结核的 MDCT 表现鉴别诊断研究.临床放射学杂志,2017,36(1):44-49.
5. 李艳静,刘贵林,常占平.肺结核合并肺癌的 CT 影像学表现分析.中国 CT 和 MRI 杂志,2017,15(4):62-64.
6. 梁远凤,李琦,罗天友.能谱 CT 平扫定量分析鉴别诊断周围型肺癌与结核球.中国医学影像技术,2017,33

(8):1206-1210.
7. 袁劲松,赵志伟.螺旋CT低剂量扫描对儿童肺结核的诊断价值分析.中国CT和MRI杂志,2017,15(3):65-67.
8. 刘扬,龚圣兵,陈严,等.中年人初发活动性肺结核的CT影像特点.临床肺科杂志,2017,22(7):1184-1187.
9. 杨家辉.老年性肺结核的CT、MRI表现特点分析.内蒙古中医药,2017,36(1):88-89.
10. 舒伟强,吕圣秀,李春华,等.多层螺旋CT后处理技术在支气管结核诊治中的应用.检验医学与临床,2017,14(8):1114-1115.
11. 刘丽,丁世荣,蒲鹏,等.支气管内膜结核的多层螺旋CT表现及鉴别诊断.CT理论与应用研究,2017,26(3):373-379.
12. 姚景江,贺亚琼,张亚林.非结核分支杆菌肺病的临床与MSCT表现.中国医学影像技术,2017,33(3):414-418.
13. 余庭山,沈晓兰,龙显荣,等.非结核分支杆菌肺病与耐多药肺结核的CT影像对比分析.天津医药,2017,45(6):628-631.
14. 范连平.颈部淋巴结结核20例CT表现.实用医技杂志,2017,24(1):41-42.
15. 王欣,蒋诚诚,李勇刚.5例肝结核的影像学分析并文献复习.新发传染病电子杂志,2017,2(2):100-103.
16. 丁勋,徐佳,鲁植艳,等.多层螺旋CT对浆膜型肝结核的诊断价值探讨.医学影像学杂志,2017,27(7):1269-1272.
17. 梁伟强,赵静,贾应梅,等.肠结核的多层螺旋CT肠道造影表现.中山大学学报(医学科学版),2017,38(3):468-474.
18. 冯晨光,王飒.CT检查在鉴别结核性腹膜炎与感染性腹膜炎中的作用分析.临床研究,2017,12(5):113-115.
19. 周婕.CT应用于脊柱结核患者临床诊断中的价值分析.临床医学研究与实践,2017,2(3):125-126.
20. 何万林,徐中佑,李相位.骶髂关节结核的CT和MRI诊断.中国CT和MRI杂志,2017,15(2):133-136.
21. 杨兴云,王涛,马力,等.多层螺旋CT在髋关节病变中的诊断价值.中国CT和MRI杂志,2017,15(1):125-127.
22. 戴辉,刘衡,张高峰,等.鼻咽结核的CT表现.四川医学,2017,38(2):229-231.
23. 刘衡,柏永华,鲁宏.胆囊结核CT、MRI表现.新发传染病电子杂志,2017,2(1):43-45.
24. 苟丽,郭辉,王佳,等.胰腺结核患者的多层螺旋CT表现.中华实验和临床感染病杂志,2017,11(2):172-175.
25. 周树明.肾结核CT与DR静脉肾盂造影的对比分析.中国医药指南,2017,15(6):142-143.
26. 丁爽,陈宏,米日古丽·沙依提,等.脑实质结核与脑转移瘤的MRI鉴别及多b值DWI量化分析.中国医学计算机成像杂志,2017,23(1):13-18.
27. 李国勤,黄继良,陈炫章.结核性脑膜炎的多层螺旋CT及MRI影像特点及诊断价值分析.中国CT和MRI杂志,2017,15(4):17-20.
28. 刘馨.磁共振检查在骨关节结核中的诊断作用探讨.中国医疗器械信息,2017,23(2):60-61.
29. 陆通,何花,张琴,等.脊柱结核磁共振成像增强扫描的意义.磁共振成像,2017,8(6):436-440.
30. 梁立锋.膝关节滑膜疾病MRI表现分析.医学影像学杂志,2017,27(4):740-744.
31. 戴辉,文丹.2例脾结核的MRI表现.中国医学影像技术,2017,33(5):799-800.
32. 余小忠,姜忠宇,周勤冰,等.18F-FDG PET-CT与增强CT对肺外结核诊断的对比研究.中华医院感染学杂志,2017,27(15):3480-3486.
33. 谭蓓蓓,郭婧澜.胸腰椎体结核的18F-FDG PET/CT影像特点研究.重庆医学,2017,46(26):3668-3670.
34. 尹亮,黄世明,林志春,等.结核性与肿瘤性腹膜弥漫性病变的18F-FDG PET/CT影像特征比较.武警医学,2017,28(2):182-185.

35. 崔哲哲,林玫,蓝如束,等.症状筛查与影像学检查在集合杆菌/艾滋病病毒双重感染监测中的应用评价.现代预防医学,2017,44(11):2071-2075.

36. 华奇峰,胡爱荣,张叶娜,等.CT 应用于获得性免疫缺陷综合征伴肺结核感染患者的诊断价值及影像学表现.中华医院感染学杂志,2017,27(10):2241-2244.

37. 马赫.螺旋 CT 在诊断糖尿病并发肺结核患者中的应用价值.糖尿病新世界,2017,20(8):51-52.

38. 戴月梅,玛丽叶古・阿吾提,何元兵.484 例肺结核患者的影像学变化分析.新疆医学,2017,47(6):582-584.

39. 李军.肺结核患者应用低剂量螺旋 CT 的诊断价值研究.中国现代药物应用,2017,11(11):86-88.

40. Fleming Y.M.Lure,Stefan Jaeger,Sameer Antani.自动化显微镜检测和数字化胸片诊断系统在肺结核筛查中的应用.新发传染病电子杂志,2017,2(1):5-9.

41. 陈土祥,王鹏程.胸部 CT 和 PPD 试验检查在肺结核诊断的价值分析.中国农村卫生事业管理,2017,37(2):229-231.

第三章　结核病免疫学诊断

摘要：结核分枝杆菌是胞内寄生菌，机体的免疫功能是结核病发生、发展和转归的重要因素。多种免疫细胞亚群与细胞因子的协同作用参与了结核感染的免疫防御。免疫细胞包括树突状细胞（DC）、单核和（或）巨噬细胞、CD4、CD8 和 γδT 细胞，自然杀伤细胞，B 细胞及中性粒细胞等；细胞因子包括 γ-干扰素（IFN-γ）、肿瘤坏死因子-α（TNF-α）、白细胞介素-12（IL-12）、IL-6、IL-4、IL-10、IL-15、转化生长因子-β（TGF-β）、IL-18、IL-17、IL-13 等。结核病的体液免疫学及细胞免疫学诊断技术在临床上得到广泛使用，很多学者对此进行了深入的研究并取得了长足的进展，此为结核病的实验室诊断及鉴别诊断技术提供了重要的科学依据。

关键词：免疫细胞；细胞因子；γ-干扰素；白细胞介素-12；诊断技术

随着结核病合并 HIV 感染、糖尿病结核、老年结核、耐多药结核的增多，有关结核免疫功能的研究面临越来越复杂的形势，这也使得我们需要对于结核诱导免疫应答的多面性、阶段性及异质性有更清晰的认识。近 1 年来，多项研究深入探讨了基于酶联免疫斑点（ELISPOT）技术的 γ-干扰素释放试验（IGRA）在潜伏结核感染、活动性肺结核、肺外结核、免疫低下人群结核、非结核分枝杆菌中的诊断及鉴别诊断价值；而对 IFN-g、TNF-α、IL-12 等生物标记物的研究进一步深入扩大，免疫细胞及细胞因子领域研究的快速发展已成为诊断及鉴别诊断活动性结核，监控结核感染状态，评估治疗及判断预后的有效辅助手段。

一、γ-干扰素释放试验

（一）诊断潜伏结核感染

潜伏结核感染（LTBI）是结核分枝杆菌（*M. tb*）在体内的稽留状态，其诊断依据为结核纯蛋白衍化物（PPD）皮肤试验或 γ-干扰素释放试验（interferon gamma release assay，IGRA）阳性，且无临床症状或影像学证据。其中结核菌素试验（tuberculin skin test，TST）易受卡介苗（Bacillus Calmette-Guerin，BCG）接种和非结核分枝杆菌（NTM）感染的影响。γ-干扰素释放试验（IGRA）克服了 TST 的不足，包括 QuantiFERON 和结核感染 T 细胞斑点试验（T-SPOT. TB）。其中以 T-SPOT. TB 敏感性和特异性最高。

许怡等[1]通过对高危医务人员、相关实验室人员和普通对照 3 组人群，分别进行结核菌素试验和 γ-干扰素释放试验 2 项检测，评估了 IGRA 试验对 LTBI 的早期、快速、准确诊断价值。本研究分别纳入高危结核科医务人员 40 人；相关实验室人员 30 人；常规体检人员 40 人。3 组间性别（$\chi^2=0.767$）、年龄（$F=0.989$）比较差异无统计学意义（均 $P>0.05$）。3 组人群分别进行结核菌素试验和 γ-干扰素释放试验的检测。实验结果显示 3 组间结核菌素试验阳性率比较差异无显著性（$P>0.05$）；高危医务人员组结核菌素实验的强阳性率显著高于普通人群对照组（$P<0.05$）；高危医务人员组和相关实验人员组 γ-干扰素释放试验的阳性率均显著高于普通人群对照组（$P<0.05$）。医务人员 LTBI 的感染率高达 32.5%，而实验室人员的感染率也高达 23.3%。通过对 2 种实验的 3 个实验结果的比较发现：TST 试验的阳性率

虽高，但特异性不高，仅对于普通人群的结核感染筛查有一定的作用。对于高危人群，TST试验的强阳性率更有统计学意义。IGRA 试验对 LTBI 的早期、快速、准确诊断明显优于 TST试验，是特异性和灵敏度高的 LTBI 辅助诊断试验。

范伟光等[2]选择保定市传染病医院结核患者 110 例，其中肺结核 80 例，肺外结核 30 例。非结核组患者中其他传染病 43 例，健康对照组 50 例，对受试者进行 T-SPOT. TB、痰涂片、LDH、ADA、hs-CRP、ESR 检测以评价 T-SPOT. TB 的等效性，结果提示结核性疾病组 T-SPOT. TB的阳性率均显著高于非结核性疾病组和正常对照组。T-SPOT. TB 的阳性率，差异有统计学意义（$P<0.05$）；而非结核性疾病组和正常对照组 T-SPOT. TB 的阳性率差异无统计学意义（$P>0.05$）；结核性疾病组中痰涂片阳性的 T-SPOT. TB 检测阳性率为 85.0%，痰涂片阴性的 T-SPOT. TB 检测阳性率为 86.7%，两者比较差异无统计学意义（$P>0.05$）；结核相关生化指标（LDH、ADA、hs-CRP）和 ESR 检测在阳性组的表达量均显著。高于 T-SPOT. TB阴性组的表达量，差异有统计学意义（$P<0.05$）。作者认为，T-SPOT. TB 为判断是否感染结核的可靠指标。

（二）辅助诊断活动性结核病

李根等[3]分析了结核分枝杆菌效应 T 细胞检测法在诊断活动性结核病中的价值。MTB 效应 T 细胞检测试剂盒（商品名：QB-SPOT）相对于结核感染 T 细胞斑点试验（T-SPOT. TB）等进口试剂而言，其造价更低，更具有在我国临床中广泛应用的潜在价值。因此研究者分析了该试剂盒在我国结核病诊断中的敏感度、特异度、诊断效率等相关指标，为其对于活动性结核病的临床诊断提供了一定的理论依据。其选取 2015 年 1～12 月来自上海市公共卫生临床中心、上海市肺科医院和沈阳市胸科医院的 708 例活动性结核病患者、289 例非结核肺部疾病患者和 55 名健康志愿者作为研究对象。分离研究对象外周血单核细胞，应用结核分枝杆菌效应 T 细胞检测试剂盒进行检测，评价该检测方法的诊断效能。结果结核分枝杆菌效应 T 细胞检测试剂盒检测活动性结核组的敏感度为 81.78%（579/708）；检测非活动性结核组的特异度为 79.36%（273/344）；检测健康志愿者的特异度为 89.09%（49/55）。在经检测结果为阳性的 650 例研究对象中，正确检出阳性 579 例，阳性预测值为 89.08%；在所有检查结果为阴性的 402 例研究对象中，正确检出阴性 273 例，阴性预测值为 67.91%（273/402）；阳性似然比、阴性似然比和正确诊断效率依次为 3.96、0.23 和 80.99%（852/1052）。检测痰检阳性患者的阳性检出率相对更高，为 84.8%（195/230）；检测肺结核并发肺外结核患者的阳性检出率为 91.49%（43/47）。证明结核分枝杆菌效应 T 细胞检测试剂盒，对于活动性结核病的诊断具有较高的敏感度和特异度，尤其在肺结核并发肺外结核的患者以及痰检阳性的肺结核患者中效果较好，可用于辅助诊断活动性结核病。

陈定强等[4]评价结核感染 T 细胞斑点（T-SPOT. TB）试验在活动性结核诊断中的价值。收集行 T-SPOT. TB 试验的住院患者 975 例，对其临床资料与相关检验结果进行分析，并采用受试者工作曲线（ROC）确定该试验区分活动性结核的最佳阈值。T-SPOT. TB 试验结果显示，非活动性结核患者组（n＝793）的阳性率为 29.26%，活动性结核患者组（$n=182$）则为 91.21%，表明该试验在活动性结核检测中有显著作用（$P<0.001$）。T-SPOT. TB 试验的检测敏感度为 0.912，特异度为 0.707，综合而言优于传统的检测方法。对检测阈值进行优化发现当 ESAT-6 抗原刺激后斑点数阈值为 11，CEP-10 抗原刺激后斑点数阈值为 9 时，T-SPOT. TB试验对活动性结核的检测效能为最高。证明 T-SPOT. TB 试验对活动性结核诊断

效果较好，并可进一步对检测阈值进行优化，以更好地服务临床。

徐含烟等[5]探讨了外周血结核感染 T 细胞斑点试验（T-SPOT. TB）联合胸腔积液腺苷脱氨酶（ADA）对不同年龄结核性胸膜炎患者的诊断价值。研究回顾性分析了不明原因，胸腔积液并行内科胸腔镜和外周血 T-SPOT. TB 检查的最终组织病理学诊断明确的病例。根据最终诊断结果，将病例分为结核性胸膜炎组与非结核性胸膜炎组，按年龄分为中青年组（16~59 岁）和老年组（≥60 岁），比较外周血 T-SPOT. TB 联合胸腔积液 ADA 对不同年龄组疑似结核性胸膜炎的敏感度、特异度等，并绘制受试者工作特征（ROC）曲线。结果显示 448 例患者中结核性胸膜炎组 341 例，男 224 例，女 117 例，年龄（47±19）岁；非结核性胸膜炎组 107 例，男 65 例，女 42 例，年龄（61±14）岁；中青年组 285 例，老年组 163 例。外周血 T-SPOT. TB在中青年组敏感度和特异度分别为 85. 4%（204/239）和 71. 7%（33/46），老年组分别为 76. 5%（78/102）和 59. 0%（36/61）。中青年组的诊断敏感度高于老年组（$P=0.047$）。外周血 T-SPOT. TB 联合胸腔积液 ADA 在中青年组的敏感度为 99. 2%、特异度为 95. 7%。中青年组外周血 T-SPOT. TB 的 ROC 曲线下面积为 0. 833，联合胸腔积液 ADA 后为 0. 911。联合应用在老年组的敏感度为 96. 1%、特异度为 90. 2%。老年组外周血 T-SPOT. TB 的 ROC 曲线下面积为 0. 747，联合胸腔积液 ADA 后为 0. 911。研究可见，外周血 T-SPOT. TB 联合胸腔积液 ADA，可提高不同年龄结核性胸膜炎患者的诊断效能，尤其对于无法耐受胸膜组织活检的老年人。

王蓉蓉等[6]分析了超声引导下胸膜活检联合外周血结核感染 T 细胞斑点试验（T-SPOT. TB）对结核性胸膜炎的诊断价值。选取 156 例疑似结核性胸膜炎患者，其中确诊结核性胸膜炎 115 例，非结核性胸膜炎 41 例。分别对两组患者先后进行超声引导下胸膜活检和外周血 T-SPOT. TB，比较两种方法单独及联合诊断结果的效能。结果显示，超声引导下胸膜活检的敏感度为 79. 13%（91/115），外周血 T-SPOT. TB 检测的敏感度为 89. 57%（103/115），联合诊断的敏感度是 95. 65%（110/115），联合诊断与各单项诊断比较差异均具有统计学意义（χ^2 值分别是 6. 11、4. 47，P 均<0. 05）。超声引导下胸膜活检的特异度是 100. 00%（41/41），外周血 T-SPOT. TB 检测的特异度是 85. 37%（35/41），联合诊断的特异度是 100. 00%（41/41），联合诊断与外周血 T-SPOT. TB 检测结果比较差异具有统计学意义（$\chi^2=4.82$，$P=0.028$）。超声引导下胸膜活检的阳性预测值是 100. 00%（91/91），外周血 T-SPOT. TB检测的阳性预测值为 94. 50%（103/109），联合诊断的阳性预测值为 100. 00%（110/110），联合诊断与外周血 T-SPOT. TB 检测结果比较差异具有统计学意义（$\chi^2=4.21$，$P=0.035$）。超声引导下胸膜活检的阴性预测值是 63. 08%（41/65），外周血 T-SPOT. TB 检测的阴性预测值是 74. 47%（35/47），联合诊断的阴性预测值是 89. 13%（41/46），联合诊断与各单项诊断结果比较差异均具有统计学意义（χ^2 值分别是 9. 42、4. 87，P 均<0. 05）。超声引导下胸膜活检的诊断率为 84. 62%（132/156），外周血 T-SPOT. TB 检测的诊断率为 88. 46%（138/156），联合诊断的诊断率为 96. 79%（151/156）；联合诊断与各单项方法的诊断结果比较，差异均具有统计学意义（χ^2 值分别是 4. 29、4. 07，P 均<0. 05）。研究可见，超声引导下胸膜活检联合外周血 T-SPOT. TB 检测对结核性胸膜炎有较高的诊断价值。

吴景秋等[7]对 145 例结核性胸膜炎患者和 59 例非结核性胸膜炎患者进行回顾性分析。结果提示，胸腔积液 T-SPOT. TB 诊断结核性胸膜炎的敏感度（98. 62%，143/145）高于外周血 T-SPOT. TB（88. 97%，129/145）和胸腔积液 ADA（87. 59%，127/145），差异均有统计学意义($\chi^2=11.61$,$P<0.001$;$\chi^2=13.75$,$P<0.001$);胸腔积液 ADA 检测的特异度(91.53%,54/59)均高于胸腔积液 T-SPOT. TB(64.41%,38/59)和外周血 T-SPOT. TB(61.02%,36/59),差异均有统计学意义($\chi^2=12.63$,$P<0.001$;$\chi^2=15.17$,$P<0.001$);将胸腔积液 T-SPOT. TB 与 ADA 联合检测和胸腔积液 T-SPOT. TB 单独检测进行比较,诊断结核性胸膜炎的敏感度由 98.62%(143/145)降低至 86.21%(125/145),差异有统计学意义($\chi^2=15.94$,$P<0.001$),但特异度由 64.41%(38/59)升高至 100.00%(59/59),差异有统计学意义($\chi^2=25.55$,$P<0.001$)。研究同样证实了胸腔积液 T-SPOT. TB 检测结核性胸膜炎具有较高的敏感度和特异度,胸腔积液 T-SPOT. TB 和 ADA 联合检测明显提高诊断的特异度。

安蕾等[8]研究探讨了外周血及胸腔积液 T-SPOT. TB、血清和胸腔积液 IL-6(interleukin-6,IL-6)水平检测对于鉴别结核性和恶性胸腔积液的价值。纳入经内科胸腔镜确诊的结核性胸腔积液(tuberculous pleural effusion,TPE)患者 49 例、恶性胸腔积液(malignant pleural effusion,MPE)患者 37 例,入选患者均完善外周血及胸腔积液 T-SPOT. TB 和 IL-6 水平检测,结果提示:首先,胸腔积液 T-SPOT. TB 与 IL-6 水平检测的诊断效能高于外周血 T-SPOT. TB 和血清 IL-6 检测。其曲线下面积分别为 0.910、0.875,胸腔积液 T-SPOT 的 SFC 数的最佳临界值为 $217/2.5\times10^5$/L,胸腔积液 IL-6 检测的最佳临界值为 226pg/ml。其次,胸腔积液 T-SPOT. TB和 IL-6 检测的灵敏度、特异度、准确率分别为 0.857、0.811、0.837,0.857、0.784、0.826,高于外周血 T-SPOT. TB 和血清 IL-6 检测。由结果可知,内科胸腔镜具有直观、切口小、并发症少等优点,应用价值高。提示胸腔积液 T-SPOT. TB 和 IL-6 水平测定可以用于辅助鉴别结核性和恶性胸腔积液,外周血 T-SPOT. TB 和 IL-6 水平对鉴别结核性、恶性胸腔积液的意义相对较小。

孙贝贝等[9]考虑老年人细胞免疫功能下降,而细胞免疫功能尤其是 T 淋巴细胞功能与结核菌素皮肤试验(TST)结果密切相关,因此老年肺结核患者对 TST 反应减弱。而 T-SPOT. TB受宿主免疫力低下或免疫抑制的影响小。故探讨了 T-SPOT. TB 试验对老年肺结核的临床诊断价值。方法是选取 2013 年 2 月—2014 年 2 月于河南省人民医院住院或门诊确诊的活动性肺结核患者 140 例为研究对象。按年龄将患者分为老年组(年龄≥60 岁,$n=68$)和青壮年组(年龄<60 岁,$n=72$)。两组患者均行外周血 T-SPOT 及 TST。结果显示两组患者 T-SPOT. TB 结果比较,差异无统计学意义($P>0.05$);老年组患者 TST 阳性率低于青壮年组($P<0.05$)。青壮年组、老年组患者 T-SPOT. TB 阳性率均高于 TST 阳性率($P<0.05$)。指出 T-SPOT. TB 作为一种新的诊断技术,在老年肺结核的临床诊断中具有较好的应用价值。

孙开胜等[10]评价了结核感染 T 细胞斑点试验(T-SPOT. TB)在诊断婴幼儿结核病(TB)中的临床应用价值。研究对 118 例 3 岁以内呼吸系统感染性疾病患儿行 T-SPOT. TB、结核菌素试验(TST)和结核抗体(TB-Ab IgG)检测试验,比较三种方法对 TB 诊断的特异性和灵敏度,评价应用 T-SPOT. TB 诊断活动性结核的价值。根据临床诊断标准,最终纳入婴幼儿结核感染组 58 例及非 TB 患儿对照组 60 例。T-SPOT. TB 法诊断婴幼儿结核的敏感性和特异性分别为 89.6%和 93.3%,均高于 TST(83.6%和 66.7%)和 TB-Ab IgG(65.5%和 68.3%)检查,差异具有统计学意义($P<0.05$)。T-SPOT. TB 的阳性预测值和阴性预测值也分别高于 TST 和 TB-Ab IgG 检测。研究可见,外周血 T-SPOT. TB 对诊断婴幼儿结核具有较高的灵敏度和特异度,对婴幼儿结核感染的准确快速诊断具有重要的参考价值。

许辉等[11]评估了γ-干扰素释放试验(IGRAs)检测颈部淋巴结细胞悬液对颈淋巴结核的辅助诊断价值。研究纳入48例颈淋巴结肿大患者,采用复合诊断标准分为颈淋巴结结核组(21例),非颈淋巴结结核组(27例),对48例患者的外周血和颈淋巴结细胞悬液进行γ-干扰素释放试验检测,运用SPSS 19.0软件进行数据分析,两组间斑点形成细胞(SFCs)个数的比较采用Mann-Whitney U检验,样本间率的比较采用χ^2检验,以P<0.05为差异具有统计学意义。结果显示,IGRAs检测颈淋巴结细胞悬液和外周血的敏感度分别为90.48%(20/21)、95.24%(19/21),差异无统计学意义(χ^2=0.000,P>0.05),颈淋巴结细胞悬液和外周血的特异度分别为70.37%(19/27)、92.59%(25/27),差异有统计学意义(χ^2=4.43,P<0.05)。颈淋巴结结核组中IGRAs检测外周血和颈淋巴结细胞悬液的SFCs中位数及上下四分位数[M(P25,P75)]分别为109(52,186)个、68(30,156)个,不同标本间检测的SFCs中位数差异无统计学意义(U=175,P>0.05)。非颈淋巴结结核组中IGRAs检测外周血和颈淋巴结细胞悬液的SFCs M(P25,P75)分别为0(0,18)个、0(0,3)个,不同标本间检测的SFCs中位数差异无统计学意义(U=271,P>0.05)。颈淋巴结结核组的淋巴结细胞悬液SFCs显著高于非颈淋巴结结核组的淋巴结细胞悬液SFCs,差异有统计学意义(U=45,P<0.05)。作者认为,γ-干扰素释放试验检测颈部淋巴结细胞悬液具有可行性,对颈淋巴结结核的辅助诊断有一定的价值。

李淑敏等[12]对结核性脑膜炎实验室诊断方法研究进展进行了综述,提出TBM早期实验室诊断方法中,目前较常用的便捷方法仍属CSF涂片法,采用改良抗酸染色法能够明显提高阳性率及延长抗酸杆菌的检出时间,但是由于不能确定为结核抗酸杆菌以及不能区分致病和潜伏感染状态,仍有一定的局限。免疫学指标中,抗原指标相对优于抗体指标,以CFP-10和ESAT-6的融合蛋白作为检测指标,采用时间分辨荧光免疫法定量测定CSF中ESAT6-CFP10抗原的含量,表现出非常高的灵敏度,以及较好的特异性,且该法对检测条件的要求不高,故可用于临床MTB感染的早期诊断。

Tang等[13]评估了干扰素γ释放试验IGRA(T-SPOT.TB),结核分枝杆菌/利福平耐药实时荧光定量核酸扩增检测(Xpert MTB/RIF)以及TNF-α和TGF-β在骨骼诊断中的诊断水平。通过病理学或微生物学方法诊断的骨关节结核病患者86例,进行Xpert MTB/RIF和IGRA(T-SPOT.TB),TNF-α和TGF-β检测。结果显示IGRA诊断骨关节炎结核的敏感性为81.4%;Xpert MTB/RIF的敏感性为70.9%。两种方法联合的敏感性为91.9%。两种方法的组合检测灵敏度高于单个IGRA或Xpert MTB/RIF检测灵敏度。结核杆菌和结核杆菌患者TNF-α和TGF-β水平均高于对照组。Xpert MTB/RIF,IGRA,TNF-α和TGF-βs表达在骨关节结核病的快速诊断中具有价值,并证明联合使用上述检测方法可以提高骨和关节结核诊断的敏感性和准确性。

姚雨濛等[14]评估了T细胞斑点试验对活动性结核与非结核分枝杆菌感染的鉴别诊断价值。考虑T细胞斑点试验(T-SPOT.TB)属于IGRA的免疫学诊断试验,利用特定结核分枝杆菌抗原激发后发生T细胞介导的IFN-γ释放原理。不同研究显示,T-SPOT.TB诊断MTB感染的特异性为85%~100%,特异性高,且与多数NTM菌种、卡介苗均无交叉反应。与皮肤结核菌素试验相比,诊断活动性结核与潜伏结核感染的特异性更高。本研究选取医院2013年1月—2017年2月各类标本分枝杆菌培养阳性并确诊为活动性感染患者176例,查找患者同期T细胞斑点试验结果,分别计算其对MTB与NTM感染的诊断灵敏度与特异度。结果显示活动性结核分枝杆菌感染114例,84例接受T-SPOT.TB试验,81例阳性,阳性率96.4%;非结核分枝杆菌感染62例,46例接受T-SPOT.TB试验,9例阳性,阳性率19.6%;T-SPOT.TB鉴别诊断灵敏度与特异度分别为96.4%、80.4%;肺部感染病例中,71例肺结核患者接受T-SPOT.TB试验,70例阳性,阳性率98.6%;40例非结核分枝杆菌肺病患者中,T-SPOT.TB阳性6例,阳性率15.0%,肺部感染患者中T-SPOT.TB灵敏度与特异度分别为98.6%、85.0%。结论T细胞斑点试验对于MTB与NTM感染的灵敏度、特异度高,具有优良的临床鉴别诊断价值。

Li等[15]评估了在高发病率环境中快速诊断活动性结核病的新的IFN-γ释放试验TS-SPOT。考虑到IGRAs在大多数低收入群体中并没有被推荐用于临床实践。成本高是其在发展中国家临床应用的限制因素之一。研究者使用了中国批准的节省成本的IGRA新的检测方法TS-SPOT。该检测法含有另外的抗原Rv3615c。Rv3615c包含广泛认可的$CD4^+$和$CD8^+$表位,Tv细胞对Rv3615c的反应与*M. tb*感染的人类和牛分枝杆菌感染的牛中的ESAT-6和CFP10的反应,一样对*M. tb*感染具有特异性。因此,我们评估了在IGRA测定中,除了ESAT-6和CFP10之外,还包含Rv3615c作为刺激物的可能作用,并评估了与T-SPOT.TB相比,TS-SPOT诊断*M. tb*感染和活动性TB的效能。研究测试了155例活动性结核病患者,90例非TB肺部疾病患者和55例健康人。结果表明,活动性结核和*M. tb*感染的诊断阳性率提高,这可能是由于在刺激性抗原的混合物中含有Rv3615c。活性结核病TS-SPOT检测的诊断效率:敏感性80.00%,特异性83.45%,阳性预测值(PPV)83.78%,阴性预测值(NPV)83.45%,阳性似然比(LR+)4.83和阴性似然比(LR-)0.24。结果与T-SPOT.TB的结果相似,在这两种测定中观察到极好的一致性($\kappa=0.91$,95%*CI* 0.85~0.95)。对于不同形式的活动性结核病患者,TS-SPOT测定的敏感性是不同的,对培养阳性肺结核(92.16%)患者的敏感性最高,对于结核性脑膜炎患者(50.00%)最低。因此,目前来看,这种新的TS-SPOT测定法由于其成本低和质量高的优势,可能成为目前低收入和高发病环境下快速诊断活动性结核和*M. tb*感染的有效的辅助手段。

综上所述,不少研究深入探讨了γ-干扰素释放试验(IGRA)对老年结核病、儿童结核病、免疫低下人群活动性结核病的诊断价值及其对结核性胸膜炎、结核性脑膜炎、骨结核、淋巴结核等肺外结核的诊断意义;部分研究也评估了IGRA对结核性与恶性胸腔积液、活动性结核与非结核分枝杆菌感染等的鉴别诊断意义;一些成本低,收效高的新型IGRA如QB-SPOT、TS-SPOT等试验技术的诊断价值被初步评估。故与TST等传统免疫方法进行比较,IGRA诊断与鉴别诊断结核潜伏及活动性结核病的效力被进一步证实。

二、其他生物标志物的检测

其他生物标志物主要包括抗原、抗体、细胞因子、酶、蛋白质等的检测,主要用于诊断活动性结核病。

(一)抗原

王雪枝等[16]研究探讨了结核分枝杆菌抗原Rv0585c的抗原表位及其免疫原性在结核病特异免疫诊断技术和疫苗的研发中的作用。研究利用生物信息学TE-predict和IEDB人T细胞抗原表位预测软件进行结核分枝杆菌抗原Rv0585c的人T细胞抗原表位预测,根据预测结果,合成表位多肽,用ELISpot试验检测预测表位在临床结核病患者中的免疫反应性。

分别采用高、低剂量（每只 100μg 和 50μg）的 Rv0585c 抗原表位多肽、同时以高、低剂量（每只 50μg 和 20μg）的 Ag85B 蛋白抗原为对照，对随机分组的 BALB/c 小鼠进行免疫。利用 ELISA 方法检测 IFN-γ、IL-2、IL-4、IL-10 的水平。结果显示经生物信息学技术预测到 Rv0585c 66 个人 T 细胞抗原表位，选取合成了表位分布集中的抗原表位多肽 9 条。人群 ELISpot 试验筛选出 3 条阳性人 T 细胞表位多肽：P10110、P10112、P10117，用于肺结核检测的灵敏度分别为 14.00%、12.00%和 6.00%，特异度分别为 100.00%、100.00%和 97.96%；联合用于肺结核检测的灵敏度和特异度分别为 22.00%和 97.96%。动物免疫试验结果显示，P10110 多肽高、低剂量刺激小鼠产生较高水平的 IFN-γ、IL-2、IL-4 和 IL-10，P10112 多肽高、低剂量刺激小鼠产生较高水平的 IFN-γ、IL-2 和 IL-10，均高于阴性对照组，差异有统计学意义（$P<0.001$）。研究可见 Rv0585c 蛋白及其 T 细胞表位具有较好的免疫原性及免疫反应性，能刺激机体产生较强烈的细胞免疫应答，具有潜在的结核病细胞免疫诊断和新型结核疫苗的应用价值。

（二）抗体

李冬霞等[17]探讨了酶标结核抗体检测法与金标结核抗体检测法在结核病诊断中的临床价值。研究者选择 2014 年 5 月至 2016 年 5 月该院收治的结核病患者、非结核性呼吸道疾病患者和健康体检者作为研究对象，均采用酶标法和金标法检测其结核抗体，对比 3 组两种检测方法的阳性率。结果显示金标法测得肺结核患者、非结核性呼吸道疾病患者和健康体检者的结核抗体阳性率分别为 76.67%、2.50%和 0.0%；酶标法测得肺结核患者、非结核性呼吸道疾病患者和健康体检者的结核抗体阳性率分别为 81.67%、6.67%和 4.0%。结论采用该院酶联试剂的酶标法对患者结核抗体进行检测的敏感度较金标法略高，但存在一定的假阳性率，临床应同时结合其他指标全面综合分析。

刘毅[18]等对结核分枝杆菌相对分子质量为 38 000（38kD）、线粒体通透性转换蛋白 64（MPT-64）和肝素结合血凝素（HBHA）蛋白在外周血中抗体的表达水平进行检测和比较，并对它们在结核病血清学方面的诊断价值进行评估。选取活动性肺结核（ATB）组 78 例；同期 36 例潜伏结核感染 LTBI 组患者及 31 名健康人群（HC）组。将本实验室前期纯化的 38kD、MPT64 和 HBHA 作为抗原应用于免疫学的检测，采用酶联免疫吸附实验（ELISA）检测血清中三种蛋白抗体的表达水平，经过统计学处理后，分别比较 ATB、LTBI 和 HC 三组的差异，并结合受试者工作特征曲线计算各蛋白抗原的敏感度和特异度，评价三种蛋白血清抗体的临床诊断价值。结果提示 ELISA 检测 ATB 组 38kD 蛋白抗体的吸光度（A）450nm 处的 A 值（0.343±0.12）高于 LTBI 组（0.221±0.102）和 HC 组（0.143±0.097），差异有统计学意义（$t=3.07$，$P<0.05$）；MPT64 抗体的 A450 值（0.234±0.102）高于 LTBI 组（0.198±0.087）和 HC 组（0.123±0.075），差异有统计学意义（$t=3.79$，$P<0.05$）；HBHA 抗体的 A450 值（0.263±0.113）高于 LTBI 组（0.188±0.091）和 HC 组（0.148±0.078），差异有统计学意义（$t=2.70$，$P<0.05$）。以 38kD、MPT64 和 HBHA 蛋白抗体表达水平从 LTBI 组鉴别 ATB 组时的受试者工作特征（ROC）曲线下面积（AUC）分别为 0.78、0.61 和 0.62，敏感度分别为 71.79%、62.82%和 52.56%，特异度为 72.22%、58.33%和 69.44%；从 HC 组鉴别 ATB 组时的 AUC 分别为 0.91、0.81 和 0.79，敏感度分别为 87.17%、69.23%和 73.08%，特异度为 80.65%、74.19%和 74.19%；从 HC 组鉴别 LTBI 组曲线下面积（AUC）分别为 0.63、0.75 和 0.69，敏感度分别为 58.33%、77.78%和 63.89%，特异度为 64.52%、51.61%和 74.19%。研究可见，

MTB38kD、MPT64 和 HBHA 蛋白都有较好的免疫反应性,3 种蛋白抗体在不同患者人群血清中的表达水平有差异,对肺结核诊断价值的评估结果表明采用 ELISA 对外周血中 MTB 蛋白抗体进行检测可作为结核病临床检测诊断的辅助方法。

（三）细胞因子

一些重要的细胞因子在抗结核免疫应答中起到了不可或缺的作用,与抗结核免疫的调节密切相关。在抗结核免疫应答中密切相关的细胞因子分为 2 类:一类具有促进结核分枝杆菌清除的作用,如 IFN-γ、TNF-α、IL-12、IL-15、IL-2、IL-6、IL-18、IL-17、IL-13;另一类具有抑制结核分枝杆菌清除的作用,如 IL-4、IL-10、TGF-α、TGF-β。

Zhang 等[19]探讨了 Th1 细胞免疫反应应答用于区分活动性结核与非活动性结核病的效用。由于目前的 γ-干扰素释放试验(IGRA)无法将活性 TB(ATB)与非活动性 TB(非 ATB)进行可靠的区分。本研究评估了同时检测 IFN-γ 和 IL-2 用于区分 ATB 与非 ATB 的结核分枝杆菌(MTB)特异性 Th1 细胞免疫应答的价值。研究入组了 49 例初治 ATB 住院患者(26 例肺结核和 23 例肺外 TB)。同时招募了 55 例具有潜伏性结核病感染(LTBI)的志愿者,其中 20 例有既往结核病的证据。对所有参与者进行临床检查和 MTB 特异性 Th1 细胞免疫应答检测。在用 ESAT-6 和 CFP-10 刺激后,ATB 组 IL-2,IFN-γ 和 IFN-γ/IL-2 分泌型 T 细胞的中值频率均高于在非 ATB 组[20(8~45)对 7(3~13),$P<0.001$;131(44~308)对 10(6~27),$P<0.001$;25(9~74)对 7(3~23),$P=0.001$)。用于检测单个 IFN-γ 分泌型 T 细胞用于肺结核的诊断性能的评估采用临界值 35 iSFCs/25 万 PBMC。敏感性,特异性,阳性预测值(PPV),阴性预测值(NPV),阳性似然比(PLR)和阴性似然比(NLR)分别为 92.3%,80.0%,64.9%,96.3%,4.62 和 0.10。对于肺外结核病,使用临界值为 23 iSFC/250 000 PBMC,灵敏度,特异度,PPV,NPV,PLR 和 NLR 分别为 91.3%,76.9%,58.3%,96.2%,3.96 和 0.11。当结合单个 IFN-γ 分泌 T 细胞的频率和比例时,平行测试的测试灵敏度为 100%,肺结核的连续测试的特异性为 87.7%。研究表示 MTB 特异性 Th1 细胞免疫应答(FluoroSpot)具有区分 ATB 和非 ATB 的价值。

唐佩军等[20]研究了 T 淋巴细胞亚群活化和可溶性白细胞介素-2 受体(sIL-2R)在结核性胸膜炎患者中的水平及其临床意义。研究选取 31 例结核性胸膜炎的患者及 38 名对照者,采用流式细胞仪技术测定两组人群外周血中的 T 淋巴细胞亚群比例;采用酶联免疫法检测观察组和对照组血清中 sIL-2R 的含量。结果显示,观察组患者外周血中 B 细胞水平[(12.18±5.75)%]、$CD4^+$ T 细胞水平[(36.29±8.81)%]、$CD8^+CD28^+/CD3$ 比值(25.07±8.48)、$CD8^+CD28^-/CD3$ 比值(5.27±3.21)、$CD4^+CD28^-/CD3$ 比值(19.21±11.94)和 $CD4^+CD28^+/CD3$ 比值(50.03±13.35),与健康人对照组 B 细胞水平[(10.61±2.62)%]、$CD4^+$ T 细胞水平[(38.63±4.89)%]、$CD8^+CD28^+/CD3$ 比值(24.11±4.95)、$CD8^+CD28^-/CD3$ 比值(2.85±1.03)、$CD4^+CD28^-/CD3$ 比值(12.91±2.60)和 $CD4^+CD28^+/CD3$ 比值(40.91±3.63)比较差异均有统计学意义($t=14.68$,$P<0.01$;$t=8.38$,$P=0.005$;$t=4.30$,$P=0.043$;$t=32.87$,P<0.01;$t=47.72$,$P<0.01$;$t=36.62$,$P<0.01$)。观察组患者血清中的 sIL-2R 含量为(55.06±11.87)pg/ml,明显高于对照组[(24.66±5.40)pg/ml],差异有统计学意义($t=199.37$,$P<0.01$)。研究可见,$CD8^+CD28^+/CD3$、$CD8^+CD28^-/CD3$、$CD4^+CD28^-/CD3$ 和 $CD4^+$ CD28+/CD3 比值水平(T 淋巴细胞亚群活化),以及 sIL-2R 在结核性胸膜炎免疫反应中起了重要作用。

吐尼沙姑丽·台外库力[21]对糖尿病并发肺结核患者血清中的肿瘤坏死因子-α(TNF-α)、IFN-γ、IL-6及IL-37的表达情况进行分析并探究其临床意义。选取糖尿病及肺结核病的患者，分为3个组(每组40例)：分别为糖尿病组(实验1组)、肺结核组(实验2组)、糖尿病并发肺结核组(实验3组)；再采用数字表法随机选取健康志愿者作为对照组(40名)。利用酶联免疫吸附试验对上述4组人群血清中的TNF-α、IFN-γ、IL-6及IL-37的表达情况进行分析比较。结果显示，实验1、2、3组患者的TNF-α、IFN-γ、IL-6及IL-37在外周血血清中的表达水平[实验1组分别为(0.39±0.11)、(0.23±0.09)、(11.20±4.32)、(6.64±2.99)μg/L；实验2组分别(0.65±0.13)、(0.27±0.08)、(17.80±4.10)、(8.75±3.52)μg/L；实验3组分别为(0.99±0.14)、(0.38±0.07)、(25.80±5.29)、(9.87±3.95)μg/L]的检测水平均显著高于对照组志愿者的检测水平[分别为(0.27±0.12)、(0.20±0.05)、(5.71±3.97)、(4.32±2.18)μg/L](实验1组与对照组比较，t值分别为20.785、0.367、27.659、3.984。除IFN-γ以外，P值均<0.05；实验2组与对照组比较，t值分别为65.818、1.039、13.682、5.44。P值均<0.05；实验3组与对照组比较，t值分别为115.997、2.736、18.849、5.292。P值均<0.05)；且病情越重细胞因子水平越高，即实验3组的4个细胞因子水平均显著高于实验1、2组患者(实验1组与实验3组比较，t值分别为-51.961、-8.544、-14.977、-6.158。P值均<0.05；实验2组与对照组比较，t值分别为65.818、1.039、13.682、5.44。P值均<0.05)，而实验2组的4个细胞因子水平均高于实验1组(实验1组与实验2组比较，t值分别为-22.517、-5.081、-28.844、-7.938。P值均<0.05)；在实验3组患者中，有空洞者的IL-37水平为(10.85±4.19)μg/L，显著高于无空洞者[(4.98±2.38)μg/L](t=9.124，P<0.05)。作者认为，TNF-α、IFN-γ、IL-6及IL-37的水平变化与糖尿病并发肺结核患者的免疫反应有密切的相关性，这4种细胞因子表达水平的高低与病情相关

刘红梅等[22]探讨了IL-10和IL-12检测在结核性和恶性胸腔积液鉴别诊断中的价值。研究选取住院未经治疗的渗出性胸腔积液患者48例，根据病因分为结核性胸腔积液组25例和恶性胸腔积液组23例。采用流式微球阵列法(CBA)检测2组患者血清和胸腔积液中IL-10和IL-12的水平，比较2组患者IL-10、IL-12水平和IL-12/IL-10比值的差异；通过受试者工作特征(ROC)曲线分析上述指标与胸腔积液脱落细胞和腺苷脱氢酶(ADA)在鉴别结核性和恶性胸腔积液中的作用。结果显示结核性胸腔积液组和恶性胸腔积液组患者血清中IL-10、IL-12水平和IL-12/IL-10比值比较差异无统计学意义(P>0.05)，恶性胸腔积液组患者胸腔积液中IL-12水平和IL-12/IL-10比值明显低于结核性胸腔积液组(P<0.01)。利用胸腔积液IL-12水平鉴别结核性和恶性胸腔积液的ROC曲线下面积为0.984，明显高于IL-12/IL-10比值(0.744)、脱落细胞(0.804)和ADA(0.911)。结论提出胸腔积液中IL-10水平检测有助于结核性和恶性胸腔积液的鉴别诊断，且标本容易获取，值得临床上推广应用。

周安等[23]探讨了结核患者血清中TNF-α和IL-1、IL-10及HMGB-1的动态变化规律和临床意义。研究选取活动性结核59例，按标化治疗并评估疗效。采集不同治疗时间患者和对照外周血，ELISA测定血清炎症因子。结果显示，初治、复治肺结核和肺外结核患者外周血TNF-α、IL-1和HMGB-1水平随化疗进行及病情好转而明显下降(P<0.01)，IL-10水平显著回升(P<0.01)。治疗前，临床治愈与治疗失败患者4种炎症因子无差异(P>0.05)。治疗结束时，治疗失败患者TNF-α、IL-1和HMGB-1均显著高于正常人水平(P<0.01)，而IL-10却显著低于正常人水平(P<0.01)。研究表明，动态检测活动性结核患者外周血TNF-α、IL-1、

IL-10 和 HMGB-1 水平有助于活动性结核患者病情评估和疗效判断。

廖莎等[24]比较了肺结核患者、结核潜伏感染(LTBI)者和健康人群血浆中白细胞介素-9(IL-9)表达水平,以及各人群辅助性 T 细胞 9(Th9)细胞亚群经结核特异性早期分泌抗原靶蛋白 6(ESAT-6)刺激前后的变化,探索 IL-9 的表达特点。研究选取 2015 年 4 月至 2016 年 4 月于首都医科大学附属北京胸科医院结核科住院治疗的 43 例初治肺结核患者作为肺结核组;LTBI 组 38 例和健康对照组 33 例。收集研究对象血浆,采用酶联免疫吸附法检测其血浆中 IL-9 水平;采用流式细胞术检测各组人群外周血单核淋巴细胞经 ESAT-6 刺激前后 Th9 细胞的比率。结果显示肺结核组血浆 IL-9 表达水平为 175.04(149.67~221.70)pg/ml,LTBI 组为 60.21(48.43~102.37)pg/ml,健康对照组为 88.19(73.82~113.79)pg/ml。肺结核组血浆 IL-9 表达水平明显高于 LTBI 组($Z=7.64$,$P<0.01$)和健康对照组($Z=5.18$,$P<0.01$)。肺结核组 Th9 淋巴细胞比率为 0.17%(0.14%~0.23%),LTBI 组为 0.14%(0.10%~0.16%),健康对照组为 0.15%(0.11%~0.20%),各组间比较差异无统计学意义($H=4.45$,$P>0.05$)。经 ESAT-6 刺激培养后,肺结核组 Th9 细胞比率为 o.11%(0.09%~0.14%),LTBI 组为 0.10%(0.07%~0.12%),健康对照组为 0.11%(0.11%~0.14%),三组比较差异无统计学意义($H=1.13$,$P>0.05$);各组刺激前后 Th9 细胞比率,肺结核组差异有统计学意义($Z=-3.20$,$P<0.05$);LTBI 组差异有统计学意义($Z=-3.32$,$P<0.05$)。IL-9 在肺结核患者血浆中的表达水平高于 LTBI 者和健康人群,其对肺结核诊断具有一定的辅助价值。

张淇钏等[25]综述了 IL-27 等细胞因子用于诊断结核性胸腔积液的研究进展,指出由于巨噬细胞具有强有力的抗胞内菌作用、抗原提呈作用、分泌如 IL-12 家族等炎性介质作用等,其在先天性和获得性免疫反应中具有重要作用。IL-12 家族,包括 IL-12、IL-23、IL-27 和 IL-35,能调节 Th1 反应,进而影响结核病的发病。其中,IL-27 是一个异质二聚体,由 EB13(与 IL-12 的 p40 亚基同源)和 p28(与 IL-12 的 p35 亚基同源)两条多肽链通过二硫键连接构成。在感染结核分枝杆菌后,诱导产生的 IL-27 可以调控巨噬细胞的免疫反应。也发现 IL-27 可以通过上调促炎性因子,如 TNF-α、IFN-γ 和 IL-18 的分泌来限制结核分枝杆菌的增长。但同时结核分枝杆菌可以通过诱导 IL-27 的表达,破坏巨噬细胞正常的杀菌功能。近年来,越来越多的研究结果表明,胸腔积液中 IL-27 可能是一个有助于鉴别诊断的生物标志物。

余诗炎等[26]检测了树突状细胞(DC)及其各亚群[髓样树突状细胞(mDC)和浆细胞样树突状细胞(pDC)]在结核性胸膜炎(TP)患者外周血及胸腔积液中的变化,并且分析其与白细胞介素-12(IL-12)水平的相关性,探讨了其临床意义。方法以 12 例健康志愿者作为对照组,采用流式细胞术对 16 例 TP 患者(TP 组)外周血和胸腔积液中总体树突状细胞(tDC)及其各亚群的比例进行检测;同时,用 ELISA 法对 TP 患者外周血浆和胸腔积液中 IL-12 的含量进行检测。结果 TP 组患者外周血中 tDC 和 mDC 比例显著高于对照组,治疗后 tDC 比例下降明显;TP 组患者胸腔积液中 tDC 和 mDC 比例高于外周血,但 pDC 低于外周血;TP 组患者血浆中 IL-12 的含量显著高于对照组,而胸腔积液中 IL-12 的含量则明显高于其血浆含量;TP 患者血浆中 IL-12 的水平与外周血 tDC、mDC 呈正相关,并且胸腔积液中 IL-12 的水平也与胸腔积液 tDC、mDC 呈正相关。结论提示树突状细胞(DC),尤其是髓样树突状细胞(mDC)在 TP 中具有重要的抗结核免疫作用。

斯琴等[27]探讨了恶性胸腔积液(MPE)和结核性胸腔积液(TPE)患者,胸腔积液及相应外周血中白细胞介素 33(IL-33)和可溶性 ST2(sST2)表达水平,阐明其外周血中的表达水平及临床意义研究。选择了72例胸腔积液患者(其中MPE42例,TPE30例),采用酶联免疫吸附测定(ELISA)法检测胸腔积液和外周血IL-33和sST2表达水平,另选体检正常者38人为健康对照组。比较MPE、TPE患者和健康对照组受试者胸腔积液和血清中IL-33及sST2表达水平,分析2组患者胸腔积液和血清中IL-33和sST2表达水平的相关性。采用受试者工作特征曲线(ROC曲线)确定IL-33表达水平和sST2/IL-33比值鉴别MPE和TPE的阈值及其特异度和敏感度。结果示MPE和TPE患者血清中IL-33和sST2表达水平比较差异无统计学意义(P>0.05),但均明显高于健康对照组(P<0.01)。TPE患者胸腔积液中IL-33表达水平明显高于其相应血清水平(P<0.01),MPE患者胸腔积液中IL-33表达水平明显低于其相应血清水平(P<0.05),TPE患者胸腔积液中IL-33表达水平明显高于MPE患者(P<0.05)。MPE患者胸腔积液中sST2表达水平明显高于TPE患者(P<0.01)。MPE和TPE患者胸腔积液中IL-33水平与其相应血清中IL-33水平均呈正相关关系(rMPE=0.930,rTPE=0.990,P<0.05);MPE患者胸腔积液中sST2水平与其相应血清中sST2水平呈正相关关系(r=0.934,P<.05),但TPE患者胸腔积液中sST2水平与其相应血清中sST2水平无相关性。ROC曲线结果,鉴别TPE和MPE的胸腔积液中IL-33表达水平的最佳阈值为17.08ng.L,相应敏感度和特异度分别为96.7%和92.9%;胸腔积液中sST2/IL-33比值鉴别TPE和MPE的最佳阈值为15.06,相应敏感度和特异度分别为96.8%和95.5%。结论提示IL-33和sST2不同程度地参与了TPE和MPE的胸膜炎症反应。监测胸腔积液中IL-33表达水平和sST2/IL-33比值可能是鉴别良、恶性胸腔积液的新方法,有较高的临床应用价值。

黄志刚等[28]分析了骨关节结核患者TNF-α、TGF-β炎症因子的表达及其临床应用价值,本研究以2015年1月—2016年9月期间医院收治的50例骨关节结核患者为研究对象,按骨关节结核病变分为增生性病变组和干酪性病变组,分析两组患者血清TNF-α、TGF-β炎症因子阳性表达差异;以30例健康人群为对照组,分析TNF-α、TGF-β对骨质骨量的影响。结果表明,TNF-α、TGF-β在不同病变骨关节结核组织中呈现高低不同的阳性表达,TNF-α、TGF-β在增生性病变结核组织中的表达水平显著高于干酪性病变结核组织中的表达水平(P<0.05),TNF-α、TGF-β在增生性病变的坏死性结核组织中和非坏死性结核组织中的表达水平无明显差异性(P>0.05),但TNF-α、TGF-β在干酪性病变的坏死性结核组织中的表达水平显著高于干酪性病变的非坏死性结核组织中的表达水平(P<0.05)。增生性病变患者和干酪性病变患者的骨关节结核组织中的成骨细胞数均明显低于正常人(P<0.05),而破骨细胞数则明显高于正常人(P<0.05),增生性病变患者骨关节结核组织中的成骨细胞数明显低于干酪性病变患者(P<0.05),而破骨细胞数则明显高于干酪性病变患者(P<0.05)。由此可知,骨关节结核患者TNF-α、TGF-β炎症因子在不同病变骨关节结核组织中存在不同程度的表达,对患者病情发展及患者骨质骨量均有着重要的影响。

沈艳等[29]探讨了抗结核治疗对肺结核患者血清中细胞因子的影响,研究选择了肺结核患者70例作为研究对象,依据患者治疗情况将其划分成抗结核治疗组和对照组。血清中细胞在治疗组中以胞质和胞膜为主呈淡棕黄色变化。在对照组中以胞质和胞膜为主呈棕黄、褐黄色变化。治疗组血清中的细胞因子和对照组相比差异具有非常显著性(P<0.01);治疗组血清中的细胞因子明显低于对照组,差异具有统计学意义(P<0.05)。抗结核治疗组血清中的细胞因子和对照组相比有非常显著性差异(P<0.01)。治疗组血清中的细胞因子mRNA表达结果明显低于对照组,差异具有统计学意义(P<0.05)。治疗组血清中细胞因子

mRNA 表达结果均低于对照组,差异无统计学意义(P>0.05)。血清中 IFN-γ 含量随菌量负荷的增加而增加,痰液中 IFN-γ 含量随菌量负荷的增加而降低,相关性存在统计学意义(P<0.01)。血清 TNF-α 含量随菌量负荷的增加而降低,血清中 TNF-α 含量随菌量负荷的增加而增加,相关性具有非常显著性(P<0.01)。血清中 IL-10 含量随菌量负荷的增加而增加,相关性具有非常显著性(P<0.01)。得出结论抗结核治疗对肺结核患者血清中细胞因子具有重要作用。

(四)纤溶酶原激活物抑制剂-1(PAI-1)和组织型纤溶酶原激活物(t-PA)

范琳等[30]提出结核性胸膜炎并发胸膜结核瘤的危险因素研究结核性胸膜炎(TP)是我国最常见的结核病类型之一。提高 TP 预后的关键在于早诊断、早治疗,尽早进行胸腔积液的充分引流及全身抗结核治疗可有效控制胸腔积液的生长,防止胸膜增厚及胸膜粘连。近年来临床发现越来越多的患者在治疗中出现胸膜结核瘤。如何在 TP 治疗初期预测是否发生胸膜结核瘤,对防止胸膜瘤的发生,改善患者预后具有重要意义。本研究前瞻性对 101 例初治 TP 患者在治疗初期纤溶酶原激活物抑制剂-1(PAI-1)和组织型纤溶酶原激活物(t-PA)的检测水平联合其他因素包括临床症状、胸膜改变特点、胸腔积液引流情况及胸腔积液的常规和生化、细胞因子进行检测及分析研究,所有患者给予标准初治抗结核化疗加糖皮质激素口服,对患者抗结核治疗过程中胸腔积液的吸收情况及胸膜变化进行随访,在整个抗结核疗程中是否发生结核性胸膜瘤进行分组,对影响 TP 发生胸膜结核瘤的可能危险因素进行筛选及分析。将收集的胸腔积液使用 ELISA 方法定量测定胸腔积液 IFN-γ、TGF-β、PAI-1 及 t-PA 含量。细胞因子及 t-PA、PAI-1 检测对预测发生结核性胸膜瘤的临床价值:101 例 TB 患者中有 77 例行细胞因子及蛋白的 ELISA 检测,包括 31 例在随访中发生结核性胸膜瘤及未发生结核性胸膜瘤的 46 例。治疗前胸腔积液中 IFN-γ、TGF-β、PAI-1 及 t-PA 检测结果显示,发生结核性胸膜瘤的 TP 患者上述细胞因子及蛋白水平与未发生胸膜瘤者比较差异均无统计学意义,但结核性胸膜瘤组 PAI-1 水平高于未发生胸膜瘤组,结核性胸膜瘤组 t-PA 水平低于未发生胸膜瘤组。胸膜结核瘤组治疗初期胸腔积液中 PAI-1 水平高于未发生胸膜结核瘤组,结核性胸膜瘤组 t-PA 水平低于未发生胸膜瘤组,虽然无统计学意义,但可看到变化趋势,差异无统计学意义可能与检测样本量偏少有关,因此,PAI-1 水平升高及 t-PA 平下降可能是 TP 患者发生结核性胸膜瘤的危险因素之一。

(五)干扰素诱导蛋白-10

陈秋悦等[31]评价了人 γ-干扰素诱导蛋白 10(IP-10)、腺苷脱氨酶(ADA)单独检测及两者联合检测对结核性胸腔积液和恶性胸腔积液的鉴别诊断价值。研究收集胸腔积液患者 138 例,临床诊断及确诊为结核性胸膜炎患者 85 例,恶性胸腔积液患者 53 例。结果显示结核性胸腔积液组患者胸腔积液中检测到的 IP-10、ADA 浓度分别为 51.61pg/ml、46.10U/L,明显高于恶性胸腔积液组,分别为 21.96pg/ml、7.40U/L,差异均有统计学意义(Z=-8.52,P<0.001;Z=-9.69,P<0.001)。通过绘制 ROC 曲线,确定 IP-10 鉴别结核性胸腔积液与恶性胸腔积液的诊断最佳临界值为 32.15pg/ml,敏感度和特异度分别为 82.4%(70/85)和 83.0%(44/53);ADA 鉴别结核性胸腔积液与恶性胸腔积液的诊断最佳临界值为 28.6U/L,敏感度和特异度分别为 91.8%(78/85)和 98.1%(52/53)。胸腔积液中 IP-10 与 ADA 含量呈明显的正相关性(r=0.73,P<0.001)。两者联合检测的敏感度(95.3%,81/85)较单独检测 IP-10(82.4%,70/85)明显升高,差异有统计学意义(χ^2 = 7.17,P = 0.007),特异度

(81.1%,43/53)较单独检测 IP-10(83.0%,44/53)略有降低,但差异无统计学意义(χ^2=0.06,P=0.800);两者联合检测的敏感度(95.3%,81/85)较单独检测 ADA(91.8%,78/85)略有升高,但差异无统计学意义(χ^2=0.88,P=0.350),特异度(81.1%,43/53)较单独检测 ADA(98.1%,52/53)明显降低,差异有统计学意义(χ^2=8.22,P=0.004)。研究可见,胸腔积液中 IP-10、ADA 对结核性胸膜炎的诊断均有较高价值;两者联合检测的敏感度优于单独检测 IP-10,而特异度低于单独检测 ADA。胸腔积液中 IP-10 与 ADA 含量呈明显的正相关性。

唐静等[32]也探讨联合检测胸腔积液中腺苷脱氨酶(ADA)、γ-干扰素诱导蛋白 10(IP-10)、IL-27 表达水平对结核性和恶性胸腔积液鉴别诊断的应用价值。研究选取 45 例结核性渗出性胸膜炎患者(结核组)和 45 例恶性胸腔积液患者(恶性组)作为研究对象。采用酶联免疫吸附法测定 IP-10、IL-27 浓度。通过查阅病历获取 ADA 检测结果。两者联合检测采用 Logistic回归建立回归方程,应用 ROC 曲线分析各指标对结核性胸膜炎的诊断价值。结果显示,结核性胸腔积液组 ADA、IP-10、IL-27 浓度分别为 40.76U/L、63.01pg/ml、60.92pg/ml 明显高于恶性胸腔积液组 8.46U/L、29.72pg/ml、20.86pg/ml,差异有统计学意义(U 值分别为 -7.876、-7.324、-7.461,P 值均<0.000)。ADA、IP-10、IL-27 诊断结核性胸腔积液的最佳临界值分别为 24.95U/L、50.61pg/ml、36.91pg/ml,灵敏度为 91.1%、86.7%、86.7%,特异度为 95.6%、88.9%、93.3%;ADA+IP-10、ADA+IL-27 联合诊断结核性胸膜炎的灵敏度为 97.8%、100%,特异度为 100%、100%。作者认为,ADA、IP-10、IL-27 单独检测对结核性和恶性胸腔积液鉴别有重要意义,且联合检测更有助于结核性和恶性胸腔积液的鉴别诊断。

趋化因子参与了机体控制 MTB 感染的关键过程,其作用包括招募免疫细胞、激活适应性免疫应答、辅助形成保护性肉芽肿及增强疫苗保护效应等。吉萍等[33]将现将趋化因子在结核病发病过程中的作用及其潜在的临床应用价值进行了综述。文章指出,近年来多个以趋化因子作为结核病诊断的新型生物标志物的研究在开展,其中以 IFN-γ 诱导蛋白 10 (IP-10/CXCL10)研究最具代表性。IP-10 表达受到 IFN-γ 调控,属于 CXC 类趋化因子, CXCR3 是其唯一受体。IP-10 有望可鉴别活动性结核与 MTB 潜伏感染,其单独诊断结核的阳性率为 80%,与 IFN-γ 联合应用的检出率可上升至 90%。此外,5 岁以下儿童结核患者全血 IP-10 平均含量(2865ng/L)高于 IFN-γ 平均含量(269ng/l),IP-10 诊断儿童结核病的敏感度高于 IFN-γ。活动性肺结核患者体内 IL-2、CXCL10、CXCL11 和 CXCL12 表达上调,结核性胸膜炎患者中 CCL1、CCL21 和 IL-6 表达升高;完成抗结核治疗的患者血清中 CXCL8、CXCL9 和CXCL10表达降低,这些均可作为结核诊断或抗结核疗效监测的生物标志物。

（六）基质金属蛋白酶-9

李军霞等[34]综述了基质金属蛋白酶-9 与血脑屏障和结核性脑膜炎的相关性。结核性脑膜炎(TBM)是结核分枝杆菌侵犯脑实质及脑膜引起的大脑炎症性病变,基质金属蛋白酶-9(MMP-9)是 MMP 家族中的一员,因其能降解细胞外基质和上皮细胞基底膜而广泛参与机体的生理和病理过程。血脑屏障是中枢神经系统(CNS)与外周血液之间的重要屏障。TBM 时单核-星形胶质细胞网络参与分泌 MMP-9 目前认为,MMP-9 主要由单核-星形胶质细胞网络产生,大量的 MMP-9 破坏血脑屏障的通透性,降解细胞外基质及 CNS 基膜,促进了 TBM 的发病。MMP-9 在 TBM 免疫反应中发挥双重作用适量的 MMP-9(结核感染早期或轻度感染时)可以募集更多的巨噬细胞,形成增生性肉芽肿,发挥机体的正面抵抗作用,而过量的 MMP-9(亚急性期或有并发症的 TBM 时)则参与了机体过度炎性反应,大量破坏细胞外基质和上皮细胞基底膜，引起机体迟发变态反应，造成炎性渗出、增生，结核感染播散。故在TBM早期，血或脑脊液的中性粒细胞或许因分泌MMP-9而发挥了保护性免疫抵抗作用。MMP-9有可能成为TBM的治疗靶点MMP-9通过破坏血脑屏障和血-脑脊液屏障的通透性而参与了TBM的发病和病情转归，因此，调节(甚或抑制)MMP-9的活性或许可以成为TBM治疗靶点之一。MMP-9参与了CNS中血脑屏障和血-脑脊液屏障的破坏，在TBM的发病和发展中起重要作用。TBM时，血脑屏障和血-脑脊液屏障被破坏，脑组织中MMP-9的表达明显增加，同时脑脊液中各类炎性细胞参与合成、分泌MMP-9并调节其活性，引起一系列免疫反应。MMP-9可作为研究TBM发病中的重要因子，帮助我们更好地理解TBM的病理过程，并且MMP-9可作为血脑屏障破坏程度和TBM病情评估的参考指标，具有重大意义。

（七）αβT细胞亚群以及γδT细胞亚群

刘震天[35]等采集了健康成人及结核病患者外周血，用不同荧光素标记单抗染色后，用流式细胞术检测αβT细胞免疫亚型$CD45RA^+CD27^+$初始型细胞(Tnaive)、$CD45RA^-CD27$中央记忆型T细胞$(Tcm)^+$、$CD45RA^-CD27^-$效应记忆型T细胞(Tem)和$CD45RA^+CD27^-$效应型T细胞(Teff)；γδT细胞中Vδ1、Vδ2、Vδ1-Vδ2-(即Vδ3-8)4种免疫亚型的百分率．结果显示与健康成人比较，结核患者$CD4^+$αβT细胞中Tnaive、Teff细胞的百分率降低($P<0.01$)，Tem细胞的百分率升高($P<0.01$)，Tcm细胞差异无统计学意义($P>0.05$)。结核与健康成人比较，患者$CD8^+$αβT细胞中Tnaive、Tcm细胞的百分率降低($P<0.01$和$P<0.05$)，Tem、Teff细胞的百分率升高($P<0.01$)。与健康成人比较，结核患者Vδ1γδT细胞中Tnaive、Tcm细胞的百分率降低($P<0.05$)，Tem细胞的百分率升高($P<0.05$)，Teff细胞差异无统计学意义($P>0.05$)；结核患者Vδ2γδT细胞中Tcm细胞的百分率降低($P<0.05$)，Tem、Teff细胞的百分率升高($P<0.05$，$P<0.01$)，Tnaive细胞差异无统计学意义($P>0.05$)；结核患者Vδ3-8γδT细胞中Tem细胞的百分率升高($P<0.05$)，Tnaive、Tcm、Teff细胞差异无统计学意义($P>0.05$)。研究可见，结核病患者外周血中αβT和γδT细胞亚群分布均有显著改变。

（八）T淋巴细胞亚群

杨铭等[36]探讨了初治涂阳成年肺结核患者的外周血T淋巴细胞亚群检测结果与病情的相关性。研究搜集1561例新发成年肺结核患者资料，按照$CD3^+$、$CD4^+$和$CD8^+$ T淋巴细胞检测水平分组，各组资料分别采用Spearman相关系数(rs)、线性趋势检验，以及χ^2检验进行比较分析，均以$P<0.05$为差异有统计学意义。结果显示在1561例研究患者中，初治涂阳成年肺结核患者T淋巴细胞亚群均有不同程度改变，其中$CD3^+$、$CD4^+$和$CD8^+$T淋巴细胞计数出现下降者分别占56.12%(876/1561)、51.44%(803/1561)和47.60%(743/1561)。初治涂阳成年肺结核患者外周血$CD3^+$、$CD4^+$、$CD8^+$T淋巴细胞计数水平与病情密切相关，$CD3^+$、$CD4^+$、$CD8^+$T淋巴细胞计数水平降低越明显，肺结核患者痰菌数量越高、病变累及范围越多。

新型生物标志物如IL-10和IL-12、IP-10、IL-10、IL-27、IL-33、sST2、TNF-α、TGF-β等细胞因子、抗原检测及蛋白质组学、代谢组学等新方法不断被研究用于结核病的免疫诊断。我们相信，随着IL-12、TNF-α、TGF-β等细胞因子的深入探讨以及更多新型生物标志物的发现，更多的免疫学诊断新方法学将投入应用，从而使结核病的诊断水平得到大大提高。

（陈禹　陈雪融　陈效友　赵珍珍　常蕴青　唐神结）

参考文献

1. 许怡，王瑜玲，阎纳新，等.高危医务人员潜伏性结核感染的实验室检测指标分析.临床肺科杂志，2017，22（1）：41-43.
2. 范伟光，孟娟，苏苗苗，等.结核感染 T 细胞检测应用于结核杆菌感染的研究.中国实验诊断学，2017，21（2）：220-222.
3. 李根，李春玲，李海聪，等.结核分枝杆菌效应 T 细胞检测在诊断活动性结核病中的价值.中国防痨杂志，2017，39（5）：495-498.
4. 陈定强，杨羚，向波.结核感染 T 细胞斑点试验在活动性结核诊断中的效果.实用医学杂志，2017，33（5）：789-793.
5. 徐含烟，张冬青，叶君如，等.T-SPOT.TB 联合胸腔积液腺苷脱氨酶对不同年龄结核性胸膜炎患者的诊断价值.中华医学杂志，2017，97（24）：1862-1866.
6. 王蓉蓉，黄洁云，陈志.超声引导下胸膜活检与外周血结核感染 T 细胞斑点试验对结核性胸膜炎的诊断价值.中国防痨杂志，2017，39（11）：1175-1178.
7. 吴景秋，房宏霞，蔚鸣，等.结核感染 T 细胞斑点试验联合腺苷脱氨酶检测诊断结核性胸膜炎的价值.中国防痨杂志，2017，39（10）：1088-1092.
8. 安蕾，张泽明，李翔云.三种检测方法对结核、恶性胸腔积液的鉴别价值.基因组学与应用生物学，2017，（4）：1422-1428.
9. 孙贝贝，赵丽敏，马利军，等.结核感染 T 细胞斑点试验在老年肺结核诊断中的价值.中国全科医学，2017，20（15）：1884-1887.
10. 孙开胜，李梨平，易思思.外周血 T-SPOT.TB 试验对婴幼儿结核病的诊断价值.医学临床研究，2017，34（3）：431-434.
11. 许辉，闫广鹏，马晶，等.γ 干扰素释放试验检测颈部淋巴结细胞悬液辅助诊断颈部淋巴结结核的初步报告.中国防痨杂志，2017，39（8）：840-844.
12. 李淑敏，李垚，孙巧凤，等.结核性脑膜炎实验室诊断方法研究进展.临床神经病学杂志，2017，30（2）：151-154.
13. Tang Y，Yin L，Tang S，et al.Application of molecular，microbiological，and immunological tests for the diagnosis of bone and joint tuberculosis.J Clin Lab Anal，2017，1：e22260.
14. 姚雨濛，潘珏，高晓东，等.T 细胞斑点试验对活动性结核与非结核分枝杆菌感染的鉴别诊断价值.中华医院感染学杂志，2017，27（12）：2683-2685.
15. Li G，Li F，Zhao HM，et al.Evaluation of a new IFN-γ release assay for rapid diagnosis of active tuberculosis in a high-incidence setting.Front Cell Infect Microbiol，2017，7：1-9.
16. 王雪枝，陈杏，李雨晴，等.结核分枝杆菌抗原 Rv0585c 人 T 细胞抗原表位鉴定及其免疫原性评价.中华流行病学杂志，2017，38（5）：665-669.
17. 李冬霞，郭九玲，安新涛，等.酶标法和金标法检测结核抗体对于结核病的诊断价值分析.国际检验医学杂志，2017，38（9）：1279-1280.
18. 刘毅，张旭霞，张雨晴，等.结核分枝杆菌三种蛋白在结核病血清学诊断中的评价研究.中国防痨杂志，2017，39（8）：815-820.
19. Zhang L，Cheng X，Bian S，et al.Utility of Th1-cell immune responses for distinguishing active tuberculosis from non-active tuberculosis：A case-control study.PloS One，2017，12（5）：e0177850.
20. 唐佩军，吴妹英，王霞芳，等.T 淋巴细胞亚群活化和可溶性白细胞介素 2 受体在结核性胸膜炎中的作用.结核病与肺部健康杂志，2017，6（2）：122-124.
21. 吐尼沙姑丽・台外库力.四种血清细胞因子检测诊断糖尿病并发肺结核患者的价值.中国防痨杂志，

2017,39(9):976-979.

22. 刘红梅,初喆,田锐,等.IL-10 和 IL-12 检测在结核性和恶性胸腔积液鉴别诊断中的应用.吉林大学学报(医学版),2017,43(4):782-786.

23. 周安,徐巧玲,李明强,等.结核患者血清 TNF-α、IL-1、IL-10 和 HMGB-1 动态变化及临床意义.实用医学杂志,2017,33(2):285-288.

24. 廖莎,霍风敏,杨新婷,等.白细胞介素-9 在肺结核患者血浆和 T 细胞中表达水平的研究.中国防痨杂志,2017,39(3):265-268.

25. 张淇钏,吴树瀚,张伟林,等.IL-27 等细胞因子用于诊断结核性胸腔积液的研究进展.广东医学,2017,38(13):2084-2087.

26. 余诗炎,葛南海,卢远彬,等.结核性胸膜炎患者树突状细胞亚群的检测及意义.广东医学,2017,38(6):846-850.

27. 斯琴,关英慧,唐颖,等.IL-33 和 sST2 在恶性胸腔积液和结核性胸腔积液患者胸腔积液和外周血中的表达水平及其临床意义.吉林大学学报(医学版),2017,43(1):91-95.

28. 黄志刚,刘晶,马克.骨关节结核患者 TNF-α、TGF-β 炎症因子表达分析.基因组学与应用生物学,2017,(6):2192-2197.

29. 沈艳.抗结核治疗对肺结核患者血清中细胞因子的影响.科学技术与工程,2017,17(18):182-187.

30. 范琳,程丽萍,季晓彬,等.结核性胸膜炎并发胸膜结核瘤的危险因素研究.中华结核和呼吸杂志,2017,40(4):306-308.

31. 陈秋悦,顾刚,龙燕华,等.胸腔积液行 γ-干扰素诱导蛋白 10 及腺苷脱氨酶检测的诊断价值.中国防痨杂志,2017,39(11):1169-1174.

32. 唐静,张先明,万方,等.联合检测三种细胞因子对结核性和恶性胸腔积液的鉴别诊断价值.中国防痨杂志,2017,39(1):76-81.

33. 吉萍,胡志东,范小勇.趋化因子与结核病.中华结核和呼吸杂志,2017,40(6):475-476.

34. 李军霞,赵青,何红彦,等.基质金属蛋白酶-9 与血脑屏障和结核性脑膜炎.中国感染与化疗杂志,2017,17(4):463-467.

35. 刘震天,王兆华,李柏青.结核患者外周血 αβT 和 γδT 细胞亚群免疫亚型细胞分布的探讨.蚌埠医学院学报,2017,42(2):141-144.

36. 杨铭,袁平,吴怀戈,等.肺结核患者外周血 T 淋巴细胞亚群检测结果与病情的相关性研究.中国防痨杂志,2017,39(10):1093-1099.

第四章　结核病分子生物学诊断

摘要:2017 年,在结核病的分子生物学诊断领域主要集中在病原菌的分子生物学诊断为主,且主要以检测病原菌 DNA 为主,包括 Xpert MTB/RIF 技术、环介导等温扩增技术(LAMP)、线性探针技术、荧光定量 PCR 技术。RNA 检测技术如 RNA 恒温扩增实时荧光检测技术(SAT)也得到了一定的应用。影响较为深远的是,国家卫生计生委将分子生物学诊断作为结核病确诊的一种重要方法。

关键词:分子生物学;诊断;结核分枝杆菌;Xpert MTB/RIF;环介导恒温扩增技术;熔解曲线技术;基因芯片;测序技术;RNA 恒温扩增实时荧光检测技术

在结核病分子生物学诊断方法中,病原菌的分子生物学诊断在结核病诊断中占据重要地位。病原菌 DNA 检测是本年度的绝对核心,所使用的技术包括 Xpert MTB/RIF 技术(简称 Xpert)、环介导等温扩增技术(LAMP)、线性探针技术、荧光定量 PCR 技术和 RNA 检测技术为 RNA 恒温扩增实时荧光检测技术(SAT)。

一、病原菌的 DNA 检测

1. Xpert 技术　该技术在结核病早诊断中的应用方面具有一定价值。路丽苹等[1]对 556 例上海市松江区结核病定点医院结核科初次就诊的疑似结核病患者的研究中发现:Xpert 检测的阳性率为 28.12%(151/537)。以液体培养为金标准,Xpert 检测的敏感度和特异度分别为 90.60%(135/149)和 95.84%(369/385);Xpert 检测涂阳标本的敏感度为 96.63%(86/89),明显高于检测涂阴标本的敏感度 81.67%(49/60),差异有统计学意义。以比例法药敏试验结果为金标准,Xpert 检测利福平(RFP)耐药的敏感度为 90.00%(9/10),特异度为 99.07%(106/107),一致率为 98.29%(115/117)。由此得出结论:Xpert 技术操作简便、快速、安全,敏感度和特异度较高,对基层实验室早期检测结核分枝杆菌(MTB)及判定 RFP 耐药具有重要价值。

陈禹等[2]报道了 Xpert 技术以尿液为标本检测结核核酸的结果。119 例 HIV 阴性疑似泌尿系结核的患者中有 59 例(49.6%)患者临床确诊为泌尿系结核,其中 25 例(42.4%)经 MGIT 960 系统培养为阳性;34 例(57.6%)按临床表现、泌尿系影像、抗结核治疗效果等临床标准诊断为泌尿系结核患者。以临床确诊为金标准,Xpert 检测的敏感度为 64.4%(38/59),特异度为 100.0%(60/60),抗酸杆菌涂片法敏感度为 11.9%(7/59);MGIT 960 分枝杆菌培养法敏感度为 42.4%(25/59),与 Xpert 检测比较差异有统计学意义。在 MGIT 960 分枝杆菌培养阳性的患者中,Xpert 检测的敏感度为 96%(24/25)。涂片和培养均阴性而临床诊断为泌尿系结核的患者 Xpert 检测的阳性率为 43.8%(14/32)。Xpert 技术优于抗酸杆菌涂片及 BACTEC MGIT 960 分枝杆菌液体培养等传统泌尿系结核诊断方法,可用于早期诊断 HIV 阴性的泌尿系结核。

Xpert 用于骨关节结核患者的病灶标本检测结果显示[3]:若以临床诊断参考标准为金标

准,Xpert 技术检测的敏感度为 78.09%(196/251);17 例对 RFP 耐药的罗氏药敏检测阳性的标本中,Xpert 技术检测结果全部阳性。该技术在用于在脊柱结核诊断,结果显示:Xpert 检测诊断脊柱结核的敏感性为 76.38%(55/72)、特异性为 95.00%(19/20),其敏感性显著高于 MGIT 960 液体培养(54.60%)和抗酸涂片染色法(27.77%)(P 均<0.05)[4]。

Xpert 用于检测 156 例疑似脓肿性淋巴结核患者的脓液,结果显示:若以液体变色培养基培养试验作为金标准,Xpert 试验检测淋巴结核的敏感性和特异性分别为 95.42% 和 84.00%,Kappa 值为 0.77,两者一致性较好;若以传统比例法药敏试验为金标准,Xpert 试验检测 RFP 耐药的敏感性和特异性分别为 70.0% 和 98.42%,两种方法检测结果比较差异不显著[5]。

吴芳妮等[6]采用 Meta 方法,系统分析了 Xpert 检测在 HIV 感染者中诊断结核病的效果。纳入的 10 篇文献涉及到 6 个国家的来自临床的 1878 例患者的检测标本。Meta 分析结果显示,Xpert 在 HIV 感染者中诊断结核病的汇总敏感度为 69%,汇总特异度为 97%。按照收集到的标本类型进行亚组分析,Xpert 在呼吸道标本中诊断结核病的汇总敏感度及特异度分别为 76% 和 98%,明显高于非呼吸道标本的 62% 和 94%。由此可见,Xpert 检测在 HIV 感染者中诊断结核病的临床价值较高,其对呼吸道标本的诊断效能明显高于非呼吸道标本。

杨元利等[7]通过对 90 例疑似结核性脑膜炎患者的脑脊液进行检测,证实 GeneXPert Mtb/RIF 技术能快速特异地检测脑脊液中结核分枝杆菌,与抗酸染色和液体培养比较具有较高敏感度,其检测的脑脊液标本经离心浓缩处理后可提高其诊断敏感度。

2. 线性探针技术　盛杰等[8]评估了线性探针技术在 157 例患者(127 例临床确诊为骨关节结核,30 例为非骨关节结核)快速诊断中的应用价值,结果发现:线性探针技术检测的敏感度和特异度分别为 76.38% 和 73.33%,高于结核分枝杆菌培养 55.12% 及抗酸染色 37.01%,差异有统计学意义;三者的特异度分别为 73.33%、76.67% 和 93.3%,差异无统计学意义。与结核分枝杆菌培养及药敏试验相比较,157 例患者中罗氏药敏试验检测发现 10 例为耐药菌株,线性探针技术与罗氏药敏结果一致。

3. LAMP 技术　孙娇等[9]采用 LAMP 技术对疑似结核病患者的进行筛查,若以临床诊断结果为参照,LAMP 检测、涂片镜检、液体培养、固体培养的敏感度分别为 72.78%、51.67%、66.67% 和 59.17%,特异度分别为 88.11%、99.59%、99.59% 和 99.59%,并且具有良好的一致性。LAMP 检测对病程<1 年患者的阳性检出率 45.76% 明显高于涂片镜检 27.12%、液体培养 37.05% 和固体培养 31.48%。当患者出现的临床症状≤5 个时,LAMP 的阳性检出率(44.37%)明显高于涂片镜检(28.15%)、液体培养法(36.75%)和固体培养法(32.12%)。对于涂片镜检阴性的标本,LAMP 技术、液体培养及固体培养阴性标本具有较高的阳性检出率,分别为 28.78%(120/417)、21.49%(78/363)和 25.90%。

张伟阳等[10]对 LAMP 检测与 Xpert 的检测效果进行了比较,结果发现:在 100 例肺结核涂阳标本中,LAMP 技术检测的阳性率为 96.0%,Xpert 检测的阳性率为 97.0%;在 200 例涂阴标本中两种方法检测结果差异有统计学意义(P<0.01),LAMP 技术检测的阳性率为 53.5%,高于 Xpert 检测的阳性率(25.0%)。

4. 基因芯片技术　杨建林等[11]的研究结果显示:芯片法检测与 DNA 测序针对 *Ka G*、*inhA* 和 *rpoB* 基因突变检测准确率分别为 75.76%、96.97%。芯片法与痰液培养绝对浓度法药敏分析结果表明:INH 一致性系数 k=0.89,RFP 一致性系数 k=0.84,芯片法、DNA 测序检测突变一致性系数 k=0.76。

林秀华等[12]以结核性脓胸患者的标本为研究对象进行了研究，结果显示：基因芯片法和快速培养法的特异性均为95.7%，灵敏度分别为48.9%和26.7%，两者比较有统计学差异。基因芯片法检测 RFP 耐药性灵敏度、特异度和符合率均为100%；而检测 INH 耐药性的灵敏度、特异度和符合率分别为50%和97.1%和94.4%。

5. 脑脊液荧光定量 PCR　王俊妨等[13]采用此技术对108例临床确诊或疑似的结核性脑膜炎患者和50例非结核性脑膜炎患者脑脊液样本进行检测，结果提示确诊结核性脑膜炎组抗酸染色涂片法、MTB 培养法和荧光定量 PCR 的阳性率分别为9.72%(7/72)、16.67%(12/72)及76.39%(55/72)，疑似结核性脑膜炎组分别为5.55%(2/36)、11.11%(4/36)及25.00%(9/36)。将荧光定量 PCR 与其他2种方法比较，阳性率差异均有统计学意义($P<0.05$)，荧光定量 PCR 的敏感性、特异性远远高于抗酸染色涂片法，敏感性高于 MTB 培养法。

二、病原菌的 RNA 检测

张海晴等[14]分别采用罗氏培养法、荧光定量扩增法和 SAT-TB 比较了用 SAT-TB 技术在快速检测脑脊液中结核分枝杆菌的临床应用价值，结果发现：96例高度疑似儿童结核性脑膜炎患儿的罗氏培养法、荧光定量扩增法和 SAT-TB 法检测阳性率分别为40.63%、39.58%和42.71%，三者差异无统计学意义；以罗氏培养法作为金标准，SAT-TB 法的灵敏度、特异度、阳性预测值、阴性预测值、正确指数、误诊率、漏诊率、诊断符合率分别为92.31%、91.23%、87.80%、94.55%、0.84%、8.77%、7.69%和91.67%；荧光定量 PCR 法的各项指标分别为66.67%、78.95%、68.42%、77.59%、0.46%、21.05%、33.33%和73.96%。由此证明 SAT-TB 在检测儿童结核性脑膜脑脊液标本中的结核分枝杆菌时，具有快速、敏感度和特异度较高等优点。

纪丽微等[15]将 SAT 技术与 Xpert 技术在痰标本中进行了比较，结果发现：2284例患者中1097例为活动性结核病患者、1187例为非结核患者，Xpert 阳性检出率最高，与 SAT 技术比较差异均有统计学意义；Xpert 法敏感性(50.14%)和特异性(100%)，高于 SAT 技术，两者比较差异有统计学意义。

张青等[16]]采用 Meta 分析的方法比较 LAMP 技术、SAT 技术和 Xpert 技术在诊断肺结核方面的敏感度和特异度。结果发现：LAMP 技术、SAT 技术和 Xpert 技术在诊断肺结核的合并敏感度和特异度分别为93%和94%、96%和88%、89%和98%，但不一致指数(r)均大于80%，提示存在研究间的异质性。在随后根据痰涂片状态和 HIV 感染进行的区组分析中，用 LAMP 技术诊断痰涂片阳性的肺结核患者，其敏感度由93%上升至98%，特异度降低至68%；用 Xpert 法诊断 HIV 阴性的传染性肺结核患者，其敏感度和特异度分别为72%和99%。

2017年，国家卫生计生委[17]发布了结核病诊断的卫生行业标准，该标准纳入了分子生物学诊断，其中结核分枝杆菌核酸检测阳性且配合影像学诊断就可以确诊为肺结核病。另外，结核性胸膜炎、气管、支气管结核的病原的分子生物学检查阳性也可确诊为结核病。

综上所述，国内结核病的分子生物学技术的应用探索研究得到进一步加强，以 Xpert 为主的分子生物学技术得到进一步肯定，由此推动了肺结核诊断标准中引入并肯定分子生物学诊断的价值。

（孙照刚 孙炳奇 韩利军 李欢 常蕴青 唐神结）

参考文献

1. 路丽苹，陆斌，刘梅，等. Xpert MTB/RIF 技术在结核病早诊断中的应用. 中国防痨杂志，2017，39（1）：71-75.
2. 陈禹，刘旭晖，付亮，等. GeneXpert MTB/RIF 在 HIV 阴性泌尿系结核中的诊断价值. 中国防痨杂志，2017，39（10）：1100-1106.
3. 董伟杰，秦世炳，兰汀隆，等. Xpert MTB/RIF 技术在骨关节结核临床诊断中的应用研究. 中国防痨杂志，2017，39（4）：337-341.
4. 周正，王晓蕾，陈海燕，等. GeneXpert MTB/RIF 在脊柱结核诊断中的应用. 山东医药，2017，57（17）：90-92.
5. 孙海柏，张丽霞，秦中华，等. 利福平耐药实时荧光定量核酸扩增技术（Xpert MTB/RIF）快速诊断淋巴结核及其耐药性. 中国现代医学杂志，2017，27（8）：137-139.
6. 吴芳妮，黎友伦. GeneXpert MTB/RIF 在 HIV 感染者中诊断结核感染效能的 Meta 分析. 中国防痨杂志，2017，39（3）：269-276.
7. 杨元利，张永峰，刘元，等. GeneXpert MTB/RIF 技术对成年人结核性脑膜炎诊断价值的研究. 中国防痨杂志，2017，39（9）：980-984.
8. 盛杰，吐尔松江・胡达拜尔迪，古甫丁，等. 线性探针技术在骨关节结核快速诊断中的应用价值. 结核病与肺部健康杂志，2017，6（3）：208-211.
9. 孙娇，王悦，孙秀华，等. 环介导核酸等温扩增技术对疑似结核病患者的筛查效果. 中国防痨杂志，2017，39（8）：833-839.
10. 张伟阳，钟建平，杨国彪，等. LAMP 和 Xpert MTB/RIF 早期诊断肺结核传染源的价值比较. 温州医科大学学报，2017，47（1）：61-63.
11. 杨建林，罗一钧. DNA 微阵列芯片法快速检测结核分枝杆菌 KatG、inhA 和 rpoB 基因突变及其与利福平、异烟肼耐药的关系研究。临床合理用药杂志，2017，10（33）：139-140.
12. 王俊妨，靳颖，牛伟霞，等. 荧光定量 PCR 在脑脊液结核分枝杆菌 DNA 检测中的应用. 检验医学，2017，32（2）：135-137.
13. 林秀华，赖国祥，陈雨燕，等. 基因芯片技术检测分枝杆菌和异烟肼、利福平耐药性在结核性脓胸诊断中的应用. 中国人兽共患病学报，2017，33（8）：720-729.
14. 张海晴，黄海滨，王春颖，等. RNA 恒温扩增实时荧光检测技术在检测脑脊液中结核分枝杆菌的应用. 广东医学，2017，38（11）：1715-1716，1719.
15. 纪丽微，林健雄，彭东东，等. Xpert MTB/RIF 技术用于结核分枝杆菌联合检测的研究. 国际检验医学杂志，2017，38（10）：1391-1394.
16. 张青，闫丽萍. 三种核酸扩增方法用于诊断肺结核的 Meta 分析. 中国防痨杂志，2017，39（1）：57-70.
17. 中华人民共和国国家卫生和计划生育委员会. 中华人民共和国卫生行业标准——肺结核诊断. WS 288—2017. 2017 年 11 月 9 日发布.

第五章　结核病介入学诊断

摘要：介入诊断是辅助诊断结核病的重要手段之一。2017 年 11 月国家发布的新的肺结核诊断标准，对结核病的诊断方面有了较大修订。同时，2017 年也出版了多部专家共识及指南与结核病介入诊断相关，值得借鉴及学习。近 1 年来，随着支气管镜检查、B 超或 CT 引导下经皮肺穿刺活检术以及胸（腹）腔镜技术在结核病诊断中的广泛应用，极大提高了疑难病例病理标本的获取率，同时为结核病的诊断提供了有益的帮助。研究发现，支气管镜 BALF 行 Xpert MTB/RIF 检测对无痰或者痰菌阴性不典型肺结核的诊断及治疗提供非常有价值的依据，电磁导航支气管镜检查定位系统引导经支气管镜肺活检术对于肺外周病灶诊断具有较大的应用价值，并且具有较高安全性，值得临床推广。此外，支气管内超声引导针吸活检术（EBUS-TBNA）、超声内镜引导下针吸活检术、经皮肺穿刺活检术以及胸（腹）腔镜技术在结核病诊断中的作用均进行了研究，并取得了较好的诊断效果，值得临床借鉴与进一步推广。

关键词：指南；结核病；支气管镜；电磁导航支气管镜；支气管针吸活检术；支气管超声引导针吸活检术；经皮肺穿刺活检术；胸（腹）腔镜技术

近 1 年来，随着介入诊断新技术的广泛开展、新的肺结核诊断标准以及国内多部专家共识与指南的出版，为临床实践提供了许多证据及具体的行业标准。支气管镜检查、经皮肺穿刺活检术以及胸（腹）腔镜技术为结核病的诊断提供了更多获取标本的机会，仍然是诊断结核病的重要辅助手段。电磁导航支气管镜等技术的进一步开展也为结核病的诊断提供了更多的依据。

一、国家标准、指南及专家共识

2017 年 11 月我国发布了行业标准《肺结核诊断标准（WS288-2017）》[1]对肺结核诊断进行了修订，将气管结核病、支气管结核病等纳入肺结核分类和管理（2018-5-1 执行），反映了对气管、支气管结核的重视。中华医学会呼吸病学分会感染学组[2]出版了《肺部感染性疾病支气管肺泡灌洗病原体检测中国专家共识（2017 年版）》进一步规范 BAL 的适应证、禁忌证，以及操作流程、标本处理等，可更好地指导临床，其中也有较多结核相关内容。《诊断性介入肺脏病学快速现场评价临床实施指南》[3]全面介绍了气管镜介入操作中配合使用快速现场评价（ROSE）或可提高阳性率，规范工作流程，对包括结核病在内的多种疾病的诊断或鉴别诊断有较大的提示价值。中华医学会呼吸病学分会 2017 年发布的《良性中心气道狭窄经支气管镜介入诊治专家共识》[4]介绍了良性中心气道狭窄的常见疾病及分类和诊治。

二、常规支气管镜

（一）常规支气管镜获取标本进行相关检测可实现对疾病的早期诊断

吴璇等[5]对 160 例疑似肺结核的初诊住院患者行纤维支气管镜检查，并以肺泡灌洗液送检结核分枝杆菌培养、TB-RNA、TB-PCR 及浓缩集菌法找抗酸杆菌，以结核分枝杆菌培养阳性为金标准，计算其他三种检测方法的敏感度、特异度、阳性预测值、阴性预测值及一致性。结果：浓缩集菌法、TB-PCR、TB-RNA 三种检测方法的敏感度分别是 67.6%(46/68)、63.2%(43/68)、76.5%(52/68)；特异度分别是 97.9%(46/47)、89.4%(42/47)、95.7%(45/47)；阳性预测值分别是 97.9%(46/47)、89.6%(43/48)、96.3%(52/54)；阴性预测值分别是 67.6%(46/68)、62.7%(42/67)、3.8%(45/67)；ROC 曲线下面积分别是 0.828、0.763、0.861；Kappa(K)值分别是 0.613、0.494、0.690。作者认为，TB-RNA 有较高的敏感度、特异度，与结核分枝杆菌培养结果一致性高，是临床诊断的可靠依据。

陈贤豪等[6]回顾性分析 98 例支气管结核患者的临床资料，比较 960 培养法、离心涂片法、改良抗酸染色法及 Xpert MTB/RIF 法检测支气管肺泡灌洗液结核分枝杆菌的阳性率。结果：支气管肺泡灌洗液 960 培养法、离心涂片法、改良抗酸染色法和 Xpert MTB/RIF 法检测阳性率分别为 20.4%(20/98)、15.3%(15/98)、70.4%(69/98)及 74.5%(73/98)，改良抗酸染色法和 Xpert MTB/RIF 法阳性率比较，差异无统计学意义，且此两种方法检测阳性率明显高于其他两种方法。作者认为，支气管肺泡灌洗液改良抗酸染色法和 Xpert MTB/RIF 法在支气管结核诊断中有重要价值。张志学等[7]探讨应用 GeneXpert MTB/RIF 方法检测支气管肺泡灌洗液对菌阴肺结核的临床诊断价值，选取拟诊为初治菌阴肺结核的 52 例患者作为研究对象。对研究对象进行支气管镜检查，留取肺泡灌洗液，应用 GeneXpert MTB/RIF 方法进行检测；同时进行肺泡灌洗液涂片检测、固体培养和药物敏感性试验(简称“药敏试验”)。结果表明，52 例研究对象应用 GeneXpert MTB/RIF 检测有 36 例阳性，阳性率为 69.2%(36/52)，其中 1 例对利福平耐药；涂片检查阳性率为 23.1%(12/52)；固体培养阳性率为 73.1%(38/52)，测定 1 例对利福平耐药，与 GeneXpert MTB/RIF 检测为同一例患者。以固体培养法作为金标准，GeneXpert MTB/RIF 检测的敏感度为 92.1%[35/(35+3)]，特异度为 91.7%[11/(11+1)]，阳性预测值为 97.2%[35/(35+1)]，阴性预测值为 78.6%[11/(11+3)]，Kappa 值为 0.81，提示两者具有较好的一致性。作者认为，应用 GeneXpert MTWRIF 检测菌阴肺结核患者支气管肺泡灌洗液的效能与固体培养法一致，具有较高的临床诊断价值。

（二）支气管镜对支气管结核的诊断意义

无痰或者痰菌阴性不典型肺结核是临床诊治的难点，傅佳鹏[8]回顾性分析 184 例无痰或者痰菌阴性不典型肺结核患者的临床资料，结果发现，81 例以支气管炎性改变为主，占 44.02%，其次为黏膜溃疡或干酪样坏死 51 例(27.72%)和管腔狭窄 38 例(20.65%)；灌洗液快速培养诊断不典型肺结核的阳性率为 83.70%，显著高于刷检、活检、痰涂片和痰快速培养(P 均<0.05)；所有患者接受纤维支气管镜检查后，均有不同程度的咳嗽症状，108 例(58.70%)出现痰中带血丝；所有患者确诊后经抗结核治疗后病情均逐渐好转。作者认为，纤维支气管镜检查是诊断无痰或者痰菌阴性不典型肺结核的有效方法，其中以灌洗液快速培养的阳性率最高，且纤维支气管镜检查的安全性良好，具有较高的临床应用价值。

弥漫性肺疾病(DLD)根据其临床表现、影像学等辅助检查部分可临床诊断，支气管肺泡灌洗等检查可明确诊断其中一小部分，而一般需要通过组织病理学检查明确诊断。外科肺活检(sLB)虽然诊断率高，但因创伤大、费用高等原因实际应用很少，而传统经支气管钳夹活检(TBFB)、经皮肺穿刺活检因所获得的组织块小常难于获得确切的病理诊断。李一诗等[9]报道了6例软性支气管镜下经支气管冷冻肺活检的病例，共取活检48次，每例患者平均活检8次，获得标本块数5～11块（平均8块），每次活检均取得组织标本，标本大小2～36mm^2，平均（14.3±8.6）mm^2，诊断硅沉着病（矽肺）1例，肺结核1例，结缔组织病相关性间质性肺病（CTD-ILD）1例，非特异性间质性肺炎（NSIP）2例，闭塞性细支气管炎伴机化性肺炎（BOOP）1例。术中术后及随访72小时内均无严重并发症发生。作者认为，随着软镜下TBCB技术的开展，其安全性及有效性也将得到进一步验证。

田琳娟等[10]利用Pentax SAFE-3000荧光支气管镜的普通白光支气管镜（WLB）模式和自发性荧光支气管镜（AFB）模式对168例以肺部占位性病变住院的患者进行检查，支气管镜下阳性病变部位行组织病理学检查，比较WLB和AFB在肺部疾病诊断中的价值，168例患者中WLB异常改变128例，正常改变40例，AFB异常改变144例，正常改变24例。病理诊断肺癌97例，40例为肺部炎症、19例为肺结核、12例为肺结节病。AFB诊断肺癌的敏感度为95.88%，明显高于WLB的81.44%，差异有统计学意义（χ^2=12.071，P=0.000）。AFB诊断肺癌的特异度低于WLB，但差异无统计学意义（χ^2=2.250，P=0.134）。WLB和AFB诊断肺部炎症、肺结核及肺结节病的敏感度、特异度差异均无统计学意义（P>0.05）。

由于儿童免疫特点与成人不同、儿童支气管结核诊治经验不足及检查条件的限制，儿童支气管结核容易误诊或漏诊，陈慧冬等[11]回顾性分析了18例经纤维支气管镜确诊的患儿，其中男5例（27,8%），女13例（72.2%），年龄8个月～14岁，中位年龄5.5岁，原发肺结核10例（55.6%）、血行播散型肺结核1例（5.6%）、继发型肺结核6例（33.3%）、结核性胸膜炎1例（5.6%）；18例中合并结核性脑膜炎1例（5.6%）、合并淋巴结结核5例（27.8%）。所有患儿均有卡介苗接种史。纤维支气管镜下表现，炎症浸润型1例、溃疡坏死型9例、肉芽增殖型3例、瘢痕狭窄型2例、管壁软化型1例、淋巴结瘘型2例。气管狭窄1例、右侧支气管狭窄5例、左侧支气管狭窄3例。2例患儿在术后苏醒阶段出现气管痉挛，经麻醉科医生处理后好转。所有患儿在进行支气管冲洗后均未发现肺内结核播散。所有患儿均无出血、气胸、呼吸心搏骤停等其他并发症。支气管冲洗液结核杆菌培养阳性6例；支气管防污染毛刷刷检涂片结核杆菌阳性5例。组织病理检查显示：干酪样坏死为主12例，结核性肉芽肿为主5例，大量中性粒细胞浸润渗出1例。本研究中有10例患儿胸部CT检查显示气道狭窄，其中9例经纤维支气管镜检查证实。在镜检过程中，本研究18例患儿中纤维支气管镜检细菌学及病理学阳性14例（77.8%）。因此，进行纤维支气管镜检查有助于确诊，进而及时进行治疗，达到最佳预后。

为了评价纤维支气管镜在儿童咯血诊断中的应用价值，孟燕妮等[12]回顾性分析了38例咯血患儿，并同时收集灌洗液做普通培养、真菌培养、找肺含铁血黄素细胞，必要时行活检。结果，38例咯血患儿经纤支镜检查，最后诊断肺部炎症30例，异物2例、支气管内膜结核2例、先天性肺血管畸形1例、特发性肺含铁血黄素沉着症3例。作者认为，纤维支气管镜在儿童咯血的诊断中起着重要的作用。

CT扫描和支气管镜对于支气管结核的诊断有重要作用，唐甦等[13]回顾性分析了95例支气管结核患者，根据CT扫描以及支气管镜显示，确诊62例（65.26%）支气管管腔狭窄，23例（24.21%）支气管管腔阻塞以及10例（10.52%）肺不张；81例患者为单侧支气管病变，其中左侧27例，右侧54例，10例患者为双侧支气管病变，另4例患者发生在气管下段。支气管镜、CT诊断支气管结核的确诊率均为100%（95/95）；支气管镜检查镜下表现以支气管管壁增厚(53.6%)、黏膜充血较多见(47.3%)。研究表明,CT、支气管镜对支气管结核的确诊率均较高,联合检测可为临床提供更多相关资料,值得在临床推广及应用。

为了探讨支气管镜联合 T-SPOT 对肺结核的诊断效能,房延凤等[14]收集 2015 年 2 月至 2016 年 4 月住院的高度疑似肺结核病例 248 例,据痰标本来源途径不同分为对照组、雾化组、支气管镜组,据检查方式的不同分为支气管镜组、T-SPOT 组、支气管镜+T-SPOT 组,行各组痰抗酸涂片阳性率、肺结核诊断率及诊断效能的比较及支气管镜安全性的评估。结果,支气管镜组痰抗酸涂片阳性率最高(37.173%),3 组间差异有统计学意义;支气管镜+T-SPOT 组肺结核诊断率最高(92.670%),3 组间差异有统计学意义;支气管镜+T-SPOT 组诊断肺结核的特异度、灵敏度、阳性预测值、阴性预测值、阳性似然比及约登指数最高,阴性似然比最低;支气管镜组并发症有 3 例出血,1 例气胸,1 例心律失常。作者认为,支气管镜联合 T-SPOT 可提升肺结核的诊断效能,安全可靠。

数字 X 射线机(DR)联合支气管镜检查对于肺结核与小叶性肺癌的诊断有一定的临床价值,梁矿立等[15]分析 150 例疑似肺结核与小叶性肺癌患者的病例资料,疑似小叶性肺癌患者 48 例,疑似肺结核患者 102 例,以临床表现及手术病理活检结果为依据,比较观察常规检查和 DR 联合支气管镜检查的特异度、敏感度和准确度。结果,DR 联合支气管镜检查诊断小叶性肺癌的灵敏度、特异度和准确度分别为 74.19%、70.59%和 72.92%,高于常规检查的 51.61%、52.94%和 52.08%($P<0.05$);DR 联合支气管镜检查诊断肺结核的灵敏度、特异度和准确度分别为 71.79%、70.83%和 71.57%,高于常规检查的 55.13%、54.17%和 54.90%($P<0.05$)。作者认为,DR 联合支气管镜检查对肺结核和小叶性肺癌的诊断效果好,有利于患者及早得到确诊和治疗,值得临床推广。

（三）**超声引导下的支气管镜检查**

为了探讨气道内径向超声(radial endobronchial ultrasound,R-EBUS)引导下经支气管镜检查在诊断周围性肺部病变(peripheral pulmonary lesions,PPLs)中的应用价值,评估其诊断成功率、安全性及影响因素。宫蓓蕾等[16]回顾性分析行径向超声引导下经支气管镜活检(R-EBUS transbronchial biopsy,R-EBUS TBB)和刷检的 140 例患者的临床资料,筛选出 83 例 PPLs 患者,观察 EBUS 对病变的定位能力,分析其诊断成功率及影响因素,观察有无并发症,进行安全性评估。结果 83 例患者中男性 55 例,女性 28 例,R-EBUS 引导下经支气管镜检查总诊断成功率 59.04%(49/83),其中肺恶性病变诊断率 50.94%(27/53),非恶性病变诊断率 73.33%(22/30);R-EBUS TBB 诊断率(56.92%,37/65)高于经支气管镜刷检诊断率(30.12%,25/83)($P=0.001$);支气管镜下超声引导联合测量技术(EBUS-D)诊断率为 60.00%(45/75),经导向鞘引导的超声支气管镜(EBUS-GS)诊断率为 50.00%(4/8),两者相比差异无统计学意义($\chi^2=0.03,P=0.87$)。病灶直径 10.0-52.4mm,其中直径≤20mm 者诊断率(36.84%,7/19)低于直径>20mm 者(65.62%,42/64)($\chi^2=5.02,P=0.03$);各叶段病灶诊断率分别为右上叶 46.15%(12/26),右中叶 100.00%(8/8),右下叶 53.85%(7/13),左上叶固有段 37.50%(3/8),左上叶舌段 63.64%(7/11),左下叶 70.59%(12/17),差异无统计学意义($\chi^2=10.05,P=0.07$);而上叶(22/45,48.89%)诊断率低于中/下叶(27/38,71.05%)($\chi^2=4.18,P=0.04$)。R-EBUS 明确病变位置者 74 例(89.16%,74/83),9 例超声下未发现目标病变,超声探头位于病变区域内者诊断率(81.58%,31/38)明显高于病变偏离探头者(50.00%,18/36)($\chi^2=8.24,P=0.004$)。并发症仅为经气管镜取材部位少量出血,无气胸等的发生。作者认为，R-EBUS 可准确定位肺部周围性病变，提高 PPLs 的诊断率，安全可行；EBUS-D 对 PPLs 诊断具有较高阳性率，且节约成本；病灶大小、径向超声探头与靶病变的位置关系是影响其诊断率的主要因素。

三、支气管镜检测新技术

（一）电磁导航支气管镜技术

为了探讨国产电磁导航支气管镜（electromagnetic navigation bronchoscopy，ENB）检查定位系统引导经支气管镜肺活检术（transbronchial lung biopsy，TBLB）评价其在肺外周病灶诊断中的价值和安全性，张辉军等[17]收集了 64 例患者，随机分为试验组（ENB 联合 X 线透视下行 TBLB）和对照组（行 X 线透视下 TBLB）。结果表明：64 例患者共 70 处病灶。两组病灶在患者年龄、性别、病灶大小、病灶部位方面的差异均无统计学意义。试验组肺活检组织病理结果与最终诊断符合率为 88.6%，对照组为 62.9%，差异有统计学意义（P=0.012）。亚组分析显示：病灶长径≤2cm 时，试验组确诊率（66.7%对 20.0%）与对照组差异无统计学意义（P=0.266）；2cm<病灶长径≤3cm 时，两组确诊率差异无统计学意义（100%对 81.8%，P=0.485）；病灶长径>3cm 时，两组确诊率差异有统计学意义（94.4%对 63.1%，P=0.042）。试验组的平均总检查时间为（966±372）秒，对照组为（1040±470）秒，差异无统计学意义（P=0.600）；试验组寻找病灶所需 X 线透视时间为（7.0±4.8）秒，对照组为（37.0±37.5）秒，差异有统计学意义（P=0.008）。本研究中未发生气胸、严重出血等不良事件。作者认为，对于肺外周病灶，与传统 X 线透视下 TBLB 相比，国产 ENB 检查定位系统引导 TBLB 减少寻找病灶所需 X 线透视时间，提高病灶组织活检病理诊断正确率，尤其在病灶长径>3cm 时具有优势，且具有一定的安全性。

（二）超声支气管镜引导下经支气管针吸活检术

超声支气管镜引导下经支气管肺活检术（endobronchial ultrasound-guided transbronchial lung biopsy，EBUS-TBLB）在肺周围型病变诊断中有一定的应用价值，余丽萍等[18]选取 338 例诊断为肺周围型病变的患者随机分为对照组和观察组，每组各 169 例。对照组行 CT 引导下经皮肺穿刺（computed tomography-guided percutaneous needle biopsy，CT-PNB），观察组行 EBUS-TBLB。记录并比较两组的诊断阳性率及并发症发生率。结果，观察组诊断阳性率为 84.6%（143/169），高于对照组（69.2%，117/169），差异有统计学意义（P<0.05）。观察组并发症发生率为 7.7%（13/169），低于对照组（14.8%，25/169），差异有统计学意义（P<0.05）。该研究表明，在肺周围型病变的诊断中应用 EBUS-TBLB 能提高诊断阳性率，减少并发症的发生，安全性较好，值得临床推广。

谢强等[19]收集福州肺科医院 46 例菌阴肺结核患者，通过支气管镜腔内超声（endobronchial ultrasonography，EBUS）非实时引导下行肺活检，发现 46 例菌阴肺结核患者中，40 例肺部周边发现病变，病变总体发现率为 86.96%（40/46）。其中 32 例经支气管镜肺活检明确诊断，诊断阳性率为 80.00%（32/40）；6 例通过 EBUS 技术未发现病灶的患者，再次行常规支气管镜肺活检，结果诊断阳性者 3 例（3/6）；其余的 11 例患者，7 例通过 CT 引导下肺穿刺病理检查明确诊断，4 例通过胸腔镜手术病理检查明确诊断。40 例通过 EBUS 技术发现病灶的患者中，病灶位于右上叶者诊断阳性 11 例（11/13），病灶位于右中叶者诊断阳性 2 例（2/3），病灶位于右下叶者诊断阳性 8 例（8/10），病灶位于左上叶者诊断阳性 7 例（7/8），病灶位于左下叶者诊断阳性 4 例(4/6)。46 例患者支气管镜肺活检后的主要并发症为咯血(39.13%,18/46)和胸痛(13.04%,6/46),未出现气胸等并发症;均未进行特殊处理,自行缓解。作者认为 EBUS 非实时引导下经支气管镜肺活检诊断率高,并发症少,适用于菌阴肺结核的诊断。

为了探讨支气管内超声引导针吸活检术(EBUS-TBNA)在肺门、纵隔淋巴结恶性肿瘤和结核诊断中的应用价值。廖慧等[17]收集重庆医科大学附属第二医院 246 例行 EBUS-TBNA 患者的临床资料,术后标本病理结果:诊断为恶性肿瘤 130 例,良性疾病 72 例,可疑恶性肿瘤 26 例,诊断未明者 18 例。恶性肿瘤中小细胞肺癌共 45 例,非小细胞肺癌共 39 例,无法确切分型者 42 例,转移性神经内分泌癌 1 例,B 型淋巴瘤 2 例,原发性纵隔肉瘤 1 例。良性疾病中非特异性炎症者 22 例,纵隔囊肿 2 例,肺脓肿 1 例,肺囊肿伴放线菌感染 1 例,肺尘埃沉着病(尘肺)8 例,纵隔淋巴结结核 27 例,结节病 11 例。因此,BEUS-TBNA 对不明原因肺门纵隔淋巴结肿大及占位病变具有重要价值,尤其对于恶性疾病检出率较高,对于肺门纵隔淋巴结肿大的结节病,BEUS-TBNA 是一种安全有效的诊断方法,对肺门、纵隔少见疾病的诊断亦可能是一种有用的辅助检查手段。此外,王若天等[17]和冯菲菲等[22]分别探讨了超声支气管镜引导下经支气管针吸活检术(EBUS-TBNA)在肺及纵隔疾病中的诊断价值,认为 EBUS-TBNA 在肺及纵隔恶性肿瘤及不明原因肺门纵隔淋巴结肿大等疾病诊断方面有较高的敏感度、特异度和准确度,且并发症少。

王业等[23]回顾性分析 553 例行 EBUS-TBNA 检查患者的临床资料,结果显示 EBUS-TBNA 诊断肺门、纵隔淋巴结恶性肿瘤的敏感性、特异性和准确率分别为 89.2%(263/295)、100.0%(247/247)和 94.1%(510/542)。针吸活检组织查见肉芽肿诊断结核的敏感性、特异性和准确率分别为 65.0%(76/117)、97.2%(385/296)和 89.9%(461/513)。标本组织行抗酸染色和 TB-PCR 的 102 例中,查见抗酸杆菌或 TB-PCR 任一项阳性诊断结核的敏感性、特异性和诊断准确率为 63.7%(58/91)、90.9%(10/11)和 66.7%(68/102)。作者认为,EBUS-TBNA 诊断肺门和纵隔肿瘤具有较高的敏感性和特异性,并可联合抗酸染色和 TB-PCR 诊断肺门和纵隔淋巴结结核。

(三)超声内镜引导下穿刺技术

食管结核占食管疾病的 0.04%~0.20%,检出率仅 0.15%~0.30%,由于其临床表现缺乏特异性,故诊断困难。唐宇等[24]回顾性分析 35 例食管结核患者的临床资料,有 6 例既往有结核病史;有 33 例患者胸部 CT 提示均无瘘管或窦道形成,其中 4 例提示右肺上叶片状炎性渗出灶,3 例未见异常;其中 30 例提示纵隔淋巴结肿大,有 29 例的肿大淋巴结位于气管隆嵴下区域。最终 33 例患者行超声内镜引导下深挖活检,31 例发现慢性肉芽肿性炎,其中 11 例同时发现干酪样坏死,13 例同时发现抗酸染色阳性,有 18 例患者仅发现慢性肉芽肿性炎而未见干酪样坏死或抗酸染色阳性;2 例仅发现慢性非特异性炎者均为黏膜层完整的病变。另外 2 例行 EUS-FNA 穿刺纵隔淋巴结,均发现慢性肉芽肿性炎和干酪样坏死,其中 1 例抗酸染色阳性。活检阳性率为 94.3%(33/35)。4 例患者在深挖活检后出现胃镜下渗血,其余患者仅少量自限性出血,无纵隔气肿、食管穿孔、食管纵隔瘘等并发症发生。因此,食管结核具有特征性的超声内镜影像学表现,结合纵轴超声内镜引导下深挖和 EUS-FNA 这两种活检方式,能对该罕见疾病做出可靠的诊断,从而指导患者通过药物治愈,避免不必要的手术,具有临床实用价值。

吴丽权等[25]为了评价超声和超声内镜引导下穿刺活检术对胰腺结核患者的诊断价值，报道了对9例行超声和超声内镜引导下穿刺活检术胰腺结核患者的临床资料，其中8例患者均行穿刺活检明确病理诊断，5例行超声引导下粗针穿刺活检术（ultrasound-guided core needle biopsy，US-CNB），3例行超声内镜引导下细针穿刺吸取活检术（endoscopic ultrasound-guided fine needle aspiration，EUS-FNA）。穿刺活检病理提示6例具有结核典型的肉芽肿结构或结核炎性改变，特殊抗酸染色均为阴性。3例EUS-FNA细胞学均未见肿瘤细胞，其中1例见粉红色无定形坏死物质，3例穿刺物行抗酸杆菌涂片均阴性。1例行手术治疗，病理提示慢性炎症表现。作者认为，EUS-FNA和US-CNB对胰腺占位难以鉴别胰腺结核和胰腺癌不失为一种有价值的诊断手段。

为了探讨超声内镜细针穿刺术（EUS-FNA）在常规影像学检查中发现的不明原因胰腺占位的诊断价值。文明等[26]回顾性分析因胰腺占位原因待查住院，所有接受超声内镜细针穿刺术检查的94例患者的临床表现、EUS病变大小及部位、EUS表现特点、病理结果分析、最终病因分布、EUS-FNA对此类疾病的诊断价值。结果，胰腺占位病变位于胰头的55例，位于胰体17例，位于胰尾22例。病变最小0.93cm×0.91cm，最大7.50cm×6.40cm，平均3.49cm×2.78cm。EUS-FNA检查病理结果阳性并明确诊断的71例，阳性率75.5%，之后选择手术并术后病理诊断22例。最终确诊的病例87例，分析病因分布为胰腺癌37例，胰腺黏液性囊腺瘤13例，胰腺实性假乳头状肿瘤5例，慢性胰腺炎6例，神经内分泌肿瘤7例，胰腺黏液性囊腺癌5例，浆液性囊腺瘤4例，自身免疫性胰腺炎3例，胰腺导管内乳头状黏液瘤2例，胰腺囊肿3例，胰腺结核2例。作者认为，胰腺占位性病变的明确诊断是消化科的难点，EUS-FNA对于胰腺占位性疾病尤其是胰腺相关恶性疾病是安全有效的重要诊断手段。

为了评价超声内镜（EUS）对于食管结核诊断率。张继乔等[27]回顾性分析对9例行EUS检查或EUS-FNA检查患者的临床资料，内镜下活检6例中5例确诊，其中3例活检2次；EUS表现为食管壁内不均质低回声占位，边界模糊，内见高回声光斑，侵及黏膜下层或全层，部分病灶突破外膜层与壁外肿大淋巴结融合贯通；2例行EUS-FNA穿刺，病理发现炎性肉芽肿，考虑结核；均予以抗结核治疗后症状缓解。该研究表明，食管结核通过多次内镜下活检，结合EUS特征或EUS-FNA穿刺病理学检查能明显提高该病的诊断率，减少误诊率。

（四）胸部增强CT引导下行经支气管镜针吸活检术

为了探讨经支气管镜针吸活检术在气管纵隔周围病变中的诊断价值。柴沛等[28]回顾性分析30例气管纵隔周围病变患者，在胸部增强CT引导下经支气管镜针活检术干预后，确诊为小细胞癌7例，鳞癌6例，未分化癌4例，结节病8例及结核5例，准确率为93.33%，与最终确诊结果差异无统计学意义（$P>0.05$）。作者认为，经支气管镜针吸活检术在气管纵隔周围病变诊断中的临床效果显著，值得推广实施。

四、经皮肺穿刺活检术

为了探讨CT引导下经皮肺穿刺活检在周围性肺病变中的应用价值。徐杰等[29]对60例周围性肺病变患者的一般资料进行回顾性分析，所有患者均实施CT引导下经皮肺穿刺活检，60例患者中共88个病灶，49例为恶性病变，11例为良性病变；11例良性病变中，5例为感染，4例为肺脓肿，2例为肺结核；49例恶性病变中，22例为腺癌，16例为鳞癌，4例为腺瘤,4 例为肺泡癌,2 例为小细胞肺癌,1 例为大细胞肺癌。有 3 例在实施 CT 复查时发现轻度气胸,1 例患者出现穿刺部位轻微疼痛,经对症处理后症状均消失,发生率为 6.7%。作者认为,在周围性肺病变的临床诊断过程中,CT 引导下经皮肺穿刺活检的应用效果显著,阳性率较高,且诊断后并发症发生率低,安全可靠,值得进行深入研究和推广。

为了评价 CT 引导下经皮肺穿刺术在高原地区肺结核的诊断价值。格桑德吉等[30]回顾性分析 22 例经 CT 引导下经皮肺穿刺并最终确诊患者的临床资料。结果 22 例患者中,男性 15 例,女性 7 例,年龄 28 ~71 岁,合并慢性阻塞性肺疾病(COPD)病史 11 例(50.0%),高原性心脏病 10 例(45.5%),2 型糖尿病 9 例(40.9%),高血压 7 例(31.8%);发热 7 例(31.8%),咳嗽、咳痰 12 例(54.5%),咯血 8 例(36.4%),胸痛 8 例(36.4%),盗汗 7 例(31.8%),消瘦 10 例(45.5%),食欲减退 8 例(36.4%),无症状(体检发现)9 例(40.9%);22 例患者全部穿刺成功,CT 引导下经皮肺穿刺活检成功率为 100%(22/22),CT 穿刺共确诊 20 例,穿刺物病理阳性率 90.90%(20/22),穿刺物抗酸染色阳性率为 18.2%(4/22),二者相比差异有统计学意义($\chi^2=20.625$,$P<0.05$);共有 5 例患者出现轻微不良反应,气胸发生率 9.1%(2/22),吸氧休息后自行吸收,咯血发生率 13.6%(3/22),无大咯血发生。作者认为,CT 引导下经皮肺活检操作简单、安全性高,对高原地区肺结核的诊断具有重要应用价值。

改良胸膜活检术联合生物标志物、细胞学检查在不明原因胸腔积液的诊断中具有一定的价值,徐远久等[31]对 216 例胸腔积液患者的临床资料进行回顾性分析,其中结核性胸腔积液(结核组)106 例,恶性胸腔积液 110 例(恶性组)。所有患者均行改良胸膜活检术检查,胸腔积液细胞学检查,胸腔积液腺苷脱氨酶(ADA)、癌胚抗原(CEA)及乳酸脱氢酶(LDH)检测以及血 CEA 检测。结果,216 例患者共进行了 241 次胸膜活检穿刺,首次穿刺取材成功率 94.9%(205/216),首次穿刺成功的胸膜活检材料病理结果有诊断价值的占 58.8%(127/216),总确诊率 65.3%(141/216),不良反应发生率为 5.8%(14/241)。结核组细胞学检查肿瘤细胞阳性 0 例,恶性组细胞学检查肿瘤细胞阳性率 54.5%(60/110);恶性组中胸腔积液 CEA、LDH、血 CEA 及胸腔积液 CEA/血 CEA 水平及阳性率均显著高于结核组,而胸腔积液 ADA 水平以及阳性率显著低于结核组,差异均有统计学意义($P<0.01$)。该研究表明,改良胸膜活检术、胸腔积液细胞学、胸腔积液生物标志物在单独辅助诊断胸腔积液时均具有一定的局限性,临床上可联合多种指标明确胸腔积液病因,指导治疗。

五、胸(腹)腔镜技术

引起胸腔积液的病因很多,在早期明确胸腔积液病因对于临床治疗至关重要。近年来,随着内镜技术的不断发展,可以通过对胸膜直观的观察,对疾病进行初步诊断并且于病变处取活检送检,可有效提高诊断率。安蕾等[32]评估了内科胸腔镜、胸腔积液腺苷脱氨酶(ADA)及结核感染 T 细胞斑点试验(T-SPOT.TB)检测对结核性胸膜炎的临床诊断价值。回顾性分析 49 例经内科胸腔镜病理确诊的结核性胸膜炎患者的临床资料,对其胸腔镜镜下改变、胸腔积液 T-SPOT.TB、ADA 检测结果进行统计分析。结果,结核性胸膜炎镜下直接诊断率为 83.7%,结核性胸膜炎的镜下主要表现为胸膜充血水肿、增厚粘连、弥漫性或孤立的粟粒样结节、干酪样坏死灶等;T-SPOT.TB 与 ADA 检测的敏感度、特异度分别为 91.8%、72.7%、61.2%、87.9%。两项平行联合检测的敏感度为 98.0%,与 ADA 检测相比,敏感度升高，差异有统计学意义；与 T-SPOT. TB 检测相比，差异无明显统计学意义。两项系列联合检测的特异度为 97.0%，与 ADA 检测相比，差异无统计学意义，与 T-SPOT. TB 相比，特异度升高，差异有统计学意义。因此，内科胸腔镜检查具有高效、安全、易操作等优点，经内科胸腔镜镜下诊断可以作为早期诊断结核性胸膜炎的一项辅助检查手段；T-SPOT. TB、ADA 对诊断结核性胸腔积液具有辅助诊断价值，两项联合可以提高诊断效能；内科胸腔镜镜下诊断、T-SPOT. TB、ADA 三项联合可以提高结核性胸膜炎的诊断率，具有重要的辅助诊断价值。

为了探讨和评价内科胸腔镜联合荧光支气管镜对胸膜结节的诊断价值。刘先军等[33]在常规内科胸腔镜检查时发现胸膜有结节状病变的 40 例患者，换用荧光支气管镜观察胸膜结节在荧光下的表现，再换用内科胸腔镜取病变组织送病理检查。结果：40 例患者均获明确病理诊断，其中胸膜结节荧光染色为阳性患者 32 例，荧光染色阴性患者 8 例。32 例荧光阳性的患者中 27 例病理诊断为恶性肿瘤，5 例病理诊断为炎性肉芽肿；8 例荧光阴性的患者病理诊断均为良性病变。胸腔镜联合荧光支气管镜诊断胸膜结节的敏感性 100.0%（27/27）、特异性 61.5%（8/13）、准确性 87.5%（35/40）、阳性预测值 84.4%（27/32）、阴性预测值 100.0%（8/8）。作者认为，内科胸腔镜联合荧光支气管镜检查对胸膜结节状病变的诊断有较高的敏感性和阴性预测值，但存在一定的假阳性。

为了分析胸腔镜胸膜活检联合外周血 T-SPOT-TB 试验对结核性胸膜炎的诊断价值，高俊峰等[34]选取 98 例疑似结核性胸膜炎患者，先后行胸腔镜胸膜活检和外周血 T-SPOT-TB 试验，比较单独行 T-SPOT-TB 试验检查和联合检查的准确性。结果表明，60 例已确诊为结核性胸膜炎的患者经单独 T-SPOT-TB 试验检查和联合检查，联合检查的敏感度为 93.33%，高于单独 T-SPOT-TB 试验检查 80.00%和单独胸腔镜胸膜活检 60.00%，两者差异均有统计学意义（$P<0.05$）；38 例确诊为非结核性胸膜炎的患者分别经单独 T-SPOT-TB 试验检查和联合检查，联合检查的特异度为 97.37%，明显高于单独 T-SPOT-TB 试验检查 81.58%和单独胸腔镜胸膜活检 65.79%，两者差异均有统计学意义（$P<0.05$）；联合检查的阳性预测值为 98.24%，明显高于单独 T-SPOT-TB 试验检查 87.27%和单独胸腔镜胸膜活检 73.47%，两者差异有统计学意义（$P<0.05$）；联合检查的阴性预测值为 90.24%，明显高于单独 T-SPOT-TB 试验检查 72.09%和单独胸腔镜胸膜活检 51.02%，两者差异有统计学意义（$P<0.05$）。联合检查的诊断率为 94.90%，明显高于单独 T-SPOT-TB 试验检查 80.61%和单独胸腔镜胸膜活检 62.24%，两者差异有统计学意义（$P<0.05$）。作者认为，胸腔镜胸膜活检联合外周血结核感染 T 细胞体外释放酶链免疫试验的敏感度、特异度、阳性预测值、阴性预测值和诊断率均高于单独应用外周血结核感染 T 细胞体外释放酶链免疫试验，联合检验对结核性胸膜炎有较高的诊断价值。

为了探讨内科胸腔镜检查在胸腔积液诊断中的应用价值，黄弘等[35]选取了 275 例不明原因的胸腔积液患者临床资料进行回顾性分析，结果显示，检出胸膜恶性肿瘤 127 例，检出率 46.18%，检出胸膜结核 141 例，检出率 51.27%，诊断不清 7 例，检出率 2.55%；术中血氧饱和度、呼吸、脉搏及血压均高于术前及术后，差异显著（$P<0.05$），作者认为，内科胸腔镜在胸腔积液诊断中具有较高的临床应用价值，操作简单，耐受性好，诊断率高，术后无并发症，安全性高，在临床应用中值得推广。董宇杰等[36]回顾性分析 55 例因胸腔积液疑似结核性胸膜炎患者的临床资料，并对胸腔镜活检组织行常规石蜡包埋、切片、HE 染色镜下观察组织

学形态后,考虑为结核性胸膜炎的36例患者,行抗酸染色查找抗酸杆菌及荧光定量聚合酶链式反应技术检测结核分枝杆菌DNA;对考虑为恶性胸膜肿瘤的19例患者采用免疫组织化学方法进行诊断及鉴别诊断。结果,55例患者中,最终病理明确诊断为结核性胸膜炎36例(65.5%)。胸腔镜下表现为胸膜增厚23例(63.9%);胸膜表面上分布大小不等灰白结节7例(19.4%);粟粒样结节12例(33.3%);纤维渗出、粘连及充血26例(72.2%)。病理组织学表现为朗汉斯巨细胞构成的肉芽肿27例(75.0%),肉芽肿中心可见坏死15例(41.7%);仅见炎性渗出病变6例(16.7%);仅见坏死3例(8.3%)。36例结核性胸膜炎患者中,32例检测了胸腔积液中腺苷脱氨酶(ADA)的含量,其中ADA≥40U/L者18例(56.2%)。抗酸染色查到抗酸杆菌11例(30.6%),FQ-PCR技术检测结核分枝杆菌DNA阳性25例(69.4%)。其余19例通过活检-病理学检查分别诊断为肺腺癌转移9例(16.4%),间皮瘤8例(14.5%),鳞状细胞癌转移1例(1.8%),肾集合管癌转移1例(1.8%)。作者认为,内科胸腔镜检查及活检-病理学诊断在结核性胸膜炎诊断及鉴别诊断中具有重要价值。此外,陈梦君等[37]也探讨了电视胸腔镜在胸腔积液诊断与治疗过程中的应用价值,认为采用电视胸腔镜诊断胸腔积液的确诊率高,并能在胸膜疾病的治疗中发挥辅助作用,其具有创伤小、出血量少、恢复快、并发症发生率低的优点,值得临床推广应用。

老年患者不明原因渗出性胸腔积液的诊断是临床诊治的难点。熊洁等[38]回顾性分析179例不明原因老年患者渗出性胸腔积液的临床资料。结果,167例患者明确诊断,诊断率93.3%,恶性胸腔积液99例(55.3%),结核性胸膜炎58例(32.4%);恶性患者年龄大,病程长,胸腔积液多为血性,癌胚抗原水平较高;结核性患者年龄偏小,病程短,胸腔积液多为浅黄色,腺苷脱氨酶水平较高。患者对胸腔镜耐受性好,主要不良反应为胸痛。此外,覃淑娟等[39]对90例不明原因老年胸腔积液患者行内科胸腔镜检查,观察镜下病变形态和病理结果。结果显示,90例患者中有80例确诊,诊断总阳性率为88.9%,46例恶性胸腔积液,确诊45例,确诊率为97.8%。37例结核性胸腔积液,确诊35例,确诊率为94.6%。肿瘤患者45例,结核患者35例,两组患者的平均年龄、病程及吸烟史差异无统计学意义($P>0.05$),结核患者的腺苷脱氨酶(adenosine deaminase,ADA)显著高于肿瘤患者($P<0.001$);而肿瘤患者血清及胸腔积液癌胚抗原(carcino embryonie antigen,CEA)显著高于结核患者($P<0.001$)。7例诊断为非特异性炎症改变。所有患者均顺利完成胸腔镜检查,并发症少。以上研究均表明,内科胸腔镜对于老年不明原因胸腔积液的诊断阳性率高,安全性好。

为了探讨内科胸腔镜在儿童胸膜疾病诊断及治疗中的应用价值,陈敏等[40]回顾性分析经内科胸腔镜诊断及治疗的19例难治性胸膜疾病患儿的临床特点和效果。19例患儿中,男15例、女4例,平均年龄(4.8±2.0)岁。发病部位为左侧胸膜13例、右侧胸膜5例、双侧胸膜1例。结果,19例患儿均经内科胸腔镜术成功诊治,无中转开胸病例。10例患儿术前与术后诊断一致,其中脓胸8例,包括肺炎链球菌感染6例、金黄色葡萄球菌感染2例;结核性胸膜炎2例。9例患儿术前诊断不明,术后诊断为结核性胸膜炎3例、支原体感染1例、胸腔异物合并感染1例、脓胸4例。19例患儿均未出现血胸、乳糜胸等并发症。19例患儿术后留置胸腔闭式引流管的平均时间为(4.7±2.3)天,体温恢复正常的平均时间为(2.4±2.6)天,平均住院时间为(6.7±1.8)天。术后无一例患儿应用镇痛剂。因此,内科胸腔镜术诊断和治疗难治性儿童胸膜疾病效果满意,且具有创伤小、恢复快、并发症少等优点。

张良基等[41]探讨了闭式胸膜活检联合腺苷脱氨酶以及其他检查指标与胸腔镜在临床应用中的诊断价值，纳入研究了85例符合渗出液性质且胸腔积液性质不明确的患者，分别对比了支气管刷检、胸腔积液生化指标、闭式胸膜活检以及胸腔镜检查在结核性胸膜炎的诊断意义。结果显示有67例患者确诊为结核性胸膜炎，18例患者确诊为恶性肿瘤；胸腔积液ADA≥45U/L诊断结核的敏感性为85.1%，特异性为77.8%；闭式胸膜活检敏感性为55.2%，特异性100.0%；而胸腔镜检查敏感性以及特异性分别为91.0%以及100.0%；然而闭式胸膜活检联合胸腔积液ADA≥45U/L以及胸腔积液淋巴细胞中性粒细胞比值≥0.75的敏感性达到77.6%，特异性为100.0%。作者认为，闭式胸膜活检联合胸腔积液ADA以及胸腔积液淋巴细胞中性粒细胞比值在结核性胸膜炎患者中有很高的诊断价值，该联合检查方法是相对无创、经济的且有较高的诊断价值。

为了探讨腹腔镜诊治慢性不明原因腹痛的价值，杨齐等[42]回顾性分析56例慢性不明原因腹痛行腹腔镜手术的临床资料，先进行腹腔镜探查，发现异常进行对应处理。结果：明确病因48例（85.7%），包括腹腔粘连25例，慢性阑尾炎8例，小肠憩室2例，肠结核2例，淋巴瘤2例，子宫内膜异位5例，输卵管粘连2例，胃癌术后腹膜转移1例，阑尾黏液腺癌1例。手术治疗43例，其中3例中转开腹。56例均无术后并发症。随访率92.9%（52/56），失访4例。52例术后随访3个月~3年（中位数19.4个月）。死亡1例（腹膜转移癌）。腹痛完全缓解（未再出现术前腹痛症状）35例（62.5%），疼痛减轻（疼痛程度减弱或间隔延长）12例（21.4%），总有效率83.9%（47/56）。作者认为，腹腔镜在慢性不明原因腹痛中具有较高的诊断和治疗价值。

杨阳等[43]研究了腹腔镜探查对女性不明原因腹腔积液的诊断价值，回顾性分析30例不明原因腹腔积液患者行腹腔镜检查的临床及手术病理资料。30例患者均为女性，无明显内、外科疾病，经盆腔检查、影像学检查均未见明显异常，伴血清癌胚抗原125（CA125）升高。结果，30例患者中经腹腔镜探查确诊28例，其中原发性腹膜癌18例，卵巢癌7例，结核性腹膜炎3例；未确诊2例。作者认为，腹腔镜探查对原因不明伴CA125升高的女性腹腔积液待查患者在确诊和治疗中具有重要指导作用。对女性不明原因腹腔积液伴CA125升高、影像学检查无异常的患者应警惕原发性腹膜癌或卵巢癌的可能，盆腔结核也不除外。

为了探讨经腹腔镜和经胃的自然腔道内镜手术（NOTES）行腹腔探查及腹膜活检在不明原因腹水的诊断价值。沈文拥等[44]回顾性分析20例经腹腔镜和11例经胃NOTES检查不明原因腹水的临床资料，结果腹腔镜检查组20例，11例诊断为结核性腹水，8例诊断为癌性腹水，1例诊断不明；NOTES检查组9例诊断为结核性腹水，1例诊断为癌性腹水，1例诊断为肝硬化腹水。两组诊断明确30例（96.8%）、结核性腹水20例（64.5%）、癌性腹水9例（29.0%）。腹腔镜组与NOTES组比较：手术时间长、住院费用高，差异有统计学意义（$P<0.05$）；术后住院时间长，差异有统计学意义（$P<0.05$）；术中出血、术后腹痛评分、术后3天白细胞和发热差异无统计学意义（$P>0.05$）。作者认为，两种检查方法均能快速准确地诊断腹水原因，以利于治疗，且手术创伤小，严重并发症少。但经胃NOTES较经腹腔镜更具有优势。

纵观2017年，国内介入诊断方面取得了很多进步，最为明显的是国家发布了新的《肺结核诊断标准（WS288-2017）》，重新定义了气管结核病、支气管结核病的归类，国内学术组织也出版了《肺部感染性疾病支气管肺泡灌洗病原体检测中国专家共识(2017 年版)》、《诊断性介入肺脏病学快速现场评价临床实施指南》、《良性中心气道狭窄经支气管镜介入诊治专家共识》等重要文献,不仅值得借鉴和学习,同时也为临床实践制定了具体的行业标准。经过国内同道 1 年来的不懈努力,在气管镜联合 BALF 行 Xpert MTB/RIF、TB-PCR、TB-RNA 等检测、经皮肺穿刺活检术、支气管镜检测新技术以及胸(腹)腔镜技术辅助诊断结核病方面均可见大量报道,值得学习和进一步临床推广。

(沙巍　常蕴青　刘一典)

参考文献

1. 国家卫生计生委,肺结核诊断标准(WS288-2017). http://www.nhfpc.gov.cn/fzs/s7852d/201711/0819ad84540b4d97a1644bbc6ec4306d.shtml.
2. 中华医学会呼吸病学分会.肺部感染性疾病支气管肺泡灌洗病原体检测中国专家共识(2017 年版).中华结核和呼吸杂志,2017,40(8):578-583.
3. 国家卫计委海峡两岸医药卫生交流协会呼吸病学专业委员会,中华医学会结核病学分会呼吸内镜专业委员会,中国医师协会儿科学分会内镜专业委员会(筹),等.诊断性介入肺脏病学快速现场评价临床实施指南.天津医药,2017,45(4):441-448.
4. 中华医学会呼吸病学分会.良性中心气道狭窄经支气管镜介入诊治专家共识.中华结核和呼吸杂志,2017,40(6):408-418.
5. 吴璇,毛晓辉,王勃,等.肺泡灌洗液 RNA 恒温扩增实时检测在肺结核诊断中的应用价值.陕西医学杂志,2017,46(5):600-601.
6. 陈贤豪,杨守峰,张抱一,等.灌洗液不同检测方法在支气管结核诊断中的价值.实用医学杂志,2017,33(1):124-126.
7. 张志学,苍爱泽,孙静.应用 GeneXpert MTB/RIF 技术检测肺泡灌洗液对菌阴肺结核的临床诊断价值.结核病与肺部健康杂志,2017,6(2):128-130.
8. 傅佳鹏.纤维支气管镜检查对无痰或痰菌阴性不典型肺结核的诊断价值.实验与检验医学,2017,35(2):209-211.
9. 李一诗,郭述良,贾晋伟,等.软性支气管镜下经支气管冷冻肺活检六例.中华医学杂志,2017,97(10):782-784.
10. 田琳娟,刘巍,吴允萍,等.自发性荧光支气管镜在肺部疾病中的诊断价值.临床荟萃,2017,32(5):437-440.
11. 陈慧冬,詹枝华,沈力.18 例儿童支气管结核.临床内科杂志,2017,34(8):557-558.
12. 孟燕妮,陈艳萍,安照辉.纤维支气管镜在儿童咯血诊断中的应用价值.中国医疗器械信息,2017,23(18):109-110.
13. 唐甦,薛琴.CT 与支气管镜活检病理组织学在支气管结核.中国 CT 和 MRI 杂志,2017,15(9):70-73.
14. 房延凤,顾兴,金发光,等.支气管镜联合 T-SPOT 对肺结核的诊断效能评价.实用医学杂志,2017,33(10):1682-1684.
15. 梁矿立,李永波.DR 联合支气管镜检查对肺结核与小叶性肺癌的临床诊断价值.实用癌症杂志,2017,32(12):1967-1969.
16. 宫蓓蕾,李伟,陈余清,等.超声引导下经支气管镜检查在周围性肺部病变诊断中的应用.第三军医大学学报,2017,39(17):1756-1761.
17. 张辉军,张龙富,叶茂松,等.国产电磁导航支气管镜检查定位系统引导经支气管镜肺活检术对肺外周病灶的诊断价值.复旦学报(医学版),2017,44(3):348-352.
18. 余丽萍,赖江琼.超声支气管镜引导下经支气管肺活检术在肺周围型病变诊断中的应用.临床肺科杂志,2017,22(9):1666-1668.
19. 谢强,卢筠,廖胜祥,等.经支气管镜腔内超声非实时引导下行肺活检对菌阴肺结核的诊断价值.中国防痨杂志,2017,39(6):587-591.
20. 廖慧,王导新,李长毅,等.超声支气管镜引导下经支气管针吸活检术在纵隔肺门占位性病变中的临床应用.中华诊断学电子杂志,2017,5(1):18-21.
21. 王若天,支修益,张毅,等.超声支气管镜引导针吸活检在纵隔及肺门淋巴结肿大中的临床应用.中国微创外科杂志,2017,17(1):4-6.
22. 冯菲菲,程鹏,王超超,等.超声内镜引导下经支气管针吸活检术在肺及纵隔疾病诊断中的应用.山东医药,2017,57(45):65-67.
23. 王业,朱辉,杨赛,等.支气管内超声引导针吸活检术对肺门、纵隔淋巴结肿瘤和结核的诊断价值.四川大学学报(医学版),2017,48(3):347-351.
24. 唐宇,史维,孙晓滨,等.超声内镜辅助诊断食管结核 35 例.中华消化杂志,2017,37(2):111-114.
25. 吴丽权,朱薇,李跃,等.超声和超声内镜引导下穿刺活检术在胰腺结核中的诊断分析.实用医学杂志,2017,33(8):1357-1359.
26. 文明,张超彦,邹晓平.胰腺占位性疾病行超声内镜细针穿刺术结果分析.北京医学,2017,39(1):36-40.
27. 张继乔,郑晓辉,王晶晶,等.超声内镜在食管结核诊断中的 9 例应用并文献复习.中国内镜杂志,2017,23(2):91-95.
28. 柴沛,谷春玲.经支气管镜针吸活检术在气管纵隔周围病变诊断中的临床效果应用.临床医药文献电子杂志,2017,4(54):10615,10618.
29. 徐杰,于亚倩.CT 引导下经皮肺穿刺活检在周围性肺病变中的临床应用.中医临床研究,2017,9(20):30-31.
30. 格桑德吉,李伟,余小华.CT 引导下经皮肺穿刺术在高原地区肺结核诊断中的应用.中华全科医学,2017,15(8):1305-1307.
31. 徐远久,鲁小龙,何佳虹.改良胸膜活检术联合生物标志物等对不明原因胸腔积液的诊断价值.重庆医学,2017,46(25):3515-3517.
32. 安蕾,李翔云,张泽明.内科胸腔镜联合腺苷脱氨酶及 T-SPOT.TB 对结核性胸膜炎的诊断价值.国际呼吸杂志,2017,37(10):740-744.
33. 刘先军,魏娜,唐以军,等.胸腔镜联合荧光支气管镜对胸膜结节的诊断价值.临床肺科杂志,2017,22(6):1145-1146.
34. 高俊峰,张齐武.胸腔镜胸膜活检联合外周血 T-spot-TB 试验对结核性胸膜炎的诊断价值分析.临床肺科杂志,2017,2:244-247.
35. 黄弘,何约明,郭伟峰,等.内科胸腔镜检查在胸腔积液诊断中的应用价值分析.白求恩医学杂志,2017,15(3):389-391.
36. 董宇杰,杨新婷,闫东杰,等.内科胸腔镜活检在结核性胸膜炎诊断中的临床价值.中国防痨杂志,2017,39(11):1157-1161.
37. 陈梦君,张丽燕,曹成章,等.电视胸腔镜在胸腔积液诊治中的临床应用价值分析.中国现代医生,2017,55(10):39-41.
38. 熊洁,任小平,魏声泓,等.内科胸腔镜对老年患者渗出性胸腔积液的诊断价值及安全性.临床肺科杂志,2017,22(1):11-14.
39. 覃淑娟,谭泰英.内科胸腔镜对老年胸腔积液患者的诊断价值.右江医学,2017,45(1):59-62.
40. 陈敏,钟礼立,黄寒,等.内科胸腔镜在儿童难治性胸膜疾病诊断及治疗中的价值.中华儿科杂志,2017,

55(9):695-699.

41. 张良基,刘建南,林立,等.不同诊断方法对结核性胸膜炎诊断价值对比.中外医疗,2017,13:28-30.
42. 杨齐,骆成玉.腹腔镜对慢性不明原因腹痛的诊断与治疗价值.中国微创外科杂志,2017,17(8):695-697.
43. 杨阳,夏红.腹腔镜探查女性不明原因腹腔积液30例临床分析.重庆医学,2017,46:76-78.
44. 沈文拥,吴涛,唐静,等.腹腔镜和经胃的自然腔道内镜手术在不明原因腹水诊断中的临床应用比较.中国内镜杂志,2017,23(1):56-60.

第六章　结核病病理学诊断

摘要：病理学诊断是微生物学之外最重要的结核病确诊途径，在痰菌阴性的肺结核及肺外结核的诊断中发挥着非常重要的作用。近年来，随着分子病理学技术的快速发展，结核病的病理学检查为临床明确诊断提供了更可靠的证据。2017 年国内最重要的结核病理诊断进展在于形成了“中国结核病病理学诊断专家共识”[1]，进一步明确了结核病病理学分类，结合分子病理学检测新技术提出更为明确的结核病病理学诊断流程及诊断标准。有条件开展分子病理检测的病理科室应按照“结核病病理学诊断专家共识”的指导意见进行结核病及耐药结核病的诊断。此外，在活检病理、特殊类型结核诊断及抗酸染色方法改进方面都有所进展。

关键词：结核病；病理诊断；专家共识；分子病理

病理学诊断是结核病确诊的重要依据。2017 年国内结核病病理学主要进展在于“中国结核病病理学诊断专家共识”、疑难结核病的诊断与鉴别诊断、分子病理诊断技术应用等。

一、中国结核病病理学诊断专家共识

“中国结核病病理学诊断专家共识”（以下简称“共识”）主要包括以下六部分内容：结核病的分类及其病理变化、病理学诊断结核病的主要方法、结核病与其他肉芽肿疾病的病理学鉴别诊断、结核病诊断的病理学标准、病理学诊断结核病的推荐流程、耐药结核病的分子病理学诊断。

（一）结核病的分类及其病理变化

结核病按照发病部位可分为肺结核与肺外结核。病理变化主要包括渗出性病变、增生性病变和坏死性病变。在结核病的发展过程中，受结核分枝杆菌毒力、感染菌量及机体自身免疫力不同等因素的影响，上述三种病理变化常混杂存在，在不同阶段，多以某种病理改变为主并相互转化。

（二）病理学诊断结核病的主要方法

1. 常规病理学诊断　包括大体检查和显微镜下检查。标本的大体观察非常重要，对结核病的诊断具有提示作用。随着微创技术在临床的广泛应用，目前病理标本越来越多出现内镜活检、穿刺活检和细针吸取的小标本，缺少手术切除标本的大体观察，病理科医生在诊断中要谨慎，防止漏诊或误诊。镜下典型的病变是肉芽肿伴干酪样坏死，外周有纤维结缔组织和慢性炎症细胞浸润，病变周边可见朗汉斯巨细胞。

2. 特殊染色　抗酸染色是诊断结核病最常用的特殊染色方法。油镜下结核分枝杆菌一般呈红染的两端钝圆稍弯曲的杆状，有时呈串珠状。抗酸杆菌多见于坏死的中心区或坏死区与上皮样肉芽肿的交界处。需要注意的是除了结核分枝分枝杆菌外，麻风分枝杆菌、非结核分枝杆菌、诺卡菌属（*Nocardia*）及军团菌属（*Legionella*）部分细菌也可呈抗酸染色阳性，应进行鉴别。抗酸阳性率一般较低，阴性不能否定结核的存在。

此外，六胺银及 PAS 染色、网状纤维染色、金安罗丹明染色等也是结核病病理学诊断中会应用到的特殊染色方法。

3. 免疫组织化学染色　结核免疫组化主要是针对结核分枝杆菌特异抗原，这类抗体可在组织切片中显示结核分枝杆菌蛋白的表达，对结核病的诊断有帮助。目前报道的抗体主要识别 BCG 成分、MPT64、PstS1 及 Ag85B 等抗原。免疫组织化学检查操作简便，阳性信号易于观察，不需要使用油镜，但尚不能应用于临床诊断，需要开展更多的临床转化及评估研究。

4. 分子病理学检测　实时荧光定量 PCR 是目前临床应用最为广泛的分子病理检测技术，结核分枝杆菌特异序列 IS6110 是目前最常用的检测靶点，该序列只存在于结核分枝杆菌复合群，具有较高的敏感度和特异度。核酸杂交技术用于非结核分枝杆菌检测及菌种鉴定，也可以用于结核分枝杆菌的耐药基因突变检测。高分辨熔解曲线技术也可应用于分枝杆菌菌种鉴定及耐药结核病的诊断，其特点是敏感度高、可检测单碱基差异、成本低且闭管操作等。

PCR 的分子病理检测技术敏感度很高，外源 DNA 的污染容易造成假阳性，需要注意分子病理检测需在符合国家标准的临床基因扩增实验室中，由受过专门培训的专业人员按照规范化操作规程进行。每次实验需设置阳性与阴性对照。建议分子病理检测使用专属切片机，不与其他常规切片机混用，每个标本应使用独立刀片进行切片，以防交叉污染，捞片机中要使用洁净水。

（三）结核病与其他肉芽肿疾病的病理学鉴别诊断

1. 非结核分枝杆菌病　非结核分枝杆菌是分枝杆菌属除结核分枝杆菌复合群和麻风分枝杆菌以外的其他分枝杆菌的统称，它是一类环境分枝杆菌，其中部分为致病菌或条件致病菌。非结核分枝杆菌病见于免疫功能低下的宿主和（或）之前有肺疾病的患者。此外，由于因消毒不严而引起的院内感染亦有发生。非结核分枝杆菌病病理变化与结核病非常类似，常为坏死性肉芽肿性炎，且抗酸染色亦为阳性。明确分枝杆菌的类型，需要进行分子病理检测或新鲜组织培养。

2. 真菌、寄生虫及麻风杆菌也可以造成感染性肉芽肿性疾病，需要查找病原菌进行鉴别诊断。

3. 结节病是一种尚未明确病因的肉芽肿性疾病，患者血清中血管紧张素转换酶（ACE）多增高，病理所见常为非坏死性肉芽肿，与增殖性结核病肉芽肿相似。但以下改变是其特点：结节体积一般比较小，大小相近，各自界限清楚且规则；病变主要在肺间质，不在肺气腔内；病变沿支气管血管和淋巴道分布；在多核巨细胞内有时可见到包涵体（星形体）。

此外，肉芽肿性多血管炎/韦格纳肉芽肿病、嗜酸性肉芽肿、克罗恩病、异物性肉芽肿、坏死性淋巴结炎、猫抓病及一些肿瘤的引流淋巴结内也可能出现肉芽肿性病变，应与结核病进行鉴别诊断，以免误诊。

（四）结核病诊断的病理学标准

“共识”将结核病病理学诊断分为四个级别。

Ⅰ类：明确结核病诊断，病变组织及细胞病理变化符合结核病病理变化特征，且具有结核病病原学证据，可作明确诊断。

Ⅱ类：提示性诊断，病变组织及细胞病理变化具备结核病病理变化特征，但没有明确结核病病原学证据，不能排除结核病可能性的可作提示性诊断；如“符合结核”“考虑为结核”“提示为结核”“疑诊为结核”“不能排除（除外）结核”等。

Ⅲ类：描述性诊断，指检材切片或涂片所显示的病变组织或细胞不足以提示诊断为结核病，只能进行病变的形态描述。

Ⅳ类：无法诊断，送检标本过小、破碎、固定不当、自溶、严重变形等无法做出病理学诊断。

（五）病理学诊断结核病的推荐流程

“共识”为了规范结核病病理学诊断工作，给出了一个指导性推荐流程。形态学是诊断的基础，抗酸染色及结核分枝杆菌基因检测是查找结核病病原学证据的主要手段。真菌染色主要用于结核病与真菌病的鉴别诊断。不同科室可以根据自身情况确定适合的流程。

（六）耐药结核病的分子病理学诊断

此外，“共识”对耐药结核病的病理诊断做了相关探讨，结核分枝杆菌大部分的耐药属性是通过耐药相关基因突变获得，因此通过分子生物学技术检测病灶中的结核分枝杆菌耐药相关基因位点是否发生突变，可快速诊断耐药结核病。常见的结核分枝杆菌耐药相关基因有利福平相关（*rpo*B）、异烟肼相关（*kat*G、*inh*A）、乙胺丁醇相关（*emb*ABC）、吡嗪酰胺相关（*pnc*A）、链霉素相关（*rps*L、*rrs*）、氟喹诺酮相关（*gyr*A、*gyr*B）。检测方法主要有 Xpert MTB/RIF 测系统、探针杂交技术和高分辨溶解曲线技术。

二、组织病理学诊断

（一）特殊部位及疑难结核病的诊断

陈凤等[2]对 7 例误诊为肺癌的支气管结核进行了探讨。支气管结核常常没有典型的临床及影像学改变，在发病初期仅表现为黏膜的炎症样变化，后随着疾病的发展形成结节、肉芽肿、浅表溃疡，进一步出现组织纤维化或者瘢痕性狭窄，容易误诊为肺癌。本文建议临床接诊类似患者时应及时行电子支气管镜检查及反复多次行纤维支气管镜下支气管黏膜活组织病理检查、刷检涂片查找抗酸杆菌，以尽早确诊。本组患者下支气管黏膜活组织病理检查结果显示干酪样坏死 5 例，配合其他病原学检查，诊断为支气管结核。本篇报道提示我们在临床工作中，要及时进行病理活检，避免基于症状、影像等资料的“临床诊断”。陈光彪等[3]探讨输尿管镜活检在早期泌尿系结核诊断中的应用价值。入组 39 例患者，临床症状、影像、实验室检查疑为泌尿系结核。所有患者行输尿管镜检查，其中 25 例在输尿管镜下均可见不同程度的，如膀胱黏膜充血、水肿明显，散在粟粒状结节，黏膜黄色颗粒样增生、僵硬、脓苔形成，输尿管开口充血、火山口样或洞穴样改变，膀胱容量明显减小，输尿管下段可见输尿管黏膜苍白，呈糜烂样改变，部分患者可见黄白絮状物向下排出，输尿管黏膜粗糙不平整、输尿管下段狭窄上镜困难，输尿管完全梗阻而未能通过狭窄上行。所有患者均进行病理活检，其中病理证实泌尿系结核为 28 例，11 例病理报告为慢性炎症，其中 4 例反复检查排除结核。最终结果输尿管镜病理活检诊断泌尿系结核的敏感性 80.0%（28/35），特异性为 100.0%（4/4）。本篇报道提示在泌尿系统结核的诊断中，病理活检价值也是十分重要。赵淑君等[4]对婴幼儿因接种卡介苗引发腋下淋巴结结核的病例进行了探讨。106 例患儿均在卡介苗接种后出现左腋下淋巴结肿大，所有病例均行手术切除治疗，切除肿物后做病理检查。镜下病理组织学特点：9 例（8.5%）以渗出为主型伴有炎细胞浸润；28 例（26.4%）以增殖为主型，即结核结节，其中央为无结构坏死组织，周围有类上皮细胞、朗汉斯细胞及淋巴细胞浸润，形成境界清楚的结节病灶；69 例(65. 1%)以干酪样坏死为主型，大片无结构的干酪坏死组织，其周残留少量上皮样细胞和炎细胞浸润。106 例标本均进行抗酸染色，其中 80 例(75. 5%)抗酸染色阳性，26 例(24. 5%)抗酸染色阴性。卡介苗接种造成的腋下淋巴结结核临床症状不典型，诊断有一定难度，要及时通过活检进行病理检查，同时除外其他疾病。李莹等[5]对骨髓结核的研究进展进行了总结，并指出病理活检的骨髓结核的诊断具有重要意义。骨髓结核最常见的病理表现是骨髓肉芽肿。83. 3% ~ 86. 4%的病例在骨髓活检组织中查见一处或多处肉芽肿病变，多为上皮样细胞肉芽肿及多核巨细胞肉芽肿，干酪样肉芽肿少见。然而，也有少数病例没有形成骨髓肉芽肿，仅可见上皮细胞聚集。细胞免疫缺陷可导致肉芽肿减少或缺失，合并 HIV 感染的结核患者肉芽肿病变数量可能较非 HIV 感染者显著减少，但其病灶内结核分枝杆菌的数量会明显增加。其次，坏死灶也是骨髓病理活检的常见表现。没有骨髓肉芽肿形成的病例多表现为局灶性坏死。坏死主要由迟发型过敏反应引发，当机体免疫力低而变态反应较强时可出现及罕见的骨髓坏死、骨髓纤维化。骨髓结核形态不典型，只有病理活检才能对其进行诊断及鉴别诊断。李芳华[6]对肠结核的临床病理特点进行了总结，在光镜下，肠黏膜慢性炎症，多为淋巴细胞浸润；见上皮样细胞组成结核结节，为肉芽肿结构，内有多核巨细胞，以朗格汉斯巨细胞为主；结核结节融合成片，多伴干酪样坏死。52 例中，22 例抗酸染色阳性，阳性率 42. 31%。认为肠结核的临床表现没有特异性，需要与多种疾病，如肠癌、溃疡性结肠炎、克罗恩病鉴别，及时取病理活检是诊断的重要手段。Nie 等[7]报道了一例口腔结核，初始诊断为口腔溃疡，相应治疗无效。最终做了病理活检见到坏死及肉芽肿性病变，考虑有结核可能，用石蜡标本检测到结核分枝杆菌 PCR，诊断为结核。复查胸部，患者肺部亦有结核病灶。口腔结核比较罕见，一般认为是由肺结核继发。在本例结核的诊断中，组织病理及分子病理发挥了重要作用，患者得到了确诊。

总之，对于特殊部位疑似结核的患者要及时取病理活检，避免经验诊断及“临床诊断”。

（二）其他疾病与结核病的鉴别诊断

康冠楠等[8]报道了一例曾误诊为肺结核的 IgG4 相关性肺疾病患者临床资料。患者因右侧胸痛 1 个月，发热伴上腹痛半个月，左侧胸痛 8 天入院。胸部 CT 检查示双肺上叶斑片状密度增高影，干扰素释放试验阳性，结核相关指标 38kD 及 LAM 均阳性，支气管镜肺活检：肺组织慢性炎症，肺间隔增宽，部分肺泡上皮轻度增生。患者虽然没有明确病理特点，但临床医师结合影像、化验等检查，仍然诊断为继发性肺结核，但患者经抗结核治疗无好转。再次行支气管镜取肺病变活组织仍然为炎性改变，免疫组织化学染色示 IgG4/IgG>40%，修正诊断为 IgG4 相关性肺疾病。给予甲泼尼龙、环磷酰胺治疗后临床症状明显减轻。本例提示 IgG4 相关性肺疾病在很多临床特点上与肺结核易混淆，病理活检及 IgG4/IgG 比例是诊断的要点，不能过于依赖临床特点。叶秋英等[9]对 42 例浆细胞性乳腺炎进行改良抗酸染色，观察结核菌 L 型特点并探讨了误诊原因。所有 42 例患者常规病理诊断均为浆细胞性乳腺炎，每例患者均进行改良抗酸染色及牛型结核菌卡介苗抗体免疫组化染色。结果 42 例中有 26 例(占 61. 9%)标本抗酸染色阳性，检测出 L 型结核菌；31 例(73. 8%)标本免疫组化染色阳性。在病理标本中可见，结核菌 L 型在炎症病灶内、乳腺导管上皮细胞、巨噬细胞及肉芽组织中分布较多，其形态不一，可呈现圆球体、巨型体及原生小体等，常常聚集成堆。作者认为结核菌 L 型感染可能与浆细胞性乳腺炎的发生存在一定的关系，浆细胞性乳腺炎可能为乳腺结核的一种亚型，在临床上应该加做免疫组化及抗酸染色，避免漏诊和误诊的发生。

三、分子病理检测在结核病诊断中的意义

Che 等[10]对淋巴结结核抗结核治疗前后不同方法诊断的敏感性进行了比较。培养、脓液 Xpert、组织形态学肉芽肿性病变、组织切片抗酸染色及石蜡组织荧光定量 PCR 对 82 例淋巴结结核诊断的敏感性分别为 22.0%、86.6%、58.5%、43.9%、69.5%，其中最敏感的是 Xpert。石蜡标本组织形态结合 PCR 的综合敏感性达到 82.9%，接近 Xpert 方法。抗结核治疗对培养的敏感性影响最大。初治患者标本培养阳性率为 46.2%，但复治标本阳性率仅有 3.3%。抗结核治疗前标本、治疗 1 个月内、治疗 3 个月内及治疗 3 个月以上的标本培养阳性率分别为 45.5%、52.6%、17.6%以及 0%。抗结核治疗对 X-pert 的影响体现在 3 个月后，敏感性由 86.6%降至 70%，然而抗结核对石蜡标本组织形态学、抗酸染色及 PCR 的影响不明显，也就是石蜡标本联合诊断的敏感性甚至高于 Xpert，结核病理诊断的优势得到了体现。

综上所述，“共识”的形成进一步规范了结核病病理学诊断标准及新技术应用流程，同时传统病理学及分子病理学结合越来越紧密，在结核病诊断中发挥着越来越重要的作用。

（车南颖　穆晶）

参考文献

1. 中华医学会结核病学分会，结核病病理学诊断专家共识编写组.中国结核病病理学诊断专家共识.中华结核和呼吸杂志，2017，40(6)：419-425.
2. 陈凤，胥进.支气管结核误诊为肺癌七例临床分析.临床误诊误治，2017，30(8)：1-4.
3. 陈光彪，李萍，殷容暖，等.输尿管镜活检术在早期泌尿系结核诊断中的应用.中国现代药物应用，2017，11(11)：44-46.
4. 赵淑君，李鸿岩，胡永红.接种卡介苗引发腋下淋巴结结核的临床病理分析.医药前沿，2017，7(5)：147-149.
5. 李莹，毛辉.骨髓结核的研究进展.国际呼吸杂志，2017，37(6)：460-464.
6. 李芳华.肠结核临床及病理学分析.养生保健指南，2017，(11)：49.
7. Nie Wenjuan，Che Nanying，Cai Baoyun，et al.Usage of Molecular Pathology in a Rare Oral Tuberculosis Diagnosis.Chin Med J(Engl)，2017，130(5)：627-628.
8. 康冠楠，党萍，侯莉莉，等.IgG4 相关性肺疾病误诊为肺结核原因分析.临床误诊误治，2017，30(7)：40-42.
9. 叶秋英，张景辉，余春英，等.浆细胞性乳腺炎与结核菌 L 型感染误诊探讨.航空航天医学杂志，2017，28(6)：695-696.
10. Che NY，Huang SJ，Ma Y，et al. Comparison of Hhistological，microbiological，and molecular methods in diagnosis of patients with TBLN having different anti-TB treatment background.Biomed Environ Sci，2017，30(6)：418-425.

第七章　抗结核新药与新方案

摘要：耐药结核病的治疗出现了瓶颈，目前国内尚无抗结核新药应用于临床，2017 年对抗结核“新药”的研究，主要集中在利奈唑胺、氯法齐明等第 5 组药物以及中医药对于肺结核、耐多药肺结核及广泛耐药肺结核单独治疗及辅助治疗的探索；同时，国内专家在原有抗结核药物的组合、疗程及用法方面进行了诸多新的尝试；均旨在获得更好的抗结核疗效、更短的疗程及更小的副作用。

关键词：抗结核新药；利奈唑胺；氯法齐明；环丝氨酸；中医药；新方案；间歇用药方案；氟喹诺酮类

目前，结核病的治疗尤其是耐药结核病的治疗出现了瓶颈，迫切需要发现和开发新药，以减轻结核病造成的经济及社会负担，临床的需求刺激了科学家们的探索，但新药的开发缓慢，体外证实其抗结核活性后还需要漫长的临床试验确切证实其有效性及安全性，研究周期长，目前国内对贝达喹啉、德拉马尼等新药尚无临床研究数据，而对其他第 5 组药物如利奈唑胺、氯法齐明等药物的临床安全性及有效性的研究更加深入，同时也对原有抗结核药物的组合、疗程及用法进行了诸多新的研究；另外，我国中医药对于治疗肺结核有上千年的经验，中医专家们不断在尝试通过科学、严谨的临床研究来验证这些祖国医学的瑰宝在治疗耐药结核方面的优势，为耐药结核的治疗提供了新的思路。本文将“第 5 组药物”和“中药”归类到“新药”中。现将国内治疗结核病的“新药”及“新方案”研究汇总如下。

一、抗结核新药

（一）第三组核心药物

1. 利奈唑胺　利奈唑胺是一种人工合成的唑烷酮类抗生素，对结核分枝杆菌有杀菌作用，其临床疗效已得到一系列临床研究证实，但在使用过程中，对该药的认识还存在一定的困惑。唐怡敏等[1]就治疗耐多药结核病的现状、作用特点和使用过程中面临的耐药性、安全性、使用剂量等问题做一综述，作者认为：利奈唑胺是唯一获得 WHO 批准的推荐用耐多药结核病（multiple drug-resistant tuberculosis，MDR-TB）患者治疗的噁唑烷酮类药物，其具有对结核分枝杆菌明显的灭菌效力，并且其在耐药结核病治疗中的功效证据正在增加，MDR-TB 和广泛耐药肺结核（extensively drug-resistant tuberculosis，XDR-TB）的治疗药物选择很少，利奈唑胺已经成为治疗 MDR-TB 治疗方案的必要补充，然而因药物不良反应的发生率和用药成本均较高，一定程度上限制了其在治疗结核病方面的长期应用，而且目前关于利奈唑胺给药剂量、疗程以及治疗结核病的疗效是否具有确定性，并没有进行充分积极的临床药物代谢动力学、药物效应动力学的研究，也很少发现已发表的关于药物监测利奈唑胺药物浓度对治疗结核病临床结果影响的研究，总体上利奈唑胺用于结核病的治疗有一定的应用前景，未来仍需要更多临床研究优化其在肺结核及肺外结核治疗中的使用策略。

杨克西等[2]对口服利奈唑胺在治疗耐药结核病中疗效及安全性进行了系统评估。研究者将该院收治的45例耐多药结核病/广泛耐药结核病患者随机分为对照组(共27例)、实验组(共18例)，对照组给予多药联合化疗，而实验组在对照组多药联合化疗基础上加用利奈唑胺片口服，排除非医疗因素干扰中断治疗及因药物副作用不能耐受的患者，实验组加用利奈唑胺口服至少10个月，如治疗过程因不良反应出现利奈唑胺减量，则治疗时间延长到16个月。对比两组患者临床疗效及不良反应发生率。结果发现实验组患者临床病症改善情况、空洞闭合率以及痰菌转阴率均较对照组有明显提高，两组比较差异有统计学意义($P<0.05$)，实验组患者药物不良反应发生率高于多药联合对照组，差异有显著性($P<0.05$)。结论为口服利奈唑胺治疗耐药结核病临床疗效显著，配合减量及支持治疗后不良反应可控，值得临床推广。

刘智等[3]观察利奈唑胺在治疗MDR-TB的临床疗效和不良反应。将46例耐多药肺结核患者随机分为治疗组22例，对照组24例，治疗组以利奈唑胺为主，联合阿米卡星、吡嗪酰胺、丙硫异烟胺、乙胺丁醇、左氧氟沙星；对照组为阿米卡星、吡嗪酰胺、丙硫异烟胺、乙胺丁醇、左氧氟沙星；所有病例疗程均为24个月。结果发现，至疗程结束，治疗组治疗成功率94.7%，对照组为66.7%，两组差异有统计学意义($P<0.05$)；治疗组病灶吸收(显吸+吸收)率为100%，对照组为71.4%，两组差异有统计学意义($P<0.05$)；不良反应率治疗组(78.95%)要高于对照组(33.33%)，两组差异有统计学意义($P<0.01$)。作者认为利奈唑胺用于治疗耐多药结核时痰菌转阴率高，不良反应可控，不失为治疗MDR-TB的良药，给广大耐多药患者带来希望。

杨铭等[4]收集2014年5月至2016年5月10例采用含利奈唑胺为主的化疗方案治疗的耐药肺结核患者诊治资料，分析其临床疗效及用药安全性。结果提示10例患者临床症状均有不同程度改善；8例患者治疗后复查胸CT肺部病灶有吸收好转，空洞缩小，其中4例患者空洞闭合(最短时间2个月，最长时间9个月)；6例痰涂片阳性患者中有4例患者痰抗酸染色涂片阴转，阴转时间为30~210天，2例患者治疗后无咳痰症状，未送痰查抗酸杆菌涂片；9例治疗前2个月内痰结核分枝杆菌培养阳性患者中有3例患者痰培养阴转，阴转时间为31~202天，6例患者治疗后无咳痰症状，未送痰查分枝杆菌培养；治疗过程中1例出现肝功损害，1例出现末梢神经炎，1例出现视力下降，停药后症状均改善，1例出现血小板轻度下降，1例出现轻微恶心、呕吐，继续治疗未进一步加重。作者认为利奈唑胺治疗耐药结核可明显改善患者的临床症状，促进肺部病灶吸收和空洞闭合，加速痰菌阴转，提高耐药结核患者的生活质量，不良反应较轻且基本能耐受，在耐药结核病治疗中有较大使用价值。

陈爽等[5]则系统评价了利奈唑胺治疗MDR-TB和XDR-TB的疗效和安全性。作者通过计算机检索Web of Science、Cochrance Library、Pubmed、Embase、维普、中国知网和万方数据库，收集利奈唑胺治疗MDR-TB和XDR-TB的随机对照试验(randomized controlled trial，RCT)，检索时限均为从建库至2016年9月30日，同时手工检索纳入文献的参考文献。由两名研究者独立筛选文献、提取资料，并评价文献质量，采用RevMan 5.3软件进行Meta分析。Meta分析共纳入8个RCT，417例患者。结果显示：利奈唑胺组的痰菌阴转率($RR=1.62$，95%CI 1.43~1.84，$P<0.000\,01$)、病灶吸收率($RR=1.92$，95%CI 1.59~2.32，$P<0.000\,01$)、空洞闭合率($RR=2.09$，95%CI 1.66~2.63，$P<0.000\,01$)和症状改善率($RR=1.45$，95%CI 1.26~1.67，$P<0.0001$)均高于对照组，差异有统计学意义；利奈唑胺组的总体不良反应发生

率（$RR=1.39$，95%CI 0.86~2.25，$P=0.18$）、贫血或白细胞减少发生率（$RR=1.08$，95%CI 0.66~1.76，$P=0.77$）、末梢神经炎发生率（$RR=1.68$，95%CI 0.87~3.22，$P=0.12$）、胃肠道症状发生率（$RR=1.53$，95%CI 1.00~2.33，$P=0.05$）、尿蛋白强阳性发生率（$RR=0.95$，95%CI 0.50~1.82，$P=0.89$）和凝血指标异常发生率（$RR=0.84$，95%CI 0.42~1.68，$P=0.62$）与对照组相比均无统计学差异（P 均>0.05）。作者得出结论：当前证据表明，利奈唑胺联合常规抗结核治疗方案治疗耐多药和广泛耐药肺结核的疗效优于常规抗结核治疗方案，且安全性与常规抗结核治疗方案相当。

2. 氯法齐明　石海萍等[6]选取2012年4月至2013年5月陕西省结核病防治院收治的72例耐多药结核病患者为研究对象，探讨氯法齐明联合方案治疗致耐多药结核病的疗效及安全性。采用随机数字法将患者分为观察组和对照组，每组36例。对照组采取常规抗结核治疗［吡嗪酰胺（每次0.5g口服，每日3次）+乙胺丁醇（每次0.5~1.0g口服，每日1次）+盐酸左氧氟沙星（每日0.4~0.8g口服，每日1次）+对氨基水杨酸异烟肼（每日0.6~1g口服，每日1次）］；观察组在对照组基础上联合氯法齐明（每次0.1g口服，每日1次）。比较两组患者治疗6个月以及18个月后的痰菌转阴情况、空洞愈合情况、临床疗效及治疗期间不良反应发生情况。结果发现治疗后6个月，观察组患者的培阳转阴率、涂阳转阴率高于对照组［83.33%（30/36）对58.33%（21/36）、80.56%（29/36）对52.78%（19/36）］（$P<0.05$）；治疗后18个月，两组患者的培阳转阴率和涂阳转阴率比较，差异无统计学意义（$P>0.05$）。治疗后6个月及18个月，两组患者空洞愈合情况比较差异无统计学意义（$P>0.05$）。治疗6个月后，观察组总的有效率明显高于对照组［77.78%（28/36）对47.22%（17/36）］（$P<0.05$）；治疗后18个月，两组患者的总有效率以及疗效比较差异均无统计学意义（$P>0.05$）。观察组与对照组不良反应发生率比较差异无统计学意义［25.0%（9/36）对30.6%（11/36），$P>0.05$］。作者得出结论：耐多药结核病患者采取氯法齐明联合方案在治疗的强化阶段，可明显提高患者的培阳转阴率、涂阳转阴率以及临床疗效，且不增加不良反应。

3. 环丝氨酸　李超等[7]探讨了结核分枝杆菌对环丝氨酸耐药性与 *alrA*、*ddlA* 和 *cycA* 基因突变的关系，分析环丝氨酸耐药与基因型的关联性。作者从菌株库中选取145株临床分离株，采用比例法测定菌株对环丝氨酸耐药表型、微孔板刃天青显色法测定最小抑菌浓度，PCR扩增、DNA直接测序法测定目的基因全长，与标准菌株H37Rv比对。间隔区寡核苷酸基因分型（spoligotyping）进行菌株基因型鉴定，分析耐药表型与基因型的关系。结果发现在145株临床分离株中，环丝氨酸耐药菌株为24株，敏感株为121株。24株耐药菌株中，3株（12.5%）发生 *cycA* 非同义突变，涉及的密码子为188位、318位和508位，1株（4.2%）发生 *alrA* 非同义突变，涉及密码子为261位。敏感菌株的目的基因中仅检出同义突变。药敏试验证实，突变株的最小抑菌浓度均有不同程度的升高。北京基因型为88株，环丝氨酸耐药率为20.5%（18/88），非北京基因型为57株，环丝氨酸耐药率为10.5%（6/57），两者耐药率差异无统计学意义（$P>0.05$）。结论：*alrA* 和 *cycA* 单核苷酸非同义基因突变可能是环丝氨酸耐药的机制之一，尚不能确定北京基因型或非北京基因型菌株与环丝氨酸耐药有相关性。

吴小霞等[8]探讨了环丝氨酸联合胸腺肽肠溶片干预耐多药肺结核的效果。方法为将耐多药肺结核患者60例按信封法随机分为试验组（$n=30$）和对照组（$n=30$）。对照组行全球基金的耐多药肺结核标准治疗方案，试验组在对照组治疗的基础上采用环丝氨酸胶囊和胸腺肽肠溶片治疗，均连续治疗24个月。在两组治疗3、6、12和24个月末进行疗效相关指标、血清 C 反应蛋白(CRP)水平和球蛋白水平及不良反应发生率、半年复发率等评估,并分析血清 CRP 水平和球蛋白水平与痰结核菌转阴和复发等临床转归情况的关系。结果与对照组比较,试验组治疗 12 和 24 个月末痰结核菌转阴率、胸部 X 线病灶吸收率、空洞缩小率均升高而同期血清 CRP 水平和球蛋白水平及半年复发率均降低($P<0.05$)。与治疗前比较,2 组治疗 12 和 24 个月的血清 CRP 水平和球蛋白水平均降低($P<0.05$)。试验组痰结核菌未转阴患者治疗前后的血清 CRP 水平和球蛋白水平均较高,且其复发患者治疗前后的血清 CRP 水平和球蛋白水平亦均较高($P<0.05$)。试验组血清 CRP 水平和球蛋白水平与其 24 个月末痰结核菌转阴率和半年复发率有相关性($P<0.05$)。结论为环丝氨酸联合胸腺肽肠溶片干预耐多药肺结核可有效控制其炎症反应,其临床转归良好且与其炎症因子相关。

王娅等[9]评价了含环丝氨酸(Cs)的标准方案治疗耐多药肺结核过程中出现严重精神症状的发生情况,为环丝氨酸在耐多药肺结核治疗的临床应用提供参考依据。方法为回顾性分析 2012 年 6 月 1 日—2014 年 6 月 30 日武汉市结核病防治所全球基金耐多药肺结核项目采用含有环丝氨酸标准化治疗方案的 113 例患者,对其中 6 例出现严重精神症状的病例进行临床分析。结果 113 例耐多药肺结核中 6 例出现严重精神症状(占 5.3%),出现严重精神症状后均停用环丝氨酸,经药物干预后症状缓解,后续治疗予 PAS 替代,均未再使用环丝氨酸。结论为环丝氨酸是较安全的治疗耐多药肺结核的二线抗结核药物,环丝氨酸的不良反应主要是精神症状,出现严重精神症状需及时停药,药物干预,精神症状能在短期内缓解。

（二）中医药

岳健博等[10]就黄芪注射液对常规抗肺结核化疗药物的减毒增效作用进行了系统评价,作者通过计算机检索 CBM、CNKI、维普、万方、PubMed、Embase、ISI、Cochrane Library、中国及美国临床试验注册中心等数据库。应用 Cochrane 协作网随机对照研究质量评价标准评价纳入研究质量,并对相关数据进行 Meta 分析。结果显示纳入 22 项 RCT,肺结核患者 2320 例,黄芪注射液联合化疗组(黄芪+化疗组)1149 例、单纯化疗组 1171 例。Meta 分析结果显示,治疗 2~4 个月时,黄芪+化疗组痰菌转阴率、病灶吸收改善率、结核空洞缩小率、症状体征改善率均高于单纯化疗组,消化道反应、肝功能损伤、皮疹及视神经炎发生率均低于单纯化疗组(P 均<0.05);黄芪+化疗组治疗 1~2 年细菌学复发率低于单纯化疗组($P<0.05$)。作者认为黄芪注射液辅助治疗肺结核可提高常规抗结核化疗药物的治疗效果,并可减轻化疗药物的不良反应。

杨梅[11]探讨了内消瘰疬丸联合抗结核药物治疗颈淋巴结结核的疗效。80 例患者随机分为治疗组与对照组,各 40 例。对照组采用常规抗结核药物治(2HRZE/10HRE),治疗组在对照组抗结核治疗的基础上,联合服用内消瘰疬丸。所有患者在整个疗程中,每 2 个月复查 1 次颈部彩超评估疗效。12 个月后作疗效评价。结果:治疗组于 4、6、8、10、12 个月等 5 个时段的临床治愈率与对照组比较($P<0.05$)均优于对照组。作者认为内消瘰疬丸联合抗结核药物治疗颈淋巴结结核有缩短治疗时间及提高疗效的作用。

韩志娟等[12]观察参苓白术散加减联合抗结核药物治疗肺结核的临床疗效。将 58 例肺结核患者随机分为观察组和对照组。对照组给予常规抗结核药物治疗,观察组在对照组治疗基础上加服自拟参苓白术散,2 组均以 4 周为 1 个疗程,治疗 6 个疗程后,观察 2 组病灶吸收、病灶范围、空洞数量、痰菌涂片抗酸染色及痰菌涂阳阴转状况,检测 2 组治疗前后 Th1/Th2 细胞因子水平。结果:观察组病灶吸收总有效率显著高于对照组($P<0.05$);治疗后,2

组痰涂片抗酸染色评分、病灶范围及空洞数目均显著降低(P 均<0.05),且观察组改善状况均显著优于对照组(P 均<0.05);观察组痰结核分枝杆菌涂阳阴转率显著高于对照组(P<0.05);治疗后,2 组血清 IFN-γ 和 IL-2 水平均显著升高而 IL-4 和 IL-10 水平均显著降低(P 均<0.05),且观察组上述各指标改善情况均显著优于对照组(P 均<0.05)。结论为参苓白术散加减联合抗结核药物能够改善肺结核患者免疫功能,提高自身抗病能力,促进痰菌转阴和病灶吸收,疗效确切。

刘恩利等[13]观察滋阴养肺汤联合抗结核药物治疗耐多药肺结核的临床疗效。将 78 例耐多药肺结核患者随机分为观察组和对照组。2 组均给予常规抗结核药物治疗,观察组在此基础上给予自拟滋阴养肺汤治疗,以 3 个月为 1 个疗程,治疗 6 个疗程后,观察 2 组治疗前后临床症状、痰菌涂片及病灶情况,检测 2 组治疗前后相关实验室指标和免疫指标水平。结果显示观察组治疗后总有效率、痰菌转阴率、病灶吸收有效率及空洞闭合有效率均显著高于对照组(P 均<0.05);治疗后,2 组 PCT 含量均显著降低(P 均<0.05),IL-17 和 IFN-β 含量均显著升高(P 均<0.05),且观察组各指标改善状况均显著优于对照组(P 均<0.05);治疗后,观察组 $CD3^+$、$CD4^+$、$CD4^+/CD8^+$ 水平均显著升高(P 均<0.05),$CD8^+$ 显著降低(P<0.05),对照组治疗前后免疫指标均无明显变化(P 均>0.05)。作者认为滋阴养肺汤联合抗结核药物能够促进病灶吸收和空洞愈合,提高痰菌转阴率,调节患者体内紊乱的免疫状态,疗效确切,值得临床推广。

刘幸等[14]观察内消瘰疬丸与左氧氟沙星联合治疗 MDR-TB 的效果。将复治涂阳的 573 例 MDR-TB 患者随机分为对照组(278 例)和治疗组(295 例);治疗方案:吡嗪酰胺、盐酸乙胺丁醇、对氨基水杨酸异烟肼和利福喷丁,治疗组联合内消瘰疬丸和左氧氟沙星,对照组只联合左氧氟沙星,疗程均为 12 个月。结果:治疗中途因药物不良反应终止治疗 13 例,其中治疗组 5 例(2.81%),对照组 8 例(2.18%),治疗组中以胃肠道反应为主,对照组以肝功能损伤为主,对照组实际完 275 例,治疗组实际完成 285 例。疗程结束时,对照组的痰菌阴转率为 55.6%,治疗组痰菌阴转率为 78.6%,治疗组高于对照组(P<0.05);治疗组病灶吸收有效率(显著吸收和吸收)为 78.9%,空洞闭合有效率(闭合和缩小)为 83.9%,病灶吸收有空洞闭合有效率均明显高于对照组(P<0.05)。结论:内消瘰疬丸联合左氧氟沙星等二线抗结核药治疗耐多药肺结核,有利于痰菌阴转、病灶吸收和空洞闭合,并且药物不良反应发生率低。

张劲等[15]则观察中药联合莫西沙星治疗耐多药肺结核的临床疗效及对免疫功能的影响。作者将本院收治的 82 例耐多药肺结核病患者随机分为观察组 41 例和对照组 41 例。对照组行 3DEZTV/9DZTV 抗结核方案治疗,观察组行 3DEZTM/9DZTM 抗结核方案联合百合固金汤中药方剂治疗。评价两组病灶吸收情况,统计痰菌转阴率,并于治疗前后检测 T 细胞亚群包括($CD3^+$、$CD4^+$、$CD8^+$)水平。结果发现观察组病灶吸收总有效率为 92.69%,对照组为 68.30%,两组比较差异有统计学意义(P<0.05);观察组患者空洞闭合总有效率为 73.17%,对照组为 68.29%,两组比较差异无统计学意义(P>0.05)。治疗 3 个月末、6 个月末、9 个月末及 12 个月末观察组患者痰菌转阴率依次为 48.78%、68.29%、82.93%、90.24%,对照组依次为 43.90%、60.98%、68.29%、75.61%,观察组患者 12 个月末的痰菌转阴率均显著高于对照组(P 均<0.05)。治疗后,观察组 $CD3^+$、$CD4^+$水平及 $CD4^+/CD8$ 均高于对照组(P 均<0.05)。结论提示百合固金汤中药联合莫西沙星治疗耐多药肺结核患者,临床疗效显

著，且能有效提高患者的细胞免疫功能，值得临床推广应用。

贝承丽等[16]通过多中心随机对照临床观察评价纯中药治疗 XDR-TB 患者的临床疗效。选取 2013 年 11 月至 2015 年 11 月来自 6 家结核病定点诊疗单位的 XDR-TB 患者 80 例，将所有患者随机分为 4 组，每组 20 例。益肺通络方组给予益肺通络方颗粒剂冲服，每次 18.54g，每日 2 次；抗痨清肺方组给予抗痨清肺方颗粒剂冲服每次 15.08g，每日 2 次；益肺通络方合并雾化组在益肺通络方组治疗基础上联合雾化益肺精白方安瓿装水剂，每次 10ml，每次 5~10 分钟；抗痨清肺方合并雾化组在抗痨清肺方治疗基础上联合雾化益肺精白方安瓿装水剂，每次 10ml，每次 5~10 分钟。各组均连续治疗 12 个月。观察并比较各组患者治疗后的治疗转归情况、病灶吸收程度及中医证候疗效。结果发现治疗结束后完全符合研究方案的患者共计 61 例，其治疗成功率为 23.0%，总死亡率为 6.5%，肺部病灶吸收率为 37.7%，中医证候总有效率达 63.9%，以上各指标各组间比较差异均无统计学意义（$P>0.05$）。61 例患者在治疗过程中均无药物不良反应发生。作者认为中药治疗 XDR-TB 可有效促进痰菌阴转及肺部病灶吸收，有效改善患者临床症状。

二、新方案

1. 间歇用药方案　郭林旺等[17]将 80 例初治肺结核患者随机分成 2 组：观察组 40 例，采用间歇用药方案“2H3R3E3Z3/4H3R3”；对照组 40 例，采用每日用药方案“2HREZ/4HR”比较两组的痰菌转阴率、病灶吸收率以及毒副作用以探讨间歇用药方案治疗初治肺结核的临床优越性。结果发行观察组治疗 2、6 个月后的痰菌转阴率和病灶吸收率均略低于对照组，组间比较差异无统计学意义（$P>0.05$）；观察组的不良反应总发生率明显低于对照组（$P<0.05$）。作者认为两种用药方案的疗效肯定，但间歇用药的副作用小、依从性好，更具临床优越性。

2. 短程化疗　沙巍等[18]观察首次复治肺结核患者采用短程化疗方案的疗效和安全性。作者于 2009 年 7 月至 2012 年 6 月，采用多中心、随机、对照、开放、前瞻性队列研究方法，对全国 17 家结核病防治机构的首次复治涂阳肺结核患者共 542 例进行治疗研究。患者被数字表法随机分为 4 个组，分别为标准复治方案组（A 组，123 例；2S-H-R-E-Z/6H-R-E）、氧氟沙星组（B 组，142 例；20fx-Pa-R-E-Z/60fx-Pa-R）、左氧氟沙星组（C 组；137 例；2Lfx-Pa-R-Z-E/6Lfx-Pa-R）和超短程组（D 组：140 例；5Pa-Rfb-E-Z-Mfx）。各组患者结束治疗后随访 2 年，比较新方案的疗效、依从性、不良反应发生率和复发率。结果显示治疗后 4 个组的治疗成功率分别 68.3%（84/123）、72.5%（103/142）、71.5%（98/137）和 81.4%（114/140），其中 D 组的治疗成功率明显高于 A 组，差异有统计学意义（$P=0.014$）；各组患者的脱落率分别为 20.3%（25/123）、14.8%（21/142）、20.4%（28/137）和 11.4%（16/140），D 组的脱落率明显低于 A 组，差异有统计学意义（$P=0.047$）；共有 289 例患者报道了药物不良反应，发生率为 52.0%（289/556）；其中，患者发生 3~4 级药物不良反应者 A 组有 14 例（11.4%）、B 组有 7 例（4.9%）、C 组有 12 例（8.8%）、D 组有 7 例（5.0%），4 个组之间差异无统计学意义（$P=0.129$）。4 个组患者的复发率如下：A 组 21.4%（12/56）、B 组 23.3%（17/73）、C 组 2.9%（2/70）和 D 组 9.7%（7/72），差异有统计学意义（$P=0.001$）。结论：5 个月 Pa-Rfb-E-Z-MfX 短程化疗方案治疗首次复治肺结核患者有较好的疗效和安全性，并可缩短疗程。

3. 含高剂量异烟肼方案　陈瑜晖等[19]讨论采用含高剂量异烟肼的抗结核药物治疗方

案对药物敏感复治肺结核患者的疗效。方法为将82例对药物敏感的复治肺结核患者按就诊先后顺序采用随机数字表法，分为试验组及对照组，试验组（40例）采用含高剂量异烟肼的抗结核药物治疗方案，对照组（42例）实行标准化抗结核药物治疗方案进行治疗，比较两组患者治疗效果、不良反应发生率及复发情况。结果显示完成治疗后试验组患者胸部X线摄影显示病灶吸收率为72.5%（29/40），对照组病灶吸收率为52.4%（22/42），两者比较差异无统计学意义（$P=0.060$）；试验组患者服药后药物不良反应发生率为15.0%（6/40），略高于对照组11.9%（5/42），但两组不良反应发生率比较差异无统计学意义（$P=0.681$）；试验组患者临床治愈率和治疗成功率分别为77.%（31/40）和85.0%（34/40），对照组分别为57.1%（24/42）和64.3%（27/42），两组比较差异均有统计学意义（$P=0.032$）；患者完成治疗后6个月随访，试验组复发率为0.0%（0/34），而对照组复发率为3.7%（1/27），但两组患者复发率比较差异无统计学意义（$P=1.000$）。结论为含高剂量异烟肼的抗核药物治疗方案能有效提高复治肺结核患者的治疗效果。

4. 含利福布汀方案　陈颖等[20]探讨了利福布汀组合方案治疗复治肺结核患者的疗效及对患者外周血清炎性因子的影响。作者选取2015年1月至2016年7月苏州大学附属第二医院呼吸科确诊的复治肺结核患者120例，采用随机数字表分为利福布汀组（2HBZES/6HBE方案）、利福平组（2HRZES/6HRE方案），每组60例，疗程6个月；比较两组疗效及血清肿瘤坏死因子-α（TNF-α）、白细胞介素-6（IL-6）、IL-10、IL-18。结果提示治疗后，利福布汀组患者的血清TNF-α、IL-6、IL-10、IL-18分别为128.9±38.1ng/ml、152.2±29.4ng/ml、13.2±5.5ng/ml、99.0±28.1ng/ml，均明显低于利福平组的158.2±38.1ng/ml、189.5±26.8ng/ml、15.9±5.7ng/ml、146.0±38.7ng/ml，其差异有统计学意义（$P<0.05$）；疗程结束后，利福布汀组患者的痰菌转阴率为85.00%（51/60），明显高于利福平组66.67%（40/60），其差异有统计学意义（$P<0.05$）；利福布汀组患者的病灶治疗显效率为78.33%（47/60），明显高于利福平组60.00%（36/60），其差异具有统计学意义（$P<0.05$）；利福布汀组患者的不良反应发生率为18.33%（11/60），与利福平组31.67%（19/60）比较差异无统计学意义（$P>0.05$）。结论为利福布汀组合方案治疗复治肺结核患者的疗效优于常规利福平，同时可显著降低患者的炎性细胞因子水平，不良反应发生率低，值得临床推广应用。

5. 含左氧氟沙星方案　黄一明等[21]探讨喹诺酮类抗菌药物辅助治疗结核性脑膜炎的疗效。选择2010年3月至2015年3月本院收治的90例结核性脑膜炎患者，随机数表法分为观察组和对照组各45例，对照组进行常规的抗结核治疗，观察组在对照组的基础上加用左氧氟沙星，观察两组患者治疗效果。结果发现治疗后，观察组氯化物、葡萄糖水平高于对照组，蛋白质、白细胞、压力水平低于对照组，HAMA得分低于对照组[（14.71±3.11）对（17.94±4.25），$P<0.05$]，治疗过程中不良反应低于对照组，随访结果显示，生理功能、生理职能优于对照组。作者认为结核性脑膜炎患者使用左氧氟沙星进行辅助治疗疗效显著。

梁冰等[22]探讨利福平与左氧氟沙星在复治涂阳肺结核治疗中的相互作用。选取该院2013年1月至2015年12月的复治涂阳肺结核患者100例，随机将含利福平为对照组，同时含利福平和左氧氟沙星为研究组各50例，观察两组患者服药0.5、1、2小时后的RFP血药浓度，痰涂片及随访时间为治疗2、5、8、9个月末；从而分析利福平与左氧氟沙星在复治涂阳肺结核治疗中的相互作用。结果显示患者在服药0.5、1、2小时后研究组和对照组之间的利福平血药浓度波动不明显，差异没有统计学意义（$P>0.05$）；随着治疗时间的延长，患者的痰涂阳性逐渐降低，而且治疗2、5、8、9个月末两组患者的痰涂阳性率差异存在统计学意义（$P<0.05$）；治疗8个月后两组患者的稳定和治疗中的比例差异存在统计学意义（$P<0.05$）。作者认为利福平与左氧氟沙星在复治涂阳肺结核治疗中不存在拮抗作用，利福平与左氧氟沙星可以联合用于复治涂阳肺结核治疗。

云静等[23]探讨了左氧氟沙星辅助治疗耐多药肺结核的临床效果。作者选择耐多药肺结核患者120例，随机分为对照组和观察组各60例，对照组采用常规结核化疗方案，观察组在对照组的基础上加用左氧氟沙星治疗，总疗程为18个月。比较两组患者的临床疗效和不良反应。结果：经治疗观察组痰菌转阴、病灶吸收的例数及比例均明显高于对照组，两组比较差异有显著统计学意义（$P<0.01$）；两组患者不良反应发生率比较差异无统计学意义（$P>0.05$）。结论：左氧氟沙星辅助治疗耐多药肺结核，可显著改善患者的临床症状，疗效确切且不良反应少。

赖静文等[24]探讨采用左氧氟沙星对初治涂阳肺结核的疗效。作者将2016年1~5月在结核病防治科登记治疗的120例初治涂阳肺结核患者随机分为3组，分别以A组（左氧氟沙星组，4HRZEL/2HR）、B组（强化期延长方案组，4HRZE/2HR）、C组（标准方案组，2HRZE/4HR）进行6个月抗结核治疗。结果显示3组2月末痰培养阴转率分别为91.7%、77.1%、82.9%，5月末痰培养阴转率分别为100.0%、91.4%、85.7%，6月末痰培养阴转率分别为100.0%、94.3%、88.6%，3组间痰菌阴转率差异无统计学意义（$P>0.05$）；3组6月末病灶明显吸收率分别为80.6%、54.3%、45.7%，A组明显高于B组和C组（$P<0.05$）；3组6月空洞闭合率分别为95.0%、75.0%、62.5%，A组高于C组（$P<0.05$），但与B组比较差异无统计学意义（$P=0.077$）。结论：4HRZEL/2HR治疗方案可提高初治涂阳肺结核治愈率和病灶吸收率，但仍需进一步研究。

6. 含莫西沙星方案　王容等[25]探讨莫西沙星治疗耐药肺结核的临床疗效及可能机制。作者选择2013年2月—2015年2月于该院门诊诊治的108例耐药肺结核，参照抽签法分为对照组和观察组，均54例，对照组采用左氧氟沙星治疗，观察组采用莫西沙星治疗，比较两组临床疗效、血清IL-1、IL-6及肿瘤坏死因子-α（TNF-α）水平、$CD3^+$、$CD4^+$、$CD8^+$、$CD4^+/CD8^+$、TOS、TAS、OSI和不良反应的发生情况。结果提示观察组治疗有效率高于对照组，差异有统计学意义（$P<0.05$）；治疗后观察组血清IL-1、IL-6、TNF-α、TOS及OSI水平显著低于对照组，$CD3^+$、$CD4^+$、$CD8^+$、TAS水平明显高于对照组，差异有统计学意义（$P<0.05$）；两组不良反应发生情况比较差异无统计学意义（$P>0.05$）。作者认为莫西沙星治疗耐药肺结核的临床疗效高，可能与减轻机体炎症反应和氧化应激水平及改善免疫功能有关。

王晓红等[26]评价了结核性胸膜炎患者强化莫西沙星治疗的临床疗效。作者选取初诊结核性胸膜炎患者67例，随机分成对照组（$n=21$）、观察组（$n=46$），对照组给予常规抗结核药物以及胸腔穿刺引流等常规治疗，观察组在常规治疗的基础上使用莫西沙星强化治疗14天，观察并比较两组患者治疗效果。结果显示观察组治疗总有效率95.65%高于对照组的76.19%（$P<0.05$）；两组间药物不良反应差异无统计学意义（$P>0.05$）。结论提示莫西沙星早期强化治疗结核性胸膜炎能够减轻症状，促进胸腔积液吸收，缩小病灶，预防胸膜粘连和肥厚，且未明显增加不良反应，值得推广。

黄娟等[27]研究莫西沙星在结核性胸膜炎患者血浆及胸腔积液中的药动学，并评价其胸膜透过性。方法：15例结核性胸膜炎患者单剂量口服莫西沙星片0.4g后，采用高效液相色谱-串联质谱法测定血浆和胸腔积液中莫西沙星的浓度。选用 Agilent ZORBAX SB-Aq (150mm×4.6mm,5μm)分析柱,以乙腈-5mmol/L 醋酸铵水溶液(含 0.1%甲酸)为流动相,采用电喷雾离子源,以正离子多反应监测方式进行检测,采用 Win Nonlin 6.3 软件计算主要药动学参数,并计算莫西沙星的胸膜透过率。结果莫西沙星在血浆和胸腔积液中的主要药动学参数分别为:ρmax(4.10±2.22)和(2.43±1.05)μg/ml、tmax(2.03±1.32)和(3.86±0.24)h、t1/2(9.35±2.22)和(10.02±2.12)h、AUC0-t(31.33±7.13)和(31.58±11.54)h·μg/ml。莫西沙星的平均胸膜透过率为 101%。结论:结核性胸膜炎患者单剂量口服莫西沙星具有胸膜透过性高、峰浓度高和半衰期长的特点。

刘畅等[28]探讨了莫西沙星治疗肺结核患者的效果及游离氨基酸、血清炎性细胞因子的作用。作者选取 98 例肺结核患者,采用随机数字表法分为莫西沙星组、左氧氟沙星组各 49 例,莫西沙星组患者给予 0.4g/d 莫西沙星治疗,左氧氟沙星组给予左氧氟沙星 0.4g/d 治疗,2 组均予抗结核治疗 6 个月。治疗后莫西沙星组患者的缬氨酸、苯丙氨酸、谷氨酸的水平均显著高于左氧氟沙星组(均 $P<0.05$),2 组亮氨酸、苏氨酸、甘氨酸、丝氨酸、丙氨酸的水平比较差异无统计学意义(均 $P>0.05$),莫西沙星组患者的 IFN-γ、TNF-α、IL-1、IL-6、IL-10、IL-18 水平均显著低于左氧氟沙星组(均 $P<0.05$);治疗后莫西沙星组患者的痰菌转阴率、病灶吸收率均显著高于左氧氟沙星组(93.9%对 79.6%;93.9%对 77.6%;均 $P<0.05$)。作者认为莫西沙星治疗肺结核患者的效果优于左氧氟沙星,对患者的血清游离氨基酸水平、炎症细胞因子具有较好的调节作用。

临床对抗结核新药的需求非常迫切,但新药开发很缓慢,不仅需要有效、安全,还需要克服结核分枝杆菌的耐药性,研究周期长,不论是西药还是中药,新药应用于临床之前均需严格的临床试验验证其治疗作用和安全性,为评价其利益与风险关系提供依据,而新方案的疗效和不良反应的评估,也需要严格的实验设计、规范的实施和专业的统计分析,才能获得可信服的结论。

(贝承丽　姚岚　付亮　唐神结)

参考文献

1. 唐怡敏,邓国防,叶涛生,等.利奈唑胺治疗耐多药结核病的现状及认识.中国防痨杂志,2017,39(6):659-663.
2. 杨克西,王建东.口服利奈唑胺在治疗耐药结核中疗效及安全性临床观察.临床肺科杂志,2017,22(1):25-28.
3. 刘智,杨梁梓,傅佳鹏,等.利奈唑胺治疗耐多药肺结核临床疗效观察.临床肺科杂志,2017,22(7):1173-1176.
4. 杨铭,梁宗安,袁平,等.利奈唑胺治疗耐药结核病的临床疗效和安全性评估.四川医学,2017,10(11):1229-1233.
5. 陈爽,焦雪峰,杨海鹏,等.利奈唑胺治疗耐多药和广泛耐药肺结核的疗效和安全性的 Meta 分析.临床药物治疗杂志,2017,15(4):39-46.
6. 石海萍,刘云.氯法齐明联合方案治疗致耐多药结核病的疗效及安全性.医学综述,2017,23(2):394-397.
7. 李超,李桂莲,罗巧,等.结核分枝杆菌对环丝氨酸耐药分子特征的初步研究.中华流行病学杂志,2017,38(2):240-243.

8. 吴小霞，辛朝雄，杨俭，等.环丝氨酸联合胸腺肽干预耐多药肺结核研究.热带医学杂志，2017，17(7)：936-939.
9. 王娅，李佺，杨澄清，等.含环丝氨酸方案治疗耐多药肺结核出现严重精神症状的临床分析.中国热带医学，2017，17(3)：260-262.
10. 岳健博，熊莲，汪成琼，等.黄芪注射液对常规抗结核化疗药物减毒增效作用的系统评价.山东医药，2017，57(24)：74-77.
11. 杨梅.内消瘰疬丸联合抗结核药物治疗颈淋巴结结核疗效的超声监测.时珍国医国药，2017(2)：408-409.
12. 韩志娟，郑玉兰.参苓白术散加减联合抗结核药物治疗肺结核疗效观察.现代中西医结合杂志，2017，26(21)：2351-2353.
13. 刘恩利，李艳静.滋阴养肺汤联合抗结核药物治疗耐多药肺结核疗效观察.现代中西医结合杂志，2017，26(18)：2019-2021.
14. 刘幸，欧阳兵，杜映荣，等.内消瘰疬丸联合左氧氟沙星治疗耐多药肺结核的临床疗效分析.中国医药导刊，2017，19(8)：787-790.
15. 张劲，腾丹华，张天.中药联合莫西沙星治疗耐多药肺结核患者疗效及对免疫功能的影响.现代中西医结合杂志，2017，26(6)：650-652.
16. 贝承丽，傅满姣，刘艳科，等.中药治疗广泛耐药肺结核多中心随机对照临床观察.中医杂志，2017，58(13)：1121-1125.
17. 郭林旺，钟山.间歇用药方案治疗初治肺结核的临床优越性分析.贵州医药，2017，41(1)：50-52.
18. 沙巍，张青，崔文玉，等.首次复治肺结核患者短程化疗新方案的临床研究.中国防痨杂志，2017，39(1)：39-45.
19. 陈瑜晖，林伟斌，刘萍萍，等.含高剂量异烟肼化疗方案对药物敏感复治肺结核患者的疗效评价.中国防痨杂志，2017，39(7)：761-764.
20. 陈颖，刘鑫.利福布汀组合方案治疗复治肺结核的疗效及对外周血清炎症因子的影响.医学临床研究，2017，34(2)：392-394.
21. 黄一明，周德枚，李剑鹏，等.喹诺酮类抗菌药物辅助治疗结核性脑膜炎的疗效影响.临床肺科杂志，2017，22(1)：21-24.
22. 梁冰，梁启德，张凤玲，等.利福平与左氧氟沙星在复治涂阳肺结核治疗中的相互作用.实用医学杂志，2017，33(6)：967-970.
23. 云静，兰照.左氧氟沙星辅助治疗耐多药肺结核 120 例.陕西医学杂志，2017，46(5)：658-659.
24. 赖静文，郭婉如.左氧氟沙星对初治涂阳肺结核疗效分析.中国热带医学，2017，17(4)：424-426.
25. 王容，周焱，赵川，等.莫西沙星治疗耐药肺结核的临床疗效及机制研究.现代生物医学进展，2017，17(13)：2524-2527.
26. 王晓红，李勋光.莫西沙星强化治疗结核性胸膜炎疗效观察.国际呼吸杂志，2017，37(10)：737-739.
27. 黄娟，雍小兰，陈章，等.莫西沙星在结核性胸膜炎患者体内的药动学及胸膜透过性.中国新药与临床杂志，2017(4)：234-238.
28. 刘畅，周向东.莫西沙星对肺结核患者血清游离氨基酸及炎症因子作用分析.内科急危重症杂志，2017，23(4)：298-300.

第八章　结核病的免疫治疗及治疗性疫苗

摘要:国内2017年开始将纳米技术用于结核病的免疫治疗、微卡治疗耐多药肺结核的观察性研究,在治疗性疫苗方面具有一定的进步,国内学者成功构建了多种新型的DNA疫苗、BCG加强疫苗、重组BCG疫苗、亚单位疫苗,其中进行了亚单位疫苗进行多种新型抗原表达的构建及动物实验,具有一定的研究特色及独到的见解。

关键词:免疫治疗;治疗性疫苗;DNA疫苗;亚单位疫苗;BCG

近1年来,纳米技术开始用于结核病的免疫治疗中。在治疗性疫苗方面,成功构建了表达新型抗原的结核病疫苗包括DNA疫苗、亚单位疫苗、重组BCG疫苗,取得一定的成果。

一、免疫治疗

结核病(tuberculosis,TB)的免疫治疗是指通过提高宿主抗结核分枝杆菌(*mycobacterium tuberculosis*,*M.tb*)的免疫保护反应、辅助提高化学治疗的疗效、缩短疗程,还能减少结核潜伏感染者转变成活动性结核病的风险。

临床已使用的免疫制剂如微卡(母牛分枝杆菌菌苗,M. vaccae)、白介素-2(Interleukin-2,IL-2)、胸腺肽、胸腺五肽等,其中微卡是国内最常用的免疫治疗结核病制剂之一,中国台湾学者Huang等[1]进行了一项最新的荟萃分析,共有13项国内外研究纳入,结果显示微卡免疫辅助治疗组能提高疗程1~2个月及6月末的痰涂片阴转率、1个月或2个月末的痰培养阴转率,而对于其他临床观察指标诸如血沉、体重、淋巴细胞、病死率、X线病灶吸收率无明显影响,但微卡的使用剂量仍未统一,更多研究趋向于使用多次使用而不是单用一次。

国内洪茵等[2]进行了母牛分枝杆菌菌苗联合抗结核药治疗老年MDR-TB患者的疗效分析,113例老年MDR-TB随机分为治疗组(56例)和对照组(57例),最后104例完成治疗,治疗组与对照组的6个月末痰菌阴转率分别为57.7%和44.2%,12个月末痰菌阴转率为78.8%和51.9%疗程结束痰菌阴转率分别为88.5%和53.8%,空洞闭合率两组分别为86.5%及57.7%,治疗组显著高于对照组,因此微卡用于老年MDR-TB患者能提高痰菌转阴率和空洞闭合率,有利于病灶吸收,临床上可作为老年MDR-TB的有效治疗方法。

除了常用的免疫制剂,国内进行了一些新药的尝试,浙江Yan等[3]使用卡介苗多糖核酸(BCG-PSN)粉末通过微针贴片对*M. tb*感染的小鼠进行免疫治疗。研究采用传统的BCG-PSN肌内注射、微针贴片及阴性对照进行对比,BALB/c小鼠通过尾静脉注射H37Rv进行感染,结果表明:与对照组相比,感染*M. tb*的小鼠经BCG-PSN粉末微针贴片治疗后,外周血$CD4^+$T细胞IFN-γ、TNF-α表达显著增加,并且改善了小鼠肺及脾的病理损伤,BCG-PSN粉末微针贴片的治疗效果比肌内注射效果更好,且微针贴片使用消除了注射带来的不便及副作用,本研究表明BCG-PSN可在临床上以粉末贴片的形式使用。

为了能对结核潜伏感染患者进行治疗,国内Li等[4]构建了5个在结核潜伏感染期具有高表达、高免疫原性抗原的融合蛋白，分别为 Rv2007c-Rv2626c（F6），Rv2031c-Rv1738-Rv1733c（H83），ESAT6-Rv1738-Rv2626c（LT40），ESAT6-Ag85B-MPT64<190-198>-*M. tb*8.4（EAMM）和 EAMM-Rv2626c（LT70）），在 BCG 潜伏感染的小鼠或兔子模型中进行评估。结果表明，EAMM 组、F6+H83 组在 BCG 潜伏感染的兔模型中具有免疫治疗效果，EAMM 组+F6+H83 组显著降低兔子肺组织中的细菌负荷。此外，融合蛋白 LT40 和 LT70 组成的多期抗原在小鼠模型中表现出显著的治疗作用。研究表明，含潜伏期和复制期抗原的多期疫苗在 BCG 潜伏感染动物模型中显示出良好的治疗效果。

此外，国内学者在纳米材料应用于结核病的预防、诊断及治疗方面进行了相关研究。文中指出在过去十年中，纳米材料在结核病管理方面的应用有所增加，特别是在早期结核病检测、预防和治疗方面。已有的研究表明纳米材料能有效、快速、准确地检测 *M. tb*，新型纳米载体可提高药物输送效率并将药物聚集在靶器官、减少给药频率。此外，抗原载体工程代表了结核病研究领域的前沿，为新结核病疫苗的成功开发奠定了基础。Xu 等[5]应用纳米材料技术对抗结核药物的输送、结核病疫苗具有独特的优势。

二、治疗性疫苗

治疗性疫苗接种的对象是结核潜伏感染或活动性结核病人，也可作为结核病的免疫治疗。目前全新的结核病疫苗大部分既能预防结核病的发生，也能作为治疗性疫苗治疗已经感染 *M. tb* 的人群。

（一）DNA 疫苗

治疗性疫苗的开发研究方面，Rv2190c 是 *M. tb* 培养滤液中鉴定出来的蛋白，可在体外表达及分泌，有研究表明该基因及表达产物对维持 *M. tb* 正常生长及保持毒力非常重要，其肽段可刺激结核潜伏感染者的外周血单核细胞（PMBC）分泌 IFN-γ，因此可能可作为药物免疫疫苗的靶标，梁艳[6]等构建了 Rv2190cDNA 疫苗，评价其免疫原性和治疗效果，实验对象是小鼠，感染途径是尾静脉注射 H37Rv，实验分为五组：生理盐水组、pVAX1 载体组、微卡菌苗组、Ag85a DNA 疫苗组及 Rv2190c DNA 疫苗组，结果表明，非感染小鼠注射 Rv2190c DNA 疫苗或 Ag85a DNA 疫苗组的小鼠脾淋巴细胞培养上清液中 IFN-γ 的分泌量较高，PBMC 主要刺激 Th1 型细胞介导的免疫应答；两组疫苗组小鼠肺的 CFU 计数分别减少了 0.283 log10 和 0.533 log10，脾的 CFU 计数也相应减少，病理损害程度也明显降低。因此，Rv2190c DNA 疫苗对结核病有一定的免疫治疗的作用。

上海的 Su 等[7]构建了多阶 DNA 疫苗 A39，其表达早期抗原 Ag85A、Rv3425 和潜伏期抗原 Rv2029c，以 C57BL/6 小鼠作为研究对象，以气溶胶的形式以毒株 H37Rv 攻击小鼠，感染 6 周后给每只小鼠服用异烟肼（INH）和利福平（RIF）6 周，在第 16 和 18 周，给小鼠肌内注射 A39 疫苗，在感染的第 22 和 30 周，解剖小鼠，进行检测。研究发现经 Rv2029c 感染过的巨噬细胞可以活化 T 细胞，作为特异性抗原参与 Th1 细胞在 T 细胞免疫中的分化。因此 Rv2029c 和 A39 均有希望成为下一代临床结核病治疗性疫苗的开发目标。

（二）亚单位疫苗

CFP10-TB10.4 是 *M. tb* 特异性分泌性抗原，但其免疫原性较差，需要抗原传递系统和佐剂来提高其免疫原性。国内 Sun 等[8]将 CFP10 和 TB10.4 制成融合蛋白，即 CFP10-TB10.4（CT），将 4~6 个 CT 分子与八臂聚乙二醇（PEG）共轭结合形成抗原传递系统，以 Aluminum-loxoribine 混合物(A-L)和多聚(I∶C)作为佐剂,经过 BALB/c 小鼠的动物实验表明,A-L 和多聚(I∶C)作为佐剂都能提高 CT-PEG 的免疫原性,且无毒性,该分泌抗原融合表达加共轭结合八臂 PEG 辅以佐剂可形成高效、安全的结核病疫苗。

Xiang 等[9]构建融合表达 *M. tb* 特异性蛋白 EsxB、Esxd、EsxG、Esxu 和 EsxM(BM)的亚单位疫苗,进行了免疫原性及免疫活性的检测,以 C57BL/6 小鼠作为研究对象,结果表明,用纯化的 BM 融合蛋白-不完全氟氏佐剂免疫小鼠,可诱导 Th1 细胞因子(IFN-γ、TNF、IL-2)和多功能 $CD4^+$T 细胞的产生。与 Ag85A 和 PPE18 相比,BM 疫苗具有更好的免疫保护力。因此,BM 是一种保护性抗原,可成为有希望的候选疫苗之一。

Ag85 是 *M. tb* 特异性抗原,能在宿主体内诱导免疫保护效应。Ma 等[10]将 Ag85A、Ag85B 蛋白融合表达,构建并评估 *M. tb* 重组 Ag85A、Ag85B 蛋白疫苗的免疫原性和治疗效果。该疫苗以短小棒状杆菌(CP)为佐剂,表明 rAg85AB+CP 对 TB 有治疗效果,能够激活细胞免疫反应,并且抑制 *M. tb* 的生长。

来自武汉的 Ma 等[11]制备了多阶亚单位疫苗,该疫苗融合表达 *Rv2875*、*Rv3044*、*Rv2073c*、*Rv0577* 基因,简称为 CMFO,并以 DMT(DDA/MPL/TDB)作为佐剂,表达的四个基因中除了 Rv0577 外均特异性表达在 *M. tb* 缺氧环境中,抗原 Rv0577 是分泌抗原,与 *M. tb* 复制毒力相关的功能因子,研究结果表明 CMFO-DMT 的保护效果较单阶明显得多,与 BCG 类似,在结核潜伏感染动物模型中,给小鼠先 BCG 接种后再给予 CMFO-DMT 加强接种,保护效果最明显,因此多阶疫苗 CMFO-DMT 可作为成人结核病预防及治疗的候选疫苗。

国内何娟娟等[12]初步评价了以阳离子脂质体二甲基三十六烷基铵(dimo-thylidioctyl ammonium bro-mide,DDA)、聚肌胞苷酸(Poly Ⅰ∶C)及胆固醇复合佐剂(简称为 DPC)为佐剂的 *M. tb* 融合蛋白 ESAT6-Ag85B-MPT64(190-198)-*M. tb*8. 4-Rv2626c(LT70)亚单位疫苗的安全性。分别将低剂量与高剂量的 LT70-DPC 结核亚单位疫苗经皮下、腹腔两种途径免疫小鼠,观察小鼠毒性反应、死亡情况及体重变化等,同时推算小鼠对 LT70-DPC 亚单位疫苗的最大耐受剂量(maximum tolerated dose,MTD),进行异常毒性试验,结果显示,皮下及腹腔注射后小鼠均未出现异常症状,且体重增加,也未出现过敏反应。因此该 LT70-DPC 结核亚单位疫苗具有良好的安全性。

另一项研究,王磊等[13]融合表达了 *M. tb* 的胞壁蛋白(Rv0199、OmpA、Rv3802c)和分泌蛋白(Rv0394c、Ag85a、TB10. 4、Rv2660c、Rv0125、Mpt51)9 种 *M. tb* 重要抗原,通过皮下注射免疫小鼠,结果表明,这些融合蛋白均能够刺激机体产生高滴度的抗体,具有较强的免疫原性,其中融合蛋白 Rv0199-Rv0394c-OmpA 在初免 2 周后即可以刺激机体产生较高滴度的抗体,机体的免疫反应倾向于体液免疫。本研究为研制结核亚单位疫苗奠定了基础。

来自上海的王玉臣等[14]选择 *M. tb* 的 PE-PPE 家族蛋白 PE31(*M. tb* 潜伏期抗原)作为研究对象,探索其免疫原性和抗结核免疫保护效果。研究表明 PE31 免疫组小鼠肺、脾 *M. tb* 载量比未免疫组下降 0. 3~0. 4log10,表现出更强的细菌清除能力和免疫保护能力。因此,PE31 具有较强的免疫原性和免疫保护能力,本研究成果将为抗结核疫苗的开发提供新的候选抗原及抗原表位。

（三）BCG 重组疫苗

BCG 疫苗是目前唯一广泛使用的结核病疫苗,其的免疫保护效应尚不理想,国内进行了

BCG 重组疫苗提高 BCG 的免疫效应。薛士鹏等[15]构建了结核分枝杆菌 rBCG-Rv2029c 重组疫苗，通过 PCR 扩增 Rv2029c 抗原编码基因，使用 pMV26 作为质粒载体，用电穿孔法将该质粒导入 BCG 中构建成 rBCG-Rv2029c 重组疫苗，最后成功构建了结核分枝杆菌 rBCG-Rv2029c 重组活疫苗，由于 Rv2029c 为 *M. tb* 潜伏期抗原，能在结核病病人和潜伏感染者中诱导特异性免疫应答，此研究为未来行该疫苗的研究开发奠定了前期基础。

国内另一项研究，尹国才等[16]进行了人 IFN-γ 与 GM-CSF（粒细胞-巨噬细胞集落刺激因子）融合基因重组 BCG 表达与鉴定，研究构建该融合基因，将其插入到 p MV261 质粒 HSP60 启动子下游，构建一个分泌型的卡介苗-大肠埃希菌穿梭表达质粒，最后 IFN-γ 与 GM-CSF 基因在 r BCG 中的表达。结果表明融合基因 GMI-γ 修饰的 r BCG 构建成功并表达，为进一步探讨 r BCG 免疫活性及发展新型抗结核杆菌疫苗奠定了基础。

（四）BCG 加强疫苗

BCG 仍然是目前临床广泛使用的结核病疫苗，由于其的免疫活性存在一定的局限性，国内外正在致力于研发新型疫苗，即给予宿主 BCG 初免后再给予加强接种新型疫苗试图改善 BCG 的免疫效应，国内一项研究，Zhang 等[17]设计了 vsv-846 异源重组加强疫苗，其是以水疱性口炎病毒 vesicular stomatitis virus（VSV）-846 为载体，表达 *M. tb* 分泌抗原 Rv3615C，*M. tb*10. 4 和 Rv2660C，其中 Rv3615C 及 *M. tb*10. 4 是在 *M. tb* 感染早期分泌的抗原，Rv2660C 是在感染的早期、晚期都持续表达的抗原。实验以气溶胶感染 BCG 的形式攻击小鼠，研究表明 BCG 初免的 VSV-846 加强小鼠组显著提高了 $CD4^{+}T$ IFN-γ 的分泌量、且肺损伤情况减轻、肺的 CFU 计数降低，证明病毒重组 BCG 加强疫苗 VSV-846 可以提高小鼠抗 *M. tb* 感染的保护能力，将有希望成为有效的结核病疫苗预防人类 *M. tb* 的感染。

（五）其他新型疫苗

国内进行了一些新型疫苗的探索，黄嘉玲等[18]将内化素（interalins，inls）作为研究对象，其是李斯特菌毒力相关基因编码的一个蛋白质家族，其中内化素蛋白 B1 是一种类肝细胞生长因子受体，可与肝细胞靶向结合，介导细菌侵袭肝细胞，大量增殖并引起严重的肝损伤，而在脾脏中增殖较少，导致其免疫原性受限，本研究拟敲除 inl B1 基因，对绵羊李斯特菌（*Listeriaivanovii*，LI）为载体的结核疫苗候选株 LI-Ag85C 进行基因减毒，初步评价其体内外生物学的特性。结果表明，敲除 inl B1 基因的重组结核疫苗候选株 LI△inl B1—Ag85C 的基因序列符合预期结果，毒力较原始株降低。为未来进一步的疫苗制备打下坚实的基础。

（六）疫苗相关研究

来自沈阳的 Sun 等[19]旨在明确细胞因子 IL-15 能否作为一种新的佐剂提高 Ag85A 疫苗特异性免疫应答、产生高效的免疫保护，构建了表达 Ag85A-IL-15 的重组质粒，进行小鼠实验，结果表明重组质粒 pcDNA3. 1-Ag85A-IL-15 免疫的小鼠在肺组织内产生更多的分泌抗体 IgA（sIgA），并且血清中对 Ag85A 的 IgG 反应及 NK 细胞的活性增加、脾淋巴细胞中 CD4 T 细胞向 Th1 型细胞的分化，因此 IL-15 能够增强结核分枝杆菌 Ag85A 基因 DNA 疫苗所诱导的小鼠Ⅰ型细胞免疫应答。

除了佐剂，对 *M. tb* 新型抗原及抗原表位的探索也是研究高效疫苗的重要基础，Wang 等[20]针对 *M. tb* 抗原表位的鉴定，通过生物信息学技术，预测了 66 个 Rv0585c 抗原蛋白的人的 T 细胞表位，选取 9 个 T 细胞表位合成多肽用于动物实验，证实多肽 P10110，

P10112 和 P10117 的免疫效果与 Rv0585c 抗原蛋白一致，Rv0585c 抗原蛋白和自身的 T 细胞表位都有很好的免疫原性和免疫反应性，为未来的新型结核疫苗的研究都具有潜在的重要价值。

（范琳　唐佩军　张立群　付亮　唐神结）

参考文献

1. Huang CY, Hsieh WY. Efficacy of Mycobacterium vaccae immunotherapy for patients with tuberculosis: A systematic review and meta-analysis. Hum Vaccin Immunother, 2017, 13(9): 1960-1971.
2. 洪茵，林宪和，陈晓晶.母牛分枝杆菌菌苗联合抗结核药治疗老年 MDR-TB 疗效分析.海峡药学，2017，20(9)：89-90.
3. Yan Q, Liu H, Cheng Z, et al. Immunotherapeutic effect of BCG-polysaccharide nucleic acid powder on Mycobacterium tuberculosis-infected mice using microneedle patches. Drug Deliv, 2017, 24(1): 1648-1653.
4. Li F, Kang H, Li J, et al. Subunit Vaccines Consisting of antigens from dormant and replicating bacteria show promising therapeutic effects against Mycobacterium bovis BCG latent infection. Scand J Immunol, 2017, 85(6): 425-432.
5. Xu K, Liang ZC, Ding X, et al. Nanomaterials in the prevention, diagnosis, and treatment of Mycobacterium tuberculosis infections. Adv Healthc Mater, 2018, 7(1). Epub 2017 Sep 21.
6. Liang Y, Zhang X, Bai X, et al. Immunogenicity and therapeutic effects of a Mycobacterium tuberculosis rv2190c DNA vaccine in mice. BMC Immunol, 2017, 18(1): 11.
7. Su H, Zhu S, Zhu L, et al. Mycobacterium tuberculosis latent antigen rv2029c from the multistage DNA vaccine A39 drives Th1 responses via TLR mediated macrophage activation. Front Microbiol, 2017, 8: 2266.
8. Sun X, Yu W, Pang Q, et al. Conjugation reaction with 8-arm PEG markedly improves the immunogenicity of Mycobacterium tuberuclosis CFP10-TB.10.4 fusion protein. Bioconjug Chem, 2017, 28(6): 1658-1668.
9. Xiang ZH, Sun RF, Lin C, et al. Immunogenicity and protective efficacy of a fusion protein tuberculosis vaccine combining five ESX family proteins. Front Cell Infect Microbiol, 2017, 7: 226.
10. Liang Y, Zhang J, Yang Y, et al. Immunogenicity and therapeutic effects of recombinant Ag85AB fusion protein vaccines in mice infected with Mycobacterium tuberculosis. Vaccine, 2017, 35(32): 3995-4001.
11. Ma J, Teng X, Wang X, et al. A multistage subunit vaccine effectively protects mice-against primary progressive tuberculosis, latency and reactivation. EBioMedicine, 2017, 22: 143-154.
12. 何娟娟，胡丽娜，刘勋，等.LT70-DPC 结核亚单位疫苗安全性的初步评价.中国生物制品学杂志，2017，30(1)：1-4.
13. 王磊，党光辉，李鹤，等.结核分枝杆菌三基因融合表达的亚单位疫苗研究.中国预防兽医学报，2017，39(11)：927-931.
14. 王玉臣，陈福增，黄滢，等.结核分枝杆菌 PE31 抗原的免疫原性及保护效果研究.新发传染病电子杂志，2017，2(3)：155-159.
15. 薛士鹏，吴建勇，宋彬，等.结核分枝杆菌 rBCG-Rv2029c 重组疫苗的构建与鉴定.中国人兽共患病学报，2017，33(8)：744-747.
16. 尹国才，李运清，杨媛媛，等.人 IFN-γ 与 GM-CSF 融合基因重组 BCG 表达与鉴定.中国热带医学，2017，17(2)：109-113.
17. Zhang M, Dong C, Xiong S, et al. Heterologous boosting with recombinant VSV-846 in BCG-primed mice confers improved protection against Mycobacterium infection. Hum Vaccin Immunother, 2017, 13(4): 816-822.

18. 黄嘉玲，刘思静，苏琳，等.绵羊李斯特菌载体结核疫苗株 inlB1 基因缺失减毒株的构建及评价.四川大学学报(医学版)，2017，48(6)：814-818.

19. Sun L，Yuan Q，Xu T，et al.Novel adjuvant for immunization against tuberculosis：DNA vaccine expressing Mycobacterium tuberculosis antigen 85A and interleukin-15 fusion product elicits strong immune responses in mice.Biotechnol Lett，2017，39(8)：1159-1166.

20. Wang XX，Chen X，Li YQ，et al.Identification and evaluation of T cell epitopes of Rv0585c from Mycobacterium tuberculosis.Zhonghua Liu Xing Bing Xue Za Zhi，2017，38(5)：665-669.

第九章 结核病的介入治疗

摘要：随着临床上对呼吸内镜在呼吸系统疾病介入治疗中作用的认识不断提高，呼吸内镜中心、结核科、呼吸科等呼吸内镜工作者，2017 年度在结核病、其他良性气道病变介入治疗方面积极做了临床研究工作，针对气管支气管结核、肺结核及胸膜结核等结核病呼吸内镜介入治疗进行了报道。气道反复回缩型再狭窄的治疗仍是众多学者努力研究的方向，金属支架、硅酮支架相关报道逐渐增多。生物学支架、激光治疗、冷冻活检术为学者所关注，有的也是国内首次报道。更加难能可贵的是，中华医学会呼吸病学分会组织相关专家颁布了《良性中心气道狭窄经支气管镜介入诊治专家共识》，为国内良性中心气道狭窄提供了更加详尽的指导。

关键词：结核，气管支气管；结核，肺；结核，胸膜；支气管镜；胸腔镜；介入治疗

一、气管支气管结核

气管支气管结核治疗原则是在全身抗结核化学治疗基础上针对不同气管支气管结核临床不同类型采用不同介入治疗措施。气管支气管结核作为国内良性气道狭窄常见类型，球囊扩张术仍是首选措施，联合其他介入治疗手段之综合介入治疗仍是发展方向，反复回缩性再狭窄仍是国内外学者继续探索课题。

（一）球囊扩张术

杨守峰等[1]分析 2010 年 1 月至 2015 年 12 月收集的 52 例确诊的支气管结核患者为研究对象，均接受电子/纤维支气管镜下球囊扩张治疗，分别测定术前和术后气道狭窄段直径、第一秒用力呼气容积（FEV_1）、用力肺活量（FVC）及气促评分，并对 6～18 个月内随访情况进行评价。结果显示，52 例患者术后狭窄段气道直径［（6.714±1.62）mm］较术前［（2.92±0.75）mm］明显增大，差异有统计学意义（$t=25.46$，$P<0.01$），94.23%（49/52）的患者治疗后气道直径即刻增大；52 例患者术后 FEV_1 和 FVC 分别为（2.12±0.55）L 和（3.58±0.94）L，较术前［分别为（1.57±0.45）L 和（2.14±0.61）L］均明显增加，差异均有统计学意义（t 值分别为−8.50、−9.77，P 值均<0.01）；气促评分由术前的 3～4 级降低至术后的 2 级的患者达 69.23%（36/52）。52 例患者随访 6～18 个月，4 例患者出现再狭窄，有效率为 92.31%（48/52）。作者认为，电子/纤维支气管镜下球囊扩张治疗对结核性支气管狭窄疗效显著。

（二）冷冻术

冷冻治疗术是临床常用的消融治疗措施之一，术式分为冷冻融融术（冻融术）、冷冻切除术（冻切术）及冷冻喷雾术（冻喷术）三种方式。冷冻治疗并发症较少见，尤其是与热消融疗法相比较治疗后不留瘢痕，所以其在气管支气管结核介入治疗中的作用越来越受到重视，已为业界公认。应用冻切术式进行组织取样即冷冻活检术（cryobiopsy），以冷冻介入治疗作为检查诊断手段，是近期国内外研究探讨热点。

江瑾玥等[2]进行了综述如下：经支气管冷冻肺活检（transbronchial cryobiopsy，TBCB）是

将冷冻探头经支气管伸入到远端小支气管，利用冷冻探头在冷冻过程中的黏附性，将探头周围的肺组织暴力撕裂，获得组织学标本的一项技术。冷冻技术最早于1976年应用于气道疾病的诊治，主要用于对气道内的肿瘤进行冻融治疗。Hetzel等在2008年正式提出冷冻活检（cryobiopsy）的概念，将该技术引入呼吸介入领域，该研究对12例支气管内肿瘤患者实施了支气管内冷冻活检（endobronchial cryobiopsy，EBCB），并取得了良好效果。2009年Babiak等又将此技术成功用于肺活检，这项技术就是现在的TBCB。因TBCB具有创伤小、标本质量高、费用较低、并发症少等优点，很快在德国、美国、意大利、英国、西班牙、以色列、葡萄牙和中国等多个国家开展。

适用范围：目前认为TBCB主要适用于支气管镜下不可见的弥漫性肺部疾病（diffuse lung disease，DLD）及肺移植后的监测，亦可借助EBUS和（或）C形臂X线透视定位下进行肺外周病变的活检。①DLD：病因复杂，需要结合临床、影像学表现和组织病理来诊断。ATS/ERS/JRS/ALAT在2011年关于特发性肺纤维化（idiopathic pulmonary fibrosis，IPF）的官方共识中指出，若胸部高分辨率CT（HRCT）有典型表现，可诊断寻常型间质性肺炎（usu-alinterstitial pneumonia，UIP），但如果HRCT不能显示典型的UIP，必须考虑手术活检。对于DLD患者来说，正确的诊断至关重要，因为疾病的治疗方式和预后都取决于诊断。②外科肺活检（surgical lung biopsy，SLB）是诊断DLD病因的金标准，但因手术创伤大、费用高、受心肺功能限制等因素，临床开展并不多；传统的经支气管钳夹活（transbronchial forceps biopsy，TBFB）因获取的组织标本小，质量较差，难以满足病理诊断的需要，不推荐用于DLD的诊断。因此，仍有许多DLD患者无法得到确切诊断，给临床治疗带来很大困难。2009年Babiak等首次将TBCB应用于41例疑诊DLD的患者，对每例患者分别进行TBFB和TBCB，结果39例患者通过TBCB得以确诊，且TBCB获得的组织标本体积大，质量高，标本内部组织结构破坏少，能满足病理学家诊断DLD病因的需要，严重并发症发生率低。此后，TBCB相继在多个国家和地区开展，据现有文献报道，全球已经有900余例DLD患者进行了TBCB。2016年的两篇荟萃分析结果表明，TBCB在间质性肺疾病（interstitial lung disease，ILD）的病因诊断率达到84%以上（分别为84.4%和92.26%）。肺外周局部病变：肺外周局部病变的病因诊断也是经常困扰临床医生的问题，这类患者常规支气管镜检查常常无异常发现，即使借助EBUS进行TBFB，有时也难以到达病灶部位，并且钳夹的组织标本也常常不尽如人意。Schuhmann等首次在诊断肺外周病变病因上对TBCB和TBFB进行对比，这项研究选取了31例肺部外周实性结节的患者（最大直径<40mm），每位患者均接受EBUS引导下的TBFB和TBCB，每种技术取三块标本，结果表明TBFB和TBCB的病因确诊率分别为61.3%（19/31）和74.2%（23/31），其中19例患者通过TBFB和TBCB同时确诊，4例患者是TBFB未能确诊但通过TBCB得以确诊，虽然二者的诊断率差异无统计学意义（$P=0.29$），但TBCB获得的标本面积明显大于TBFB（分别为11.17mm^2和4.69mm^2，$P<0.001$），该项研究中无论是TBFB还是TBCB均无严重并发症的发生。Maren等第一次证实了TBCB应用于肺外周局部病变的活检是安全可靠的，且可以提供比TBFB更大的组织标本，为病理学家提供更高质量的活检标本以提高诊断阳性率。但因病例数量较少，对肺外周局部病变，目前尚缺乏高质量的研究证实EBUS引导下TBCB比TBFB具有更高的诊断阳性率。③肺移植后的监测：闭塞性细支气管炎综合征（bronchiolitis obliterans syndrome，BOS）是影响肺移植术后长期存活的最主要并发症，肺移植术后存活5年者发生BOS的概率超过50%，存活率仅为30%~40%，

且BOS的发生率与病死率呈正相关。急性细胞排斥反应和淋巴细胞性细支气管炎已被证明是发展为BOS的主要危险因素。目前尚无有效治疗BOS的方法,因此早期发现并治疗急性细胞排斥反应是降低其进展为BOS的重要途径。通过肺组织活检可以发现急性细胞排斥反应和淋巴细胞性细支气管炎,使用标准活检钳进行TBFB是评估肺移植后排斥反应的主要方法,但通过TBFB获得的组织标本存在样本过小、人为挤压严重、缺乏肺泡和小气道组织的问题。有研究结果表明,为确保病理诊断的敏感度和特异度,至少需要钳取10块组织标本,但是组织标本取样越多,出血和气胸的发生率就越高。为解决这一问题,Yarmus等和Roden等分别在2012年和2014年对TBCB和TBFB用于肺移植后活检的有效性和安全性进行研究,两项研究获得了类似的结果:TBCB能够提供更大、更高质量的组织标本,TBCB可以安全替代常规的TBFB来监测肺移植后排斥反应的情况。另外Roden等的研究结果表明,3块TBCB活检组织标本就足够用于肺移植排斥反应的病理学评价。

TBCB的操作技术:开展TBCB技术需要的设备包括冷冻治疗仪、冷冻探头、软性支气管镜(软镜)、呼吸机、硬质气管镜(硬镜)或气管导管,必要时还需C型臂X线机或径向超声小探头。其操作方法为:在患者全身麻醉状态下置入硬镜,或镇静镇痛状态下气管插管建立操作通道,将冷冻探头经软镜的工作通道插入,探头到达病变部位(探头保持距离胸膜至少2cm),冷冻3~6秒,然后将黏附标本的冷冻探头连同软镜一起取出。若无明显出血或气胸等严重并发症,可再次重复上述过程继续冻取组织标本。目前也有文献报道可以在患者清醒镇静且无需气管插管的情况下,使用两支软镜交替操作来完成上述活检过程。虽然在TBCB操作中冷冻探头需和软镜反复进出支气管,但在充分镇静镇痛条件下,患者的耐受性较好。TBCB技术最初要求在硬镜下进行操作,其优点是能够保障有效通气,随时监测和高效地处置出血,软镜进出方便,同时还可以避免冻住声带;其缺点在于硬镜下开展TBCB需有硬镜设备支持,必须在手术室进行,但目前国内很多医疗单位尚无硬镜设备,且熟练掌握硬镜的技术难度大于软镜,不利于TBCB的广泛开展。2013年Yarmus等首次报道在软镜下进行TBCB用于11例肺移植后患者的评估,取得良好效果,且无严重并发症发生;2016年Echevarria-Uraga等报道了100例DLD患者在软镜下进行TBCB,其中85%的患者得到确诊。2016年7月7日我院开展了国内第一例软镜下TBCB,并对Echevarria-Uraga等的技术进行了改良,到目前为止已完成十余例DLD的软镜下TBCB,初步结果表明无论标本大小、诊断能力,还是安全性方面,软镜与硬镜无明显差异。目前国内大多数医疗机构均配置软镜,若能广泛开展TBCB,必将使更多DLD患者获益。对于弥漫性病灶,宜在病灶最多、最集中处采集标本;对于肺外周的局部病变,建议C形臂X线透视联合径向超声小探头,在可视条件下进行精确操作。对于冷冻探头的选择,结合现有文献的经验,常规宜选择直径2.4mm的探头,若肺部病变靠近外周或病灶所在支气管明显狭窄,可选择直径1.9mm的探头;目前尚无文献对两种不同规格探头所获得的标本大小、质量以及诊断效能进行对比,有待进一步研究。在TBCB术中,每个部位冻取标本数目越多,诊断率可能越高,但相应会伴随出血、气胸的发生率增加。目前关于TBCB冻取标本的数量与诊断率关系的研究并不多。根据现有的几项研究结果来看,标本数量每个部位2~4块较为合适。若能结合现场快速评价(rapid on-site evaluation,ROSE),可以在兼顾诊断率的情况下有效减少冻取标本的数量,从而降低气胸、出血的风险,降低患者的费用。关于每次冷冻的时间,目前仅有Ing等的一项研究结果表明,3秒的初始冷冻时间可以提供最大尺寸的活检标本,同时最大限度地减少出血、气胸等并发症，多数文献中报道的每次冷冻时间为3~6秒，因此每次冷冻的最佳时间还有待进一步研究。

TBCB与其他几种肺活检方式的比较：除了TBCB以外，目前临床上常用的肺组织活检的方式还有经支气管钳夹活检（TBFB）、外科肺活检（SLB）和经皮肺穿刺活检（percutaneous lung biopsy，PCLB）。TBFB获得的组织标本较小，常常因钳夹时受到人为挤压导致组织结构破坏，难以满足病理学家诊断的需要，对于DLD诊断效能较低。与TBFB相比，TBCB能够提供更大、更高质量的组织（结构完整，含有更多的肺泡和小气道组织）。气胸和出血是TBCB和TBFB最常见的并发症，文献资料显示，气胸在TBCB和TBFB中的发生率无明显差异，但对于二者出血风险的差异目前还存在一些争议，Aktas等和Pajares等的两项研究表明二者出血风险无明显统计学差异，但2016年Sharp等[8]的一篇文献荟萃指出TBCB的中重度出血风险达到20.99%，明显高于TBFB的10.1%。因此还需要更多的随机对照研究来评估出血的风险。SLB虽然是诊断DLD、肺外周病变病因的金标准，但由于创伤大、费用高、受心肺功能限制、死亡风险相对较高等因素的影响，临床上仅有少数患者能接受。Hagmeyer等在2015年首次在诊断ILD上对TBCB与SLB进行了对比研究，32位受试者均进行了TBCB，其中23例（72%）通过TBCB取得的组织标本得以确诊，余下的9例患者根据所取标本的病理学表现结合其他临床表现得出了可能的诊断，而这9例中8例接受了SLB，8例中有7例与TBCB获得的病理结果有良好的相关性（88%）。2015年Tomassetti等将117例影像学表现不典型的有纤维化倾向的ILD患者根据接受肺活检的方式不同分为TBCB组（58例）和SLB组（59例），由两名临床专家、两名放射学家及两名病理学家组成多学科专家小组回顾病例的临床表现、影像学及活检结果，在没有活检结果之前两组高信心诊断IPF的概率分别仅有29%及30%，而在通过TBCB或SLB获得病理标本后，其概率分别增加至63%及65%。2016年Ravaglia等的一篇荟萃分析对TBCB和SLB在诊断ILD病因的诊断率和安全性进行了对比，结果表明SLB的诊断率虽然高于TBCB（分别为98.7%和82.8%），但SLB术后的死亡发生率、住院时间、住院费用均高于TBCB，且临床实际工作中SLB的实施率很低，而TBCB的接受率高，因此建议首先实施TBCB，少数结果阴性者再考虑SLB。PCLB用于肺外周结节或肿块的活检常常能取得良好的效果，但却不宜用于DLD，因为PCLB也存在标本小、难以满足病理诊断需求的缺陷，且发生气胸和血气胸的风险较高。

并发症及其处理：TBCB最常见的并发症是气胸和出血。文献资料显示，TBCB发生气胸的概率为5.3%~16.1%，目前已报道的出现气胸的病例经胸腔闭式引流后均得到治愈。冷冻探头距离胸膜越远，发生气胸的概率越低，操作时应始终保持冷冻探头距离胸膜2cm以上，术中注意双肺对比听诊，随时备置胸腔闭式引流装置，必要时予以引流气胸。出血较气胸更常见，出血量的界定依据2013年英国胸科协会制定的成人支气管镜检查指南分为无出血（仅有血迹，无需吸引，出血后能自行停止）、轻度出血（需要在气道中持续吸引血液，可自行停止出血）、中度出血（需要支气管内注入冰盐水或肾上腺素止血）和严重出血（需要行支气管内球囊封堵，或外科手术止血，或死亡）。不同文献报道出血的发生率不一，中度以上出血的发生率为5.6%~42.8%，多数患者出血量不大，且通过常规的止血方式，如静脉用止血药物、支气管内注入冰盐水或肾上腺素、球囊封堵等可以控制出血。因此术中应常规准备止血药、封堵球囊、止血纱布等，保持负压抽吸。若出现大量出血且上述方式无法控制时，可采用选择性支气管动脉栓塞止血或外科手术治疗。目前罕见有报道TBCB后并发大出血需要外科手术治疗的病例，仅有 2016 年的一篇荟萃分析中指出，TBCB 合并大出血的病死率为 0.5%。我院目前开展的 30 余例 TBCB 中无一例严重出血患者。为了降低并发症的发生率，术前应充分评估患者病情，完善血常规、凝血功能、胸部 HRCT、肺功能及肺动脉压力测定，维持血压在正常范围。

病理专家的意见：就组织标本的质量而言，TBFB 获得的组织偏小，且有因挤压引起的破坏，不宜用于 DLD 病因的诊断；电圈套等热活检方式获得的组织虽较大，但会因严重的组织碳化导致组织破坏，影响病理检查；而 TBCB 的活检标本组织不仅体积较大，足够用于病理检查，并且标本无明显挤压及破坏，有更多开放的肺泡及支气管旁淋巴管，利于免疫组织化学检测，同时可避免热能对局部组织的烧灼作用，标本形态学更接近体内状态，诊断效能更高。结合患者的临床和影像学表现，病理学家认为 TBCB 有希望替代 SLB 来获取诊断 DLD 病因的活检组织标本。

综上所述，TBCB 具有创伤小、安全性高、标本质量优良的特点，是一种理想的新型肺活检方式，适用于弥漫性肺疾病、肺外周病变的诊断及肺移植后的监测。气胸和出血是 TBCB 较常见的并发症。若条件允许宜在硬镜下进行操作，以随时监测和处置出血，同时避免冻住声带。若无行硬镜条件，也可以在软镜下进行，术中应严密观察出血情况，常规准备止血药、封堵球囊、止血纱布及胸腔闭式引流装置。TBCB 的开展大大提升了弥漫性肺疾病、间质性肺疾病的病因诊断率，有望替代外科肺活检成为诊断 DLD、ILD 的首选技术，是十分重要并值得开展的诊断技术。

（三）热消融术

热消融术介入治疗结核性等良性气道病变方面价值是临床争议较多话题之一，既往文献报道认为仅适用于气道较大肉芽肿，若使用热消融术需联合冷冻术修复损伤的黏膜下层，既往指南依次推荐使用针形激光刀、针形高频电刀。

1. 激光　叶民等[3]综述了激光治疗的历史、原理、种类、适应证、禁忌证、操作流程、注意事项、并发症、疗效评估等。

1960 年美国科学家 Maimon 成功研制世界上第一台红宝石激光器，开启了激光治疗的新时代。之后各种激光器相继问世，并逐渐开始应用于医学各个领域。经支气管镜激光治疗呼吸道病变始于 20 世纪 70 年代，Laforet 等在 1976 年首先发表了应用 CO_2 激光治疗气道内恶性肿瘤的报道。之后多种激光如氩离子激光、Nd:YAG 激光、钬激光等纷纷应用于呼吸系统疾病的治疗。目前临床上主要应用 Nd:YAG 激光及钬激光治疗呼吸道阻塞性疾病，能迅速缓解呼吸困难症状，改善患者生命质量。

激光的产生原理和特征：激光的声生原理激光是由某些物质原子中的粒子受入射光子的激发下，由低能级的原子跃迁为高能级的原子。当高能级原子的数目大于低能级原子的数目时，就发射出相位、频率、传播方向和偏振方向完全相同的光子聚集而成的光束。激光的治疗原理激光的四大基本特征，决定了激光有广泛的医学用途。在气道病变中，激光能精确聚焦目标病灶，通过其高能量作用，对病灶进行快速、有效处理。激光应用于临床治疗的作用原理主要包括热效应、光化学效应、机械效应、电磁场效应、生物刺激效应等。经支气管镜激光治疗，主要利用激光的热效应，在能量密度极高的激光照射下，生物组织在几毫秒内达数百甚至上千度的高温后发生不同程度的变化，如细胞坏死、蛋白质变性凝固、组织气化、脱水组织燃烧和碳化等，从而达到组织切割效果。激光的治疗作用与生物组织光学特性及激光参数有关，进而造成不同激光在临床治疗上有不同的作用。当低功率激光照射组织时，可出现小血管的收缩及闭塞，加大功率可使组织出现凝固、汽化或碳化而达到消除病变的目的。

医用激光的分类激光器的种类较多，按工作物质可分为：气体激光器（N_2 激光、CO_2 激光）、液体激光器（Ar+激光）、固体激光器（Nd：YAG 激光、钬激光）、半导体激光器。目前用于经支气管镜治疗的高能量激光主要有三种：①CO_2 激光：波长为 10 600nm，组织穿透力 0.1mm，组织的热损伤低，因此 CO_2 激光凝固、止血作用弱，同时由于 CO_2 激光无适当光导纤维耦合，不能通过可弯曲内镜传导，均限制了 CO_2 激光在临床上的推广应用，仅适用于硬质支气管镜下的喉部或近端大气道的介入治疗。②Nd：YAG 激光：即钕激光，波长为 1064nm，组织穿透力 5mm，组织的热损伤高，Nd：YAG 激光对组织穿透深，组织凝固及止血作用强，是目前用于气道病变治疗较多的激光。③钬激光：即 Ho：YAG 激光，是新型激光，波长为 2140nm，组织穿透力 0.4mm，组织的热损伤低，最大限度减少病灶周围组织损伤，钬激光对组织穿透深度浅，精确可控性高，但止血效果较 Nd：YAG 激光弱。后两种激光均可借助石英光纤传导能量，使激光技术和内镜（硬镜、软镜）有机结合起来，可用于各种腔内病变的治疗。由于 CO_2 激光在气道病变治疗的限制，目前临床上主要应用 Nd：YAG 激光及钬激光。

激光治疗适应证：原则上只要支气管镜能看到气道内的各种良、恶性病变，及各种原因引起的气道内狭窄，均可用激光治疗，包括：①气管、支气管原发与转移性恶性肿瘤：对失去手术机会或晚期恶性肿瘤阻塞气道造成呼吸困难者，激光可以有效清除腔内病灶，改善通气，缓解呼吸困难。②气管、支气管良性肿瘤：如错构瘤、脂肪瘤、息肉等，良性肿瘤一般比较局限，用激光容易清除，极少复发，若有复发，可重复治疗。激光对某些部位的良性肿瘤可以代替外科手术。③气管、支气管肉芽肿性病变：主要包括结核性肉芽肿、炎性肉芽肿、手术缝线及气管切开金属套管等刺激引起的异物性肉芽肿。④气管、支气管瘢痕狭窄：如果软骨环未被破坏，激光治疗效果较好。⑤止血：由于激光具有蛋白质凝固及血管封闭作用，适当降低激光功率可用于气道内止血治疗。⑥其他：气道支架的消融、去除异物、气道内结石等。

激光治疗的禁忌证：除支气管镜检查的一般禁忌证外，主要包括：①气管、支气管腔外压性狭窄：激光治疗容易引起气道穿孔；②气道黏膜弥漫性病变或长距离漏斗状狭窄时，激光治疗效果较差；③气道完全闭塞时，选择激光治疗应慎重，术前需评估阻塞的路径和阻塞远端的情况，否则易致管壁穿孔；④肿瘤压迫或侵犯到大血管或食管等，不易致大出血或食管穿孔。

激光治疗的操作流程：术前准备术前常规进行患者一般情况和凝血功能的评价，充分评估患者能否耐受介入治疗并预测介入治疗的风险。所有患者均应进行常规支气管镜检查，明确气道病变的部位及程度。做好术中动态监测患者心电、呼吸、血压和血氧饱和度的准备。麻醉方法采用经可弯曲支气管镜激光治疗可在局麻或全麻下进行，如果全麻下操作，患者相对安静，故操作也更加方便及安全。采用硬质支气管镜下治疗必须全麻下进行。具体步骤先预热激光机。常规麻醉，同时应用 2%利多卡因行气道表面麻醉以减少刺激反应。常规支气管镜检查后，将光导纤维经支气管镜工作孔道插入，伸出支气管镜远端约 1cm，应用可见光定位，对准且距离目标至少 0.5cm，发射激光。脚踏开关由操作者控制，所用钬激光脉冲能量为 0.8~1.5J，脉冲频率 8~20Hz；如使用 Nd：YAG 激光治疗，所用功率一般为 15~30W，每次照射 0.5~1 秒，间隔 0.1~0.5 秒，也可以使用连续脉冲模式。所用能量根据病灶大小而定,对较大病灶可以分次治疗。治疗的目的:①使较小病变完全气化;②使病灶充分凝固和炭化,然后坏死物质通过吸引、活检钳清除或术后患者自己咳出。

注意事项:①治疗前必须仔细检查光导纤维的完整性,保证无损伤和无折断漏光处,可使用专用的光导纤维检查镜检查。②在内镜下行激光治疗,激光烧灼时尽量避免同时高浓度给氧,以免发生氧燃烧。若需吸氧,吸氧浓度应低于40%。③操作时激光距离病变组织约0.5cm,能量的方向与气道壁尽可能平行,以免引起管壁穿孔。④治疗时产生的坏死组织及焦痂、烟雾,应及时进行负压吸引和清除,避免引起患者咳嗽及影响操作者的视线。⑤远端病变治疗时要注意不能过度弯曲支气管镜,以免引起孔道内的光导纤维断裂。⑥激光治疗为一种姑息性治疗手段,需结合其他介入方法综合处理。⑦不同的激光参数会带来不同的治疗效果,最合适的功率和频率等还需要不断地总结和探索。

激光治疗的疗效评价:激光治疗的疗效与病变的部位、范围及性质有关,病变越趋近端、范围越小,疗效越佳,局部的增生性病灶疗效比广泛的浸润性病灶好。疗效判断可通过观察激光治疗前后患者的气促分级、气道内径、呼吸频率、肺功能检查、动脉血气变化及呼吸困难等症状的改善及狭窄管腔再通的疗效(分为完全有效、部分有效、轻度有效和无效)来评估近期临床疗效。

激光治疗的并发症及防治:如果操作适当,经支气管镜激光治疗是一项比较安全的治疗手段。激光治疗主要并发症有:①穿孔:长时间同一部位激光照射可引起支气管及其相邻组织的穿孔,可表现为气胸、纵隔气肿、气管-食管瘘、致命性大出血等,因此要严格控制激光照射方向、治疗功率和照射时间。②阻塞性肺炎:由于术后局部组织水肿阻塞管腔引起的继发肺部感染,一般用抗生素均可恢复正常。③出血:与治疗过程中损伤肺动脉和肿瘤的血管床有关。少量出血时无需特殊处理;中少量出血时可直接用激光凝固止血;大出血时应立即停止治疗,并尽快清除血块,保持呼吸道通畅,必要时行机械通气。④氧燃烧:吸氧浓度应低于40%,同时操作前确保光导纤维是否完整,一旦出现氧燃烧,应立即撤离气管插管和支气管镜等带有易燃材料的设备。纤维是否完整,一旦出现氧燃烧,应立即撤离气管插管和支气管镜等带有易燃材料的设备。⑤心血管系统并发症:主要表现为心律失常、心力衰竭、心肌梗死和血压改变等,治疗过程中应严密监测生命体征的变化,如发生异常,暂停治疗及予必要的对症处理。⑥低氧血症:比较常见,主要由于麻醉后出现呼吸抑制、坏死组织水肿和脱落、出血、分泌物阻塞气道所致,应暂停激光治疗并予吸氧,及时清除气道内坏死组织及分泌物。

总之,经支气管镜激光治疗气道病变是比较安全的治疗手段,只要对并发症有充分的认识,操作时选择合适激光参数,麻醉选择恰当,可以减少或避免并发症的发生。

支气管结石是支气管结核常见临床类型,程渊等[4]为探讨经支气管镜钬激光碎石在支气管结石治疗中的应用。回顾性分析了2012年5月至2015年收治的因支气管结石行经支气管镜钬激光碎石的6例患者,其中男2例,女4例,中位年龄60岁;临床表现为慢性咳嗽2例、咯血2例、反复发生肺炎2例;支气管结石位于右侧5例,左侧1例,主支气管2例,段支气管及以下4例;结石类型为腔内型2例,透壁型4例。所有患者在全身麻醉和硬质气管镜或支气管镜下采取钬激光碎石。钬激光设置参数范围:脉冲频率5~10Hz,脉冲能量0.8~1.2J,使用365μm光导纤维。对钬激光碎石的方法、效果及并发症进行分析和总结。结果:患者症状均明显缓解;2例腔内型结石完全清除,4例透壁型患者中,1例完全清除,3例部分清除。并发症:术中大出血1例,术后支气管瘘1例,术后肺炎2例。远期无明显并发症。

结论:经支气管镜钬激光碎石在支气管结石治疗中效果及安全性较好,常见近期并发症为出血、支气管瘘和感染,远期未见明显并发症。

（四）支架术

气道支架植入是治疗气道狭窄最有效的方法之一,其对恶性病变的作用已非常明确,对良性病变的效果也是肯定的,但存在着一定的并发症,是如何发挥其作用,减少或避免并发症的发生,是临床呼吸内镜介入工作者所关注的重点,气道内支架植入术在气管支气管结核等良性疾病气道狭窄中应用一直都为学者们所关注,也是历年争议最多的话题。

1. **硅酮支架** 硅酮支架是指由硅酮橡胶材料制造的气道支架,良性中心气道瘢痕性狭窄首选用硅酮支架。DUMON 硅酮支架(法国 NovaTech 公司)于 2014 年 3 月在中国上市,目前是国内唯一可用于气道的硅酮支架,国内学者对硅酮支架在中国使用的经验做了相关报道。

为评价硅酮支架植入治疗气管支气管结核(tracheobronchial tuberculosis,TBTB)的疗效和安全性,周子青等[5]回顾性分析 2014 年 1 月至 2016 年 12 月因气道狭窄符合植入硅酮支架手术的 17 例 TBTB 患者的疗效及并发症。结果:17 例患者共成功植入 16 枚支架,术后主支气管平均直径从(3.44 ± 0.69)mm 增加到(10.81 ± 1.52)mm,差异有统计学意义($t=16.43$,$P=0.001$);气管下段狭窄的 4 例患者气管直径从术前的 7.0(5~8)mm 增加到术后的 15.5(14~16)mm,差异有统计学意义($t=2.34$,$P=0.019$);平均 1S 用力呼气容积(FEV_1)从术前的(1.63 ± 0.47)L 增加到术后 1 周的(2.33 ± 0.51)L、术后 3 个月的(2.35 ± 0.46)L,差异均有统计学意义($t=4.24$、4.52,P 均$=0.001$),但 FEV_1 术后 3 个月与术后 1 周差异无统计学意义($t=0.14$,$P=0.990$)。呼吸困难评分(mMRC)从术前的 2.0(1~4)分降低到术后的 0.0(0~2)分,差异有统计学意义($Z=-4.64$,$P=0.001$)。术后发生纵隔气肿并气胸 1 例、痰液潴留 1 例,随访过程中发现支架移位 3 例、肉芽组织增生 5 例,及时处理后均很快恢复。结论:使用硅酮支架置入治疗符合适应证的 TBTB 气道狭窄患者,疗效良好,安全性较高。

2. **金属支架** 是指由镍钛合金材料制造的气道支架,因其对气道黏膜刺激作用,肉芽肿增生再狭窄发生率极高,2005 年美国 FDA 在其官方网站上警示,"在良性气道狭窄中慎用金属支架植入术"。至此,国内外学者多不主张在良性中心气道狭窄中使用。

王娟等[6]观察不同直径的自扩式金属裸支架植入后,对比格犬正常气管产生的影响,为临床医生更合理地选择自扩式金属裸支架提供借鉴。方法:选择健康比格犬 8 只,抽签法随机分为 4 组,每组 2 只,分别放置 16、18、20 或 22mm 自扩式网状镍钛合金裸支架,观察 3 个月。比较不同直径自扩式金属裸支架对正常气管产生的影响,并比较各组气管上皮化及肉芽组织增生的情况。结果:实验犬中位气管直径为 15.5mm,16mm 支架组(支架气管直径比例为 103%)上皮化良好,气管结构无明显破坏;18mm 支架组(支架气管直径比例为 116%)少量肉芽组织增生,软骨及外膜结构正常;20mm 支架组(支架气管直径比例为 129%)肉芽组织增生严重,软骨受损,外膜正常;22mm 支架组(支架气管直径比例为 142%)未见明显肉芽组织增生,软骨结构正常,但气管外膜断裂。结论:在一定范围内,随着支架直径的增大,气管肉芽组织增生持续加重;但如果支架直径继续增大,支架内肉芽组织增生反而减轻,但过大的支架张力会造成气管结构破坏。

3. **生物降解支架** 针对生物可降解支架临床研发及应用,牛津牧等[7]综述如下。气道支架种类繁多,应用于各种良、恶性气道狭窄。气道支架可以根据其适应证、植入的解剖部位、植入技术以及是否能够移除等标准进行分类。常用分类方法是根据制作材料的不同,将其分为金属支架、塑料或硅酮支架、混合支架及生物可降解支架等4种主要类型。理想的气道支架应具有以下特性:①易于置入和取出;②能提供有效的气道扩张作用;③良好的组织相容性;④不妨碍气道黏液纤毛的清除功能;⑤能很好附着在气管支气管壁,具有抗移位能力;⑥有不同尺寸可供选择;⑦有成品可用,价格便宜。目前尚无一种支架满足以上全部特性,现在常用的气道支架为金属和硅酮支架。无覆膜金属支架机械强度好,对黏液纤毛清除功能影响小,但其易发生断裂,突出管腔,甚至刺入邻近结构;此外,肉芽组织在支架网眼间过度生长致移除困难。因此,其在良性气道狭窄中的应用一直存在争议。硅酮支架弹性及耐受性好,但其妨碍黏液纤毛清除功能,易造成痰液潴留;支架两端可刺激肉芽组织增生;相对光滑的外表面使硅酮支架易于取出,但也因此更易发生移位。生物可降解支架最初应用于食管、肠道、尿道、胆管及血管狭窄,自1998年开始实验性地应用于气管支气管狭窄。作为一种新兴的气道支架,生物可降解气道支架可在预定时间内维持气道开放,一旦不再需要,能逐渐降解,最后从气道消失。传统的气道支架,尤其是非覆膜金属支架,从气道中移除的技术难度大,需在全身麻醉、肌肉松弛、辅助通气下经硬质气管镜进行;移除过程中的潜在风险包括支架断裂、黏膜撕裂、出血、气管食管瘘、气道再狭窄、支架未能取出导致气道阻塞窒息死亡等。生物可降解气道支架的应用解决了传统支架移除困难且风险大的难题,支架降解后可解除对气道的长期刺激。

生物可降解气道支架的基本特性:①可控的降解时间:恶性气道狭窄患者生存时间有限,往往毋需考虑支架的移除。对于良性气道狭窄患者,支架起临时支撑作用,一旦狭窄的病因去除或气道完成重塑,支架应被取出。根据专家意见,不管良性气道狭窄的病因学如何,通常在支架植入后6~18个月移除。理想的生物可降解气道支架应具有可控的降解时间,降解太快不能提供足够的支撑时间;降解过慢则会刺激气道产生相应并发症。②良好的机械性能:支架植入狭窄气道后,既要抵抗来自病变组织的径向压力,又要承受气道扭曲变形的作用。因此,其应具备合适的径向力以维持狭窄气道的开放,过大的径向力会刺激更多的肉芽组织增生,侵蚀气道黏膜,而径向力过小会引起支架移位。其次,在重复的形态变化下,支架不能对气道产生过大的力或发生疲劳性断裂。第三,支架应具有良好的弹性,以利于在较小的损伤下进行放置。③良好的生物相容性:生物材料不引起显著的临床反应,可耐受宿主各系统的作用而保持相对稳定、不被破坏和排斥的生物学性质为生物相容性良好。生物可降解气道支架植入气道后,在一定时期可通过组织学切片观察气道组织的变化来评价其生物相容性,具有良好的生物相容性才能确保临床应用的安全性。

生物可降解气道支架材料的选择:生物可降解气道支架的材料需符合严格的生物相容性标准,其降解和代谢产物的潜在毒性均需被充分考虑。截至2006年,仅7种可降解高分子聚合物被美国FDA批准应用于临床。这些聚合物包括聚左旋乳酸(poly-L-lactic acid,PLLA)、聚羟基乙酸(poly-L-glycolic acid,PLGA),聚二噁烷酮(polydioxanone,PDS)、聚己内酯(polycaprolactone,PCL)、聚三亚甲基碳酸酯 poly(trimethylene carbonates)、聚奎二酐酸(polyanhydrides containing sebacic acid)、酪氨酸汀生聚芳酯(tyrosine—derived polyarylates)等。临床中使用的多种可降解生物材料是这些材料的混合物或聚合物。由PCL、PLLA、PDS及聚乙交酯一己内酯(polyglycolide-CO-8-caprolactone,PGACL)等材料制作的纤维具有相对高的初始强度，满意的延展性和弹性，可作为支架材料。

生物可降解气道支架相关研究：①动物实验：一系列的动物实验研究了生物可降解气道支架的机械性能，组织相容性，安全性及降解时间。Chao 等的研究中，PCL 支架在体外提供相当于 ultraflex 金属支架约 90% 的机械强度；动态压力下表现出良好的弹性，在压力撤除后，支架的形状能够完全恢复。该研究持续 5 周，支架保持完整。另一项对 PCL 支架的研究持续了 33 周，支架降解程度轻微，机械强度尚好。这可能是因为 PCL 的降解时间较长，约为 2 年。上述两项研究均观察到少量实验动物躁动及间断喘鸣，气道内可见轻到中度的分泌物；组织学检查发现气道黏膜下层存在白细胞浸润，而上皮的纤毛得以保留；无实验动物死于气道并发症。Novotny 等的研究结果表明，PDS 支架在体外降解的前 5 周，其径向抵抗力保持了初始的强度，第 7 周下降至 2/3，第 9 周为 1/2；植入实验动物气道后 5 周出现肉眼可见的退色，10 周完全降解。组织学损伤在第 5 周最明显。研究期间，实验动物出现暂时性呼吸窘迫，鼻腔流出物增多，食欲减退，但能很好耐受，且症状逐渐减轻。Kawahara 等将 PDS 支架植入兔子气道 15 周后完全降解，支架对气道上皮无影响，仅留下轻度凹痕。该实验的研究者还制作了气道狭窄的兔子模型，发现 PDS 支架能明显延长该模型的存活时间，且气道狭窄处黏膜下层肉芽组织较不置入支架组更薄。另一项研究结果显示，PDS 支架植入 4 周后实验动物气道内支架碎片增多，8 周后支架完全降解，支架远端的气道黏膜在整个过程中均保持正常，无肺组织改变。此外，PLGA、PLLA 支架等也有相关的动物研究，已有的动物实验显示出生物可降解气道支架具有良好的生物相容性及安全性。②临床研究：生物可降解气道支架结合了金属及硅酮支架的优势，既对气道黏液纤毛清除功能影响小，又避免了支架取出困难及相应的风险。目前，仅 PDS 气道支架进行临床研究，应用涉及肺移植术后吻合口狭窄、先天性和获得性气道软化、坍陷以及气管造口术后气管狭窄等。Lischke 等对 6 例肺移植术后支气管吻合口狭窄的成人患者放置了 PDS 支架，所有患者均获得呼吸道症状的即刻减轻，未见出血、气道穿孔及支架移位等并发症。其中 4 例患者在支架降解或失去径向抵抗力后吻合口再狭窄而多次植入支架。1 例患者死于与支架无关的肺栓塞，另外 5 例患者在随访的 4 年中临床状况良好。Anton-Pacheco 等将 PDS 支架应用于气道狭窄的婴儿患者中同样取得良好效果，其中 2 例获得性气道软化的患儿，分别在最后一次植入 PDS 支架后 5、9 个月的随访中，呼吸困难持续改善，毋需再次植入支架。另外 1 例 2 个月大的女婴罹患先天性气管狭窄，先后放置 8 个 PDS 支架，在接受第一次支架治疗后的 40 个月中，其生活几乎维持正常，气管镜检查仅见气道内轻度的肉芽组织增生。

生物可降解气道支架存在的问题：①尺寸不匹配：支架尺寸的选择通常依据胸部 CT 和气管镜检查结果。尺寸不匹配在临床研究中偶有发生。Vondrys 等的研究中，1 例因支架尺寸偏小而发生移位；1 例因支架置入后扩展不充分而压缩变长，上端紧挨声带，不得不将其取出。对于婴幼儿患者，由于其气道不断生长，当需多次植入支架时，应逐渐增加支架尺寸以提供有效的支撑。②支撑时间有限：对于良性气道狭窄，支架通常在植入 6~18 个月后移除。病因不同，需要支架支撑的时间存在差别。气管插管后气管狭窄的患者，硅酮支架放置 6 个月后移除，40% 未出现气管再狭窄；18 个月后移除，这一比例超过 60%。结核感染后气道狭窄，硅酮支架放置时间超过 14 个月的患者，未观察到气道再狭窄的发生。PDS 支架完全降解时间多为 3-5 个月，几乎均不能超过 6 个月；而其在完全降解前就可能失去径向抵抗力，致气道再次塌陷，故需多次放置以提供足够的支撑时间。③肉芽组织增生：临床研究对象的气道均存在损伤，对支架的刺激较正常气道更敏感。Vondrys 等的研究中，1 例患者在第 3 次植入 PDS 支架后气道内出现大量肉芽组织，需要内镜去除；而 Lischke 等的研究中，1 例患者在植入 PDS 支架 5 个月后，支架几乎全部降解，但管腔被从支架网眼中长出的肉芽组织阻塞。④降解片段咳出或阻塞气道：降解片段咳出或阻塞气道是生物可降解气道支架特有的并发症。Stehlik 等的研究中，2 例患者在 PDS 支架植入约 3 个月时开始咳出支架纤维碎片，持续时间达 10d。支架碎片虽尚未对成人造成严重后果，但婴幼儿气道狭小，其可能成为潜在的致命威胁。Sztano 等的研究中，1 例患儿因支架碎片阻塞气道而出现严重喘鸣，移除碎片后症状立即消失；1 例患儿死于急性进展的呼吸衰竭，尸检发现气道被支架碎片阻塞，气道远端充满脓液。因此，生物可降解气道支架能否使婴幼儿患者获益尚不明确。总之，生物可降解气道支架植入后毋需取出，可降解消失，解决了支架取出难度大、风险甠高的难题，避免了支架植入后远期并发症的出现。现有研究尚存在较大局限性，例如研究样本过少，研究中涉及的生物可降解材料种类有限，尚无明确的临床适应人群及适应证，不良反应及并发症需要更深入的了解。尽管如此，现有的研究结果显示生物可降解气道支架具有很好的应用前景，有望在将来成为现有临时气道支架的可替代产品。

（五）多种手段综合介入治疗术

在全身抗结核化学治疗基础上，针对各类型气管支气管结核，球囊扩张术、热消融术、冷冻消融术、支架植入术等经支气管镜介入治疗术联合应用仍是目前临床上介入治疗气管支气管结核等良性中心气道狭窄多采用的介入手段。

肖阳宝等[8]对 2012 年 9 月至 2014 年 3 月接受冷冻联合局部药物灌注治疗的 53 例淋巴结瘘型气管支气管结核的住院患者，分析治疗的次数、治疗时间、治疗效果及并发症，采用秩和检验对单和多发病灶患者治疗疗程和效果进行统计学分析，以 $P<0.05$ 为差异有统计学意义。结果发现，冷冻治疗的中位次数为 6(1~13)次，中位治疗时间为 50(7~104)天，局部药物灌注治疗中位次数为 8(2~18)次，中位治疗时间为 85(14~142)天，总的治疗有效率达到 100.00%(53/53)。34 例单发病灶患者治疗中位时间为 85(14~130)天，完全有效例数为 27 例，部分有效例数为 6 例，轻度有效例数为 1 例；19 例多发病灶患者治疗中位时间为 84(21~142)天，完全有效例数为 13 例，部分有效例数为 4 例，轻度有效例数为 2 例。单发病灶与多发病灶治疗疗程及疗效差异均无统计学意义（$Z=0.26$，$P=0.785$；$Z=1.53$，$P=0.120$）。13 例患者治疗过程中有少量出血（<10ml），本组患者手术后未出现支气管纵隔瘘、纵隔气肿、大出血（≥100ml）等严重并发症。结论：冷冻联合局部药物灌注治疗淋巴结瘘型气管支气管结核安全、有效，值得推广。

为探讨当前常用的支气管镜介入技术治疗结核性瘢痕性中心气道狭窄的安全性和有效性，探索针对该类患者的最佳治疗方法。陈敏等[9]选择结核性瘢痕性中心气道狭窄患者 85 例，根据采用的不同介入治疗方法将患者分为 4 组：A 组给予单纯球囊扩张；B 组给予球囊扩张联合冷冻；C 组给予球囊扩张联合针形电刀；D 组给予球囊扩张联合局部应用丝裂霉素。每例患者给予每周 1 次的介入治疗，连续 4 周，初次治疗后于第 5、9、13、21、25、29 周进行疗效评价。评价指标：气促评分、KPS 评分、狭窄程度、狭窄长度以及治疗有效率和临床受益率。结果：各组患者治疗后气促评分、KPS 评分、狭窄程度均显著改善，组间差异无统计学意义。除球囊扩张联合冷冻组治疗有效率较低（82.4%）外，其余 3 组患者有效率和临床受益率均在 90%以上，4 组间比较差异无统计学意义。结论：上述方法均能有效治疗结核性瘢瘢性气道狭窄,组间差异无统计学意义。出于减少治疗程序,减少费用,在上述 4 种方法中,我们推荐单独球囊扩张治疗结核性瘢痕性中心气道狭窄。

为分析良性气道狭窄气管切开/气管插管后发生再狭窄采用球囊导管扩张加冷冻等综合治疗措施的疗效及安全性,王洪武等[10]回顾性分析 2005 年 8 月至 2014 年 12 月住煤炭总医院的 207 例良性气道再狭窄患者(其中气管插管 83 例,气管切开 124 例),采用球囊导管扩张、CO_2 冷冻等综合治疗方法。结果:83 例气管插管置管时间为(12.7±1.3)天,拔管后(30.3±4.1)天发生再狭窄;124 例气管切开患者分别为(100.0±23.8)天和(73.2±12.8)天。气管插管组累及气管Ⅰ区(87.7%),气管切开组累及气管Ⅰ区和Ⅱ区分别为 63.7%、44.4%。气管插管组以瘢痕为主(57.9%),而气管切开组发生瘢痕和肉芽肿的百分比相似。气管插管组的形态以圆形为主(57.9%),不规则形占 10.5%,而气管切开组分别为 29.8%和 41.1%,还有 6 例(4.8%)完全闭塞。气管插管组的治疗次数为(8.7±1.0)次,治愈时间为(4.0±0.4)个月,治愈率为 89.5%;气管切开组分别为(6.7±0.5)次、(4.7±0.4)个月和 72.6%。硬质镜在气管切开组比气管插管组使用率高。冷冻在 2 组中使用频率最高,分别达 56.9%和 49.9%,球囊导管扩张在气管插管组使用率达 47.2%。结论:气管镜介入治疗在气管切开/气管插管后再狭窄的治疗中可发挥重要作用,冷冻和球囊导管扩张治疗是 2 种重要的治疗方法。

(六)硬质气管支气管镜的应用

近几年来,随着光学、电子等相关学科技术发展,硬质气管支气管镜在临床呼吸介入方面应用越来越广泛,如气道恶性肿瘤清除、硅酮支架植入、金属支架取出等。为进一步详细了解硬质气管支气管镜起源与复兴,张杰[11]就做出了综述。

硬质支气管镜术(rigid bronchoscopy,RB)是一种将气道内可视性、治疗性操作同时与患者通气相结合的技巧性很高的外科技术。硬质支气管镜技术已有 100 多年的历史,在其发展过程中,来自德国、美国、日本及法国的 4 位医生做出了重大的贡献,他们是支气管镜技术领域的发明者与操作巨匠。由于这 4 位医生创新性的工作,才有了今天的现代硬质支气管镜技术和介入呼吸病学。

硬质支气管镜技术的诞生与发展:1896 年德国耳鼻喉科医生古斯塔夫・基利安(Gustav Killian)在一名志愿者身上首次经喉插入由食管镜改造的“硬质支气管镜”进行了直接的支气管内镜检查。1 年后,基利安第一次应用硬质支气管镜取出了 1 例男性患者吸入气管内的猪骨头,从而避免了气管切开,这成功地使硬质支气管镜作为一种进入气道的工具得到了普遍的认同。在获得进一步的经验和取出更多的异物后,基利安在 1898 年海德堡举行的第五届德国南部喉科医师学会会议上提出了他的新方法“直接支气管镜术”,同年他的第一版《直接支气管镜术》出版了。在随后的数年中,他不断改进这种技术并扩展了其应用指征,这些成就确立了他“支气管镜技术之父”的地位。1904 年,在看到古斯塔夫・基利安的工作后,美国医生希瓦利埃・杰克逊(Chevalier Jackson)制造了美国第一条支气管镜。杰克逊将小型的电灯泡安装在镜子的远端从而给支气管镜装备了光源系统,同时发明了用于在支气管镜下取不同异物的各种器械,完善了早期的硬质支气管镜系统。1907 年他出版了第一部关于支气管食管学的系统的教科书,并赠予当时来访的被称为“德国支气管镜之父”的古斯塔夫・基利安。此后,杰克逊进一步改良了内镜插入和异物取出技术并创造了很多新型的食管镜及气管镜。他的众多出版物成了这一领域的指南。他在书中描述了支气管镜系统的构成以及需要的人员和仪器设备,还谈到了质量控制的观点,包括并发症的分析与预防。他强调安全与操作技能的创新理念以及他不知疲倦地向他人传授技术的激情使杰克逊赢得了“美国支气管食管学之父”的称号。与杰克逊一样,基利安在一生的职业生涯中不断改进技术、发明新的器械并记述它们的用途。除了众多取异物的器械外,他还发明了气道扩张器,甚至早期的气管内支架等多种器械。基利安的学生阿尔布雷希特(Albrecht)报道了1911—1921年吸入异物的703个病例,除了12例外,所有病例的异物均用硬质支气管镜取出,成功率达到98.3%。而在此之前大多数吸入异物的患者逐渐成为了慢性病患者,常发展为肺不张、慢性肺炎以及出血,如不治疗,半数患者将会死去。由于经常有广泛而坚固的瘢痕组织造成的支气管闭塞,胸外科只能将肺切开,因当时还没有安全封闭支气管残端的技术,故不能行肺叶切除术或单侧肺全切术,因而这种肺切开术的病死率很高。因此应用硬质支气管镜取异物的方法在当时具有划时代的重要意义。在基利安和杰克逊的时代,硬质支气管镜技术主要在耳鼻喉领域用于气道异物的攫取,由于技术的局限性,限制了其进一步发展及在肺科领域的应用。

可弯曲支气管镜技术的面世、硬质支气管镜术的衰落与复兴:1966年日本国立癌症中心气管食管镜室池田医师(Shigeto Ikeda)和Asahi Pentax公司的Haruhiko Machida紧密合作,研制成功了历史上第一条可弯曲的纤维支气管镜。纤维支气管镜的问世使人们第一次完整地观察到支气管树的腔内结构,池田医师等为包括亚段在内的各级气管、支气管、肺组织进行了重新命名,并于1972年出版了英文版的纤维支气管镜图谱。1974年,池田医师发起成立了世界支气管学协会(World Association of Bronchology,WAB),并在东京举行的第一届世界支气管学大会(World Congress for Bronchology,WCB)上当选为协会主席。WCB从那时起在亚洲、美洲和欧洲轮流举行,每2年一届。纤维支气管镜在肺癌的诊断中起到了划时代的作用。经纤维支气管镜对气管内病灶活检和刷片细胞学检查作为诊断肺癌的常规手段,使纤维支气管镜检查成为肺癌分期的重要依据。除了常规气管内病灶检查外,纤维支气管镜还被用于透壁的肺组织活检、肺泡灌洗、纵隔内支气管旁淋巴结针吸活检、肺部疾病的介入治疗、引导气管插管、机械通气的气道管理等。可弯曲支气管镜技术的发展使支气管镜技术领域发生了显著的变化。从20世纪80年代末期到90年代,北美地区的肺科医生使用硬质支气管镜的频率显著下降,调查结果表明,1989年8%的医生在使用硬质支气管镜,而1999年仅有4%的医生还在使用。硬质支气管镜技术在美国一度陷入停滞状态,有些医生开始质疑其是否还有存在下去的价值。这种影响虽然也波及到欧洲,但在法国肺科专家让·弗朗索瓦·杜蒙(Jean Francois Dumon)的倡导下,大多数肺科医生仍然坚守着这一传统技术。随着世界范围内肺癌持续增多与气管切开、气管插管、气道重建、气管支气管结核等感染性疾病对气道的破坏,以及由于各种气道疾病(如多发性软骨炎、结缔组织病、外源性压迫等)接受支架植入后导致瘢痕性气道狭窄的增多,很多放弃硬质支气管镜技术的医生逐渐发现可弯曲支气管镜技术在治疗方面的不足,越来越多的肺科医生恢复了对硬质支气管镜技术的兴趣,对这些良、恶性气道狭窄的处理增加了临床医生对硬质支气管镜技术的需求,从而重新奠定了这种技术的重要作用。虽然可弯曲支气管镜技术曾对硬质支气管镜技术的发展造成了一定的影响,但更多的还是带来了一种新的发展空间,由于硬质支气管镜仅能到达双侧主支气管及右中间段支气管,对远端支气管,尤其上叶支气管无能为力,这也曾经限制了其进一步发展及在肺科领域的应用。而可弯曲支气管镜技术的出现圆满地解决了这一问题,诞生了软硬结合的现代气道介入技术。法国医生杜蒙(Dumon)对硬质支气管镜技术的复兴起到了非常重要的作用,如基利安和杰克逊一样,杜蒙成为这一领域的创新者。1980年他首先将Nd:YAG激光技术应用于硬质支气管镜及纤维支气管镜的治疗中,成为了治疗气道内生长并阻塞气道的恶性肿瘤的首选姑息疗法。杜蒙推进了应用硬质支气管镜术来进行各种介入治疗,他发明的以他的名字命名的硅酮支架(Dumon Stent)至今仍是全球应用最广泛的气道支架之一。杜蒙成为近代介入支气管镜学的奠基者。

现代硬质支气管镜技术的应用:硬质支气管镜的价值在于作为介入通道,允许可弯曲支气管镜及其他器械通过气道内,在直视下进行支架释放、激光消融、取异物和冷冻、电切等操作。硬质支气管镜除了能够起到保护声门等上气道结构及保持气道通畅外,还在操作端有侧孔与喷射或普通呼吸机相连,故硬质支气管镜亦被称为“通气支气管镜”。由于有通气保障,硬质支气管镜手术是在全身麻醉下进行的,全身麻醉可以提供一个无痛及肌肉松弛的状况,可防止在插入时由于患者咽腔部受刺激挛缩而造成的插入困难及由此可能导致的咽腔、牙及声门等的损伤。此外,患者在手术过程中没有任何肢体活动且醒后对手术过程没有记忆。对于儿童患者,局部麻醉难以配合,且可弯曲支气管镜在操作过程中需占据儿童狭小的气道空间,会引起严重的通气功能障碍,甚至威胁生命,因而在儿童患者的气道介入治疗中,硬质支气管镜是必不可少的设备。与可弯曲支气管镜技术相比,硬质支气管镜技术的优势包括维持气道通道的能力、大咯血的处理、更短的介入治疗时间以及大块活检标本的获取。有些操作必须在硬质支气管镜的操作下才能完成,如高难度异物的攫取、硅酮支架植入及各种支架的取出等。硬质支气管镜是现代介入肺脏病学的主要工具,是呼吸介入医生应当掌握的一项古老的新技术。近年来,我国的呼吸专科医生也逐渐认识到硬质支气管镜的重要性,经常举办的一些会议和学习班均有硬质支气管镜的专题讲座。需要注意的是,硬质支气管镜的使用离不开专业的团队,包括呼吸内镜技术娴熟的医师及与之配合默契的技师、麻醉师、护士等组成的一个熟练配合的小组。总体来讲,硬质支气管镜技术应该在主要的大型的呼吸介入中心应用,即使在欧美国家也是在大的呼吸介入中心由部分高度专业的人员使用,一般的呼吸专科医生并不需要熟练掌握。此外对一个呼吸介入团队来讲,需要有足够数量的患者来保证硬质支气管镜手术操作能够经常进行,如此掌握硬质支气管镜技术才是很有必要的,否则这项技术易学难精,经常会出现困难操作,如全身麻醉后硬质支气管镜不能及时置入,导致患者缺氧时间过长、甚至窒息以及其他相关的硬质支气管镜并发症。故针对目前这种“硬质支气管镜热”,我们应有清醒的认识,避免引进这种技术和设备后废置不用或出现不必要的医疗纠纷。在一个具有丰富经验的支气管镜及麻醉技术的团队里,硬质支气管镜的并发症是极为少见的,病死率0.4%~1.0%。所有硬质支气管镜的操作者都应熟悉并能熟练处理其可能发生的并发症。硬质支气管镜技术是治疗中心气道疾病的有力工具。这种操作技术较为复杂并具有一定的危险性,因此需要充分的学习及不断的训练。这种手术不应该由经验不足的医师承担,安全和熟练的技术是使这种介入治疗成功的先决条件,同时也是减少并发症发生的关键。

为探讨硬质气管镜治疗中央型气道病变的适应证和治疗价值。王洪武等[12]回顾性分析了1307例中央型气道病变患者,平均年龄(53.2±1.7)岁,均在全身麻醉下插入硬质气管镜进行介入治疗2426次。结果:1 307例气道疾病患者中1 034恶性肿瘤例进行了1947例次硬质镜治疗,273良性病变例进行了479例次硬质镜治疗。病变部位适应于所有大气道。

不良反应:硬质镜插入失败及术后出现喉水肿各 8 例次(占 0.3%),失败者均改为喉罩操作。6 例次(0.2%)牙齿脱落,10 例次(0.4%)声门或气管上段擦伤。硬质镜治疗后气道狭窄明显减轻,患者病情明显好转。结论:硬质气管镜适应于气道内复杂或严重病变的患者,且较为安全、可靠。

(七)良性中心气道狭窄经支气管镜介入诊治专家共识

气管支气管结核是国内良性气道狭窄最常见类型,良性中心气道狭窄将导致通气功能不良、肺不张、呼吸道及肺部反复感染,是结核科、呼吸科医务工作者呼吸内镜工作者面临的挑战。

中华医学会呼吸病学分会[13]颁布的良性中心气道狭窄经支气管镜介入诊治专家共识内容大致如下。

1. 良性中心气道狭窄是指气管、左右主支气管及右中间段支气管因各类良性病变引起的气道狭窄,可导致患者在临床上出现不同程度的呼吸困难甚至窒息死亡。叶支气管不属于中心气道,但对已行肺切除等基础肺功能显著减退的患者,可能也需治疗。与恶性气道狭窄相比,良性气道狭窄的处理更为困难,更易出现远期并发症。同时,由于患者生存期长,患者及家属期望值更高,对手术引起的近、远期严重并发症难以接受,因此,良性中心气道狭窄的处理是介入呼吸病学领域的一个难点。过去良性气道狭窄的治疗主要是外科手术治疗,但外科手术创伤大、风险高、容易复发,有相当多的患者并不适合外科治疗且术后并发症亦不少见。当前经支气管镜介入治疗已逐渐成为处理良性气道狭窄的主要手段之一。但目前国内各家单位呼吸介入诊疗技术水平参差不齐、治疗方法亦不统一,治疗效果也大不一样,有些甚至出现严重的并发症,国内良性气道狭窄的呼吸介入诊疗技术亟须规范,因此中华医学会呼吸病学分会介入学组组织国内相关专家经过数轮充分讨论后制定本共识。

2. 良性中心气道狭窄的病因　良性中心气道狭窄的病因分为先天性和获得性两类,其中成人良性气道狭窄主要为获得性良性气道狭窄,国外最常见的病因为气管插管和(或)气管切开术后气道狭窄,国内最常见的病因则为结核、气管插管和(或)气管切开。

(1)先天性良性中心气道狭窄:主要见于儿童。最常见者为完全性气管软骨环(complete tracheal rings of cartilage),即气管软骨环在气管后壁膜部融合形成的环状狭窄。其他的先天因素还包括肺动脉吊带(pulmonary artery sling)及其他心血管畸形(如锁骨下动脉异常等)压迫气道等。巨大气管支气管症(Mounier Kuhn 综合征)虽然是一种较罕见的先天性疾病,但多于成年发病。

(2)获得性良性中心气道狭窄:获得性良性中心气道狭窄是良性气道狭窄的主要原因,主要见于成人,儿童亦不少见。原因众多,包括创伤性、感染性、炎症性、良性肿瘤及特发性等。①损伤性狭窄:创伤及医源性因素导致的狭窄是最常见的原因。而气管切开术和气管插管后气道狭窄在医源性气道损伤中最常见。创伤及外科术后气管支气管断端吻合口的狭窄亦是常见原因。此外,理化性损伤也是重要原因之一,3%~21%烧伤患者会发生吸入性损伤,大部分会出现喉气管狭窄。化学性(毒剂、酸碱等)的吸入性损伤亦可导致良性气管支气管狭窄。其他还包括放射性损伤及气道热消融术激光、氩等离子体凝固术(APC)、电凝的介入治疗后损伤等。②感染性炎症:国内最常见的是气管支气管结核,真菌感染(如组织胞浆菌和酵母菌)也是原因之一。血清学和组织病理学检查有利于明确诊断。其他少见的感染因素还包括鼻硬结病、梅毒及白喉等。许多患者的狭窄并非发生于感染的活动期,而是在感染性炎症消退后的瘢痕修复阶段。③非感染性炎症：比较常见的是复发性多软骨炎和韦格纳肉芽肿，这些气道狭窄患者往往同时伴有疾病本身特有的临床表现。④气道良性肿瘤：主要有错构瘤、多形性腺瘤、软骨瘤、纤维瘤、鳞状细胞乳头瘤及血管瘤等，还有甲状腺良性肿瘤或甲状腺肿引起的外压性狭窄。⑤特发性气道狭窄：十分少见，为一种圆周形致密纤维性狭窄，多发生于喉部、声门下气管近端处，机制不明。⑥其他：包括淀粉样变、结节病、硬化性纵隔炎、骨化性气管支气管病及异物所致的狭窄等。

3. 良性中心气道狭窄的形态学分类　良性中心气道狭窄的形态学既往有很多分类方法，其中比较著名、应用较广的是 Myer Cotton 分类，但这些分类方法都不完善。Freitag 等 2007 年在欧洲呼吸病杂志上发表的有关良性中心气道狭窄的形态学分类方法较完善地描述了良性中心气道狭窄（气管及主支气管狭窄）的特征，这个分类系统将气道狭窄进行特异性和量化分级，更有利于进行对比分析。其分类用数字定级，便于统计学分析。我们根据 Freitag 的分类进行适当改良，以更适合根据气道狭窄的形态学分类来选取治疗方案并对治疗效果及预后进行评估。

（1）狭窄的定位：外源性压迫［管腔外良性肿瘤和（或）其他病变，如增大的淋巴结、甲状腺肿、大血管或其他纵隔结构等］；瘢痕挛缩狭窄（损伤性或炎症性狭窄是常见原因，狭窄长度<1cm 为蹼状网眼狭窄）；扭曲或变形（相对少见，可能是术后并发症，如气管、支气管吻合术后等，也见于纵隔和胸膜病变引起的支气管牵拉或炎症造成管壁破坏后的修复，虽然支气管壁的厚度可能正常，但是偏离中心的畸形将导致狭窄段扭曲变形）。动力性狭窄，是由气道软化所致的狭窄，狭窄程度随呼吸周期而变化。气道膜部向内膨出；气道软化（是由于气道软骨完整性受到破坏导致的气道变软而形成的剑鞘形、三角形或不规则形的塌陷型狭窄）。中心性气道狭窄的定位以治疗的难易程度及患者的最终预后为目的，建议分为 5 个区域并以数字代码表示。1 代表声门下狭窄，处理难度大、预后相对差；2 代表单纯的气管狭窄，处理相对容易、预后相对好；3 代表隆突部位的狭窄，无论气管还是支气管病变，只要侵及隆突部位，即归入此类，处理难度大、预后相对不佳；4 代表同时合并双侧主支气管狭窄，处理难度大、预后相对差；5 代表单侧主支气管狭窄，此类处理相对容易、预后相对好，患者一般无生命危险。但如果健侧肺功能不全、治疗时并发症影响到气管或对侧主支气管，也可能危及生命。

（2）狭窄的类型：气道狭窄分为两大类：结构性和动力性狭窄。结构性：管腔内生长、外源性压迫、瘢痕挛缩、扭曲变形；动力性：气道膜部向内膨出、气道软化。

（3）狭窄的程度与长度：狭窄的程度用数字代码 1~6 描述（分为 6 级），分别代表狭窄横断面积占正常气管横断面积的比例，完全阻塞一般仅见于有气管切开时。对于动力性狭窄，应该考虑用力呼气时的状态。通过操作者的判断，定出最合适、最接近的狭窄程度。狭窄的程度：1 狭窄程度小于 25%、2 狭窄程度 26~50%、3 狭窄程度 51~75%、4 狭窄程度 76~90%、5 狭窄程度大于 90%几乎完全闭塞、6 完全闭塞。狭窄的长度：狭窄的长度用数字代码 1~4 描述（分为 4 级）。长度<1cm 的气道狭窄一般多为瘢痕狭窄类型中的蹼状网眼（Weblike）狭窄，相对容易处理、预后好；长度>5cm 的气道狭窄则难于靠手术切除解决。狭窄的过渡区域：治疗方法的制定不仅与气道的狭窄程度和长度有关，还与是否存在狭窄过渡段有关。需要描述在哪一位点出现狭窄，如是蹼状网眼狭窄还是瘢痕组织增生导致的存在过渡段缓慢出现的瓶颈样狭窄。狭窄长度的计算应该包括过渡区域。良性气道狭窄形态学分类的诊断方法应通过支气管镜所见及放射学检查(建议采用胸部 CT)来确定。用不同的数字代表狭窄的位置、狭窄的类型、狭窄的程度和长度,在最终的结果评分系统中,就可以很容易地利用计算机系统进行统计分析,每一个狭窄都可以用 4 个数字来表示。例如:1344 代表声门下瘢痕挛缩性狭窄、狭窄程度>75%、狭窄长度>5cm,这将是一种非常难以处理的良性气道狭窄;2311 代表气管瘢痕性蹼状网眼狭窄、狭窄程度<25%、狭窄长度<1cm,而这是一种比较容易处理的良性气道狭窄。

4. 良性中心气道狭窄的诊断　良性中心气道狭窄的诊断要结合病史(典型但非特异的症状)和体格检查的特点以及生理学、影像学和内镜检查结果。最终的诊断需支气管镜直视下观察诊断。

(1)病史:良性中心气道狭窄主要表现为呼吸困难,呼吸困难的程度除与部位和狭窄程度相关外,还与狭窄进展的速度及基础肺功能状态有关。如果狭窄缓慢进展,即使较严重的狭窄,患者的呼吸困难症状,尤其是静息时的症状也可不明显。当基础肺功能减退明显(如慢性阻塞性肺疾病)时轻度气道阻塞即可出现临床症状。伴随急性呼吸系统感染时,气道黏膜水肿和分泌物增多可明显减小狭窄部位管腔直径,导致呼吸症状迅速恶化。需要关注的是,病史的采集往往会提示病因学的诊断,如气管插管、气管切开的病史,胸部外伤和手术史,对儿童和老人要特别关注有无异物吸入的病史。有无相关潜在性炎症性疾病的病史。有创机械通气的患者存在撤机困难、气道峰压高、逐渐出现喘鸣、人工气道拔除后或气切套管封堵后患者气促加重时应警惕气管插管或切开相关的狭窄。

(2)体格检查:主要检查呼吸困难的相关体征。根据气管支气管狭窄的位置、累及范围和主要病因,肺部听诊可闻及鼾音或哮鸣音。严重的声门下或气管狭窄时常可闻及鼾音或哮鸣音,以颈部、胸骨上凹及靠近中线的部位最为明显。鼾音或哮鸣音依狭窄的部位可随呼吸节律出现强弱的变化,同时伴有吸气或呼气相的延长。胸腔外的气道狭窄以吸气相鼾音增强、吸气时相延长为明显。而胸腔内气道则相反。严重气管狭窄时,患者可出现焦虑、气促、心动过速、呼吸时颈部伸展、辅助呼吸肌用力显示"三凹征"、发绀、维持气道保持最大通畅的强迫体位等,极端情况下可能会出现呼吸停止。呼吸困难程度分级:目前对于经呼吸内镜介入治疗前后呼吸困难的评价,推荐应用修订的英国医学研究委员会呼吸困难指数(modified medical research council dyspnea scale,MRCDI),简单而实用。

(3)胸部影像学检查:X 线胸片可以显示肺不张及肺部炎症的状况,但对确定气道狭窄及判断其程度和特征价值有限。颈胸部 CT 是目前评价气道状况的最准确的无创性检查方法,可确定气管狭窄病变的类型(腔内型、腔外型或混合型)、狭窄远端是否通畅、病变的长度和直径,与周围组织(如大血管)的关系。多排 CT(MDCT)可以在一次呼吸屏气期间收集胸部 0.5~2mm 层厚的所有相邻或相交的高分辨率 CT 层面信息,增强了探查气道病变的能力,而传统 CT 使用 7~10mm 层厚,可能会漏诊。MDCT 还可提供高质量的多平面重建技术(MPR),表面三维显示,内部透视体现容积(即虚拟支气管镜),可以更准确地估算出气道病变的长度。与可弯曲支气管镜(可直接观察)相比,虚拟支气管镜是无创性技术,可以观察中央气道,探查狭窄气管的病变,有助于辅助制定介入治疗计划,如气道置入支架。在测量气道狭窄程度与长度时,建议采用脂肪窗(特殊窗:窗宽 500HU,窗位-500HU)进行测量并加用 CT 三维重建评估,直径的测量应垂直于气道长轴,狭窄近端及远端测量数据应分别处理,综合考虑。在评价狭窄病变与周围病变的关系及血供丰富程度时,建议采用增强 CT。CT

和 MPR 可准确探查气管狭窄的位置和程度，敏感度达 93%，特异度为 100%，准确性为 94%。对比胸部吸气相和呼气相多层螺旋 CT 的动态变化，有助于诊断动力性气道狭窄。与吸气时比较，呼气时气管的横断面面积减少>50%，定义为动力性气道狭窄。应注意的是，虽然 CT 可以显示出气道壁和管腔的准确解剖结构，但对于发现细微气道狭窄的能力有限，与支气管镜检查相比常会低估气道狭窄的长度。

（4）支气管镜检查：支气管镜检查是特异且敏感的诊断及评价气道狭窄的检查。支气管镜下观察可以明确病变的定位、形态及狭窄段的直径和长度，还可以评价狭窄病变周围情况，尤其是狭窄远端气道。此外，需要时还可获取标本以进行组织病理诊断。因支气管镜本身可能加重已狭窄管腔的阻塞，严重气管狭窄时进行支气管镜检查存在潜在风险。操作中及操作后，如果狭窄局部分泌物增多、水肿或出血，可导致狭窄的管腔进一步阻塞，应做好气道介入治疗和紧急救治的准备。对于特别严重的患者，建议在全身麻醉、建立人工气道后进行支气管镜检查，快速评价后立刻进行介入治疗。

（5）支气管内超声（EBUS）已用于气管狭窄的评价和治疗计划的制定，可用于识别是否存在气管软骨外病变及气管软骨受累的程度，并可探查狭窄病变远端气道的情况。

（6）肺功能检查与血气分析检查：肺功能检查包括肺活量测定和流量容量环（FVL）分析，是评价气道狭窄的重要指标，若条件许可均应检查。由于肺活量测定可能诱发呼吸衰竭，对于病情严重的患者可不进行肺活量测定。当气管狭窄直径≤6mm 时，第一秒用力呼气容积（FEV_1）才会出现显著下降，因此 FVL 变化可能早于 FEV_1 出现异常。与 FEV_1 相比，最大呼气流速（PEFR）和最大自主通气量（MVV）诊断气道狭窄的敏感度更高。在用力肺活量测定时，如果 PEFR 下降显著低于 FEV_1 下降时，应疑诊气管狭窄。MVV 与 FEV_1 的比值<25%常见于气管狭窄，当 MVV 下降而 FEV_1 正常时，也应该考虑诊断气管狭窄。FVL 分析：气管分为胸腔外段（胸骨上切迹以上的 1/3 气管）和胸腔内段（胸骨上切迹以下的 2/3 气管）两部分。评价 FVL 的形状可以识别气道狭窄并加以分类，可分为胸腔外动力性（非固定或可变性）、胸腔内动力性（非固定或可变性）和固定性气道狭窄。动力性胸腔外气道狭窄时，用力吸气时胸腔外气道跨壁压增大，导致狭窄加重，气流变慢，FVL 吸气支呈平台状。动力性胸腔内气道狭窄时，用力呼气时胸腔内气道跨壁压增加，导致气道进一步狭窄，气流变慢，FVL 呼气支呈平台状。固定性气道狭窄时，吸气相和呼气相跨壁压的变化不改变气流受限情况，因此在吸气和呼气环部分均产生平台。FVL 需考虑气道的动力性变化特点，例如肺容量测定时因用力吸气和呼气动作气道跨壁压的变化，导致上气道管径改变。因只有气管管腔严重狭窄（直径 8~10mm）才出现典型的曲线异常，FVL 对于诊断气管狭窄敏感度不高。对于已经患有肺部疾病的患者（如慢性阻塞性肺疾病），因为存在多部位气流阻塞，不能吹出高气流流量，FVL 可能不出现气管狭窄的图形。因此对于此类患者，FVL 识别气管狭窄的能力差。对于有基础性肺病的患者，如病情允许，应检测弥散功能，以评估肺脏功能。血气分析：用于判定、了解肺的通气与换气功能、呼吸衰竭类型与严重程度，以及各种类型的酸碱失衡状况。但应注意的是，血气分析并不能用于判断气道狭窄的严重程度，即使血气分析正常，也不能除外有严重的气道狭窄。而对于既往肺功能正常者，即使 $PaCO_2$ 轻度增高，也应视为需要紧急处理的对象。术中、术后出现脉氧饱和度持续降低时，应及时进行血气分析检测，分析原因，评估病情，决定下一步紧急处置。血气分析是一项呼吸内镜介入治疗术前、术后对危重患者进行功能评价的指标。

5. 良性中心气道狭窄的治疗　良性中心气道狭窄早期无症状时多被忽视,出现呼吸困难症状时往往气道狭窄已经很重,给治疗带来一定的风险和困难。良性中心气道狭窄的治疗分为外科治疗和经支气管镜介入治疗。以往对于良性气道狭窄的治疗多为外科切除和手术重建,但是因外科手术创伤大、风险高,加之部分患者病变部位解剖学的限制(如病变区域过长)或基础情况差等原因,使得外科手术的适应证非常有限,并且术后存在吻合口瘢痕形成导致再狭窄的问题。随着球囊扩张、高频电刀、激光、冷冻、气道支架等技术的发展,经支气管镜介入治疗已逐渐成为处理良性气道狭窄的主要手段。虽然目前经支气管镜介入治疗方法主要用于无外科手术指征的良性气道狭窄,但对于狭窄段短的蹼状网眼瘢痕气道狭窄的患者来讲,内镜处理简单、快捷、费用低,患者痛苦少、恢复快,疗效和预后好,安全性高并且并发症少,因此,这一部分患者虽然有外科手术指征,但仍建议采用经支气管镜介入治疗的方法,患者获益更大。

6. 经支气管镜介入治疗技术的选择　选择恰当的处理方法对于良性气道狭窄甚为重要,方法选择得当可减少气道再狭窄的发生率及程度,从而使患者获益。目前经支气管镜介入治疗良性气道狭窄的方法主要是通过热消融(激光、氩气刀、电刀)、冷冻以及机械(球囊、硬质支气管镜前端斜面)的方法解除气道狭窄。通过局部应用抑制瘢痕肉芽组织的药物或采用局部放射性治疗减少或防止介入治疗后气道再狭窄的发生。对于最终不能够维持稳定气道通畅的气道狭窄或软化可以放置气道支架。

(1)热消融技术:主要针对良性气道狭窄中的增生性病变,电烧蚀和氩等离子凝固术(APC)由于操作简便、疗效肯定,在国内应用非常广泛,是治疗增生性气道腔内病变(如良性肿瘤和单纯肉芽)简易快速的方法。但在治疗瘢痕狭窄病变时,其本身可对气道造成更重、更大范围的损伤,引起更为严重的肉芽组织增生和瘢痕形成,从而导致复发率高,且治疗次数的增加可导致狭窄的病变范围增大并最终破坏软骨,导致气道塌陷,使患者彻底失去治愈的机会。气道介入治疗本身所致的气道损伤是最容易被忽视的一种医源性损伤。对气道狭窄的处理原则是用对气道尽可能小的损伤来迅速解除气道狭窄,防止因治疗造成局部肉芽组织增多,继而气道狭窄的进一步加重,形成恶性循环,最终导致治疗失败。因此,电凝和APC仅适合管腔内生长的1型良性中心气道狭窄,并不适合其他类型良性中心气道狭窄的治疗。即便如此,基底部的处理也应该避免使用这类治疗方法。针形电刀与气道黏膜接触面极小,不会造成损伤面扩大,瘢痕性气道狭窄的治疗宜选用针形电刀进行切割、松解。因激光也有切割的作用,因此也可选用激光治疗,钕激光、铥激光控制烧灼深度最浅可达0.4mm,因此更适合良性瘢痕增生性气道狭窄的治疗。

(2)冷冻技术:冷冻治疗分为冷冻切除(简称冻切,cryoextraction)及冷冻消融(简称冻融,cryoablation)。对于腔内生长的病变可采用冻切治疗,冻切是通过将冷冻探头接触目标组织进行冷冻后,利用冷冻的机械性黏附作用,将探头拽出气道时会将部分组织撕脱下来带出体外,其过程类似于机械切除。由于容易出血,其安全性不如热消融治疗技术。对于瘢痕病变,冻切技术无法实施,则采用冻融治疗,冻融治疗不促进肉芽组织增生。通常在热消融治疗接近气道壁时或球囊扩张后采用冻融治疗处理剩余病变,有利于减轻瘢痕再狭窄发生的速度与程度。此外,与热消融相比,冷冻不易导致软骨的损伤,因此冷冻治疗很少发生气道软化、塌陷的并发症。应该注意的是,严重气道狭窄在开通气道之前不要使用冻融,因其可引起气道水肿,加重气道狭窄从而导致窒息。

（3）机械扩张技术：机械扩张技术包括球囊扩张和硬质支气管镜扩张2种。球囊扩张是治疗瘢痕性气道狭窄的最主要技术，治疗的优势是其治疗后无明显的狭窄段延长，狭窄复发时再狭窄的程度比热消融治疗后轻得多，有利于维持气道复张的疗效。对于形成时间较长、韧性很强的瘢痕，由于瘢痕挛缩，采用球囊强力扩张时会导致张力过度向气道柔软的部分传导从而导致气道膜部的撕裂伤，严重者可导致气管食管瘘。此外，过深过长的撕裂伤会引起过度的瘢痕增生导致再狭窄的加重。因此对于瘢痕挛缩、韧性较强的瘢痕，可先用针形电刀进行切割以松解瘢痕，然后再行球囊扩张治疗。也可采用硬质气管镜前端斜面对狭窄气道直接进行扩张的方法，瘢痕坚韧时亦应事先用针形电刀或激光进行切割以松解瘢痕，然后再行扩张。与球囊扩张比较，硬质支气管镜扩张的优势是扩张时需要中断通气。但球囊扩张具有更多的优点，包括径向力和压力最大化，对气管黏膜损伤小，可以软镜下应用，更加方便、灵活等。需要注意的是与硬质支气管镜扩张比较，球囊扩张虽然对气管黏膜损伤小，但压力过大时仍会导致对气管后壁的损伤，而且在扩张时需要中断通气。当某些病变过于坚硬时，还可考虑使用硬质扩张子等替代器械进行逐步扩张。

（4）介入治疗后气道再狭窄药物治疗的选择：气道狭窄治疗后常会因为瘢痕肉芽组织的增生导致再狭窄。发生再狭窄的程度因人而异，少数轻度再狭窄不影响通气并且气道口径已经稳定者，就不需要再处理。大多数再狭窄需要反复进行介入治疗解除气道狭窄。但部分患者的介入治疗会对气道壁结构造成二次损伤，修复过程中形成的过量肉芽组织会使气道梗阻症状复现，又迫使患者再次接受介入治疗，从而造成“损伤修复狭窄再损伤”的恶性循环。国外的多项研究结果显示，良性瘢痕性气道狭窄实际上是气道黏膜固有层等深层结构受损后所触发的一系列异常的纤维性修复反应，其形成机制与皮肤的“增生性瘢痕”极为相似。其中，异常活化的成纤维细胞起到了主导作用。在正常的创伤修复过程中，各种细胞成分在创伤修复的不同阶段依次出现，并在完成了相应任务后发生程序性死亡（凋亡），保证了修复过程的正常进行。然而，在“增生性瘢痕”的形成过程中，这种程序性的修复过程却被打乱了。异常活化的成纤维细胞过度增殖，失去了对凋亡信号的正常反应，并持续分泌胶原等细胞外基质，最终导致“增生性瘢痕”的形成。针对瘢痕肉芽组织增生导致介入治疗后的气道再狭窄，可采用气道狭窄部位局部应用药物的方法抑制瘢痕肉芽组织增生，目前可选用的药物包括糖皮质激素、丝裂霉素C、曲尼司特及紫杉醇等。这些药物具有抑制气道瘢痕组织增生的作用，但是文献报道的疗效不一，尚无哪种药物被认为有确切疗效，此外各种药物的应用方法与剂量也需要进一步的研究。

（5）气道内近距离放射治疗：气管内照射，通过直接植入放射性物质（最常用铱-192）或经过可弯曲支气管镜近距离照射气道瘢痕肉芽组织，促使成纤维细胞凋亡。高剂量短距离放射治疗可有效治疗气管插管和气管切开后以及气道支架置入后的瘢痕肉芽组织过度增生。短距离放射治疗疗效持久，管腔再通率为78%～85%，症状缓解率为69%～93%。这项技术的并发症有咯血（有时可有致死性大出血）、纵隔瘘、心律不齐、低血压、支气管痉挛及放射性支气管炎等。目前国内有关此方面的治疗经验很少，有待进一步探索，仅限于个别患者在应用其他治疗方法无效、反复复发时采用。

（6）气道支架植入：支架治疗应作为良性气道狭窄治疗最后选择的技术，启动气道支架治疗的指征：①应用前述各种治疗方法疗效不佳，气道不能维持稳定的通畅；②在确定外科手术前临时放置；③外压性气道狭窄；④气道软化、塌陷且无法或不准备行外科手术治疗。

良性狭窄的支架治疗首选 Dumon 硅酮支架，硅酮材料弹性和韧性好、支撑力强，长时间与气管接触后，其顺应性亦无明显变化；此外其组织相容性好、无毒，能有效降低对气道黏膜的刺激。硅酮支架最大的优势是不论放置多长时间均可以移除，继发瘢痕肉芽组织增生导致的再狭窄发生率低于裸金属支架，且可处理，缺点是移位率高。有多种形状选择，其中沙漏形硅酮支架有一定的防移位作用。气道重塑定型后可取出支架，如气道不能重塑，则硅酮支架需要长期放置。当无法放置硅酮支架时，放置覆膜金属支架是另一选择，疗效类似，但移位率甚至高于硅酮支架，并且不能长期放置，如果有明显肉芽增生同金属裸支架一样难于取出，建议 3~6 个月定期取出更换，直至气道重塑。如气道不能重塑，则改换硅酮支架长期放置。不推荐在良性气道狭窄放置金属裸支架，除非别无他选，因其可造成更为严重、处理更为困难、治疗风险更高的再狭窄。气道内支架有移位、分泌物阻塞、肉芽肿增生等并发症，更少见的还有支架穿透气道壁，甚至刺入血管。大多数关于气道内支架的研究结果表明，支架植入术可减少良性气道狭窄致死率、快速解除各种气管支气管狭窄所致的呼吸道症状，但至今仍没有规范的治疗方案，因为没有哪一种方案是零并发症或有长期优越性的。对于声门下狭窄，T 管是一个较好的选择。T 管的材质与 Dumon 硅酮支架相同，但相比 Dumon 硅酮支架，T 管优势在于：①几乎不会移位，T 管体外侧支起到非常好的固定作用；②由于 T 管靠侧支固定在气管造口处，毋需支架的气管内部分对气道壁施加压力而加强固定，T 管直径的选择可以略小于气道的直径，从而减少了边缘管壁两端刺激气道壁产生肉芽组织的机会；③由于气管造口的存在，T 管的放置和取出过程都更加安全。对于声门下狭窄放置的普通 Dumon 硅酮支架在取出时，如发生气道塌陷，患者将面临窒息死亡的危险，而 T 管由于气管造口的存在，取出时即使气道塌陷，其风险相对较小，便于抢救；④气道护理方便，体外侧支开放时可以通过侧孔清除气道分泌物，虽然因为侧支角度直，吸痰效果不如普通气管切开套管，但侧支关闭时患者可以发声。此外对于硅酮支架的移位，还可用外固定进行预防，但要求硅酮支架的上缘需在胸骨切迹缘之上，通过缝线将硅酮支架固定于气管上。此方法对于不愿意进行气管切开的声门下狭窄患者尤为适用，但疗效及安全性均不如 T 管。有多种硅酮支架的经皮固定方法，最简易的方法是经皮胃造瘘针穿刺法（percutaneous endoscopic gastromy tube fastener，PEGTF），其他可采用密闭式内缝合器、Berci 针缝合、双针穿刺固定、直接经皮气管缝合等方法。从固定点而言，既可单点固定，也可双点固定。各种方法有各自的优势和劣势，目前尚无相关研究比较各种方法固定效果的差异。

7. 各种类型良性中心气道狭窄的个体化治疗

（1）管腔内生长（1 型）：又称内生型气道狭窄，多见于各种各样的气道良性肿瘤，单纯炎性肉芽增生导致的气道狭窄并不多见，且多有因可寻，如结核、异物刺激及气管切开等，不明原因的炎性息肉少见。其他的包括韦格纳肉芽肿和气管支气管淀粉样变等疾病。对于肉芽增生性气道狭窄来说，电刀、APC 或激光均具有满意的疗效，诸如气道再狭窄、气道软化及气道穿孔等并发症相对少见。考虑到治疗引发新的肉芽增生，在处理小的病变或接近基底时，不建议使用烧蚀范围或深度不容易控制的 APC、Nd-YAG 激光。基底部较浅及较窄的良性肿瘤，如脂肪瘤、错构瘤、单发的乳头状瘤、结核瘤、平滑肌瘤等，内镜下直接切除，很少复发，比较容易达到根治效果。基底部较深及较宽大的良性肿瘤，如纤维组织细胞瘤、某些腺瘤、神经鞘瘤、神经纤维瘤等，内镜下无法切除干净，常复发，应采取外科手术切除以达到根治的效果。弥漫性腔内生长型是一种良性肿瘤恶性生长的方式，如多形性腺瘤、多发鳞状上皮乳头状瘤等，外科手术亦难于切除干净，复发率极高。虽然内镜下手术亦无法切除干净达到根治的效果，但内镜下治疗创伤小，可反复进行，对于这种在气道内弥漫分布的良性肿瘤，内镜下反复的姑息性切除是维持这类患者生存与生活质量的较好方式。不同于气道良性肿瘤，单纯炎性肉芽切除后很少复发，即使复发再次切除仍然有较好效果。与瘢痕挛缩性气道狭窄相比，预后相对要好。由异物或气道内结石导致的炎性肉芽增生型气道狭窄，首先应将异物或结石取出，狭窄才能最终获得痊愈。肉芽肿性血管炎（Granulomatosis with polyangiitis, GPA），既往称为韦格纳肉芽肿（Wegener's granulomatosis, WG），是一种病因不明的中小血管坏死性肉芽肿炎性疾病，其中16%～23%出现声门下狭窄。上呼吸道环状软骨水平或上部气管环狭窄靠近声带使得治疗陷入两难的境地，孤立性声门下狭窄缺乏其他表现的韦格纳肉芽肿可通过气管内激光治疗而不需要全身系统性治疗。Nd：YAG激光穿透能力强，可致水肿和瘢痕影响发音功能，因此当狭窄距离声门较近时宜采用钬激光，距离声门较远时倾向于选择Nd：YAG激光。内镜下激光治疗失败后可行喉气管切除和重建术。对于非单纯内生型韦格纳肉芽肿所致的声门下和气管狭窄，需要联合球囊扩张治疗。内镜下球囊扩张联合激光消融术是可以被患者接受的一线治疗方案，但当合并气道软化和塌陷时，则需要放置气道支架。气管支气管淀粉样变以多灶性气管支气管黏膜下斑块最常见，其次为单灶瘤块样病变。气管支气管淀粉样变目前尚无特异性治疗，当淀粉样变严重并发气道阻塞时，可采用经内镜下激光、电刀、APC或硬质支气管镜切除术，如合并气道软化及塌陷时，可置入气道内支架进行治疗。

（2）外源性压迫（2型）：此型多见于各种良性病变（如增大的淋巴结、甲状腺肿、大血管或其他纵隔结构，包括非肺源性肿瘤等）压迫所致的外压型气道狭窄。如危及生命，治疗原则是先植入临时可取出的气道支架解决通气问题，待压迫因素解除后再将临时放置的气道支架取出。经治疗解除压迫因素后，就应尽快将临时放置的气道支架取出，以免发生相关的气道支架并发症，甚至导致支架无法取出的严重并发症。对于穷尽其他方法无法解除的压迫，则只能放置永久的气道支架维持患者的生存，患者的预后取决于其病变的发展和相关的气道支架并发症。值得注意的是，对于发病缓慢的压迫气管的纵隔病变，例如良性甲状腺肿大，初期的症状往往不明显，而一旦出现呼吸困难则表明气管狭窄已经相当严重，此时放置气道支架因外压力量过高，支架难以张开，应放置支撑力强的支架。即便如此，也可能无法打开气道，此种情况非常棘手，宜寻求气管切开、外科手术切除、内照射治疗等其他方案。先天性外压型狭窄较为少见。如动脉弓、肺动脉吊带等可直接压迫导致气管狭窄甚至软化，外科治疗解除外源性压力和切除狭窄段是治疗选择。如果气管受压难以缓解或引起吻合口的狭窄，则可行气管切开、主动脉固定术、气管内放置支架等以缓解症状。

（3）瘢痕挛缩（3型）：瘢痕挛缩性气道狭窄是最常见的获得性良性气道狭窄，主要是瘢痕收缩导致的狭窄。多发生于气管切开/插管后、烧伤后、气道重建手术后，国内更多见于气管支气管结核后。瘢痕挛缩性气道狭窄还可细化为两种类型，长度<1cm的气道狭窄称为蹼状网眼狭窄，相对容易处理、预后好；长度>1cm或更长的瘢痕挛缩性气道狭窄则处理周期长、处理次数多，部分患者最终可能需要气道支架治疗。瘢痕挛缩性气道狭窄的标准治疗流程：①针形电刀或激光切开松解瘢痕组织。②球囊或硬质支气管镜扩张狭窄气道。③冷冻处理狭窄气道表面。④气道狭窄部位局部应用药物（如细胞毒药物、糖皮质激素及免疫抑制剂等）抑制瘢痕肉芽组织增生。⑤扭曲变形（4型）：此型主要以气道出现扭曲变形为特征，可能是病变对气道的牵拉所致。其管壁厚度可能正常，但是偏离中心的畸形将导致狭窄段扭曲变形。此型气道狭窄较难处理，即使气道狭窄程度<50%，但患者无明显呼吸系统症状时，建议不予治疗。有症状者需要处理时，首选外科手术治疗，如果无法进行外科手术，则可选用经支气管镜介入治疗，尽量不要放置气道支架。但此型狭窄球囊张多效果不佳，最终可能不得不选择气道支架治疗。⑥气道膜部向内膨出（5 型）：此类型多见于肺气肿患者，表现为松软的气道膜部向腔内膨出，导致气道狭窄，呼气或咳嗽时为著。症状不明显者无需治疗，症状严重有呼吸困难的患者应给予治疗，姑息的方法是采用无创正压通气治疗，PREP 可在一定程度上减轻气道塌陷的程度，缓解呼吸困难。而有效的治疗是行外科气管膜部成形术，但该手术复杂、风险高，国内经验不足。经支气管镜激光气管支气管成形术（lasertracheo-bronchoplasty）国外有少数医生开展，但目前例数非常少，疗效尚不十分明确。当患者气道塌陷导致无法生存时，可选择气道支架治疗，但疗效有限、远期并发症多。⑦气道软化（6 型）：气管软化症（tracheomalacia）是指由于各种原因造成的气管弹纤维萎缩和减少，或气管软骨完整性受到破坏导致的气道变软且易塌陷的疾病。软化可能发生于局部气管软骨或影响所有气管软骨，甚至涉及主支气管。根据软化部位的不同，如果涉及主支气管，称为气管支气管软化症（trachobronchomalacia）；仅发生主支气管软化而气管未发生病变时称为支气管软化症（bronchomalacia）。气管支气管软化导致的塌陷性气道狭窄属于动力性狭窄，随呼吸周期变化而不同。在成人和儿童中皆可发生，分为先天性和获得性。先天性儿童多见，而获得性气管支气管软化症多见于成人。获得性原因最常见的是上述瘢痕性狭窄合并气管支气管软化（部分患者是继发于多次气道介入治疗后，主要由电凝或 APC 治疗所致）；一些慢性管腔外源性压迫狭窄（如良性甲状腺肿的长期压迫）外压解除后常发生气道软化；扭曲变形型的气道狭窄部分亦合并气管支气管软化（有些是发生于气道介入治疗后）；此外复发性多软骨炎经常会导致气管支气管软化；还有一种特殊类型的气道狭窄，也称剑鞘样气管，病因不明，多见于老年患者，是由于气管前面软骨软化所致。气道软化的治疗颇为困难，与病因、管腔塌陷的程度、肺部萎陷的程度和肺功能损害的严重程度有关。无症状的动力性气道塌陷患者不建议给予任何干预措施（包括内镜下的气道介入治疗），以观察为主。如果保守治疗无效或患者病情紧急，可以短期应用 CPAP，通过增加肺潮气量和 PEEP 减轻气道塌陷，以保证气道开放，有一定的疗效。上述治疗无效时，应选择外科切除软化的气道或进行气管支气管成形术（trachobronchoplasty），如无外科手术指征，放置气道支架则是维持患者生命的唯一有效方法。气道支架的选择、疗效及并发症见前述。对于复发性多软骨炎导致的气管支气管软化，应同时给予药物治疗，皮质类固醇对早期复发性多软骨炎累及气道的治疗有效并可延缓疾病进展，疾病晚期中心气道塌陷可植入气道支架，合并远端气道塌陷的患者可行气管切开给予呼吸末正压通气以维持气道扩张，提高生存率。综上所述，良性中心气道狭窄支气管镜下处理方式的选择依赖于病因、病情的严重程度、病变类型、疾病分期、患者的一般情况和医师的经验。原发疾病可以治疗的良性气道狭窄，如复发性多软骨炎、肉芽肿性血管炎等，应在充分治疗原发病的基础上，权衡支气管镜介入治疗的必要性。良性中心气道狭窄治疗的目标或终点应着眼于缓解患者的症状，维持患者的生存及提高患者的生活质量，而非追求气道狭窄结构的完全恢复，以免治疗过度导致更严重的并发症和不必要的花费。经支气管镜介入治疗技术具有创伤小，对患者心肺功能的要求低，免除外科手术带来的痛苦和更高风险，已成为良性中心气道狭窄的主要治疗手段。

二、肺结核

针对耐多药结核病（MDR-TB）、广泛耐药结核病（XDR-TB）、耐利福平结核病（RR-TB）等耐药结核病，针对临床慢性纤维空洞型肺结核、空洞型肺结核等重症肺结核病，在新药研发、免疫治疗、中医中药、外科手术等综合治疗基础上，内镜介入治疗正发挥越来越重要作用。

靖秋生等[14]回顾性分析了支气管镜技术抢救肺结核并发气道阻塞的影响因素，为临床救治提供参考。方法2014年7月至2016年6月采用支气管镜技术对87例肺结核并发气道阻塞患者进行了抢救。收集87例患者的年龄、气道堵塞物的性质和堵塞部位、患者抢救前所处体位、支气管镜技术疏通气道所用时长、血氧饱和度（SaO_2）和心率（HR）等数据，采用SPSS 22.0软件分析上述因素对支气管镜技术疏通气道抢救肺结核并发气道阻塞效果的影响，计数资料的比较采用 χ^2 检验，计量资料的比较采用 t 检验，以 $P<0.05$ 为差异有统计学意义。结果：采用支气管镜技术疏通气道实施抢救的87例患者中，77例存活（88.5%）、10例（11.5%）死亡。气道堵塞物分别为脓液［65.5%（57/87）与血凝块34.5%（30/87）；堵塞部位分别为主气管+双侧主支气管堵塞（58.6%，51/87）与左主支气管+右主支气管堵塞（41.4%，36/87），其中主气管+双侧主支气管因脓液50.9%（29/57）与血凝块73.3%（22/30）发生气道堵塞的差异有统计学意义（$\chi^2=4.07$，$P=0.043$）。死亡患者中，<60岁（2.2%，1/45）与≥60岁的患者死亡率（21.4%，9/42）比较，差异有统计学意义（$\chi^2=6.10$，$P=0.013$）；主气管+双侧主支气管因脓液（3.5%，2/57）与血凝块（26.7%，8/80）堵塞的致死因素比较，差异有统计学意义（$\chi^2=8.21$，$P=0.004$）。存活、死亡患者比较：平均年龄［（52.92±21.95）岁对（78.70±18.77）岁］、气道疏通时长［（6.25±2.43）分对（9.60±2.37）分］、健侧卧位［（11.7%，9/77）（50.0%，5/10）、术中HR平均值［（107.38 21.80）次/分对（56.60±18.03）次/分］、术中SaO_2平均值［（91.34±4.05）%对（72.70±17.86）%］比较，差异有统计学意义（$t=3.55$，$P=0.001$；$t=4.11$，$P=0.000$；$t=6.99$，$P=0.008$；$t=7.05$，P=0.000；$t=3.29$，$P=0.009$）。结论：支气管镜技术抢救肺结核并发气道阻塞的成功率高。死亡患者多为年龄较大者、堵塞部位多位于主气管和双侧主支气管、堵塞物多为血凝块、健侧卧位易致患者死亡。

为观察基于CT气道多平面重建（multi-planar reconstruction，MPR）与CT平扫两种方法辅助支气管镜介入治疗空洞性菌阳肺结核患者的近期治疗效果，为临床选择合适的治疗方法提供参考。吴璇等[15]选择2015年2月至2016年2月住院的121例痰菌阳性的空洞性肺结核患者，按抽签法随机分为两组，传统治疗组62例（最终48例完成疗程），采用CT平扫后行纤维支气管镜肺结核空洞介入治疗；MPR治疗组59例（最终48例完成疗程），采用64层螺旋CT气道MPR技术定位后行纤维支气管镜肺结核空洞介入治疗。观察治疗1个月和3个月后患者的痰菌阴转率、空洞治疗有效率及病灶播散情况。两组数据采用SPSS 18.0统计软件进行统计学处理，率的比较采用卡方检验，以 $P<0.05$ 为差异有统计学意义。结果：①两组治疗1个月和3个月后，MPR治疗组痰菌阴转率均高于传统治疗组，阴转率分别为56.3%（27/48）和35.4%（17/48）；91.7%（44/48）和75.0%（36/48），两组比较差异有统计学意义（$\chi^2=4.20$，$P<0.05$；$\chi^2=4.80$，$P<0.05$）；②两组治疗1个月和3个月后，MPR治疗组空洞治疗有效率均高于传统治疗组，有效率分别为45.8%（22/48）和20.8%（10/48）；83.3%

(40/48)和60.4%(29/48),两组比较差异有统计学意义($\chi^2=6.75,P<0.05$;$\chi^2=6.24,P<0.05$);③传统治疗组的病灶播散发生率高于MPR治疗组,两组播散发生率分别为33.3%(16/48)和14.6%(7/48),差异有统计学意义($\chi^2=4.63,P<0.05$)。结论:经MPR定位后行纤维支气管镜介入治疗空洞性菌阳肺结核可以提高患者的痰菌阴转率及空洞治疗有效率,同时降低了病灶的播散发生率,是一种空洞性肺结核治疗的可靠方法。

为探讨经纤维支气管镜(简称"纤支镜")局部灌注给药治疗空洞性肺结核的临床价值。赖宏智等[16]选取2011年1月至2014年12月收治的172例确诊为初治空洞性肺结核的患者,采用随机数字表法分为对照组[采用常规抗结核(2HRZE/4H RE)治疗方案]和观察组(在对照组治疗方案基础上加用纤支镜引导局部灌注抗结核药物进行介入治疗)各86例。观察组因1例患者皮肤试验对对比剂过敏和3例门诊治疗失联而退组,对照组因2例资料不全和2例门诊治疗失联而退组,两组最终完成疗程患者均为82例。采用χ^2检验比较分析两组患者治疗第1、2、6个月末的结核病灶吸收率、空洞缩小率、痰结核分枝杆菌(MTB)阴转率,以$P<0.05$为差异有统计学意义。结果发现,治疗第1个月末,观察组与对照组的病灶吸收率、空洞缩小率、痰MTB阴转率分别为[61.0%(50/82),43.9%o(36/82)]、[36.6%(30/82),14.6%(12/82)]、[79.3%(65/82),61.0%(50/82)],差异均有统计学意义($\chi^2=4.79,P=0.035$;$\chi^2=40.71,P<0.001$;$\chi^2=5.04,P=0.026$);治疗第2个月末,观察组与对照组上述指标分别为[70.7%(58/82),56.1%(46/82)]、[50.0%(41/82),24.4%(20/82)]、[85.4%(70/82),65.9%(54/82)],差异均有统计学意义($\chi^2=3.85,P=0.048$;$\chi^2=43.64,P<0.001$;$\chi^2=8.47,P=0.006$);治疗第6个月末,观察组与对照组上述指标分别为[85.4%(70/82),70.7%(58/82)]、[74.4%o(61/82),42.7%(35/82)]、[93.9%(77/82),82.9%(68/82)],差异均有统计学意义($\chi^2=5.12,P=0.026$;$\chi^2=38.31,P<0.001$;$\chi^2=4.82,P=0.027$)。结论:空洞性结核病辅以纤支镜局部灌注给药治疗的疗效明显优于单纯化疗,有助于病灶吸收和空洞缩小、痰菌阴转,值得在临床上应用。

肖阳宝等[17]采用子弹头型覆膜支架封堵术成功治疗结核性毁损肺并咯血1例。结核性毁损肺继发于肺结核,影像学表现为病变肺多发空洞、支气管扩张,空洞中多伴有曲菌球生长。咯血是结核性毁损肺的常见临床表现,部分患者出现致命性大咯血。治疗咯血有多种方法,包括药物保守治疗、血管栓塞、支气管内填塞、外科手术等。支气管支架封堵术在肺癌等恶性病变的咯血救治中,应用较为成熟,但在结核性毁损肺并发咯血中用少见。该患者左主支气管子弹头型镍钛合金覆膜支架封堵术治疗,成功阻止咯血,防止大咯血导致窒息,保证了患者右侧肺的通气功能,提高了患者的生存质量。

为探讨胸腔镜下肺切除术治疗耐药肺结核的可行性及安全性,汤中文等[18]回顾性分析自2010年1月至2014年1月胸外科手术治疗的39例耐药肺结核患者。依据手术方式分为常规开胸肺切除术组(开胸组)24例,胸腔镜肺切除术组(胸腔镜组)15例,比较两组手术时间、术中出血量、术后疼痛评分、术后带管天数、住院天数及术后并发症等。结果显示:39例患者均顺利完成手术。开胸组与胸腔镜组的手术时间分别为(217.8±36.7)分、(112.3±37.6)分,差异有统计学意义($t=8.65,P=0.000$);术中出血量(482.4±139.6)ml、(213.2±95.3)ml,差异有统计学意义($t=6.56,P=0.000$);术后疼痛评分分别为(7.32±1.14)分、(4.08±1.04)分,差异有统计学意义($t=6.01,P=0.000$);术后带管时间分别为(9.0±7.3)天、(8.0±4.9)天,差异无统计学意义($t=0.47,P=0.643$);住院天数分别为(14.8±5.1)天、

(13.9±4.2)天,差异无统计学意义(t=0.57,P=0.571);术后90d开胸组及胸腔镜组痰菌阴转率分别为95.8%(23/24)及100.0%(15/15),差异无统计学意义(Fisher精确概率,P=1.000)。两组患者均无支气管胸膜瘘出现。术后随访12~48个月,未见手术相关的死亡。结论:胸腔镜肺切除术治疗耐药肺结核病患者安全可靠,优于常规开胸手术。

张运曾等[19]撰文综述了电视辅助胸腔镜手术在肺结核治疗中的应用现状及进展。外科治疗是治愈结核病的重要手段,随着临床医生诊断和治疗的规范化和腔镜器械的不断更新,电视辅助胸腔镜手术(VATS)对肺结核的外科治疗进入了一个新阶段,从最初的胸腔镜下人工气胸萎陷术、肺胸膜活检术,到目前的胸腔镜下肺楔形切除术、肺叶切除术,以及全肺切除术、复合肺切除术等均取得了较大发展。与传统开胸手术相比,由于VATS可以降低术后急性疼痛,对肺功能影响小,术后并发症少,术后住院时间相应缩短等,使更多的肺结核患者接受了外科治疗胸腔镜肺叶切除术是治疗肺结核的一种有效、微创的方法。较大范围的致密粘连,血管钙化的淋巴结及粘连的条索等依然是肺结核切除术中的难点。无论是在传统开胸手术还是VATS下处理,随着技术和器械的不断成熟,VATS将更多地应用于肺部良性疾病的治疗。

探讨单孔胸腔镜肺叶切除术在肺结核患者中的应用价值,车勇等[20]选择2014年1月至2017年1月新疆维吾尔自治区胸科医院胸外科中心进行单孔胸腔镜肺叶切除术治疗的肺结核患者46例进行回顾性分析。所有患者均以2005年中华医学会颁布的《临床技术操作规范结核病分册》为诊断依据确诊,其中经过规范抗结核药物治疗失败28例(60.9%)咯血急诊手术8例(17.4%)疑似肺癌10例(21.7%)。结果发现,46例均在单孔胸腔镜下完成,其中44例行肺叶切除术,2例行肺段切除术;术中3例中转开胸;手术标本病理检查均诊断为肺结核。本组患者术中平均失血量为(242.6±19.1)ml(20~1000ml);平均手术时间为157.8±59.8(60~300)分钟;术后平均带管时间3.6±1.4(2~8)天;术后平均住院时间15.7±5.5(7~31)天。患者术后恢复良好均未发生严重并发症无一例患者死亡。结论:只要掌握单孔胸腔镜技术要领,单孔电视胸腔镜技术对于符合手术适应证的肺结核患者同样是安全可行的。

周逸鸣等[21]回顾性分析7年来经电视胸腔镜行肺切除术治疗肺结核患者的经验。通过胸腔镜手术完整切除肺部病灶、最后被证实为肺结核的患者815例。其中111例患者术前明确诊断为肺结核,并经过正规抗结核药物治疗而不能耐受或者治疗效果不佳的局限性病灶;其余704例患者为以孤立性肺结节为表现,术前怀疑恶性肿瘤而进行手术。所有患者术后由结核内科医师制定抗结核药物治疗方案,让患者坚持服药,并且进行随访,随访时间11~60个月,平均(32±14)个月。结果:肺叶切除术383例,楔形切除术326例,肺段切除术86例,扩大肺叶切除术20例。所有患者无围术期死亡;54例患者(6.6%)中转开胸;近期发生主要并发症包括持续性肺瘘、余肺感染、支气管胸膜瘘、肺动脉栓塞,以及剖胸止血共65例,并发症发生率为8.0%;798例患者在随访期间无复发,治愈率为97.9%(798/815)。结论:胸腔镜肺切除术治疗肺结核是一个安全有效的方法。

车勇等[22]对肺结核患者采用不同电视辅助胸腔镜手术(VATS)术式的临床及疗效进行客观回顾性分析。实施VATS治疗的299例肺结核患者的临床资料。其中,134例行肺叶、肺段或全肺切除术(简称“A组”),A组患者均确诊肺结核,111例经6个月以上规范抗结核药物治疗后,效果不佳,病灶局限单侧一肺叶内,23例大咯血患者经过药物及栓塞治疗无法止血;96 例行肺部分切除术(简称“B 组”),B 组患者中 82 例为术前临床影像学诊断为肺结核球患者,结核球直径>2.5cm、<5cm,经过规范药物治疗 6 个月以上后,疗效不佳,14 例术前疑似肺部肿瘤;69 例行胸膜剥脱术(简称“C 组”),均诊断为结核性胸膜炎,置管引流失败或无法置管引流,胸部 CT 扫描提示胸膜增厚,形成包裹性胸膜炎。结果:299 例实施 VATS 的患者中,A 组手术平均时间(175.6±63.8)分,术中平均出血量(415.9±515.7)ml,中转开胸 12 例(9.0%,12/134),术后平均胸管留置时间(3.2±1.5)天,发生并发症 10 例(7.5%,10/134)。B 组患者手术平均时间(78.6±40.8)分,平均出血量(62.5±107.2)ml,中转开胸 2 例(2.1%,2/96),术后平均胸管留置时间(3.3±1.5)天,发生并发症 3 例(3.1%,3/96)。C 组患者手术平均时间(103.0±53.4)分,平均出血量(169.5±174.2)ml,中转开胸 4 例(5.8%,4/69),术后平均胸管留置时间(3.0 0.8)天。3 组患者平均随访 20 个月,A 组中远期并发症有 1 例,是大咯血患者急诊行肺叶切除术,术后 1 个月出现结核播散,并发现耐药感染,根据药物敏感性试验结果调整治疗 2 个月后病灶吸收,B 组与 C 组无远期并发症发生。结论:对于符合上述不同手术方式适应证的肺结核患者,VATS 治疗是安全、可行并且疗效肯定的选择。

王成等[23]为探讨胸腔镜辅助小切口在结核性毁损肺叶切除术中的经验及疗效。回顾性分析了 2007 年 1 月至 2012 年 12 月采用胸腔镜辅助小切口施行结核性毁损肺叶切除术治疗的 67 例患者的临床资料。其中男 38 例,女 29 例;年龄 26~68 岁,平均(43.0±5.3)岁;病史 2~17(6.0±2.4)年。重点对患者术中情况、术后并发症处理,以及治疗转归进行总结。结果:全组患者无围术期死亡,67 例患者均经一次手术治愈。1 例患者术后 7 小时出现偏瘫症状,经过检查考虑为脑血管痉挛,重症加强护理病房(ICU)严密观察 12 小时后症状逐渐消失;9 例出现不同程度的心律失常,均经对症处理治愈;7 例发生迁延性肺漏气,经过继续胸腔闭式引流后治愈;6 例切口愈合不良,4 例经过换药护理治愈,2 例换药过程中发现有脓液及干酪样物质,经过敞开彻底清理后逐渐愈合。2 例患者偶有血丝痰,经过胸部 CT 扫描及纤维支气管镜检查,均未发现异常,仍在随访中;1 例行右肺上叶切除术患者,术后 13 个月劳累后再次出现咳嗽、咳痰症状,痰抗酸杆菌培养检测到结核分枝杆菌,胸部 CT 扫描显示系中叶术前稳定病灶复燃,经过调整化疗方案治疗 6 个月后痰菌阴转,胸部 CT 扫描显示中叶病变硬化、趋于稳定好转状态,目前仍在密切随访中。结论:胸腔镜辅助小切口行结核性毁损肺叶切除术,在确保疗效的前提下,较好地平衡了微创、效率和安全性,在结核性毁损肺的外科治疗中是可选择的一种较为合理的手术方式。

三、胸膜病变

结核性胸膜病变包括结核性渗出性胸膜炎、结核性包裹性胸膜炎、结核性脓胸及结核性支气管胸膜瘘等,结核性包裹性胸膜炎、结核性脓胸及结核性支气管胸膜瘘的治疗仍是临床医务工作者所面临的难题,胸腔镜治疗为解决上述难题提了帮助。

张运曾等[24]撰文综述了电视辅助胸腔镜手术在结核性脓胸治疗中的应用及进展。外科治疗是治愈结核性脓胸的重要手段。一般认为纤维素期脓胸(Ⅰ期)是公认的电视辅助胸腔镜手术(VATS)治疗的最佳适应证;对于有明确纤维板形成的脓胸曾被认为是胸腔镜手术的禁忌,近年来随着胸腔镜技术的日益成熟,已经有少量报道将胸腔镜技术用于脓胸的纤维板剥脱术,一些绝对的禁忌在逐渐被打破。与传统开胸手术相比较,其在手术创伤、术中出血量、术后疼痛、引流管带管时间、住院时间、术后并发症等方面有较大优势，尤其对老年患者和肺功能不佳者意义更大。胸腔镜辅助小切口胸膜纤维板剥脱术可以优化结核性脓胸患者的手术治疗过程。胸腔镜下胸膜剥脱手术操作难度较高，有潜在风险，需要术者有熟练的解剖知识和丰富的内镜操作经验，需要较长的学习曲线和基于大量患者的反复练习摸索。我们必须严格地选择合适的患者进行 VATS 治疗。

为探讨在单操作孔胸腔镜下以逆行胸膜剥脱术的方式治疗结核性局限性包裹性脓胸的可行性，李建行等[25]选择 2015 年 1 月至 2016 年 6 月，共 35 例结核性局限性包裹性脓胸患者行单操作孔胸腔镜胸膜纤维板逆行剥脱术。统计分析术中出血量、手术时间、术后引流管留置时间、手术前后肺功能变化等指标。结果：患者均在全胸腔镜下一期成功完成手术，手术切口长度平均(4.71±0.80)cm，手术时间平均(164.20±28.01)分钟，术中出血量平均(298.97±74.24)ml；切口全部一期愈合，住院时间平均(15.80±4.28)天。手术前与术后 1 个月肺功能用力肺活量(FVC)[(2.35±0.27)L、(3.36±0.20)L]、第 1 秒用力肺活量(FEV_1)[(2.13±0.20)L、(3.04±0.17)L]、肺总量(TLC)[(4.99±0.70)L、(5.51±0.51)L]差异均有统计学意义(t 值分别为 17.68、3.43、25.53，P 值均<0.05)，说明治疗后较治疗前患者肺功能得到了明显改善。本组患者术后经 6 个月随访，未发现结核病复发患者。结论：单操作孔胸腔镜下逆行胸膜剥脱术治疗结核性局限性包裹性脓胸能达到彻底清除病灶、减少术中出血、减小切口损伤、提高术后肺功能的目的。

为对比分析普通开胸手术及胸腔镜手术治疗结核性脓胸的疗效，并总结临床经验以供参考。徐宁等[26]回顾性分析 2015 年 3 月至 2016 年 3 月住院行手术治疗的 67 例结核性脓胸患者，依据纳入、排除标准及手术方式共计纳入 40 例患者，包括行开胸手术者 20 例(简称“开胸组”)和行电视胸腔镜手术者 20 例(简称“胸腔镜组”)，统计两组患者的手术时间、术中出血量、术后引流量、拔管时间、术后镇痛药物哌替啶使用量、住院时间及术后 9 个月影像学及肺功能检查结果，比较两组患者的近期和远期疗效，采用 SPSS 22.0 软件进行对比分析，计量资料的比较采用 t 检验，计数资料(例数少于 40 例)的比较则采用 Fisher 确切概率法检验，以 $P<0.05$ 为差异有统计学意义。结果发现，开胸组与胸腔镜组比较，患者术中出血量分别为(295.51±41.48)ml、(228.45±32.48)ml；术后 3d 引流量分别为(762.43±58.56)ml、(689.61±41.29)ml；拔管时间分别为(8.74±1.92)天、(5.26±1.37)天；术后镇痛药物哌替啶的使用量分别为(21.22±2.13)mg，(13.72±1.43)mg；术后住院时间分别为(19.57±3.13)天、(12.15±2.26)天；差异均有统计学意义(t=5.69、4.54、6.60、13.07、8.60，P 值均<0.01)。但是，两组患者的手术时间[分别为(86.12±11.02)分钟、(82.79±13.96)分钟基本一致，差异无统计学意义(t=0.84，P>0.05)。术后 9 个月两组患者均无死亡，影像学复查均无胸膜腔积液形成、肺复张良好。术后对开胸组与胸腔镜组患者进行肺功能检查，用力肺活量(FVC)分别为(4.07±0.23)L、(4.11±0.27)L；第一秒用力肺活量(FEV_1)分别为(3.57±0.58)L、(3.63±0.69)L；肺总量(TLC)分别为(5.83±0.57)L、(5.78±0.46)L，均较两组患者术前[(2.65±0.11)L、(2.71±0.13)L；(2.17±0.28)L、(2.05±0.32)L；(5.22±0.43)L、(5.14±0.39)L]有明显改善，差异均有统计学意义(t=24.91、20.89、9.72、9.29、3.82、4.75，P 值均<0.01)。结论：电视胸腔镜相对于开胸手术治疗结核性脓胸，其创伤小、疗程短、愈合快，肺功能改善疗效确切，有利于患者的康复。但临床实践中，不能盲目追求微创，要针对患者个体化病情，合理选择手术时机与手术方式。

范明等[27]对 2015 年 1 月至 2015 年 8 月收治的，经临床确诊的 38 例早期结核性包裹性脓胸患者，行胸腔镜胸膜腔廓清术后置管胸膜腔内注药，方法为“异烟肼 0.3g+阿米卡星 0.4g”与“生理盐水 100ml+尿激酶 25 万 U”隔日交替冲洗治疗。并对此类患者的手术适应证及本组 38 例患者的相关手术情况进行分析，结果显示，38 例患者全组手术过程顺利，无切口感染。术后均顺利拔管，复查均无再发包裹性胸腔积液，术后胸腔内残腔形成 6 例。术后随访 1~1.5 年，均未复发。无胸腔内感染，胸膜瘘等不良反应。说明：对于早期包裹性结核性脓胸患者，胸腔镜胸膜腔廓清术联合置管胸腔内注药冲洗的临床治疗效果确切。

探讨电视辅助胸腔镜手术治疗局限性结核性脓胸的可行性，周密等[28]选择 2013 年 1 月至 2016 年 12 月对 31 例局限性结核性脓胸患者行 VATS，对本组患者行局限性结核性脓胸清除及纤维板剥离术的临床资料进行分析，对临床疗效进行评价。结果发现，31 例患者 VATS 均顺利完成，手术持续时间（2.5±1.1）h，术中出血量（275±97）ml，术后 10~12 天出院。术后第 1、3、6 个月 CT 扫描复查，显示残腔逐渐消失，肺膨胀良好。随访至 2017 年 4 月（最短 4 个月，最长 3 年）均无结核感染播散及复发。结论：VATS 治疗局限性结核性脓胸疗效较好，安全可靠。

为探讨肺结核并发支气管胸膜瘘的诊断与治疗，蒋良双等[29]采用回顾性分析法 2008 年 1 月至 2015 年 12 月期间收治的 59 例肺结核并发支气管胸膜瘘患者的临床资料进行分析总结，59 例中在院外因肺结核行手术治疗后出现支气管胸膜瘘 16 例；43 例因患肺结核发生支气管胸膜瘘，包括 19 例结核性肺毁损并发支气管胸膜瘘（4 例并发曲霉菌感染），14 例结核性脓气胸并发支气管胸膜瘘，10 例结核性肺毁损伴结核性脓胸并发支气管胸膜瘘。所有患者均由结核内科专家组调整抗结核药物治疗方案，院外 16 例进行正规抗结核药物治疗及通畅引流，有 2 例进行了手术治疗；本院 43 例肺结核并发支气管胸膜瘘患者，均接受手术治疗。结果：院外 16 例患者经过保守治疗 3 个月后 13 例痊愈；未愈的 3 例中 2 例行开胸瘘口修补术；1 例治愈；1 例 2 周后再次出现支气管胸膜瘘，在术后 51d 死于全身衰竭；1 例拒绝手术 9 于 2 个月后再次调整抗结核药物治疗方案后失访；43 例肺结核并发支气管胸膜瘘患者给予手术治疗；术后 2 例在 6 个月自行停药 9 分别在术后第 7、9 个月支气管胸膜瘘复发，肺结核播散，经过我院结核内科专家组调整抗结核药物治疗方案及通畅引流后 3 个月自行愈合；59 例患者中除 1 例失访，1 例死于全身衰竭；其余 57 例患者均随访 1~8 年未再发支气管胸膜瘘；所有患者均坚持抗结核药物治疗足疗程（最长的达 30 个月），并发曲霉菌感染者，术后即给予伏立康唑治疗 4~8 周。结论：肺结核并发支气管胸膜瘘手术治疗加术后规范化抗结核药物治疗的效果良好。

朱建坤等[30]报道了收治的 1 例结核性支气管食管瘘患者的临床表现，以及辅助检查、诊治过程、随访等病历资料，并结合文献进行回顾性分析。该患者因“间断发热 4 个月，胸骨后疼痛 2 个月，进食呛咳 4 天”入院。经胸部 CT、气管镜及胃镜检查确诊为结核性支气管食管瘘。经抗结核药物治疗、食管支架植入并行气管镜下注药、冻融等治疗，患者支气管食管瘘瘘口愈合。通过文献复习认为结核性支气管食管瘘临床罕见，经胸部 CT、气管镜及胃镜等检查可明确诊断，进行积极的抗结核药物治疗及内镜下食管支架植入、局部注药、冻融等联合治疗有助于瘘口愈合。

支气管残端胸腔瘘（BPF）是肺叶切除后少见的一种并发症，尤其是肺结核术后常见并发症，随着医疗器械及介入诊疗技术的发展，封堵 BPF 的手段越来越多。既往主要用 L 形或

Y 形支架治疗 BPF，但对于瘘口较大的患者，疗效欠佳，且支架置入后并发症较多。王洪武等[31]等报道采用用房间隔封堵器封堵 2 例 BPF，取得非常好的疗效。房间隔封堵器简介：该装置以镍钛记忆合金丝编制成自膨胀双盘状结构，双盘中间通过腰部连接。封堵器规格为 4~44 号，相应的腰部直径是 4~44mm。前盘大，后盘小，相应地每增加 1 个规格，大小盘直径均增加 1mm。同时，也有相应规格的鞘管置放封堵器（出厂时封堵器已消毒好储纳在鞘管内）。当封堵器腰部放置于瘘口或缺损位置，外周可留 4~7mm 与周围组织固定。钛网内有多聚乙酯薄膜，有助于封闭及组织在封堵器表面生长。本组 2 例患者均应用 A08 号封堵器，其腰部直径是 8mm。大盘直径 20mm，小盘直径 16mm，输送鞘 7F。术前经医院伦理委员会通过，并经患者本人及家属同意。先心病封堵装置包括房间隔封堵器、室间隔封堵器及血管塞等，主要用于封闭心脏房/室间隔缺损或动脉导管未闭。2007 年始应用于 BPF 的治疗，目前主要用于封堵主干型 BPF，短期效果立竿见影。至今随访时间最长的病例为 2 年，未见明显长期不良反应。Fruchter 等治疗 31 例主干型 BPF 的患者，经支气管镜置入房间隔封堵装置 Amplatzer（AD）和 Amplatzer 血管塞（AVP）后，96%的患者支气管胸膜瘘相关症状立即缓解。本组 1 例为主干型 BPF（病程 3 年），1 例为右上 BPF 2 个月，术前均行多种治疗方法未果。瘘口均为 6mm，2 例均放置 A08（8mm）房间隔缺损封堵器，第 1 例为完全封堵，第 2 例为部分封堵（1 个月后亦完全封堵）。封堵效果与瘘口位置、封堵器的选择明显有关。瘘口支气管残端较长、口型较圆整，封闭效果较好。房间隔缺损封堵器双盘之间的腰部要比瘘口大 1~2mm，封闭效果会更彻底。值得注意的是，先心病封堵装置治疗呼吸道瘘为超说明书使用，需充分评估病情及瘘道情况，术前得到患者及家属的充分理解同意，其长期疗效及并发症报道较少，故临床使用需谨慎。

（丁卫民　付亮　蔡青山　杜建　唐神结）

参考文献

1. 杨守峰，苏菲菲，张抱一，等.电子纤维支气管镜下球囊扩张术治疗结核性支气管狭窄（附 52 例临床分析）.中国防痨杂志，2017，39（3）：309-311.
2. 江瑾玥，郭述良，李一诗.经支气管冷冻肺活检术进展.中华结核和呼吸杂志，2017，40（8）：619-622.
3. 叶民，林晓晓，陈成水.经支气管镜激光治疗在气道病变中的应用.国际呼吸杂志，2017，37（7）：516-519.
4. 程渊，章巍，张红，等.经支气管镜钬激光碎石在支气管结石患者治疗中的应用.中华结核和呼吸杂志，2016，40（1）：29-33.
5. 周子青，陈愉，钟长镐，等.硅酮支架治疗气管支气管结核所致气道狭窄的效果分析（附 17 例总结）.中国防痨杂志，2017，39（3）：226-230.
6. 王婷，张杰，王娟，等.不同直径自扩式金属裸支架置入后对犬气管的影响.中华结核和呼吸杂志，2016，39（12）：953-957.
7. 牛津牧，张杰.生物可降解气道支架的研究进展.中华结核和呼吸杂志，2017，40（10）：777-779.
8. 肖阳宝，席钊，罗林紫，等.冷冻联合局部药物灌注治疗淋巴结瘘型气管支气管结核的结果分析.中国防痨杂志，2017，39（3）：256-259.
9. 陈敏，薄丽艳，王琰，等.支气管镜介入技术治疗结核性瘢痕性中心气道狭窄的对照研究.国际呼吸杂志，2017，37（8）：590-593.
10. 王洪武，张楠，周云芝，等.207 例气管切开/气管插管后良性气道狭窄的疗效分析.国际呼吸杂志，2017，

37(8):595-560.
11. 张杰.硬质支气管镜的复兴与应用.中华结核和呼吸杂志,2017,40(6):403-405.
12. 王洪武,李冬妹,张楠,等.2426 例次硬质气管镜的临床应用.国际呼吸杂志,7(3):194-197.
13. 中华医学会呼吸病学分会.良性中心气道狭窄经支气管镜介入诊治专家共识.中华结核和呼吸杂志,2017,40(6):408-418.
14. 靖秋生,胡智敏,吴鸣镝,等.支气管镜技术抢救肺结核并发气道阻塞的影响因素分析.中国防痨杂志,2017,39(3):247-251.
15. 吴璇,徐阳,周婕,等.两种 CT 成像技术辅助支气管镜介入治疗空洞性菌阳肺结核患者的对比研究.中国防痨杂志,2017,39(3):231-237.
16. 赖宏智,李史来,陈伟生,等.经纤维支气管镜局部灌注抗结核药物辅助治疗空洞性肺结核的临床观察.中国防痨杂志,2017,39(3):252-255.
17. 肖阳宝,罗莉,席钊,等.子弹头型覆膜支架治疗结核性毁损肺并咯血一例.中国防痨杂志,2017,39(3):322-324.
18. 汤中文,倪正义,周密,等.胸腔镜肺切除术治疗耐药肺结核的疗效分析.中国防痨杂志,2017,39(3):464-467.
19. 张运曾,金锋,王成.电视辅助胸腔镜手术在肺结核治疗中的应用现状及进展.中国防痨杂志,2017,39(9):1010-1013.
20. 车用,常炜,刘志刚.单孔胸腔镜技术在肺结核手术肺叶切除术中的应用.中国防痨杂志,2017,39(5):950-953.
21. 周逸鸣,张雷,宋楠,等.电视胸腔镜肺切除术治疗肺结核 815 例分析.中国防痨杂志,2017,39(5):448-451.
22. 车勇,常炜,刘志刚,等.肺结核患者采用不同电视辅助胸腔镜术式的临床及疗效分析.中国防痨杂志,2017,39(5):468-473.
23. 王成,张运曾,金锋.胸腔镜辅助小切口在结核性毁损肺叶切除术中的应用.中国防痨杂志,2017,39(5):445-447.
24. 张运曾,金锋,王成.电视辅助胸腔镜手术在结核性脓胸治疗中的应用及进展.中国防痨杂志,2017,39(5):525-528.
25. 李建行,冯军鹏,秦学博.单操作孔胸腔镜逆行胸膜剥脱术治疗结核性局限性包裹性脓胸.中国防痨杂志,2017,39(5):473-475.
26. 徐宁,汤磊,朱峰,等.电视胸腔镜手术治疗结核性脓胸的临床疗效分析.中国防痨杂志,2017,39(5):459-463.
27. 范明,王永利,钱佳音.胸腔镜手术后置管冲洗治疗早期结核性包裹性脓胸 38 例分析.中国防痨杂志,2017,39(2):209-212.
28. 周密,杨智峰,许俊,等.电视辅助胸腔镜手术治疗局限性结核性脓胸 31 例.中国防痨杂志,2017,39(5):452-454.
29. 蒋良双,吴邦贵,龚胜,等.肺结核并发支气管胸膜瘘的诊治探讨.中国防痨杂志,2017,39(9):935-939.
30. 朱建坤,乔高锋,王成,等.结核性支气管食管瘘一例并文献复习.中国防痨杂志,2017,39(9):1019-1021.
31. 王洪武,张楠,李冬妹,等.房间隔封堵器治疗支气管残端胸腔瘘二例效果分析.中华结核和呼吸杂志,2017,40(4):314-315.

第十章　结核病的外科治疗

摘要:近1年来,结核病外科治疗取得了较大进展。在肺结核、胸膜结核、脊柱结核、淋巴结结核、结核性脑膜炎、喉结核、胰腺结核等的治疗方面外科手术发挥着重要作用,提高了治疗效果和生命质量,减少了病人的痛苦。在肺结核和肺外结核手术适应证和手术方式方面也进行了广泛而又深入的探讨,为进一步修订结核病外科治疗相关专家共识提供了重要依据。

关键词:结核病;外科;手术;结核,肺;胸膜结核;脊柱结核;淋巴结结核;结核性脑膜炎;喉结核;胰腺结核

目前中国的结核病患者数量在全球22个结核高负担国家中位列第三,结核病疫情仍严峻,但应对措施有限。由于诊断延迟、药物短缺、管理不足等原因,我国重症结核病患者比例较高,其中需要外科干预的患者数量也很多。根据国内文献报道,2%~5%患者需要接受外科治疗。外科治疗不是结核病的常规治疗手段,手术目的是使痰菌转阴,症状减轻或消除,改善患者术后生活质量,及有效预防并发症。近1年来,结核病外科治疗方面取得了较大进展。

一、肺结核及胸膜结核的外科治疗

(一)手术适应证及手术方式的选择

越来越多的研究资料表明在肺结核中谨慎地使用外科干预切除局限性病灶,减轻细菌负荷,有利于患者的治疗结局。同时,采用微创手术,如外科胸腔镜切除毁损肺组织辅助治疗结核病也取得了良好的治疗效果。2017年6月15~18日,首届结核外科建设与手术适应证研讨会在京胜利召开,金锋[1]发表论文"坚定不移地推进肺结核手术适应证的修订",作者认为外科手术的目的是消灭传染源、治疗肺结核并发症。肺结核外科手术适应证包括:确定手术指征、手术方式、手术时机、术后化疗的疗程。作者认为制定或修订符合中国国情的肺结核外科手术适应证势在必行。

王成等[2]回顾性分析了2007年1月至2012年12月采用胸腔镜辅助小切口施行结核性毁损肺叶切除术治疗的67例患者的临床资料,探讨胸腔镜辅助小切口在结核性毁损肺叶切除术中的经验及疗效。研究对象包括男38例,女29例;年龄26~68(43.0±5.3)岁;病史2~17(6.0±2.4)年。重点对患者术中情况、术后并发症处理,以及治疗转归进行总结。研究结果表明:全组患者无围术期死亡,67例患者均经一次手术治愈。1例患者术后7小时出现偏瘫症状,经过检查考虑为脑血管痉挛,重症加强护理病房(ICU)严密观察12小时后症状逐渐消失;9例出现不同程度的心律失常,均经对症处理治愈;7例发生迁延性肺漏气,经过继续胸腔闭式引流后治愈;6例切口愈合不良,4例经过换药护理治愈,2例换药过程中发现有脓液及干酪样物质,经过敞开彻底清理后逐渐愈合。2例患者偶有血丝痰,经过胸部CT扫描及纤维支气管镜检查,均未发现异常,仍在随访中;1例行右肺上叶切除术患者,术后13个

月劳累后再次出现咳嗽、咳痰症状,痰抗酸杆菌培养检测到结核分枝杆菌,胸部 CT 扫描显示系中叶术前稳定病灶复燃,经过调整化疗方案治疗 6 个月后痰菌阴转,胸部 CT 扫描显示中叶病变硬化、趋于稳定好转状态,目前仍在密切随访中。作者认为胸腔镜辅助小切口行结核性毁损肺叶切除术,在确保疗效的前提下,较好地平衡了微创、效率和安全性,在结核性毁损肺的外科治疗中是可选择的一种较为合理的手术方式。

姜友定等[3]回顾性分析 2009 年 1 月至 2016 年 3 月广州市胸科医院 39 例耐多药肺结核患者的临床资料和随诊结果,探讨耐多药肺结核的手术治疗时机。研究对象手术前接受了 2~24 个月的化疗,化疗强化期末(8 个月末)、中期考核(12 个月末)和总疗程结束时(24 个月末)的患者分别为 19 例、9 例和 11 例;耐多药、广泛耐药患者分别为 21 例和 18 例;病灶范围≤1 个肺叶和>1 个肺叶的患者分别为 17 例和 22 例。分析耐多药肺结核患者的手术治愈率、并发症发生率,以及不同术前化疗时间、不同耐药种类、不同病灶范围患者的治愈率。结果提示:39 例患者的手术治愈率和成功率均为 89.7%(35/39),失败率为 10.3%(4/39);手术并发症发生率为 20.5%(8/39),包括支气管胸膜瘘(10.3%,4/39)、胸腔感染(5.1%,2/39)、内出血(2.6%,1/39)和伤口感染(2.6%,1/39);术前化疗时间 0~7 个月、8~11 个月、12~24 个月的患者的治愈比分别为 18/19、8/9、9/11,三组差异无统计学意义;耐多药、广泛耐药患者的治愈率分别为 100.0%(21/21)、77.8%(14/18),差异有统计学意义(χ^2=5.20,P=0.037). 病灶范围≤1 个肺叶和>1 个肺叶的患者的手术治愈率分别为 94.1%(16/17)、86.4%(19/22),差异无统计学意义(χ^2=0.63,P=0.429);手术并发症发生率分别为 5.9%(1/17)、31.8%(7/22),差异有统计学意义(χ^2=4.58,P=0.032)。作者认为耐多药肺结核患者的手术治愈率不会随着术前化疗时间的延长而提高,建议术前进行规则化疗 8 个月后、广泛耐药肺结核发生之前、病灶范围≤1 个肺叶时,积极进行手术治疗。

车勇等[4]回顾分析新疆维吾尔自治区胸科医院胸外中心 2009 年 9 月至 2016 年 2 月实施 VATS 治疗的 299 例肺结核患者的临床资料,对肺结核患者采用不同电视辅助胸腔镜手术(video-assisted thoracoscopic surgery,VATS)术式的临床及疗效进行分析。研究对象中 134 例行肺叶、肺段或全肺切除术(简称“A 组”),A 组患者均确诊肺结核,111 例经 6 个月以上规范抗结核药物治疗后,效果不佳,病灶局限单侧一肺叶内,23 例大咯血患者经过药物及栓塞治疗无法止血;96 例行肺部分切除术(简称“B 组”),B 组患者中 82 例为术前临床影像学诊断为肺结核球患者,结核球直径>2.5cm、≤5cm,经过规范药物治疗 6 个月以上后,疗效不佳,14 例术前疑似肺部肿瘤;69 例行胸膜剥脱术(简称“C 组”),均诊断为结核性胸膜炎,置管引流失败或无法置管引流,胸部 CT 扫描提示胸膜增厚,形成包裹性胸膜炎。结果发现:299 例实施 VATS 的患者中,A 组手术平均时间(175.6±63.8)分,术中平均出血量(415.9±515.7)ml,中转开胸 12 例(9.0%,12/134),术后平均胸管留置时间(3.2±1.5)天,发生并发症 10 例(7.5014,10/134)。B 组患者手术平均时间(78.6±40.8)分,平均出血量(62.5±107.2)ml,中转开胸 2 例(2.1%,2/96),术后平均胸管留置时间(3.3±1.5)d,发生并发症 3 例(3.1%,3/96)。C 组患者手术平均时间(103.0±53.4)分,平均出血量(169.5±174.2)ml,中转开胸 4 例(5.8%,4/69),术后平均胸管留置时间(3.0±0.8)d。3 组患者平均随访 20 个月,A 组中远期并发症有 1 例,是大咯血患者急诊行肺叶切除术,术后 1 个月出现结核播散,并发现耐药感染,根据药物敏感性试验结果调整治疗 2 个月后病灶吸收,B 组与 C 组无远期并发症发生。作者在结论中认为对于符合上述不同手术方式适应证的肺结核患者,VATS 治

疗是安全、可行并且疗效肯定的选择

（二）肺结核术后并发症

肺结核术后的并发症一直是制约结核病手术治疗的关键问题之一，也是临床医生关注的热点，由于缺少大样本队列研究的数据，目前对并发症的报道多为病例系列报道，根据现有发表研究，在严格手术指征的情况下，肺结核术后并发症发生率及严重程度均在可接受范围。

Yao 等[5]对于胸椎结核的预后因素进行了分析，该研究收集了 2001—2016 年间第三军医大学附属新桥医院的 237 例胸椎结核患者的临床资料及随访结果，使用 JOA 评分来分析手术预后。研究结果表明：单变量分析中糖尿病、瘫痪、驼背、症状持续时间，受累椎体数对于预后评分有影响，多重变量分析结果认为瘫痪、症状持续时间、受累椎体数对于治疗结果的影响有统计学意义。

周逸鸣等[6]发表的回顾性研究收集了上海市肺科医院自 2009 年 1 月 1 日至 2016 年 1 月 1 日通过胸腔镜手术完整切除肺部病灶、最后被证实为肺结核的患者 815 例，对胸腔镜处理肺结核的治疗结局进行随访并评估术后并发症，研究对象中 111 例患者术前明确诊断为肺结核，并经过正规抗结核药物治疗而不能耐受或者治疗效果不佳的局限性病灶；其余 704 例患者为以孤立性肺结节为表现，术前怀疑恶性肿瘤而进行手术。所有患者术后由结核内科医师制定抗结核药物治疗方案，让患者坚持服药，并且进行随访，随访时间 11~60 个月，平均(32±14)个月。结果发现：肺叶切除术 383 例，楔形切除术 326 例，肺段切除术 86 例，扩大肺叶切除术 20 例。所有患者无围术期死亡；54 例患者(6. 6%)中转开胸；近期发生主要并发症包括持续性肺瘘、余肺感染、支气管胸膜瘘、肺动脉栓塞，以及剖胸止血共 65 例，并发症发生率为 8. 0%；798 例患者在随访期间无复发，治愈率为 97. 9%(798/815)。作者认为胸腔镜肺切除术治疗肺结核是一个安全有效的方法。

但是肺结核术后出现新的病灶是否属于手术并发症值得商榷，而且术前的抗结核时间应和影像学结合，对患者的病情进行综合正确评估，才是手术成功的保证。

（三）结核性脓胸

陈其亮等[7]在研究中探讨了改良胸膜纤维板剥脱手术对老年结核性脓胸患者的治疗效果。研究收集 2014 年 3 月至 2015 年 6 月在陕西省结核病防治院外科接受治疗，年龄≥65 岁的 85 例结核性脓胸患者的临床资料，根据治疗方法分为传统手术组(40 例)和改良手术组(45 例)，其中传统手术组采用常规手术方式进行治疗，改良手术组在常规手术方式的基础上于术中游离肺叶裂，扩大肺裂间隙。观察两组患者的手术情况，比较两组患者的治疗效果、炎症细胞因子[白细胞介素-12(IL-12)、肿瘤坏死因子-α(TNF-α)和 C 反应蛋白(CRP)]变化情况、肺功能[用力肺活量(FVC)、第 1 秒用力呼气容积(FEV_1)和第 1 秒用力呼气容积与用力肺活量比值(FEV1/FVC)]恢复情况和并发症发生情况。结果提示改良手术组的手术时间[(109. 76±9. 14)分]长于传统手术组[(82. 93±8. 04)分]，住院时间[(14. 42±2. 42)天]短于传统手术组[(18. 37±3. 12)天]，术中出血量[(235. 85±18. 22)ml]多于传统手术组[(172. 46±15. 37)ml]，差异均有统计学意义(t 值分别为 -14. 29、6. 46、-17. 22，P 均<0. 01)；改良手术组治疗 6 个月有效率，IL-12，FVC 优于传统手术组，作者认为改良胸膜纤维板剥脱术是一种可以推广的手术方式。

程序等[8]选择 2012 年 9 月至 2015 年 9 月间于首都医科大学附属北京胸科医院行外科

手术治疗的 139 例慢性结核性脓胸患者为研究对象,探讨闭合式纤维板剥脱术治疗慢性结核性脓胸的手术方式和疗效。结果发现:慢性结核性脓胸的外科治疗中,手术方式的选择至关重要,闭合式纤维板剥脱术治疗慢性结核性脓胸与开放式纤维板剥脱术比较,治愈率高,术后炎症反应发生率低,总体手术并发症发生率低,具有重要的临床应用价值。

既往结核性脓胸主要采用开胸手术的方法进行治疗,其疗效确切,但是创伤大、患者恢复较慢。而电视胸腔镜的作用如何?徐宁等[9]对安徽省胸科医院 2015 年 3 月至 2016 年 3 月住院行手术治疗且资料完整的 40 例结核性脓胸患者进行了对比分析,40 例患者,包括行开胸手术者 20 例(开胸组)和行电视胸腔镜手术者 20 例(胸腔镜组),统计两组患者的手术时间、术中出血量、术后引流量、拔管时间、术后镇痛药物哌替啶使用量、住院时间及术后 9 个月影像学及肺功能检查结果,比较两组患者的近期和远期疗效。结果开胸组与胸腔镜组比较,患者术中出血量分别为(295.51±41.48)ml、(228.45±32.48)ml;术后 3 天引流量分别为(762.43±58.56)ml、(689.61±41.29)ml;拔管时间分别为(8.74±1.92)天、(5.26±1.37)天;术后镇痛药物哌替啶的使用量分别为(21.22±2.13)mg,(13.72±1.43)mg;术后住院时间分别为(19.57±3.13)天、(12.15±2.26)天;差异均有统计学意义(P 值均<0.01)。但是,两组患者的手术时间[分别为(86.12±11.02)分、(82.79±13.96)分]基本一致,差异无统计学意义(P>0.05)。术后 9 个月两组患者均无死亡,影像学复查均无胸膜腔积液形成、肺复张良好。术后对开胸组与胸腔镜组患者进行肺功能检查,用力肺活量(FVC)分别为(4.07±0.23)L、(4.11±0.27)L;第一秒用力肺活量(FEV_1)分别为(3.57±0.58)L、(3.63±0.69)L;肺总量(TCL)分别为(5.83±0.57)L、(5.78±0.46)L,均较两组患者术前[(2.65±0.11)L、(2.71±0.13)L;(2.17±0.28)L、(2.05±0.32)L;(5.22±0.43)L、(5.14±0.39)L]有明显改善,差异均有统计学意义(P 值均<0.01)。结论电视胸腔镜相对于开胸手术治疗结核性脓胸,其创伤小、疗程短、愈合快,肺功能改善疗效确切,有利于患者的康复。

李建行等[10]在单操作孔胸腔镜下以逆行胸膜剥脱术的方式治疗结核性局限性包裹性脓胸。作者根据胸部 CT 检查明确包裹腔范围,不同患者设计不同位置的切口,对于上下范围不超过 4 个肋间、前后不超过肋骨长度 1/3 的患者采用单操作孔胸腔镜下胸膜纤维板逆行剥脱术。先远离脓胸包裹设操作口,一般选腋前线内侧 5、6 肋间做 3~4cm 切口为操作口,以示指伸入布满粘连的胸腔做适当钝性分离,扩出一小腔隙,于此小腔隙的下缘(一般为腋前线 7、8 肋间)做 1.5cm 小孔为观察孔,根据脓腔具体位置可调整前后位置。遇肋间隙明显狭窄时,可截取小段肋骨,以利操作。然后,采用电钩与磨砂头长柄弯头吸引器相互配合,锐性与钝性相结合的分离方式,由近及远分离胸腔内粘连。靠近脓腔时不切破包裹,先分离脏层胸膜,将肺与脓腔包裹分开,脓腔悬挂于胸壁,然后以电钩紧贴肋骨内侧分离壁层胸膜,将脓腔包裹完整剥除。结果 35 例患者均在全胸腔镜下一期成功完成手术,手术切口长度平均(4.71±0.80)cm,手术时间平均(164.20±28.01)分,术中出血量平均(298.97±74.24)ml;切口全部一期愈合,住院时间平均(15.80±4.28)天。手术前与术后 1 个月肺功能用力肺活量(FVC)[(2.35±0.27)L、(3.36±0.20)L]、FEV_1[(2.13±0.20)L、(3.04±0.17)L]、肺总量(TLC)[(4.99±0.70)L、(5.51±0.51)L]差异均有统计学意义(t 值分别为 17.68、3.43、25.53,P 值均<0.05),术后经 6 个月随访,未发现结核病复发患者。结论单操作孔胸腔镜下逆行胸膜剥脱术治疗结核性局限性包裹性脓胸能达到彻底清除病灶、减少术中出血、减小切口损伤、提高术后肺功能的目的。

二、肺外结核的外科治疗

（一）脊柱结核

目前,脊柱结核外科治疗共识主要目的是清除病灶、脊髓减压、矫正后凸畸形,植骨融合恢复脊柱高度,钛钢板内固定重建脊柱稳定性。目前主流的手术方式主要有单纯后路、单纯前路、后前路等,关于各个手术方式的优缺点,众说纷纭。

1. 颈椎结核　颈椎结核具有手术难度大、风险高等特点,陈树金等[11]通过探讨经口咽病灶清除联合后路融合内固定术治疗上颈椎结核的临床疗效。方法:2003 年 1 月—2013 年 12 月,应用经口咽病灶清除联合后路融合内固定术治疗上颈椎结核患者 19 例,男 12 例,女 7 例,平均年龄 41. 9±8. 3 岁(6~71 岁)。其中寰椎结核 11 例,寰枢椎结核 6 例,寰椎并寰枕关节结核 2 例,病灶均破坏累及寰枕关节或寰枢椎侧块,均伴有寰枢关节脱位,病灶周围脓肿形成。采用 JOA 评分评价脊髓神经功能,VAS 评分评价枕颈部疼痛症状,寰齿间隙(ADI)评价复位情况,定时随访并复查 X 线片、CT 评价植骨融合情况。结果:19 例患者均成功接受手术,其中行枕颈融合 11 例,寰枢椎融合 7 例,C1~C3 融合 1 例。术中未出现脊髓神经及血管损伤。所有患者均获得随访,平均随访 33. 2±7. 2 个月(24~48 个月)。随访复查 X 线片、CT 显示椎前脓肿消失、寰枢椎复位良好,未发生内固定松动、断裂等;17 例术后 3 个月实现后路骨性融合或前路骨缺损部植骨骨性愈合,另 2 例术后 6 个月达骨性融合。术后病理检查均证实结核杆菌感染病灶,术后抗结核药物平均用药时间 16. 9±1. 3 个月。随访期间结核无复发,术后 18 个月结核病变均达到临床治愈。JOA 评分由术前的 7. 9±1. 1 分上升到末次随访时的 14. 7±1. 2 分($P<0.05$);枕颈部 VAS 评分由术前的 6. 5±0. 4 分下降到末次随访时的 1. 0±0. 5 分($P<0.05$),ADI 由术前 5. 6±1. 3mm 减小至术后 1. 6±0. 9mm($P<0.05$),围术期及术后随访未发现严重的并发症。最终得出结论:经口咽病灶清除联合后路融合内固定术是治疗上颈椎结核的一种安全有效的手术方法。占方彪等[12]分析下颈椎结核行一期前路病灶清除取髂骨植骨融合内固定术的临床疗效。回顾性分析 2011 年 7 月至 2014 年 12 月重庆三峡中心医院骨科收治的 22 例下颈椎结核患者,其中病灶累及 2 个椎体者 14 例,累及 3 个椎体者 8 例。所有患者均采用一期前路病灶清除并取髂骨植骨融合钛板内固定术治疗;术前采用四联抗结核药物(异烟肼、利福平、吡嗪酰胺、乙胺丁醇)治疗 2 周以上,术后继续进行抗结核药物治疗 12~18 个月。随访观察患者临床症状改善情况、植骨融合情况、下颈椎局部后凸 Cobb 角、颈部视觉模拟评分、血红细胞沉降率、C 反应蛋白、切口愈合情况和神经功能改善情况。结果 22 例患者术后随访 18~24(20. 36±1. 86)个月;术后临床症状均明显改善,患者植骨均完全融合,骨性融合时间 2~4(3. 32±0. 72)个月;患者末次随访下颈椎局部后凸 Cobb 角[(4. 86±1. 78)°对(23. 09±4. 34)°]、颈部视觉模拟评分[(1. 59±1. 05)分对(6. 77±1. 26)分]、血红细胞沉降率[(7. 1±2. 6)mm/1h 对(42. 6±11. 5)mm/1h、C 反应蛋白[(4. 8±2. 4)mg/L 对(45. 2±9. 4)mg/L],较术前均明显降低,差异均有统计学意义(f 值分别为 19. 69、16. 20、14. 69、20. 60,P 值均<0.01);22 例患者无内固定松动、脱落、折断、结核复发等严重并发症,手术切口均一期愈合,未发生感染及窦道形成;术前神经功能(Frankel)分级为 B 级 3 例、C 级 6 例、D 级 8 例、E 级 5 例,至末次随访时恢复到 D 级 2 例(术前均为 B 级),E 级 20 例。认为结合口服四联抗结核药物治疗,通过前路病灶清除术,前方直接减压、取髂骨植骨融合内固定手术可彻底清除结核病灶,重建颈椎稳定性,获得良好的临床疗效。

2. 胸椎结核　兰丁隆等[13]通过探讨胸椎结核累及胸腔的围术期处理及手术时机和手术方法，以此减少此类患者的手术并发症。方法：回顾性分析2012年1月至2014年12月北京胸科医院收治的39例胸椎结核累及胸腔的手术治疗患者，根据手术时胸椎结核累及胸腔后继发胸腔积液和脓胸的病程时间分为2个组。A组：27例；胸椎结核累及胸腔前体温稳定在37.5℃以下，并且血红细胞沉降率稳定或处于下降过程，累及胸腔后继发胸腔积液或脓胸的病程短于4周者。B组：12例；胸椎结核累及胸腔继发胸腔积液或脓胸的病程大于4周，则待胸膜纤维板较厚，体温稳定在37.5℃以下，并且血红细胞沉降率稳定或处于下降过程者。39例患者均一期完成病灶清除、椎体间植骨融合、内固定术。手术方式：后侧入路胸椎病灶清除、椎体间植骨融合、椎弓根系统内固定（术式1）；后侧入路椎弓根系统内固定、前侧入路经胸腔胸膜纤维板不剥脱或部分剥脱、胸椎病灶清除、椎体间植骨融合术（术式2）；后路椎弓根系统内固定、前侧入路经胸腔胸膜纤维板完全剥脱、胸椎病灶清除、椎体间植骨融合术（术式3）；前侧人路经胸腔胸膜纤维板不剥脱或部分剥脱、胸椎病灶清除、椎体间植骨融合、前路钉板内固定术（术式4）；前侧入路经胸腔胸膜纤维板完全剥脱、胸椎病灶清除、椎体间植骨融合、前路钉板内固定术（术式5）；前侧入路胸膜外胸椎病灶清除、椎体间植骨融合、前路内固定术（术式6）；后侧入路椎弓根系统内固定、前侧入路胸膜外胸椎病灶清除、椎体间植骨融合术（术式7）。结果：A组27例，手术在累及胸腔继发胸腔积液或脓胸后1~4周施行，平均(2±11.7)周；B组12例，手术在累及胸腔继发胸腔积液或脓胸后8~12周施行，平均(9±1.4)周。5例选择术式1，11例选择术式2，9例选择术式3，5例选择术式4，3例选择术式5，2例选择术式6，4例选择术式7。所有患者均无死亡及发生严重心脑血管、肺、肝、肾并发症。术后胸腔管引流时间6~33(15±10.9)天。术后切口一期愈合35例，一期愈合率(89.7%)；2例经每日伤口换药1个月内愈合，2例经每日伤口换药1个月后行清创后愈合。5例术前并发脊髓损伤，术后3个月均恢复正常。术后6个月X线摄影复查，显示椎体呈骨性融合者28例，骨性融合率达71.8%(28/39)；术后1年X线摄影复查，显示椎体骨性融合者35例，骨性融合率达89.7%(35/39)。术后随访2~3年，所有患者末次随访时均未见结核病复发迹象。所有患者受累及的胸腔均已粘连闭合，未见胸腔积液或脓胸。结论：胸椎结核累及胸腔，继发胸腔积液或脓胸患者的治疗需同时兼顾胸椎结核和胸腔积液或脓胸，在有效抗结核药物治疗的基础上，选择合适的手术时机和手术方法，可以取得比较好的治疗效果。范基成等[14]为了探讨胸椎结核的外科治疗经验及手术方式选择。方法回顾性分析2004年1月至2014年12月接受手术治疗的215例胸椎结核患者的临床资料。其中男117例，女98例；年龄8~74(38.8±4.6)岁；病史2~37(8.0±3.7)个月。根据患者情况采用不同手术方式：行肋骨横突切除胸膜外病灶清除术49例；经胸腔内病灶清除术104例，其中选择性地采用胸腔镜辅助小切口行胸椎结核病灶清除术27例；下胸椎结核患者因脓肿向腰大肌等处流注而行复合术式62例。结果全组无一例患者围术期死亡，215例患者中一次手术治愈者207例；复发者8例，经过再次手术治愈。行肋骨横突切除胸膜外病灶清除术49例，一次手术治愈46例；经胸腔内病灶清除术104例，其中选择性地采用胸腔镜辅助小切口行胸椎结核病灶清除术27例，　次手术治愈102例；下胸椎结核患者因脓肿向腰大肌等处流注而行复合术式62例，一次手术治愈59例。9例切El愈合不良，经过换药护理后治愈。4例出院后1~4个月间出现同侧切口附近脓肿，经过脓肿病灶清除术治愈，其余患者均恢复良好。结论在胸椎结核的治疗过程中，手术治疗仍然有不可替代的作用，根据病变的部位、范围及患者的身体状况选择恰当的手术方式能够取得良好的治疗效果。

3. 腰、骶椎结核　腰椎结核病灶主要侵袭前、中柱，经前路进行病灶清除、椎管减压、植骨融合，后路矫正畸形、器械内固定已经成为治疗腰椎结核手术治疗的主流选择。覃海飚等[15]探讨前路一期病灶清除植骨内固定治疗胸腰椎骨折椎体成形术后术椎结核的疗效。2010年4月—2014年6月，对36例胸腰椎椎体成形术后术椎结核的患者行一期前路结核病灶清除、椎间植骨内固定治疗。其中胸椎（$T_{8\sim10}$）17例，胸腰椎（$T_{11}\sim L_2$）15例，腰椎（$L_{3\sim4}$）4例。病变累及单节段16例，双节段19例，3个节段1例。脊髓功能Frankel分级为C级4例，D级8例。术前后凸畸形Cobb角为（49.98±6.67）°。术前Oswes-try功能障碍指数（ODI）75.43%±3.42%，术前疼痛视觉模拟（VAS）评分为（7.61±0.55）分。所有病例均获随访，随访时间18~72个月，平均46个月。术后切口均Ⅰ期愈合，无感染及窦道形成。末次随访时X线片和CT片均示植骨骨性融合，融合时间5~9个月，平均7个月；未发生内固定松动、脱出等相关并发症。术后7天、末次随访后凸Cobb角、ODI、VAS评分与术前比较差异有统计学意义（$P<0.05$）。术后7天的后凸Cobb角、ODI、VAS评分与末次随访比较，差异无统计学意义，$P>0.05$，神经功能2例由C级恢复为D级，其余10例均恢复至E级。认为采用经前方入路病灶清除植骨内固定术治疗胸腰椎经皮椎体成形术后术椎结核，具有病灶清除、减压彻底，骨水泥取出彻底、安全，脊柱稳定性更高，并能满意矫正病变节段的后凸畸形；相较于传统后路手术更加安全可靠，可明显提高生活质量，获得良好的临床疗效。结核病灶清除后骨缺损多需结构性重建，而重建椎体缺损的植骨材料有较大争议，关于钛笼和髂骨块两种植骨方式的临床疗效仍缺少足够证据。高永建等[16]探讨后路病灶清除、植骨融合内固定术治疗胸腰椎结核的疗效，并比较钛笼与自体髂骨块植骨重建椎骨缺损的疗效差异。回顾性分析2011年1月—2013年12月行后路病灶清除、植骨融合内固定治疗的49例单节段胸腰椎结核患者的临床资料。其中钛笼组25例、髂骨块组24例。观察VAS评分、ODI评分、Cobb角和椎间高度的改善及丢失、神经功能恢复情况、植骨融合时间及术后并发症等。平均随访35.3（15~56）个月；术后植骨均融合。两组Cobb角和椎间高度的矫正较术前改善，组间差异无统计学意义（$P>0.05$）。钛笼组Cobb角和椎间高度丢失明显少于髂骨块组（$P<0.05$）。神经功能较术前明显改善。主要并发症有脑脊液漏（钛笼组1例）、窦道形成（钛笼组和髂骨块组各1例）、术区椎间隙感染（髂骨块组1例），无内置物及取髂骨区相关并发症。后路手术治疗胸腰椎结核可获得良好的临床疗效，结核病灶累及单节段时自体髂骨与钛笼植骨重建椎骨缺损均是较佳选择。

4. 脊柱结核的微创治疗　抗结核治疗基础上的外科干预对脊柱结核治疗的疗效已经得到了证实，而随着外科技术及手术器械的不断发展，如何在减少手术创伤的基础上提高手术疗效成为人们关注的重点，脊柱结核的微创化治疗应运而生。彭兴剑等[17]认为脊柱结核因可引起严重的骨破坏、脊柱后凸畸形、脊髓神经受压等而有较高的致残率及致死率。外科干预已成为其病灶清除、解除脊髓神经受压、矫正畸形、重建脊柱稳定性的重要有效方式。随着微创理念的不断发展，包括影像引导下经皮穿刺置管引流、腔镜辅助下治疗、微创入路及微创切口下治疗脊柱结核等一系列微创手术方式已经取得了巨大进展。赵明伟等[18]通过探讨后路小切口内固定前路病椎有限切除有限融合在腰椎结核中的治疗价值。回顾性分析2008年1月~2014年6月采用后路微创切口内固定前路椎体有限融合治疗腰椎结核56例，观察术后恢复情况（Cobb角、ESR、CRP、VAS评分）。术前与术后6个月的Cobb角、VAS

评分分别为(15.7±4.6)°/(5.3±2.1)°、(8.7±1.1)分/(1.7±0.2)分,术前与术后6个月比较差异有统计学意义(P<0.05)。术后6个月复查腰椎X线片,均见植骨融合。认为后路小切口内固定前路病椎有限融合治疗腰椎结核,保留了腰椎正常节段的运动功能,能恢复和维持脊柱的稳定性,创伤小。陈树金等[19]采用可扩张通道下病灶清除植骨融合联合后路内固定治疗腰椎结核,同样取得了很好的治疗效果。

江晓航等[20]回顾性分析36例脊柱结核合并椎旁脓肿病人的临床资料探讨椎间孔镜下脓肿清除联合置管引流在脊柱结核脓肿诊疗中的临床应用价值,患者中12例接受椎间孔镜下脓肿清除加置管引流(椎间孔镜组),24例接受CT引导下脓肿置管引流(CT组)。比较两组在结核杆菌涂片阳性率、培养阳性率、结核病理阳性率、脓肿治愈率、拔管时间、住院时间、治愈时间的差异。结果:36例病人随访12~18个月,治愈率均为100%。椎间孔镜组与CT组的结核病理阳性率分别为83.3%、37.5%,结核杆菌培养阳性率分别为83.3%、45.8%,椎间孔镜组的结核病理阳性率和结核杆菌培养阳性率明显升高($P<0.05$);椎间孔镜组和CT组的拔管时间分别为(22.0±3.6)天、(27.0±4.5)天,住院时间分别为(25.0±2.7)天、(29.0±5.1)天,治愈时间分别为(165.0±29.8)天、(189.0±23.7)天,椎间孔镜组的拔管时间、住院时间和治愈时间明显缩短($P<0.05$)。多因素COX回归模型分析显示:椎间孔镜治疗方式是治愈时间、住院时间、拔管时间的独立保护因素($P=0.017,0.011,0.009$),作者认为:在全身使用抗结核药物的基础上,采用椎间孔镜下脓肿清除联合置管引流的诊疗方案优于CT引导下置管引流的方案,特别对于无神经功能障碍及瘫痪的脊柱结核脓肿病人尤为适合;不但可获得病原学证据有助于确诊,而且可以明显改善预后。

(二)淋巴结结核

Wang等[21]把LNR外科分期系统应用于颈部淋巴结术后预后的预测。该系统的制定的基础是淋巴结最大直径(L),受累淋巴结范围(N)和是否耐药(R)。L<3cm者定义为L_1,L≥3cm定义为L_2;淋巴结受累范围<2组者定义为N_1而淋巴结受累范围≥2者定义为N_2;非耐多药者定义为R_0而耐多药者定义为R_1。Ⅰ期:$L_1N_1R_0$,$L_1N_2R_0$;Ⅱ期:$L_2N_1R_0$,$L_2N_2R_0$,$L_1N_1R_1$,$L_1N_2R_1$;Ⅲ期:$L_2N_1R_1$,$L_2N_2R_1$。作者回顾性分析了2012年11月至2016年6月该院手术治疗的167例颈部淋巴结结核患者的临床资料。共计Ⅰ期99例,Ⅱ期61例,Ⅲ期7例,其术后并发症发生的例数分别为12例、15例和4例,通过χ^2检验3组的并发症发生差异有统计学意义($P=0.006$)。结论:LNR外科分期系统是一种简单可行,可以预测患者颈部淋巴结外科治疗预后的系统,有助于外科医生选择合适的病例进行外科治疗。

汤中文等[22]对武汉市医疗救治中心2009年8月至2014年9月间采取胸腔镜下病灶清除术治疗的31例纵隔淋巴结结核患者进行回顾性分析。结果31例患者均完成了手术,全胸腔镜下完成27例(27/31,87.1%),辅助小切口3例(3/31,9.7%),中转开胸1例(1/31,3.2%);术中完整淋巴结切除4例(4/31,12.9%),包膜内病灶清除24例(24/31,77.4%),病灶残留3例(3/31,9.7%);术中血管损伤2例(2/31,6.5%),肺组织损伤并肺泡漏5例(5/31,16.1%),喉返神经损伤1例(1/31,3.2%),术后未出现结核性脓胸,无死亡病例;随访2年,复发1例余均治愈。结论胸腔镜下病灶清除术治疗纵隔淋巴结结核安全有效,但应个体化分析患者情况,采取适当的手术方式及技巧以减少并发症,提高治疗效果。

(三)结核性脑膜炎

颅内结核瘤临床特点多变,幕上病变多以癫痫、头痛等症状为主,幕下多表现为脑积水所致的颅高压症状。目前对于颅内结核瘤的治疗，一旦高度怀疑或明确诊断后，首先应采用抗结核药物治疗，大多数病例可经药物治愈。李培亮等[23]认为下列情况应考虑手术治疗：①严重的颅内压增高难以控制，危及患者的生命，可行病灶切除以及去骨瓣减压术。②经正规的抗结核药物治疗无效，复查 CT（MRI）提示病灶增大，颅高压症状不缓解或出现新的神经功能损害者，应进一步明确诊断，鉴别类赫氏反应者、耐药性结核或非结核病变，可选择活检术或手术切除。③病变局限、孤立、体积较大、占位效应明显者。④癫痫频繁发作或严重的神经功能障碍，经药物保守治疗无效者。⑤诊断不明确的患者，为获得病理组织明确诊断，可根据病变部位及性质决定手术方案，若为实性可选择立体定向穿刺活检术，若为囊性则尽可能选择全切除病变，防止结核杆菌播散。⑥合并脑积水者，需行脑室-腹腔分流术。作者医院 2013 年 8 月至 2016 年 4 月手术治疗了 8 例颅内结核瘤患者，其中 4 例合并人类免疫缺陷病毒（HIV）感染，3 例合并其他系统结核。5 例病变位于幕上，3 例位于幕下。8 例中 7 例行开颅手术切除病灶，1 例行立体定向活检术。术后病理均确诊为颅内结核瘤，抗酸染色均为阳性。术后予以正规的抗结核药物治疗。1 例术后 1 年因 HIV 相关并发症而死亡，其余患者恢复良好。结论该病诊断应结合临床表现、影像学特点、实验室检查和抗结核疗效综合分析。在严格掌握适应证的情况下，手术治疗效果良好。

脑积水是结核性脑膜炎的严重并发症，过多的脑脊液聚集于脑室系统，脑室扩张，正常的脑组织受到挤压，神经及胶质细胞代谢紊乱，细胞水肿，进一步加重颅内高压产生恶性循环，分流脑脊液成为阻断这一循环的必然选择。黄玉宝等[24]报道了 10 例脑室-腹腔分流术（VPS）治疗结核性脑膜炎脑积水的临床经验。手术方法为用脑针垂直穿刺进入侧脑室额角后将分流管脑室端插入脑室，连接脑室分流管与单向阀门经头皮帽状腱膜下层自耳后直至左腹麦氏点皮下作一隧道连接分流管腹腔端与单向阀门，经麦氏点将腹腔端置入直肠膀胱隐窝或子宫直肠隐窝。术后颅内压调整为 70～90mmH$_2$O。与术前相比，术后 Vellore 分级Ⅲ～Ⅳ级病人由 6 例减少为 1 例，而Ⅰ～Ⅱ级病人由 4 例增加至 9 例（P<0.01），Vassilouthis 法脑室-颅比例明显减小（P<0.01）；脑室大小恢复正常 9 例，脑积水改善 1 例。结论是 VDS 是治疗 TBMH 的一种有效方法，可改善 TBMH 病人的预后。

（四）喉结核

喉结核多由于肺病或其他器官的结核通过血行或淋巴途径传播而来，少数因带菌痰液附着于喉部黏膜或黏膜皱褶处，细菌经微小创口或者腺管开口侵入黏膜深部引起。目前肺结核合并喉结核的发病率下降至 0.8～1%，考虑到延迟诊断和误诊对病人的损害，喉结核的及时诊治任值得关注。蔡超等[25]回顾性分析了 60 例喉结核患者的临床特点。该 60 例患者最常见的主诉为声嘶（38 例）和咽痛（9 例）。喉镜下表现为炎症浸润型（27 例）、溃疡坏死型（13 例）、肉芽增殖型（17 例）和瘢痕狭窄型（3 例）。最常累及的部位是声带（31 例），59 例患者伴活动性肺结核。76.7%（46/60）患者痰涂片抗酸杆菌染色阳性，83.3%（50/60）患者痰分枝杆菌培养阳性。结论肺结核患者如出现声音嘶哑等症状，应考虑喉结核可能。如患者镜下喉部异常，典型的肺结核胸部影像表现和痰结核菌检查有助于喉结核的诊断。

（五）胰腺结核

胰腺结核是临床上罕见的消化道结核病，其具体的发病率目前尚缺少明确的资料统计。由于发病率低，加之临床表现缺少特异性，因而常被误诊为胰腺肿瘤或慢性胰腺炎。赵登秋等[26]通过回顾性分析上海市第六人民医院金山分院自 1984 年以来收治的 9 例胰腺结核病例，建议对于胰腺占位性病变，若患者年龄较轻、既往有明确的肺或肺外结核病史、化验血沉增快、结核菌素试验强阳性、肿瘤指标阴性等，应首先考虑胰腺结核可能。胰腺结核的临床治疗措施应依据不同的情形而定。对于术前已明确胰腺的诊断且无明显并发症者，可先选择抗结核治疗及对症处理。如临床尚不能确诊尤其是与胰腺癌难以鉴别者应尽早手术探查，术中应在胰腺肿块及胰周、腹腔淋巴结等处多点取材做冷冻病理检查，明确是否为结核病变。若术中明确为结核病变又无胆道或胃肠梗阻表现者，则可终止进一步手术，术后给予抗结核治疗。如已形成胰腺脓肿或合并有胆道、胃肠梗阻并发症，则需行相应的病灶清除+外引流术或胆肠、胃肠内引流术。对局限于胰腺头部的结核病变，一般不考虑做胰十二指肠切除术。

总之，目前国内对于结核病的手术外科治疗进行了多方面探索，学术界对外科干预结核病治疗倾注了更多的目光。高证据级别的临床研究以及耐药相关外科治疗可能是未来研究的主要方向。

（宋言峥　刘旭晖　廖勇　王军　付亮　唐神结）

参考文献

1. 金锋.坚定不移地推进肺结核手术适应证的修订—热烈祝贺“首届结核外科建设与手术适应证研讨会”胜利召开.中国防痨杂志，2017，39(9)：916-925.
2. 王成，张运曾，金锋.胸腔镜辅助小切口在结核性毁损肺叶切除术中的应用.中国防痨杂志，2017，39(5)：445-447.
3. 姜友定.耐多药肺结核手术治疗时机选择的初步探讨.中国防痨杂志，2017，39(7)：751-756.
4. 车勇.肺结核患者采用不同电视辅助胸腔镜术式的临床及疗效分析.中国防痨杂志，2017，39(5)：468-472.
5. Yao Y，Zhang H，Liu M，et al.Prognostic factors for recovery of patients after surgery for thoracic spinal tuberculosis.World Neurosurgery，2017，105.
6. 周逸鸣.电视胸腔镜肺切除术治疗肺结核 815 例分析.中国防痨杂志，2017，39(5)：448-451.
7. 陈其亮.改良胸膜纤维板剥脱术治疗结核性脓胸老年患者的效果分析.中国防痨杂志，2017，39(8)：857-861.
8. 程序，韩毅，曹小庆，等.闭合式与开放式纤维板剥脱术治疗慢性结核性脓胸的对比研究.中国防痨杂志，2017，39(9)：926-930.
9. 徐宁，汤磊，朱峰，等.电视胸腔镜手术治疗结核性脓胸的临床疗效分析.中国防痨杂志，2017，39(5)：459-463.
10. 李建行，冯军鹏，秦学搏.单操作孔胸腔镜逆行胸膜剥脱术治疗结核性局限性包裹性脓胸.中国防痨杂志，2017，39(5)：473-475.
11. 陈树金，马向阳，杨进城，等.经口咽病灶清除联合后路融合内固定治疗上颈椎结核.中国脊柱脊髓杂志，2017，27(05)：406-411.
12. 占方彪，冯世龙，程军.前路病灶清除植骨融合内固定术治疗下颈椎结核(附 22 例临床分析).中国防痨杂志，2017，39(4)：358-364.
13. 兰汀隆，董伟杰，范俊，等.39 例胸椎结核累及胸腔的手术时机、手术方式和疗效分析.中国防痨杂志，2017，39(4)：342-347.
14. 范基成，王成，金锋.215 例胸椎结核外科治疗的回顾性分析.中国防痨杂志，2017，39(4)：378-381.
15. 覃海飚，钟远鸣，张家立，等.前路一期病灶清除植骨内固定术治疗椎体成形术后术椎结核.中国矫形外科杂志,2017,25(3):222-226.
16. 高永建,欧云生,邓乾兴,等.钛笼与髂骨块植骨修复椎骨缺损治疗胸腰椎结核的疗效比较.中国矫形外科杂志,2017,25(05):404-409
17. 彭兴剑,柯珍勇,汪洋,等.脊柱结核微创治疗进展.中国矫形外科杂志,2017,25(5):448-451.
18. 赵明伟,周伟东,刘朝阳,等.后路微创切口内固定前路椎体有限融合治疗腰椎结核.中国矫形外科杂志,2017,25(3):218-221.
19. 陈树金,马向阳,杨进城,等.采用可扩张通道下病灶清除植骨融合联合后路内固定治疗腰椎结核.中国修复重建外科杂志,2017,31(4):455-460.
20. 江晓航,卢峰.椎间孔镜技术在脊柱结核脓肿诊疗中的应用.中国微侵袭神经外科杂志,2017,22(1):14-17.
21. Wang Z,Liu J C,Chen Q l,et al.A new LNR surgical staging system in non HIV-related cervical tuberculosis lymphadenitis.Int J Exp Med,2017,10(8):12589-12594.
22. 汤中文,倪正义.胸腔镜下病灶清除术治疗纵隔淋巴结结核.临床肺科杂志,2017,22(10):1889-1892.
23. 李培亮,冯恩山,王清河,等.颅内结核瘤的临床特点与外科治疗.中华神经外科杂志,2017,33(3):250-254.
24. 黄玉宝,陈子祥,张俊全,等.脑室—腹腔分流术治疗结核性脑膜炎性脑积水10例.中国微侵袭神经外科杂志,2017,22(3):123-125.
25. 蔡超,王隽,段鸿飞,等.喉结核临床特点分析.中国耳鼻咽喉头颈外科,2017,24(4):207-210.
26. 赵登秋,周龙翔,绕雷平,等.胰腺结核的临床特点与诊治.中华内分泌外科杂志,2017,11(3):254-255.

第十一章　耐药结核病的治疗

摘要：近1年来，我国耐药结核病治疗方面取得了一定的进展。研究发现，口服利奈唑胺治疗耐多药结核病和广泛耐药结核病临床疗效显著，配合减量及支持治疗后，不良反应可控，值得临床推广。氯法齐明联合方案治疗耐多药结核病也具有良好的疗效及安全性。其他药物的组合方案也取得较好的疗效。外科手术、免疫治疗是治疗耐多药肺结核的有效方法。中医药在耐药结核病治疗方面也有一定的作用。

关键词：结核病；耐药；药物疗法；手术治疗；免疫治疗；中医治疗

结核病是一种长期危害人类身体健康的慢性传染病，其临床表现多样，全身各器官均可发生，主要以肺结核最为多见。WHO在《2017年全球结核病报告》中指出，2016年对利福平耐药的患者新发60万人，其中49万人是耐多药结核病（MDR-TB），47%来自于印度、中国和俄罗斯[1]。耐药结核病尤其是耐多药结核病仍然是结核病治疗中最为棘手的难题。

一、药物治疗

（一）含利奈唑胺方案

MDR-TB/XDR-TB的不断增加迫切需要新的治疗策略和新的抗结核药物。杨克西等[2]对口服利奈唑胺（Lzd）在治疗耐药结核病中疗效及安全性进行系统评估。将盐城市第二人民医院收治的45例MDR-TB/XDR-TB患者随机分为对照组（27例）实验组（18例），对照组给予多药联合化疗，而实验组在对照组多药联合化疗基础上加用利奈唑胺片口服，排除非医疗因素干扰中断治疗及因药物副作用不能耐受的患者，实验组加用LZD口服至少10个月，如治疗过程因不良反应Lzd减量，则治疗时间延长到16个月。对比两组患者临床疗效及不良反应发生率显示：实验组患者临床病症改善情况、空洞闭合率以及痰菌转阴率均较对照组有明显提高，两组比较差异有统计学意义（$P<0.05$），实验组患者药物不良反应发生率高于多药联合对照组，差异有统计学意义（$P<0.05$）。在这项的研究中，18例加用Lzd口服的实验组MDR-TB/XDR-TB患者疗程在2~16个月。其中有5例坚持整个疗程并获得治愈，在随后1年的随访观察中未见复发，痰结核分枝杆菌培养和痰抗酸染色涂片均为阴性，这说明全程足量的LZD治疗于MDR-TB/XDR-TB有着较好的疗效，体现了Lzd在MDR-TB/XDR-TB治疗领域的重要价值。陈爽等[3]对利奈唑胺治疗耐多药和广泛耐药肺结核的疗效和安全性进行了Meta分析，共纳入8个随机对照试验（RCT），417例患者。Meta分析结果显示：利奈唑胺组的痰菌阴转率（$RR=1.62$，95%CI 1.43~1.84，$P<0.00001$）、病灶吸收率（$RR=1.92$，95%CI 1.59~2.32，$P<0.00001$）、空洞闭合率（$RR=2.09$，95%CI 1.66~2.63，$P<0.00001$）和症状改善率（$RR=1.45$，95%CI 1.26~1.67），$P<0.0001$）均高于对照组，差异有统计学意义；利奈唑胺组的总体不良反应发生率（$RR=1.39$，95%CI 0.86~2.25，$P=0.18$）、贫血或白细胞减少发生率（$RR=1.08$，95%CI 0.66~1.76，$P=0.77$）、末梢神经炎发生率（$RR=1.68$，95%CI 0.87~3.22，$P=0.12$）、胃肠道症状发生率（$RR=1.53$，95%CI 1.00~2.33，$P=0.05$）、尿蛋白

强阳性发生率（*RR*=0.95，95% *CI* 0.50~1.82，*P*=0.89）和凝血指标异常发生率（*RR*=0.84，95% *CI* 0.42~1.68，*P*=0.62）与对照组相比均无统计学差异（*P* 均>0.05）。结论：当前证据表明，利奈唑胺联合常规抗结核治疗方案治疗耐多药和广泛耐药肺结核的疗效优于常规抗结核治疗方案，且安全性与常规抗结核治疗方案相当。Pang 等[4]回顾性分析了5年来结核病患者的药敏试验结果及临床相关资料，结果9544结核分枝杆菌菌株中，有3376株（35.4%）菌株鉴定为耐多药肺结核（MDR-TB），842株（8.8%）鉴定为广泛耐药结核（XDR-TB），61株（0.64%）鉴定为超广泛耐药结核（XDR-TB-Plus）。广泛耐药结核的比例从2011~2015年显著增加（6.3%~9.1%，χ^2 趋势5.94，*P*=0.015），超广泛耐药结核（XDR-TB-Plus）由0.46%增加至0.74%（χ^2 趋势1.50，*P*=0.221）。最常用的抗结核药物莫西沙星（18/29，62.1%），其次是丙硫异烟胺（16/29，55.2%），氯法齐明（15/29，51.7%），（15/29，51.7%）和吡嗪酰胺。接受利奈唑胺的患者，治疗效果增加了27倍（*OR*=27.00；95%*CI* 2.50~291.19；*P*=0.003）。认为数据表明，广泛耐药结核患者增多，而超广泛耐药结核（XDR-TB-Plus）患者接受利奈唑胺治疗可能达到更好的临床效果。一些研究结果均显示，口服利奈唑胺治疗耐药结核病临床疗效显著，配合减量及支持治疗后不良反应可控，值得临床推广[5]。

（二）含氯法齐明方案

石海萍等[6]对氯法齐明联合方案治疗耐多药结核病的疗效及安全性进行了回顾性研究。选取2012年4月至2013年5月陕西省结核病防治院收治的72例耐多药结核病患者为研究对象，采用随机数字法将患者分为观察组和对照组，每组36例。对照组采取常规抗结核治疗（吡嗪酰胺、阿米卡星、乙胺丁醇、盐酸左氧氟沙星、对氨基水杨酸异烟肼）；观察组在对照组基础上联合氯法齐明。治疗后6个月，观察组患者的培阳转阴率、涂阳转阴率高于对照组83.33%对58.33%、80.56%对52.78%（*P*<0.05）；治疗后18个月，两组患者的培阳转阴率和涂阳转阴率比较，差异无统计学意义（*P*>0.05）。治疗后6个月及18个月，两组患者空洞愈合情况比较无差异。治疗6个月后，观察组总的有效率明显高于对照组（77.78%对47.22%）（*P*<0.05）；治疗后18个月，两组患者的总有效率以及疗效比较差异均无统计学意义。观察组与对照组不良反应发生率比较无差异。显示耐多药结核病患者采取氯法齐明联合方案在治疗的强化阶段，可明显提高患者的培阳转阴率、涂阳转阴率以及临床疗效，且不增加不良反应。

（三）含加替沙星方案

颜雪琴等[7]对加替沙星（Gatifloxacin，Gfx）联合治疗方案治疗耐多药肺结核疗效进行了分析。通过回顾性分析250例耐多药结核患者治疗情况，比较治疗组与对照组根据治疗方法治疗3个月末、8个月末、疗程结束时痰菌阴转率，疗程结束时肺部CT空洞吸收，不良反应事件及疗程结束Gfx、Lfx耐药等情况对比。结果治疗组及对照组治疗方案对耐多药结核均有效。治疗3月末两组痰菌阴转率分别为44%，40%、8月末分别为80%，64%、疗程结束时分别为88%，72%；疗程结束肺部CT病灶吸收率分别为84.8%，64.4%。两组同一时期同一项目数据间差异有统计学意义（*P*<0.05）。两组除了血糖紊乱差异有统计学意义（*P*<0.05），其余不良反应发生率差异无统计学意义（*P*>0.05）；疗程结束Gfx再耐药率远低于Lfx。结论认为Gfx联合其他抗结核药物治疗耐多药结核疗效显著，再耐药率低，不良反应发生率（除可能致血糖紊乱）低，值得临床备选使用。

（四）含阿莫西林联合克拉维酸钾方案

张雪琴[8]对阿莫西林联合克拉维酸钾治疗耐药性肺结核的临床疗效进行了观察。选取2013年1月至2015年1月来我院治疗的耐药性肺结核患者60例进行研究，随机分成对照组和观察组各30例，对照组患者单纯给予阿莫西林进行治疗，观察组患者则给予阿莫西林联合克拉维酸钾进行治疗，比较两组患者的临床疗效。结果治疗后，观察组患者的痰菌转阴22例(73.3%)，显著高于对照组[15例(50%)]，两组差异显著，具有统计学意义($P<0.05$)；观察组病灶完全吸收15例，有效吸收率达到80%，显著优于对照组(完全吸收6例，有效吸收率60%)，两组差异显著，具有统计学意义($P<0.05$)；观察组患者空洞闭合15例，空洞缩小13例，有效率到达93.3%，显著优于对照组[闭合7例，缩小13例，有效率66.7%]，两组差异有统计学意义($P<0.05$)。结论认为阿莫西林联合克拉维酸钾治疗耐药性肺结核可显著提高治疗效果，临床值得推广。

（五）依替米星联合莫西沙星方案

丁丽丽等[9]探讨依替米星联合莫西沙星治疗多重耐药性肺结核患者的近期疗效。选择多重耐药性肺结核患者110例，根据治疗方案不同分为两组，各55例。A组给予莫西沙星药物治疗，B组给予依替米星和莫西沙星两种药物治疗，比较两组患者近期治疗有效率、痰菌转阴率和不良反应。结果A组近期治疗有效率为78.2%，B组为92.7%，两者的近期疗效比较具有显著性差异($P<0.05$)；经16个月治疗后，A组患者的痰菌转阴率为72.7%，B组为89.1%，两组具有显著性差异($P<0.05$)；A组不良反应发生率为12.6%，B组为7.2%，两者相比无显著性差异($P>0.05$)。认为依替米星联合莫西沙星治疗多重耐药性肺结核，近期疗效效果良好，不良反应发生率较低，可作为治疗多重耐药性肺结核的方案之一。

（六）利福平耐药结核病治疗

王芙蓉等[10]对13例利福平耐药结核病患者采用标准方案(3~6Am(Lfx)MfxHEZ/9~12(Lfx)MfxHEZ)进行治疗，观察治疗后每个月的细菌学，影像学变化，并观察停药后3、6、12、18、24个月的细菌学，影像学变化，结果13例患者均在治疗第3个月时达到细菌学阴转，1例24个月复发；9例治愈，3例完成治疗，1例失败，治愈率69.2%，治疗成功率92.3%，失败率7.7%，无患者随访丢失。认为疗效理想，耐受性好，复发率低，值得进一步积累病例进行临床观察，评价该方案的有效性。

（七）治疗转归影响因素

周银发等[11]分析了耐多药结核病患者特征及治疗转归的影响因素。通过全国《结核病专报系统》导出2012年1月1日至2014年12月31日在福建省登记的242例MDR-TB患者信息，描述性分析患者的社会学、临床学特征及治疗转归情况；单因素及多因素Logistic回归分析影响MDR-TB患者治疗转归的因素。结果42例MDR-TB患者中男性患者占78.9%(191/242)，农民工占57.9%(140/242)，平均年龄(44.2±13.5)岁；除同时耐异烟肼和利福平外，对链霉素、乙胺丁醇、氧氟沙星和卡那霉素的耐药率分别为60.70%(142/234)、38.3%(88/230)、30.7%(74/241)和4.6%(11/238)。其中进行治疗者156例(64.5%)，治疗成功率为57.7%(90/156)。多因素Logistic回归分析显示年龄≥55岁($OR=2.55$，95%CI 1.06~6.11)，职业为农民工($OR=0.45$，95%CI 0.26~0.78)，登记分类为复治(复发、返回及复治失败)($OR=3.49$，95%CI 1.5~8.07)，以及对氧氟沙星耐药($OR=0.35$，95%CI 0.16~0.78)是156例MDR-TB患者治疗成功的危险因素。结论认为，MDR-TB患者中以中青年、男性及农民工偏多，且对链霉素耐药率较高；需加大对年龄≥55岁、职业为农民工，以及登记分类为复发、返回和复治失败的 MDR-TB 患者的健康教育、疗效观察，并及时调整方案，以提高患者的治疗成功率。

二、手术治疗

2014年 WHO 明确指出手术是治疗耐多药肺结核的有效方法，然而手术治疗时机的选择问题，目前还缺乏统一的认识。姜友定等[12]回顾性分析了广州市胸科医院2009—2016年收治的39例耐多药肺结核患者手术治疗的相关资料。手术前患者分别接受了8个月、12个月、24个月化疗；MDR、XDR 患者分别为21例、18例；病灶范围≤1个肺叶和>1个肺叶的患者分别为17例和22例；耐多药肺结核患者的手术治愈率及成功率为89.7%，手术并发症发生率20.5%。术前化疗8个月、12个月、24个月治愈率无统计学差异。因此认为耐多药肺结核患者的手术治愈率不会随着术前化疗时间的延长而提高，建议术前进行规则化疗8个月后、广泛耐药肺结核发生之前、病灶范围≤1个肺叶时积极进行手术治疗。张春宝等[13]进行了手术联合标准化疗方案治疗耐多药结核病的对照研究。68例耐多药结核病分为2组，对照组30例行标准化疗方案，手术组38例在对照组基础上行手术治疗，比较2组临床疗效、肺部吸收、耐菌转阴率情况。结果显示手术组患者均顺利完成手术，无患者死亡，术后发生并发症6例，治疗后均痊愈。与对照组比较，手术组治疗6个月、12个月及24个月时痰菌转阴率分别为52.78%、73.68%、81.58%，均高于对照组，比较差异有统计学意义（$P<0.05$）。肺部 CT 吸收情况比较显示，手术组病灶吸收率为73.68%，对照组吸收率为63.33%，手术组高于对照组（$P<0.05$）。综合疗效比较显示，治疗组临床治愈率81.58%，对照组为43.33%，差异有统计学意义（$P<0.05$）。上述2项研究均显示，耐多药肺结核采取肺切除联合化疗治疗，具有较高的痰菌转阴率及治愈率，且患者并发症发生率可接受，值得临床推广应用。

三、免疫治疗

潘永等[14]探讨了抗结核药联合白细胞介素-2治疗耐多药肺结核疗效。通过选取耐多药肺结核患者42例随机分为2组：实施6ZAm Lfx PASPto/18ZLfx PASPto 方案治疗16例患者为对照组；在其基础上采用白介素细胞-2进行治疗26例患者为观察组。对比2组耐多药肺结核患者的外周血T淋巴细胞亚群、白介素-12水平、干扰素水平和不良反应发生率。结果观察组耐多药肺结核患者的外周血T淋巴细胞亚群、IL-12水平、干扰素水平和不良反应发生率均优于或低于对照组（$P<0.05$）。结论认为耐多药肺结核应用抗结核药联合调节免疫药物治疗，有利于患者免疫功能改善，不良反应少，疗效满意。

四、中医药治疗

中医药是中华民族的医学瑰宝，近年来中医药在治疗 MDR-TB 方面取得一些进展。内消瘰疬丸出自清代名著《疡医大全》，由17味方药组成：夏枯草，大青盐，玄参，海藻，浙贝母，白蔹，天花粉，连翘，玄明粉，熟大黄，枳壳，当归，桔梗，甘草，地黄，蛤壳（煅），薄荷冰。其具有软坚散结、疏肝解郁和清热解毒的功效。刘幸等[15]观察内消瘰疬丸联合化疗方案治疗 MDR-TB 的效果。复治涂阳的573例耐多药肺结核患者，随机分为对照组（278例）和治疗组（295例）；对照组采用治疗方案：左氧氟沙星、吡嗪酰胺、盐酸乙胺丁醇、对氨基水杨酸异烟肼和利福喷丁，治疗组在对照组基础上联合内消瘰疬丸，疗程均为 12 个月。对照组实际完成 275 例，治疗组实际完成 285 例。疗程结束时，对照组的痰菌阴转率为 55.6%，治疗组痰菌阴转率为 78.6%，治疗组高于对照组（$P<0.05$）；治疗组病灶吸收有效率为 78.9%，空洞闭合有效率为 83.9%，病灶吸收有效率及空洞闭合有效率均明显高于对照组（$P<0.05$）。研究发现内内消瘰疬丸联合二线抗结核药治疗耐多药肺结核，有利于痰菌阴转、病灶吸收和空洞闭合，并且药物不良反应发生率低。此外，黄化等[16]也发现养阴补肺中药治疗耐多药肺结核可有效提高病原菌清除率，缓解临床症状体征，改善机体免疫功能，并有助于减少不良反应的发生。

贝承丽等[17]评价了中药治疗广泛耐药肺结核（XDR-TB）患者的临床疗效。选取 2013 年 11 月至 2015 年 11 月来自 6 家结核病定点诊疗单位的 XDR-TB 患者 80 例，将所有患者随机分为 4 组，每组 20 例。益肺通络方组给予益肺通络方颗粒剂冲服，每次 18.54g，每日 2 次；抗痨清肺方组给予抗痨清肺方颗粒剂冲服每次 15.08g，每日 2 次；益肺通络方合并雾化组在益肺通络方组治疗基础上联合雾化益肺精白方安瓿装水剂，每次 10ml，每次 5~10 分钟；抗痨清肺方合并雾化组在抗痨清肺方治疗基础上联合雾化益肺精白方安瓿装水剂，每次 10ml，每次 5~10 分钟。各组均连续治疗 12 个月。观察并比较各组患者治疗后的治疗转归情况、病灶吸收程度及中医证候疗效。结果认为，治疗结束后完全符合研究方案的患者共计 61 例，其治疗成功率为 23.0%，总死亡率为 6.5%，肺部病灶吸收率为 37.7%，中医证候总有效率达 63.9%，以上各指标各组间比较差异均无统计学意义（$P>0.05$）。61 例患者在治疗过程中均无药物不良反应发生。结论认为中药治疗 XDR-TB 可有效促进痰菌阴转及肺部病灶吸收，有效改善患者临床症状。

五、儿童耐药结核病的治疗

廖琼等[18]回顾性总结并分析 2010 年 1 月至 2014 年 6 月在四川大学华西第二医院住院诊断为耐药结核病的 46 例患儿的临床特点以及发病相关因素，对二线抗结核治疗在儿童耐药结核病中的近期疗效和药物不良反应发生率进行分析。在 443 例结核病患儿中，耐药结核病 46 例，耐药率为 10.4%，其中男 26 例、女 20 例，患儿年龄为 1 个月 28 天~17 岁 5 个月，平均（8.4±4.5）岁，以 7~14 岁年龄组的儿童最多（25 例，54.3%）。46 例患儿中有明确结核接触史者占 20 例（43.5%），其中 12 例（60.0%）为家庭内（包括父母、兄弟姐妹以及一起生活的祖父母）密切接触，8 例（40.0%）为家庭外（包括亲戚和邻居）接触。初治耐药结核病例 11 例（23.9%），复治耐药结核病例 35 例（76.1%），在复治患儿中，既往不规则治疗者占 31.4%。耐药结核的治疗有效率为 87.0%，药物不良反应发生率为 10.9%。儿童耐药结核的总体疗效较好，二线抗结核药物不良反应发生率较低。由于耐药结核，特别是 MDR-TB 和 XDR-TB 的预后差，病死率高，为了不延误治疗，如患儿与确诊的耐药结核患者或疑诊耐药结核患者有密切接触史，或对一线抗结核药物治疗无效、排除不合理用药，或复发病例时，应该及时启动经验性抗结核治疗。二线抗结核治疗在儿童耐药结核中的疗效值得肯定，需要密切关注与定期随访药物相关不良反应。

六、其他

耐药结核病尤其耐多药（MDR-TB）和广泛耐药（XDR-TB）结核病已成为全球结核控制

工作中的重点和难点。研究耐多药结核(MDR-TB)和广泛耐药结核(XDR-TB)耐药机制以寻找新的抗耐多药结核(MDR-TB)和广泛耐药结核(XDR-TB)药物变得刻不容缓。第一代噁唑烷酮类药物利奈唑胺在我国结核病临床治疗中刚刚起步,第二代噁唑烷酮类药物特雷唑来(torezolid)对临床所有的 G^+,某些 G^-菌及非典型衣原体显示出较好的抑菌作用。廖传玉等[19]采用微孔板观察法,测定特雷唑来对标准株 H37Rv 及临床分离的敏感、单耐药、多耐药、耐多药以及广泛耐药各 20 株(共 100 株)的最小抑菌浓度(MIC),再测定特雷唑来与 7 种常用抗结核药物联合使用时,对 H37Rv 和 10 株 MTB 临床分离株(敏感、单耐药、多耐药、耐多药以及广泛耐药各 2 株)的 MIC,通过计算分级抑菌浓度指数(FICI),观察特雷唑来对结核分枝杆菌的体外抑菌作用。结果显示 94.0%的结核分枝杆菌临床分离株可被≤0.5mg/L 的特雷唑来抑制生长,特雷唑来与 7 种抗结核药物在体外联合使用时对结核标准菌株 H37Rv 和临床分离株均未表现出相关性。特雷唑来对结核分枝杆菌,尤其是耐多药和广泛耐药菌株,均有很好的体外抑菌作用,且与细菌对其他抗结核药物是否耐药无关。该项研究为临床合理使用特雷唑来提供实验室依据。

(崔海燕　郝晓晖　刘一典　付亮　张青)

参考文献

1. World Health Organization.Global tuberculosis report 2017.WHO/HTM/TB/2017.23.Geneva: World Health Organization,2017.
2. 杨克西,王建东.口服利奈唑胺在治疗耐药结核中疗效及安全性临床观察.临床肺科杂志,2017,22(1):25-28.
3. 陈爽,焦雪峰,杨海鹏,等.利奈唑胺治疗耐多药和广泛耐药肺结核的疗效和安全性的 Meta 分析.临床药物治疗杂志,2017,15(4):39-46.
4. Pang Y,Lu J,Huo F,et al.Prevalence and treatment outcome of extensively drug-resistant tuberculosis plus additional drug resistance from the National Clinical Center for Tuberculosis in China: a five-year review.Journal of Infection,2017,75(5): 433-440.
5. 唐怡敏,邓国防,叶涛生,等.利奈唑胺治疗耐多药结核病的现状及认识.中国防痨杂志,2017,39(6):659-663.
6. 石海萍,刘云.氯法齐明联合方案治疗致耐多药结核病的疗效及安全性.医学综述,2017,23(2):394-397.
7. 颜雪琴,陈勇,孔盼盼.加替沙星联合治疗方案治疗耐多药肺结核疗效分析.中国热带医学,2017,17(6):625-627.
8. 张雪琴.阿莫西林联合克拉维酸钾治疗耐药性肺结核的疗效观察.中国医药指南,2017(30):175-176.
9. 丁丽丽,翟成凯,石卓林.依替米星联合莫西沙星治疗多重耐药性肺结核的近期效果.白求恩医学杂志,2017,15(2):174-175.
10. 王芙蓉,高飞.13 例利福平耐药结核病患者采用标准方案治疗的效果分析.结核病与肺部健康杂志,2017,6(1):82-84.
11. 周银发,张山鹰,柳珍妮,等.242 例耐多药结核病患者特征及治疗转归的影响因素分析.中国防痨杂志,2017(11):1218-1222.
12. 姜友定,谭守勇,徐宁,等.耐多药肺结核手术治疗时机选择的初步探讨[J].中国防痨杂志,2017,39(7):751-756.
13. 张春宝.手术联合标准化疗方案治疗耐多药肺结核病疗效分析.河北医药,2017,39(3):406-409.

14. 潘永,王虹,张瑞梅,等.抗结核药联合白细胞介素-2治疗耐多药肺结核疗效观察.淮海医药,2017,35(1):87-88.

15. 刘幸,欧阳兵,杜映荣,等.内消瘰疬丸联合左氧氟沙星治疗耐多药肺结核的临床疗效分析.中国医药导刊,2017,19(8):787-790.

16. 黄华,胡克.养阴补肺中药治疗耐多药肺结核疗效及对免疫功能的影响.现代中西医结合杂志,2017,26(9):941-943.

17. 贝承丽,傅满姣,刘艳科,等.中药治疗广泛耐药肺结核多中心随机对照临床观察.中医杂志,2017,58(13):1121-1125.

18. 廖琼,谭珊,朱渝,等.儿童耐药结核病的临床特点及二线抗结核治疗效果分析.中华儿科杂志,2017,55(2):100-103.

19. 廖传玉,李同心,陈天刚,等.特雷唑来对结核分枝杆菌体外抑菌作用的初步研究.临床肺科杂志,2017,22(7):1169-1172.

第十二章　特殊人群结核病的治疗

第一节　结核病合并 HIV 双重感染的治疗

摘要：艾滋病合并结核病(HIV/TB)患者病情复杂、治疗棘手、病死率高，及时、有效、合理地进行抗结核治疗(ATT)和抗反转录病毒治疗(ART)是降低病死率的关键。HIV/TB 患者的 ATT 原则与 HIV 阴性患者相同。建议对 HIV/TB 患者应当首先启动 ATT，随后尽早地进行 ART。应注意 HIV/TB 联合治疗中的药物不良反应。对相关 HIV 患者给予预防性抗结核治疗。

关键词：艾滋病；结核病；抗结核治疗；抗病毒治疗

人体感染结核分枝杆菌后可表现为潜伏结核感染(LTBI)和结核病(TB)两种情况。HIV 感染是结核病发病的独立危险因素。LTBI 的患者感染 HIV 后使进展成活动性结核病的风险大大增加。结核病是 HIV 感染者最常见的机会性感染之一，同时也是 HIV 患者死亡的重要原因。HIV/TB 病人的临床表现、影像学特征相对不典型，且实验室检查存在更高的假阴性。因此其诊断较为困难。治疗方面涉及到抗结核和抗 HIV(ART)治疗两方面，但并非两种一线方案的简单叠加，而需考虑两种方案之间药物的应用顺序，不良反应，药物的依从性、可及性，药物之间的相互作用等情况。

一、HIV/TB 联合治疗中的药物不良反应

HIV/TB 患者的治疗中需注意 ART 药物与抗结核药物毒副反应的叠加，门诊及住院患者应该更加注重药物不良反应的检测。谭剑明等[1]报道一项关于抗结核治疗对结核病合并 HIV/AIDS 患者肝损伤情况的研究。其中 HIV/AIDS 合并 TB 组肝损伤发生率为 49.23%，明显高于单纯 TB 组的 8.46%($P<0.05$)。两组患者肝功能损伤类型均以混合型占比例最多，两组差异无统计学意义($P>0.05$)HIV/AIDS 合并 TB 组患者 0~4 周出现肝损伤明显多于单纯 TB 组，而单纯 TB 组多出现在 4~8 周，两组对比差异有统计学意义($P<0.05$)。HIV/AIDS 合并 TB 组治疗总有效率为 71.88%，明显低于单纯 TB 组的 92.59%($P<0.05$)。另一篇类似的研究[2]指出治疗后观察组患者 TBil 和 ALT 水平显著高于对照组($t=10.110$、$P<0.001$，$t=26.098$、$P<0.001$)。观察组患者肝功能损伤比例高达 46.7%，显著高于对照组(21.7%)($\chi^2=8.336$、$P=0.004$)。观察组患者肝功能损害出现时间显著短于对照组，而肝功能损伤恢复时间显著长于对照组($t=11.970$、$P<0.001$，$t=9.693$，$P<0.001$)。观察组患者不良反应发生率为 20.0%，显著高于对照组患者(8.3%)，差异具有统计学意义($\chi^2=5.634$、$P<0.001$)。肝功能损伤患者 $CD4^+T$ 细胞比例为(32.82±4.67)%，无肝功能损伤患者 $CD4^+T$ 细胞占(39.66±4.85)%，差异具有统计学意义($t=7.419$、$P<0.001$)。

二、HIV 感染者的异烟肼预防性治疗

HIV 感染的患者在高 TB 流行区或是存在密切接触痰涂阳性的结核病患者,异烟肼单药预防或异烟肼联合利福平预防可显著降低潜伏性结核进展成活动性结核的发病风险。华欣等[3]运用 Meta 分析评价对 HIV/AIDS 患者行预防性抗结核治疗的临床疗效,研究最终纳入 15 项随机对照试验,共计 10 873 例患者。Meta 分析结果显示,预防性抗结核治疗可显著降低 PPD 阳性(RR=0.53,95%CI 0.36~0.79,P=0.002)和 PPD 阴性(RR=0.62,95%CI 0.42~0.90,P=0.013)HIV/AIDS 患者的结核病发病率,且单用异烟肼或联合使用多种抗结核药物均有效。整体上,预防性抗结核治疗可能降低患者死亡率(RR=0.88,95%CI 0.80~0.98,P=0.016),但并未改善 HIV/AIDS 患者的病情进展(RR=0.93,95%CI 0.75~1.15,P=0.512)。此外,单用异烟肼或联合使用多种抗结核药物并未显著增加 HIV/AIDS 患者不良反应的发生。

三、HIV/TB 患者的抗结核治疗

HIV/TB 患者的抗结核治疗原则上与非 HIV 感染的患者一致,对于所有新确诊的结核病患者,推荐常规检测 MTB 对一线抗结核药物的敏感性,对于治疗后 4 个月培养仍为阳性或一度转阴后再次出现转阳的患者,推荐再次行一线 DST。WHO 推荐在治疗前使用快速药敏检测技术,如 Xpert MTB/RIF 或线性探针来检测 MTB 对 RIF 和 INH 的敏感性。若 MTB 对一线抗结核药物敏感,则使用 INH+RIF(RFB)+EMB+PZA 行 2 个月的强化期治疗,INH+RIF(RFB)行 4 个月的继续期治疗。若存在耐药的 MTB 感染,则按照耐药结核病化疗指南 2015 版进行处理。薛声波等[4]进行了一项观察人类免疫缺陷病毒(HIV)感染与艾滋病(AIDS)并发结核病患者进行抗结核药物治疗的效果的研究。180 例并发肺结核的 HIV 感染与 AIDS 患者作为研究对象,研究对象均为初治患者,并予 3HREZ/6HR 抗结核药物治疗观察研究对象临床表现及抗结核治疗效。治疗前 $CD4^{+}T$ 淋巴细胞计数<200/mm^3 者有 101 例(56.1%),≥200/mm^3 者有 79 例(43.9%)。79 例治疗前 $CD4^{+}T$ 淋巴细胞≥200/mm^3 者经抗结核药物治疗后,临床症状改善、病灶吸收情况较好(70.9%,56/79),无死亡(0)。101 例治疗前 $CD4^{+}T$ 淋巴细胞计数<200/mm^3 者经抗结核治疗后,90 例(89.1%)临床症状改善、病灶有吸收,11 例(10.9%)死亡;两组治疗有效率比较差异有统计学意义(P=0.002),因此指出 $CD4^{+}T$ 淋巴细胞计数≥200/mm^3 的 HIV 感染与 AIDS 并发肺结核患者抗结核治疗效果和预后更佳。彭熠等[5]报道了一项关于 HIV/AIDS 人群中肺结核患者免疫特征及抗结核治疗临床效果研究,指出 HIV 和 TB 感染者以男性为主(64 例,80.0%),女性 16 例,仅占 20%;居住地以农村人口居多,HIV 传播途径以血液传播和性传播为主。ART 联合抗 TB 治疗比单抗 TB 治疗在治疗前后临床症状(发热、咳嗽、气喘、腹痛腹胀、淋巴结肿大等)的改善方面更好。在双重感染者中,外周血 $CD4^{+}T$ 淋巴细胞计数越少,感染结合分枝杆菌的概率越高,发生血行播散的概率也越大。刘敏等[6]在重庆地区进行了一项关于艾滋病合并结核病患者结核分枝杆菌原发耐药的回顾性研究,119 例患者完成药物敏感试验,38 例存在结核分枝杆菌耐药现象,占 31.9%;其中单耐药 14 例(11.7%),多耐药 9 例(7.6%),耐多药 8 例(6.7%),广泛耐药 7 例(5.9%)。一线抗结核药物中异烟肼耐药率最高(22.7%,28/119),二线抗结核药物中对氨基水杨酸异烟肼耐药率最高(11.0%,14/119)。患者 $CD4^{+}$ T 淋巴细胞计数≤50/mm^3与>50/mm^3 比较,耐药率差异无统计学意义(χ^2=0.545,P=0.461);$CD4^{+}$T 淋

巴细胞计数≤100/mm^3 与>100 个 mm^3 比较,耐药率差异无统计学意义($\chi^2=0.652$,P=0.420)。血行播散型肺结核患者总体耐药率为 64.0%。

高祖美等[7]分析保山市 HIV 阳性 TB 患者抗结核疗效的影响因素。利用结核病管理信息系统 TB/HIV 双重感染防治监控评价体系,分析 2010—2015 年登记结核病患者 HIV 抗体检测结果,比较 HIV 阳性 TB 患者和 HIV 阴性 TB 患者的特征及抗结核治疗效果。以抗结核治疗成功与否作为结局变量,以一般人口学特征、肺结核类型、是否重症、治疗分类、就诊延误、诊断肺结核时 CD4 水平、是否接受抗病毒治疗、HIV 疫情水平、是否实施过全球基金 TB/HIV 项目(GF)等 15 个因素为自变量进行单因素 χ^2 检验,筛选有影响变量进入多因素 Logistic 回归模型,分析影响 HIV 阳性 TB 患者治疗成功的因素。2010—2015 年共有 3617 例结核患者进行了 HIV 抗体检测,其中 HIV 检测阳性 185 例。HIV 阳性结核病患者痰涂片阳性比例较低(26.49%、42.28%,$\chi^2=27.327$,$P<0.01$),复治比例较高(22.16%、2.51%,$\chi^2=200.19$,$P<0.01$)、治疗成功率较低(88.07%、95.18%,$\chi^2=38.812$,$P<0.01$)、非结核死亡率较高(5.77%、0.61%,$\chi^2=56.957$,$P<0.01$);是否复治和治疗时 CD4+水平是影响 HIV 阳性结核病患者抗结核治疗效果的因素。

董玉洁等[8]进行一项随机对照研究探索艾滋病合并结核性脑膜炎脑脊液置换联合鞘内注射的短期疗效。将患者随机分为常规治疗组和联合治疗组,各 30 例。常规治疗组予以异烟肼、利福平、吡嗪酰胺、乙胺丁醇等抗结核药物治疗。联合治疗组在常规抗结核药物治疗的基础上加用脑脊液置换联合鞘内注入异烟肼及地塞米松。分别记录 2 组患者临床症状及脑脊液变化情况。治疗 2 个月后,比较 2 组疗效差异。联合治疗组总有效率明显优于常规治疗组($P<0.05$)。

四、TB/HIV 患者的抗逆转录病毒治疗

合并结核病的 HIV 感染者 ART 方案和原则与单纯 HIV 感染者相同,但需考虑到药物间相互作用、药物不良反应等问题。研究显示,使用含 RIF 的抗结核治疗方案与含 EFV 的 ART 方案具有良好的疗效和较低的不良反应。使用含 RIF 抗结核治疗方案的患者推荐的 ART 方案为:TDF+3TC+EFV,不能耐受 TDF 的可选择 AZT(或阿巴卡韦)+3TC+EFV。目前推荐与 RIF 合用时 EFV 仍使用标准剂量(600mg /d)。也可根据病情及药物间相互作用,选择 TDF+3TC+整合酶抑制剂;如使用的是利福布汀,则可使用蛋白酶抑制剂(PIs),但需注意调整相关药物的剂量,与 PIs 合用时利福布汀的推荐剂量为 150mg/d。一旦患者停止使用 PIs 而改用其他抗病毒药物时,则应相应调整利福布汀的剂量,有条件的建议进行药物血药浓度监测[9]。

五、HIV/TB 患者外科治疗

汤中文等[10]探讨合并 HIV/AIDS 的结核病患者外科治疗的手术适应证、手术时机及手术方式。回顾性分析自 2007 年 1 月至 2015 年 1 月采取手术治疗的 48 例合并 HIV/AIDS 的结核病患者的临床资料。结果 48 例患者均顺利完成手术,行结核病灶清除术 30 例,肺叶切除术 10 例,肺楔形切除术 1 例,脓胸纤维板剥离术 3 例,脓肿清除+植骨融合术 2 例,肾切除术 1 例,肠管减压并肠外置腹壁造瘘术 1 例。术中未出现职业暴露。围术期死亡 1 例,另 47 例术后未见伤口感染及其他部位继发感染;术后有结核感染中毒症状者 3 例,予短期激素治理症状消除。47 例患者术后规范抗结核治疗,随访 20~36 个月未见原位结核病复发。作者

认为手术适应证主要为经积极有效的抗结核治疗，病灶局限而不能吸收形成脓肿，或器官病灶丧失功能影响正常组织结构，非手术治疗不能控制或治愈的结核病，均可考虑手术治疗。这提示合并 HIV/ADIS 的结核病患者的手术指征与结核病患者无明显差异。对手术时机的选择应视病情区别对待，对 $CD4^+T$ 淋巴细胞计数>200/mm^3 的患者，在积极抗 HIV 的同时，手术时机选择与普通结核病患者无差别；对 $CD4^+T$ 淋巴细胞计数<200/mm^3 的患者，手术需慎重，如病灶较局限且全身无其他部位继发感染的患者，调整一般情况后可以采取手术治疗，如浅表淋巴结结核患者；对危及患者生命需急诊手术的患者，无论 $CD4^+T$ 淋巴细胞计数为多少，与患方充分沟通后尽早采取手术治疗。

六、HIV/TB 患者中药及其他治疗

韩迎东等[11]介绍了中医药中，消瘰丸能够改善艾滋病合并肺结核病人发热、淋巴结肿大等临床症状。张姝等[12]对国外《国外医药抗生素分册》进行编译，其中有报道指出香豆素及其衍生物具有抗肿瘤、抗病毒、抗炎、抗氧化、抗菌和抗结核（TB）等多种生物活性，众多基于香豆素结构的药物在临床上广泛使用。近年来，香豆素及其衍生物在抗 TB 领域的研究引起了药物化学家的极大兴趣。特别值得一提的是，吡喃型香豆素类化合物不仅是抗 HIV 热点先导物，而且对药敏性和耐药性结核分枝杆菌（MTB）均显示出良好的体内外活性，无疑可用于治疗 MTB/HIV 双重感染患者。

（黄威　付亮　卢水华　唐神结）

参考文献

1. 谭剑明，季秋平，廖小云，等.结核病合并 HIV/AIDS 患者抗结核治疗中肝损伤情况调查.中国医药科学，2017，7（15）：221-223.
2. 曹焕焕.抗结核药物对获得性免疫缺陷综合征合并结核病患者肝功能的影响.中华实验和临床感染病杂志：电子版，2017，11（3）：260-264.
3. 华欣，黄成渝.HIV/AIDS 患者预防性抗结核治疗临床疗效的 Meta 分析.中国热带医学，2017（11）：1123-1129.
4. 薛声波，吴桂辉，何畏，等.艾滋病并发肺结核患者行抗结核药物治疗的效果观察.结核病与肺部健康杂志，2017，6（1）：32-35.
5. 彭熠，潘菁.HIV/AIDS 人群中肺结核患者免疫特征及抗结核治疗临床效果研究.山西医药杂志，2017，46（4）：398-401.
6. 刘敏，李奇穗，谭顺，等.艾滋病合并结核病患者结核分枝杆菌原发耐药的回顾性研究.中华传染病杂志，2017，35（5）：278-281.
7. 高祖美，杨明强.保山市 2010—2015 年间 185 例 HIV 阳性结核病患者抗结核治疗影响因素分析.中国保健营养，2017，27（9）：341-343.
8. 董玉洁，舒占钧，闫雪梅，等.艾滋病合并结核性脑膜炎脑脊液置换联合鞘内注射的短期疗效观察.传染病信息，2017，30（4）：230-232.
9. 中华医学会感染病学分会艾滋病学组.HIV 合并结核分枝杆菌感染诊治专家共识.中华临床感染病杂志，2017，10（2）：81-90.
10. 汤中文，倪正义，周密，等.合并 HIV/AIDS 结核病患者的外科治疗.实用临床医学，2017，18（2）：27-30.
11. 韩迎东，徐立然，马秀霞，等.李发枝教授运用消瘰丸加减治疗艾滋病合并肺结核经验.中医研究，2017，

30(5):47-50.
12. 张姝,任青成,徐磊,等.香豆素衍生物及其抗结核活性.国外医药抗生素分册,2017,38(5):后插 4-后插 10.

第二节　老年结核病的治疗

摘要:随着老年结核病发病率的不断上升,目前结核病为老年人的常见疾病。在治疗上一线抗结核药物在老年结核病的治疗上仍占有重要地位,而含有利福喷丁的方案及阿莫西林克拉维酸钾的方案亦在研究中;老年耐药肺结核采用标准化疗方案疗效尚可,但不良反应高于青中年组而部分被迫调整方案;声动力靶位药物传输联合全身化疗好转率及治愈率均明显高于单纯药物化疗组。对于结核性脓胸的手术治疗有文献表明改良手术组患者的治疗有效率明显高于传统手术组。营养不良、糖尿病、空洞肺野数、治疗前糖化血红蛋白等是影响预后的重要因素。而肺结核针对性护理水平同样对病人的预后产生重大影响。

关键词:老年结核病;治疗

我国湖北省近 10 年的调查显示 2006—2015 年老年肺结核登记率有下降趋势,但老年肺结核占全人群肺结核的比例逐年上升,提示老年肺结核的控制仍不理想[1]。老年人为特殊人群,因其机体衰弱、免疫功能下降,常合并多种慢性病,因而老年结核病无论从诊断还治疗上均存在诸多困难,有关研究也在不断深入,现就近年来老年结核病诊治上的一些进展进行总结。老年结核病患者不少无明显症状,而典型全身中毒症状不如青中年病人突出。伏志杰[2]对 96 例老年肺结核患者进行分析显示临床症状多为咳嗽、咯血及呼吸困难,典型结核中毒症状很少。刘莉云[3]统计表明老年肺结核中有发热表现的仅占 10%,而 71%的患者会出现咳嗽、咳痰等非特异性症状,与以往报道相似,因此,无论老年人是否出现结核中毒症状,凡是出现咳嗽、咳痰等症状时均应及时通过影像学表现及痰检排除活动性肺结核可能。

针对老年结核病治疗的方案研究有限,多数文献表明以 HRZE 为基础的初治抗结核方案仍然是治疗的基石和关键。老年结核病的治疗同样要遵循早期、联合、规律、全程、适量五项原则。宁洪叶等[4]应用 2RftHELfx/4HRft 方案治疗老年肺结核,结果显示与初治方案相比痰菌阴转率及病灶吸收率均无差异,但不良反应发生率更低,依从性更好。朱倬敏等[5]将 126 例初治涂阳肺结核病人随机分成 2 组,两组均应用 HRZE 初治方案,实验组应用静脉利福平,而对照组应用口服利福平,结果表明实验组的总有效率高于对照组,且不良反应发生率低于对照组,均有统计学意义。卢健林[6]应用阿莫西林克拉维酸钾联合初治抗结核方案作为实验组,结果表明显效率及痰菌阴转率均明显高于仅应用初治方案的对阵组,并减少了合并感染的几率。对于老年结核性胸膜炎以及结核性脓胸的手术治疗以往报道较少,陈其亮[7]等人收集了 85 例结核性脓胸患者的临床资料,分为传统手术组及改良手术组,治疗 6 个月后改良手术组患者的治疗有效率明显高于传统手术组,差异有统计学意义。关于老年耐多药结核病治疗方面的研究目前较少,李佺等[8]等人总结了 355 例耐多药肺结核患者的临床治疗特点,其中 71 例为老年患者,均应用耐多药标准化疗方案,治疗成功率与中青年组无明显差异,但不良反应的发生率达到 83%,明显高于中青年组,部分患者被迫调整治疗方案。由于老年人的各个系统和器官功能较差,加之依从性差,不能严格遵守医嘱治疗,并经常不规律用药，因此党萍等[9]应用声动力靶位药物传输联合全身化疗作为观察组，单纯药物化疗作为对照组，结果显示观察组好转率及治愈率均明显高于对照组，有统计学意义，此种新治疗方法确值得进一步研究。

文献报道多种因素均可影响老年肺结核的治疗效果，营养不良是重要因素之一。侯婧等[10]研究表明，老年肺结核患者普遍存在白蛋白、血红蛋白减低，其中涂阳肺结核组病人更为明显，是疾病进展的高危因素，应积极进行预防。今后对于老年结核病患者应当早期进行营养风险评估，可将白蛋白、血红蛋白及淋巴细胞作为评价指标，如发现有减低，应尽早干预，从而加强治疗效果。糖尿病是另一个重要的影响因素之一，对于糖尿病合并肺结核的病人健康教育可以使得病人对于血糖的控制更加理想，从而对于肺结核的恢复起到很大作用[11]。

老年肺结核患者在治疗过程中容易受到抗结核药物不良反应的影响，从而导致治疗依从性极低、治疗效果差。不良反应中胃肠道反应的发生率最高，另外神经损害、过敏反应、肝损害、骨关节损害、血液异常等均较常见，肝病患者及年龄增大和不良反应的发生有明确的相关性。护理水平在老年患者用药过程中至关重要。孟宫菊[12]将116例接受抗结核的老年病人随机分成两组，对照组接受常规护理，观察组则采用针对性护理，结果表明观察组各种不良反应的发生率均明显低于对照组，结果有统计学意义。国外近年来有较多关于老年药代动力学方面的研究，从而可在以后指导病人个体化用药，可在保证治疗效果的同时减轻不良反应，但目前国内尚无相关研究报道。

结核病为老年人常见病之一，由于其在诊治等各方面均不典型，对老年人结核病的诊断以及治疗一直以来是临床工作的难点。作为医护人员，要从老年人结核病的特点出发，采用科学的方式及方法，不断加强结核病的诊治效果，以提高老年结核病的治疗效果，减少不良反应，提升老年人的生存质量。

（韩骏锋　梅早仙　付亮　吴琦　唐神结）

参考文献

1. 张玉，叶建君，杨成凤，等.2006-2015年湖北省老年肺结核疫情特征及变化趋势分析.中国防痨杂志，2017，39(2)：213-216.
2. 伏志杰.96例老年肺结核的临床特点及治疗研究.中国老年保健医学，2017，15(2)：64-65.
3. 刘莉云.老年肺结核不典型表现21例临床特点分析.中国药物与临床，2017，12(2)：248-249.
4. 宁洪叶，蒋贤高，施伎蝉，等.左氧氟沙星及利福喷丁胶囊治疗老年初治肺结核的疗效及安全性分析.中国生化药物杂志，2017，37(4)：238-240.
5. 朱倬敏.不同剂型利福平对老年初治涂阳肺结核患者的疗效对比及不良反应观察.航空航天医学杂志，2017，28(2)：198-199.
6. 卢健林.阿莫西林克拉维酸钾治疗老年涂阳肺结核的近期临床疗效分析.世界最新医学信息文摘，2017，17(48)：77.
7. 陈其亮，李军孝，许军利，等.改良胸膜纤维板剥脱术治疗结核性脓胸老年患者的效果分析.中国防痨杂志，2017，39(8)：857-861.
8. 李佺，陆兰英，王娅.335例耐多药结核病患者药物不良反应临床分析.中国热带医学，2017，17(7)：725-727.
9. 党萍，康冠楠，侯莉莉，等.声动力靶位药物传输联合全身化学治疗老年肺结核的安全性及疗效分析.陕西医学杂志,2017,46(7):872-874.
10. 侯婧,刘刚,韩君等.老年肺结核患者营养指标与疾病相关性分析.中国临床研究,2017,30(4):459-462.
11. 李润娜,赵滢.56例老年肺结核合并糖尿病的营养健康教育.中国医药指南,2017,15(9):288-289.
12. 孟宫菊.老年肺结核患者应用抗结核药物过程中并发不良反应的护理措施.医学理论与实践,2017,30(10):1528-1530.

第三节　儿童结核病的治疗

摘要:儿童耐药结核的总体疗效较好,二线抗结核药物不良反应发生率较低。肝毒性是最常见的不良反应。针对儿童静止期脊柱结核性后凸(侧后凸)畸形采用一期后路截骨矫形及内固定具有明显疗效,且安全性较高,值得在临床上推广实施。路内固定联合前路病灶清除植骨融合是治疗小儿脊柱结核有效、安全的手术方式,能够较理想地维持后凸畸形的矫正率。环状异体骨移植是治疗青少年由脊柱结核导致的脊柱后凸的有效方法。最新版《氟喹诺酮抗菌药物在儿童应用中的专家共识》中介绍了氟喹诺酮类药物在儿童的药代动力学特点及安全性问题,为儿童使用氟喹诺酮类药物提供参考。

关键词:儿童结核病;预防治疗;结核性脑膜炎;耐多药结核病;药物不良反应

广东省药学会于2017年发布了《氟喹诺酮抗菌药物在儿童应用中的专家共识》[1],全面介绍了氟喹诺酮类药物在儿童的药代动力学特点及安全性问题,为儿童使用氟喹诺酮类药物提供参考。其中指出,如果治疗前已知或怀疑对异烟肼单耐药,或患儿所在地区异烟肼耐药率高,若患者的病变范围比较广泛,建议加用一种氟喹诺酮类药物,同时延长治疗时间至9个月以上;对利福平单耐药者建议给予异烟肼、乙胺丁醇和一种氟喹诺酮类药物治疗12~18个月,并且至少在治疗起始的2个月加用吡嗪酰胺。

由于儿童患者载菌量低,不容易在治疗过程中诱导结核分枝杆菌耐药,故儿童耐药结核更多的是原发耐药,主要来自MDR-TB成人患者的"直接传播"。随着成人结核病耐药率的增加,儿童结核病耐药率也必然呈现上升的趋势。廖琼等[2]收集2010年1月至2014年6月在四川大学华西第二医院住院诊断为耐药结核病的46例患儿的临床资料,回顾性总结并分析其临床特点以及发病相关因素,结果提示儿童耐药结核的总体疗效较好,二线抗结核药物不良反应发生率较低。

对抗结核药物相关药物严重不良反应(AR)的全面了解可能有助于改善患儿的预后。Li等[3]研究分析了2008—2013年住院的儿童结核病患者。在599例入选患者中,3.51%(21/599)患有与抗结核药物有关的严重不良反应。肝毒性是最常见的反应,占1.84%(11/599),发热或无发热的皮疹发生率为1%(599例中有6例),听觉障碍和肾损伤发生率分别为0.33%(599例中2例)和0.17%(599例中1例)。1例患者出现肝毒性,皮疹和发热。有严重不良反应的住院患者的住院时间(平均14天,中位数8~62天)明显长于没有严重不良反应的患者(平均11天,中位数1~83天)。肝毒性发生在抗结核治疗开始后6~30天(中位数6天),肝毒性主要与异烟肼,利福平和吡嗪酰胺有关,而发热主要与吡嗪酰胺有关。另外,链霉素和阿米卡星分别导致听觉损伤和肾损伤。

在外科领域,黄南翔等[4]针对儿童静止期脊柱结核性后凸(侧后凸)畸形采用一期后路截骨矫形及内固定具有明显疗效，且安全性较高，值得在临床上推广实施。后路内固定联合前路病灶清除植骨融合是治疗小儿脊柱结核有效、安全的手术方式，该技术能够较理想地维持后凸畸形的矫正率[5]。另有研究显示，环状异体骨移植是治疗青少年由脊柱结核导致的脊柱后凸的有效方法[6]。

（冀萍　梅早仙　吴琦）

参考文献

1. 广东省药学会.氟喹诺酮抗菌药物在儿童应用中的专家共识.2017.
2. 廖琼，谭珊，朱渝.儿童耐药结核病的临床特点及二线抗结核治疗效果分析.中华儿科杂志，2017，55（2）：100-103.
3. Li Y，Zhu Y，Zhong Q，et al.Serious adverse reactions from anti-tuberculosis drugs among 599 children hospitalized for tuberculosis.Pediatr Infect Dis J，2017，36（8）：720-725.
4. 黄南翔，林宏，李伟.一期后路截骨矫形及内固定治疗儿童静止期脊柱结核性后凸畸形的疗效.西部医学，2017，29（2）：241-244.
5. 阿布都艾尼·米吉提.后路内固定联合前路病灶清除植骨融合治疗小儿脊柱结核的疗效分析.新疆医学，2017，47（8）：896-899.
6. Yin X，Liu P，Liu YY，et al.Utilization of ring-shaped bone allograft for surgical treatment of adolescent post-tubercular kyphosis：A retrospective study.Medicine（Baltimore），2017，96（24）：e7132.

第四节　肝肾功能异常患者结核病的治疗

摘要：抗结核药物引起的肝功能损伤是我国药物性肝损伤（drug-induced liver injury，DILI）的最常见原因之一，一旦出现重度肝损伤，死亡率极高。抗结核药物引起药物性肝损伤的高危因素为：高龄、女性、酗酒、肝炎病毒感染或合并其他急慢性肝病、营养不良，其中慢性肝炎病毒感染在我国尤为突出，对合并乙型肝炎病毒（hepatitis B virus，HBV）感染的结核病患者，在积极抗病毒治疗的同时，根据患者的基础肝脏情况酌情调整抗结核治疗方案，能有效降低 DILI 的发病率，提高抗结核治疗效果。对合并尿毒症的结核病患者，需根据不同药物的代谢特点选择合适的给药剂量和给药时间，保证治疗效果，减少不良反应。

关键词：结核；肝；肾；治疗

一、抗结核药物所致肝肾功能损伤的概况及高危因素

药物性肝损伤的发生和多种因素相关，其中常见的危险因素是高龄、女性、肝炎病毒感染或合并其他急慢性肝病、获得性免疫缺陷综合征、营养不良。近来的研究亦肯定了这一结论。

陆人杰等[1]对 2010 年 6 月至 2015 年 5 月诊断为 DILI 的 424 例住院患者进行了回顾性研究，总结其临床特征并探讨可能与 DILI 相关的危险因素。结果发现：在所有的 DILI 患者中，最常见的病因为中药（60.6%），其次为抗结核药（17.0%）、精神类药（6.37%）及非甾体抗炎药（4.01%）。与 DILI 相关的危险因素为：肝胆疾病（OR：6.552）、免疫功能失调（*OR*＝6.130）、糖尿病（*OR*＝3.774）、高血压（*OR*＝2.801）、长期饮酒（*OR*＝2.002）、年龄≥45 岁

（OR=1.838），提示患者的基础疾病情况与 DILI 发生相关。龙春梅等[2]的研究亦得出相似结论：在 2010 年 1 月至 2016 年 1 月纳入的 92 例 DILI 患者中，最常见病因为中药（43.5%），其次为抗结核类药物（10.9%），抗肿瘤类药物（6.5%）；女性患者更为多见（58.7%）。曹焕焕[3]研究了获得性免疫缺陷综合征合并结核病（AIDS/TB）患者抗结核治疗后肝功能的变化。该研究纳入 2013 年 4 月至 2015 年 8 月收治的 60 例 AIDS/TB 患者（观察组）和 60 例单纯 TB 患者（对照组），两组患者均给予抗结核治疗，观察抗结核治疗后两组患者的肝功能指标变化、肝功能损伤以及不良反应。治疗前两组患者的总胆红素（TBil）和谷丙转氨酶（ALT）水平差异无统计学意义（t=0.952，P=0.343，t=0.608，P=0.544），治疗后观察组患者 TBil 和 ALT 水平显著高于对照组（t=10.110，P<0.001，t=26.098、P<0.001）。观察组患者肝功能损伤比例高达 46.7%，显著高于对照组（21.7%）（$\chi^2=8.336$，P=0.004）。观察组患者肝功能损害出现时间显著短于对照组，而肝功能损伤恢复时间显著长于对照组（t=11.970，P<0.001，t=9.693，P<0.001）。观察组患者不良反应发生率为 20.0%，显著高于对照组患者（8.3%），差异具有统计学意义（$\chi^2=5.634$，P<0.001）。由此得出结论：AIDS/TB 患者抗结核治疗过程中更易发生肝功能损伤。Zhu CH 等[4]对武汉同济医院对抗结核治疗后发生 DILI 的 87 例患者进行了回顾性队列分析。结果发现：肝功能损害和肝功能衰竭的发生率分别为 59.8%（n=52）和 25.3%（n=22）。与肝功能损害的严重程度相关的变量为：血清白蛋白（Alb）、凝血酶原活动度（PTA）、血小板（PLT）、接受抗反转录病毒治疗，P<0.05；其中，低蛋白血症和抗反转录病毒治疗与肝功能衰竭显著相关（OR=2.066）。因此，高病毒负荷和低蛋白血症的患者，抗结核治疗过程中 DILI 的发生率高，需要密切监测。

耐多药结核病患者用药多，疗程长，发生肝肾功能损害的比率较一般结核病患者更高。王飞等[5]对 305 例耐多药肺结核患者的药物不良反应发生情况进行了回顾性研究，结果发现：肾功能异常的发生率为 29.8%，DILI 的发生率为 19.0%。62.1%的患者不良反应经对症处理后能够维持原方案继续治疗，31.6%的患者治疗方案进行了调整，只有 6.4%的患者因不良反应停止治疗。尽管耐多药患者在治疗过程中肝肾功能异常的发生率较高，但是经过妥善处理，大多数患者的治疗效果仍能得到保证，对治疗转归无明显影响（P>0.05）。

二、结核病合并 HBV 的治疗

我国是乙型病毒性肝炎高发的国家，乙肝合并结核病的患者亦多见，在抗结核治疗过程中，乙肝患者发生 DILI 的危险性是非乙型肝炎患者的 3～5 倍。在治疗过程中，既要根据患者的基础肝脏情况酌情调整抗结核治疗方案，选择对肝脏损伤较轻的药物；又要对肝脏的基础疾病进行治疗，尤其是乙肝病毒负荷较高的患者。

近来的研究表明，对乙肝携带者、HBV-DNA 阳性结核病患者进行抗病毒治疗能明显降低抗结核治疗过程中的 DILI 发生率，提高抗结核治疗疗效。于晓燕等[6]探讨了拉米夫定辅助治疗 HBV 携带者合并肺结核病的价值。研究纳入 HBV 携带合并肺结核病患者 94 例，随机分为试验组和对照组各 17 例，试验组在 2HRZE/4HR 治疗的基础上口服拉米夫定，疗程 6 个月。结果发现试验组总有效率高于对照组（95.75%对 82.98%，P<0.05）；试验组 HBV-DNA 阴转率高于对照组（100.00%对 89.36%），HBV-DNA 阴转时间短于对照组[（2.22±1.23）个月对（2.89±1.11）个月，P<0.05]；试验组的痰菌阴转率、病灶显吸率均高于对照组（97.9%对 74.5%，61.7%对 36%，P<0.05）；试验组的 DILI 发生率低于对照组（8.51%对

36.17%,$P<0.05$)。因此,拉米夫定能降低肺结核合并 HBV 携带患者的 DILI 发生率,提高抗结核治疗疗效。冯赟[7]在肺结核合并 HBV-DNA 阳性患者中进行了前瞻性研究,随机选取 2013 年 3 月至 2016 年 3 月肺结核合并 HBV-DNA 阳性患者 80 例,其中联合抗病毒治疗组(联合组,$n=40$),未联合抗病毒治疗组(未联合组,$n=40$),所有患者均接受抗结核治疗,对两组患者的肝功能指标、乙肝标志物、肝损伤出现时间、肝功能复常时间、抗结核结束所需时间、肝损伤和不良反应发生情况进行统计分析。结果发现,治疗后 2 个月、半年、1 年联合组患者的 ALT、AST、TBIL 水平均显著低于未联合组($P<0.05$);治疗后 1 年 HBV-DNA 阳性比例显著低于未联合组($P<0.05$);肝功能复常时间、抗结核结束所需时间均显著短于未联合组($P<0.05$);肝损伤发生率 7.5%(3/40)显著低于未联合组 40.0%(16/40)($P<0.05$);不良反应发生率 20.0%(8/40)显著低于未联合组 35.0%(14/40)($P<0.05$)。由此得出结论,联合抗病毒治疗能够有效预防肺结核并 HBV-DNA 阳性患者 DILI 的发生。为了确定抗病毒治疗对慢性乙型肝炎患者抗结核药物肝损伤的作用,姚克飞[8]将慢性乙型肝炎合并肺结核患者 40 例,随机分为观察组和对照组各 20 例。对照组给予常规抗结核治疗,观察组在对照组基础上加用抗病毒治疗,观察两组患者肝功能异常发生率,比较治疗前后肝功能情况及治疗前后 HBV-DNA 变化。结果发现:治疗后,观察组肝功能异常发生率低于对照组[5.00%(1/20)对 30.00%(6/20),$P<0.05$];肝功能各指标结果均比对照组低,差异有统计学意义($P<0.05$);HBV-DNA 值低于对照组[(3.04±0.41lg 拷贝数/ml)对(5.83±0.64 lg 拷贝数/ml),$P<0.05$]。由此可见,慢性乙肝合并肺结核患者在抗结核治疗期间加用抗病毒药物,可有效降低 DILI 发生率及肝损害程度。

慢性乙肝患者的 DILI 发生率较高,在制定治疗方案时,应尽量避免应用对肝功能损伤较重的抗结核药物。赖晓宇等[9]比较 2HRZE/4HR 与 3HESO/9HEO 化疗方案治疗肺结核并慢性乙型肝炎患者的临床疗效。研究选取了 2013 年 6 月至 2015 年 3 月惠州市惠城区慢性病防治站收治的肺结核并慢性乙型肝炎患者 70 例,随机分为对照组与观察组各 35 例。在抗病毒治疗的基础上,对照组患者予以 2HRZE/4HR 化疗方案,观察组患者予以 3HESO/9HEO 化疗方案,随访至治疗后第 12 个月。结果发现:观察组 1 个月后 HBV-DNA 转阴率高于对照组(34.3%对 20.0%,$P<0.05$);DILI 发生率低于对照组(25.7%对 51.4%,$P<0.05$);肺部病灶显著吸收情况、痰菌转阴率均优于对照组(65.7%对 40.0%,91.4%对 71.4%,P 均 <0.05);不良反应发生率低于对照组(8.6%比 28.6%),$P<0.05$。由此得出结论:3HESO/9HEO 化疗方案对肺结核并慢性乙型肝炎患者的临床疗效优于 2HRZE/4HR 化疗方案。

三、结核病合并尿毒症的治疗

慢性肾脏病发展到终末期即是尿毒症,目前尿毒症的替代治疗主要是血液净化,主要以血液透析和腹膜透析为主。尿毒症行血液净化治疗的患者普遍存在细胞免疫及体液免疫功能障碍,机体抵抗力下降,结核分枝杆菌感染及结核病的发病率较高,5%~28%,是一般人群的 10~25 倍。抗结核药物在血液净化患者中的代谢特点与肾功能正常的患者截然不同,需根据不同药物的代谢特点选择合适的给药剂量和合适的治疗时间,保证治疗效果,减少不良反应:利福平毋需调整;异烟肼毋需调整,但建议透析后口服或睡前一次顿服,并常规加服维生素 B_6 100mg/d 以减少其神经毒性;利福喷丁无需调整剂量,但建议在非透析日空腹口服;吡嗪酰胺及乙胺丁醇推荐隔日用药;氟喹诺酮类药物中莫西沙星无需调整,在肾小球滤过率

<30ml/min 时，左氧氟沙星推荐 750mg/次，3 次/周；注射类抗结核药物中链霉素应用正常剂量的 50%，每 72～96 小时透析后 1 次，阿米卡星使用剂量为 1.5mg/kg，每 24～28 小时透析后 1 次，卷曲霉素使用剂量为 4.9mg/kg，每 48 小时透析后 1 次[10]。

四、抗结核药物所致 DILI 的分子机制

从 DILI 的发病机制可知，药物代谢酶、药物转运体、抗氧化反应和免疫反应在 DILI 发生发展过程中均起着重要作用，体内炎症-抗炎反应的失衡方向，决定肝细胞是发生损伤反应还是修复反应，参与这些代谢过程的相关基因的多态性与 DILI 易感性密切相关。我国今年的研究提示，DILI 患者血浆中的微小 RNA（miRNA）-3620 表达水平明显升高；*CYP3A4* * *18B-20232G/A*、*CYP3A5* * *3-6986A/G*、*UGT2B7-268A/G*、*UGT2B7 802C/T* 位点基因多态性与 DILI 的发生有关。

谢平等[11]等研究了 miRNA-3620 在抗结核药物诱导 DILI 患者血浆中的表达水平。纳入 DILI 和非 DILI 患者各 35 例，采用实时荧光定量 PCR 检测两组患者血浆中 miRNA-3620 的相对表达量，两组间比较采用 t 检验，根据 miRNA-3620 水平绘制受试者工作特征曲线，评估血浆中 miRNA-3620 在 DILI 诊断中的价值。结果显示：DILI 患者和非 DILI 患者血浆中 miRNA-3620 表达量分别为 1.65±1.43 和 0.71±0.45，差异有统计学意义（$t=3.703$，$P<0.01$）；miRNA-3620 表达水平的最佳截点为 1.15，曲线下面积为 0.71（95%*CI* 0.43～1.45），miRNA-3620 诊断 DILI 的敏感度为 60.0%、特异度为 82.9%、阳性预测值为 77.8%、阴性预测值为 67.4%，正确诊断 DILI 21 例，非 DILI 29 例，准确度为 71.4%。由此得出结论：DILI 患者血浆中 miRNA-3620 表达水平明显升高。孙淑丰等[12]选择接受抗结核化疗 6 个月内出现肝损伤的汉族结核病患者 207 例纳入病例组，以同期治疗中未出现肝功能异常的结核病患者 207 例为对照组。采用聚合酶链反应-限制性片段长度多态性法观察 *CYP1A2 734C/A*、*CYP3A4 18B-20232G/A*、*CYP3A5 3-6986A/G*、*CYP2C19 681G/A*、*GSTA1-69C/T*、*GSTM3* 缺失突变、*UGT2B7-268A/G*、*UGT2B7 802C/T* 位点的多态性。调整其他基因多态性的影响后发现：*CYP3A4* * *18B-20232G/A*、*CYP3A5* * *3-6986A/G*、*UGT2B7-268A/G*、*UGT2B7 802C/T* 位点基因多态性与 DILI 的发生有关，且基因位点之间存在交互作用，其中 *UGT2B7-268A/G*、*CYP3A4 18B-20232G*、*CYP3A5 3-6986G* 组合将显著增加 DILI 的发生风险。Hu 等[13]前瞻性纳入中国西部 1235 高度可疑肺结核患者，调查其肝脏，肾脏，和血液系统副作用的遗传危险因素，结果发现：抗结核药物的不良反应率为 16.5%，药物干预率为 10.4%，主要为 DILI（10.6%）及白细胞减少（3.3%）。CYP2D6 rs1135840 和 nudt15 rs116855232 增加 DILI 和白细胞减少的风险（*OR* 值分别为 2.52，4.97）；其阴性预测值较高（93.7%和 98.1%），但敏感性中度（72.7%和 52.4%）。

五、预防性保肝治疗

Xu 等[14]对 PubMed、the Cochrane library、Embase、Ovid、Springer link、Wiley、Elsevier、Web of Science，the Karger Online Journal 数据库在 2016 年 4 月之前发表的，有关抗结核同时给予预防性保肝治疗的文章进行了荟萃分析，共纳入 6 个试验，1227 例患者。结果表明，在接受抗结核药物治疗的各年龄组患者中，保肝药对肝功能均有保护作用（加权均数差，均数差=-7.81，95% *CI* [-12.26，-3.37]，$P=0.0006$ [ALT]；均数差=-7.07，95% *CI* [-11.43，-2.72]，$P=0.001$ [AST]）。在治疗 2 周后，保肝药物并没有显著改变 ALT 和 AST 的水平，治疗 4 周后，保

肝药物对肝功能有积极的影响，并显著降低 DILI 的发生率（$RR=0.50$，95%*CI* 0.34~0.73，$P=0.0004$）。保肝药组患者不良反应的发生率与对照组相似（RR=1.07，95%*CI* 0.82-1.39，$P=0.62$）。由此得出结论：在抗结核治疗前 4 周应用保肝药物能降低 DILI 的发生率。

（顾瑾　付亮　唐神结）

参考文献

1. 陆人杰，朱珊梅，唐风雷，等.424 例药物性肝损伤临床特征及相关危险因素分析.肝脏，2017，22（3）：235-239.
2. 龙春梅，陈定贵，郑中伟.药物性肝损伤 92 例的临床特点及相关药物分析.中外医疗，2017，36（15）：121-122.
3. 曹焕焕.抗结核药物对获得性免疫缺陷综合征合并结核病患者肝功能的影响.中华实验和临床感染病杂志：电子版，2017，11（3）：260-264.
4. Zhu C H，Zhao M Z，Chen G，et al.Baseline HBV load increases the risk of anti-tuberculous drug-induced hepatitis flares in patients with tuberculosis.华中科技大学学报（医学英德文版），2017，37（1）：105-109.
5. 王飞，陈彬，周琳，等.耐多药肺结核患者抗结核药物所致不良反应发生情况.中华传染病杂志，2017，35（2）：83-87.
6. 于晓燕，龚君佐，任崇松，等.拉米夫定辅助治疗乙型肝炎病毒携带者合并肺结核病的价值.广西医学，2017，39（2）：190-192.
7. 冯赟.联合抗病毒治疗对肺结核并 HBV-DNA 阳性患者抗结核药物肝损伤的预防效果.临床肺科杂志，2017，22（2）：367-370.
8. 姚克飞.抗病毒治疗对慢性乙型肝炎患者抗结核药物肝损伤的作用及机制分析.吉林医学，2017，38（3）：540-541.
9. 赖晓宇，黄培生，余复火，等.2HRZE/4HR 与 3HESO/9HEO 化疗方案治疗肺结核并慢性乙型肝炎患者临床疗效的对比研究.实用心脑肺血管病杂志，2017，25（1）：76-79.
10. 金弢.临床行血液净化患者的抗结核药物使用规则.结核病与肺部健康杂志，2017，6（1）：21-24.
11. 谢平，朱彤，陈彩萍，等.微小 RNA-3620 在抗结核药物致肝损伤患者血浆中的表达及临床意义.中华传染病杂志，2017，35（3）：161-164.
12. 孙淑丰，李标，崇英之，等.CYP450、GSTs、UGT 基因多态性与抗结核药物肝损伤的关系.山东医药，2017，57（39）：6-10.
13. Hu X，Zhang M，Bai H，et al.Antituberculosis drug-induced adverse events in the liver，kidneys，and blood：clinical profiles and pharmacogenetic predictors.Clin Pharmacol Ther，2017.［Epub ahead of print］
14. Xu L，Zhang F，Xu C，et al.Is the prophylactic use of hepatoprotectants necessary in anti-tuberculosis treatment? Chemotherapy，2017，62（5）：269.

第五节　结核病合并糖尿病的治疗

摘要：糖尿病未来可能威胁结核病的控制，结核病-糖尿病的双向筛查和联合管理有利于提高两病的发现率和治愈率。糖尿病对抗结核治疗有不利影响，特别是可能会影响抗结核药物的血药浓度。合理的降糖治疗有助于提高结核病治疗的效果。

关键词：糖尿病；结核病；治疗

一、结核病合并糖尿病的双向筛查

近几十年来，全球糖尿病患者人数以惊人的速度增长，糖尿病已成为严重影响全球健康的主要公共卫生问题。既往荟萃分析研究表明糖尿病患者患肺结核的概率是普通人群的3倍，更有报告指出糖尿病可能是未来威胁结核病控制的重要因素。因此如何更好地在进行糖尿病-结核病的双向筛查，已成为国内外研究的热点。2017年国内有2位学者综述TB-DM双向筛查、联合管理的重要性；另有其他学者尝试寻找结核病并发糖尿病的双向筛查标记物。

袁保东等[1]撰写的综述文章指出TB-DM双向筛查、联合管理，可以达到早期发现、早期诊断的目的，有利于提高两病患者的发现率和治愈率。但如何进行双向筛查，如何进行联合管理？需要更多的研究来指导临床应用。国内2017年为数不多的学者正在进行相关研究。Cheng等[2]对2000年以来发表的在中国进行的糖尿病与结核病关系的研究进行了综述，包括结核病和糖尿病相互影响、糖尿病对MDR-TB的影响及对结核病临床表现治疗结局的影响、双向筛查的效率、糖尿病患者中筛查结核病的经济效益评估，作者表明在中国进行更加有效的策略是十分必要的。

缪昌东等[3]对248例初治涂阳肺结核患者进行分析发现其中52例为糖尿病患者，且随着年龄增加肺结核患者中并发糖尿病的比例增加，作者认为45岁以上2型糖尿病患者为肺结核筛查重点人群。

Jing等[4]针对结核病患者中体重指数（BMI）与糖尿病的关系进行了一项基于社区的横断面研究，在2010年9月—2013年3月共纳入了3505例新诊断的肺结核患者，应用随机血糖判断糖尿病和空腹血糖调节受损（IFG）情况，利用ROC分析判断BMI对于糖尿病和空腹血糖调节受损的预测价值。研究结果表明BMI≥24kg/m^{2}相对于BMI在18.5～23.9kg/m^{2}的患者发生糖尿病和IFG的比例明显增高。经过年龄、性别及教育水平校正，在结核病患者中筛查IFG及糖尿病的BMI界值分别为22.22kg/m^2（AUC0.56）及22.34kg/m^2（AUC0.59）。作者虽然认为BMI与IFG与糖尿病显著相关，但是BMI在结核病患者中预测价值还不充分而只能作为一个有限的筛选工具。而Lin等[5]对肥胖、糖尿病与结核病发病风险之间的关系进行了一项队列研究。研究共涉及167 392位参与者，以BMI和糖尿病为基准，分为2组，随访年限中位数在7年以上，其中491位参与者患上了结核病。研究表明肥胖对糖尿病并发肺结核有不利影响，但是对未并发糖尿病的肺结核患者有保护作用。与正常体重的非糖尿病患者相比，肥胖并发糖尿病可以降低结核病的发病率。作者认为肥胖、糖尿病与结核病发病风险之间的关系是复杂的，非线性的。更好地了解宿主代谢与结核病免疫之间的关系有助于制订出新的治疗或预防策略。

二、结核病合并糖尿病的抗结核治疗

糖尿病并发肺结核患者的抗结核治疗总体上应遵循结核治疗的一般原则：早期、联合、适量、规律、全程。但是还存在具体细节性的问题有待研究。2017年国内研究越来越多关注糖尿病对抗结核药物不良反应发生率的影响及肺结核并发糖尿病患者抗结核药物体内血药浓度的变化。

Leung等[6]研究了糖尿病对结核病临床表现及治疗的影响，共纳入2006年1月1日—

2010 年 12 月 31 日期间共计 21 414 例患者，其中 3206 例患者并发糖尿病。研究表明糖尿病为更多肺部症状和系统症状的独立危险因素，并且糖尿病与肺部病灶重、更多肺叶受累、肺部空洞及痰抗酸染色阳性密切相关。另外，糖尿病与结核病治疗副作用（主要是胃肠道症状、肾脏损害及周围神经炎）增高有关，糖尿病并发肺结核患者痰菌阴转率较对照组也偏低。Ma 等[7]前瞻性研究了糖尿病对初治无耐药肺结核患者治疗的影响。共纳入 2008 年 10 月—2010 年 12 月期间中国 8 个省份 1313 例初治无耐药肺结核患者，均采用标准抗结核治疗方案（2H3R3Z3E3/4H3R3），其中 157 例患者并发糖尿病。研究表明初治无耐药肺结核并发糖尿病患者治疗 2 个月末痰结核菌涂片阳性率（AOR 2. 829，95%*CI* 1. 783～4. 490），治疗失败率（AOR 2. 120，95%*CI* 1. 565～3. 477）及死亡率（AOR 1. 536，95%*CI* 1. 011～2. 628）均较高。由此可见，糖尿病对肺结核的治疗有着不利的影响。

Han 等[8]评估了抗结核药物的副作用（ADRs）并回顾性分析了抗结核药物副作用发生的风险因素。在纳入的 354 例患者中，262（74%）例发生不良反应，比如高尿酸血症（65%）、肝毒性（6. 2%）、听力下降（4. 8%）。而糖尿病和低体重是增加抗结核药 ADRs 的重要风险因素。

毛晓辉等[9]对糖尿病并发肺结核患者体内抗结核药物浓度变化进行了分析。纳入 60 例患者，随机选取糖尿病并发肺结核，单纯肺结核患者各 30 例，采取高效液相色谱分析法测定体内异烟肼和利福平的血药浓度，进行组间比较。研究发现异烟肼的血药浓度不受血糖高低影响，但普遍较低，利福平的浓度可能会受到血糖高低的影响，血糖控制可能会影响利福平的血药浓度。但由于该研究样本量小，结果是否具有代表性有待于大样本的研究。

三、结核病合并糖尿病的降糖治疗

结核病并发糖尿病的降糖治疗应遵循国内外糖尿病治疗指南。但是针对结核病不同群体是否需要制定个体化的血糖目标值？口服二甲双胍在结核病并发糖尿病降糖治疗中的地位？口服降糖药对降低肺结核发生的风险？胰岛素给药方式对肺结核并发糖尿病治疗效果的影响？以及除药物以外其他血糖的干预措施，包括医学营养干预等强化管理措施的必要性？2017 年数位国内研究者对相关问题进行研究。

谭守勇[10]的综述文章从糖尿病并发结核病管理的角度阐述了提高糖尿病并发结核病患者的治愈率的重要性及重要的管理措施，包括血糖控制、营养治疗、健康管理及结核病的规律治疗等。

傅佳鹏[11]对 45 例肺结核并发糖尿病患者的营养状况进行分析，结论指出肺结核并发糖尿病患者营养不良的发生率高，应注意增加蛋白质的摄入量，少吃多餐，在避免血糖过度波动的前提下，改善患者的营养状态，提高患者的免疫功能，促进病情的康复，表明营养治疗对于糖尿病并发肺结核治疗十分重要。

王淑霞等[12]探讨了复治肺结核并发糖尿病患者口服二甲双胍降糖药对复治肺结核的预后影响，研究纳入了 42 例复治肺结核并发 2 型糖尿病患者，随访达到 3 年，进行了回顾性队列分析。应用二甲双胍组的 10 例患者治疗失败率和随访 3 年复发率均低于未用二甲双胍组患者，但没有统计学意义。因为样本量偏小，未来进一步扩大样本的深入研究值得期待。

王岫峥等[13]观察了胰岛素不同给药方式治疗肺结核合并 2 型糖尿病的临床疗效。研究纳入 80 例肺结核合并 2 型糖尿病患者，随机分为治疗组与对照组各 40 例，治疗组采用持续胰岛素泵皮下注射，对照组采用常规皮下注射胰岛素治疗，对患者血糖控制情况，痰菌阴转率，病灶吸收率及空洞闭合率进行比较，研究表明胰岛素泵持续皮下注射在强化血糖控制同时，有利于肺结核痰菌阴转，病灶吸收及空洞闭合。

Lin 等[14]观察了抗结核治疗前、抗结核治疗过程中随机血糖（FBG）的变化情况。纳入研究的 232 例无糖尿病病史、初始 FBG<6.1mmol/L 的患者，在治疗过程中维持 FBG<6.1mmol/L，90%以上没有患糖尿病。17 例无糖尿病、初始 FBG 在 6.1~6.9mmol/L 的患者，治疗过程中维持 FBG<6.1mmol/L，一半以上也没有患糖尿病。8 例已患糖尿病的患者在治疗过程中控制血糖在 FBG<7mmol/L。13 例新诊断的起初 FBG≥7mmol/L 的糖尿病患者，在抗结核治疗中有 69%的患者 FBG≥7mmol/L。经过校正混杂因素，可能影响 FBG 稳定的因素有 HIV 感染、已有的糖尿病、吸烟以及就诊于医院而不是诊所。这项研究表明抗结核治疗对无糖尿病患者影响甚微，而长期 FBG 高的新发糖尿病患者需要更好的管理。

四、糖尿病与耐多药肺结核

耐多药（MDR-TB）由于治疗周期长、治疗成功率低、费用高、用药复杂，已经成为控制结核病疫情的难题。糖尿病是否会影响 MDR-TB 的治疗效果以及治疗中不良反应，是普遍关心的问题。2017 年国内有两篇文献对以上问题进行论述。

Yuan 等[15]研究了 2 型糖尿病对耐多药肺结核患者痰菌阴转及治疗结果的影响。该研究共纳入 2006—2014 年 359 例耐多药肺结核患者，其中有 74 例并发糖尿病。作者比较合并糖尿病、无糖尿病的两组患者在治疗 2、6、12 个月后痰菌阴转及治疗成功的情况。研究结果表明在 MDR-TB 治疗 2、6 个月时两组患者的痰菌阴转率无明显差异，但是在治疗 12 个月时合并糖尿病的 MDR-TB 患者痰菌阴转率明显低于对照组，且合并糖尿病的 MDR-TB 患者在治疗 12 个月时治疗成功率也较低。作者认为，合并糖尿病的结核病患者应当在早期就进行 MDR-TB 的筛查，一旦糖尿病合并 MDR-TB 更应该进行全疗程管理，标准化的治疗方案和策略可能会提高治疗成功率。

王飞等[16]通过回顾性研究对 305 例耐多药肺结核患者治疗过程中药物不良反应发生情况进行分析，研究结果显示：是否合并糖尿病对耐多药肺结核治疗过程中的不良反应的发生率无明显影响。

（黄海　付亮　袁保东　唐神结）

参考文献

1. 袁保东，杜鹃.结核病并发糖尿病患者诊治中需关注的问题.结核病与肺部健康杂志，2017，6(1)：64-67.
2. 缪昌东，张德坤，姜继军，等.初治涂阳肺结核并发 2 型糖尿病 52 例患者的临床分析.结核病与肺部健康杂志，2017，6(2)：144-147.
3. Cheng J，Zhang H，Zhao YL，et al.Mutual lmpact of Diabetes Mellitus and Tuberculosis in China.Biomed Environ Sci，2017，30(5)：384-389.
4. Jing C，Ma A，Wang Q，et al.Association between body mass index and diabetes mellitus in tuberculosis patients in China：a community based cross-sectional study.Bmc Public Health，2017，17(1)：228.
5. Lin HH，Wu CY，Wang CH，et al.Association of obesity，diabetes，and risk of tuberculosis：two population-based

cohorts.Clin Infect Dis,2017,66(5):699-705.
6. Leung CC,Yew WW,Mok TYW,et al.Effects of diabetes mellitus on the clinical presentation and treatment response in tuberculosis.Respirology,2017,22(6):1225-1232.
7. Ma Y,Huang ML,Li T,et al.Role of diabetes mellitus on treatment effects in drug-susceptible initial pulmonary tuberculosis patients in China.Biomed Environ Sci,2017,30(9):671-675.
8. Han X Q,Pang Y,Ma Y,et al.Prevalence and risk factors associated with adverse drug reactions among previously treated tuberculosis patients in China.Biomed Environ Sci,2017,30(2):139-142.
9. 毛晓辉,吴璇,王勃,等.糖尿病合并肺结核患者体内抗结核药物血药浓度分析.临床肺科杂志,2017,22(12):2240-2242.
10. 谭守勇.提高糖尿病并发结核病患者的治疗管理水平.中国防痨杂志,2017,39(2):109-110.
11. 傅佳鹏.肺结核合并糖尿病患者营养状况分析.现代医院,2017,17(3):415-417.
12. 王淑霞,社亚东,马艳,等.二甲双胍对复治肺结核并发糖尿病患者的疗效初探.中国防痨杂志,2017,39(5):476-481.
13. 王岫峥,董丽娜.胰岛素不同给药方式治疗肺结核合并2型糖尿病的临床观察.临床肺科杂志,2017,22(12):2226-2229.
14. Lin Y,Yuan Y,Zhao X,et al.The change in blood glucose levels in tuberculosis patients before and during anti-tuberculosis treatment in China.Global Health Action,2017,10(1):1289737.
15. Yuan BD,Du J,Lan X,et al.Effect of type 2 diabetes mellitus on sputum negative conversion and treatment effects of multi-drug-resistant tuberculosis.Biomedical Research,2017,28(8):1-6.
16. 王飞,陈彬,周琳,等.耐多药肺结核患者抗结核药物所致不良反应发生情况.中华传染病杂志,2017,35(2):83-87.

第六节　风湿性疾病合并结核病的治疗

摘要:风湿性疾病为自身免疫性疾病,患者本身免疫系统常存在功能紊乱或低下,且激素及免疫抑制剂的应用会降低患者的免疫力,易合并结核菌感染。因此,加强风湿性疾病合并结核感染的筛查和处理,有利于减少风湿性疾病合并结核病的发生率,提高治愈率。

关键词:风湿性疾病;结核;治疗;预后

结核病仍是严重危害人类健康的全球性疾病,近年来随着风湿性疾病人群的增多,应用激素、免疫抑制剂和生物制剂的人群增多,该类人群有较高的潜伏结核分枝杆菌感染(LTBI),感染后面临发生活动性结核病的风险,故应受到更多关注。

一、风湿性疾病发生结核感染的风险和筛查的重要性

风湿性疾病需长期药物治疗,主要以糖皮质激素、免疫抑制剂联合应用为主,这将导致机体免疫功能不同程度的下降,使得患者对结核分枝杆菌感染的易感性增加。LTBI患者没有典型的体征和临床表现,但一旦机体免疫系统发生改变,发展为活动性结核的危险性大大提高。由于风湿免疫性疾病患者处于免疫功能抑制状态,使其结核症状不典型,造成了该疾病的漏诊和延误诊断。

中国台湾Lim等[1]回顾性研究了2000—2015年台湾地区类风湿关节炎(RA)患者使用生物制剂罹患结核病的风险。这个队列研究纳入对象为台中荣民总医院首次使用生物制剂

治疗的成人 RA 患者。用 COX 回归法确定结核病风险为危险比（HR），置信区间（CI）为95%。收集 951 例患者，其中依那西普（443 例）、阿达木单抗（332 例）、阿巴西普（74 例）、戈利木单抗（60 例）、托珠单抗（31 例）和托法替尼（11 例）。共发现结核病患者 24 例，其中依那西普组 13 例，阿达木单抗组 11 例，结核病发生率分别为 889.3/100 000 和 1055.6/100 000。研究还发现，2 年结核感染的危险因素主要包括：老年患者（>65 岁）（*HR* 2.72，95%*CI* 1.06~6.99，*P*=0.037）、有结核病史（*HR* 6.24，95%*CI* 1.77~22.00，*P*=0.004）和每日使用激素≥5mg（*HR* 5.01，95% *CI* 1.46~17.21，*P*=0.010）。而柳氮磺胺吡啶治疗组患者似乎具有保护作用（*HR* 0.32，95%*CI* 0.11~0.97，*P*=0.043）。故作者认为，结核病发生的风险在应用不同的抗风湿药物（BDMARDs）患者中概率不同，依那西普和阿达木单抗显示出同样增加的风险，而较新的 BDMARDs 和托法替尼的风险则相对较低。因此，了解不同的治疗方案与患者的特征可以为 RA 患者进一步评估结核发生的风险程度和是否需要进行治疗。

王子浔等[2]研究了吉林大学第一医院风湿性疾病患者 LTBI 感染率 22.2%，明显高于我国流行病学调查的 LTBI 感染率 18.8%。风湿性疾病患者长期应用激素的患者 LTBI 感染率（34.7%）高于未使用激素的患者（18.6%）。这提示临床医生对需长期大量使用激素的患者进行结核筛查十分必要。Zhang 等[3]也对使用抗肿瘤坏死因子-α（抗 TNF-α）患者发生结核病的风险进行了 meta 分析，在 Medline、Embase 和 Cochrane 图书馆系统地检索了随机对照试验（RCT）文献。共 29 个 RCT 中 11879 例患者。在 7912 例使用 TNF-α 拮抗剂患者中，45 例（0.57%）患者发生了结核病，而在 3967 例对照者中只有 3 例（0.08%）患者发生了结核病，OR 值为 1.94（95%*CI* 1.10~3.44，*P*=0.02）。结果表明，结核病的风险在抗 TNF-α 治疗的患者中显著增加。作者认为，当 TNF-α 拮抗剂治疗时，结核病的风险增加，患者应筛查 LTBI、结核预防或考虑伴随治疗。

在 LTBI 筛查方法评价方面，边赛男等[4]系统综述了在风湿免疫病患者中筛查 LTBI 不同方法的敏感性比较，认为酶联免疫斑点技术（ELISPOT）的敏感性（10/12、83.3%）优于用酶联免疫吸附试验（QFT-GIT）（7/12、58.3%），但目前多数文献推荐联合应用多种方法在风湿免疫病患者中诊断 LTBI。而传统结核菌素皮肤试验（TST）存在一定的局限性，因此只行 TST 筛查不适用，采用 T-SPOT.TB 或两者联合应用更适合。但由于 LTBI 尚缺乏诊断的金标准，故评价诊断方法的价值时各研究尚存在差异，推荐使用 IGRAs 联合 TST 以提高阳性率。由于免疫抑制患者 LTBI 有进展为活动性结核病的高风险，有待于研发针对免疫功能抑制患者结核分枝杆菌感染更好的辅助诊断方法。

二、风湿性疾病合并结核病的治疗转归及影响因素

2017 年，国内未见有风湿性疾病合并 LTBI 预防性治疗的相关报道。在合并结核病临床治疗方面，杨华等[5]回顾性分析了系统性红斑狼疮（SLE）合并结核病患者的临床特点及诊疗情况。在 27 例 SLE 合并结核病患者中，临床表现主要有发热，其次为咳嗽、咳痰。实验室检查以结核分枝杆菌培养阳性为主，占 66.7%。临床分型主要为血行播散型结核，占 70.4%。26 例治愈，1 例死亡。作者认为 SLE 合并结核病患者病情重而复杂，早期症状不典型，易误诊，应提高警惕，尽早诊断和治疗。詹钟平[6]等也探讨了 SLE 患者合并结核病的临床特点及相关因素。回顾性分析 42 例 SLE 合并结核病患者的临床特点、治疗及预后。在 782 例 SLE 住院患者中，共有 42 例患者（5.4%）发生活动性结核病，其中 17 例肺结核，11 例

肺结核合并肺外结核,14 例肺外结核。多因素回归分析显示贫血(OR=2.7,95% CI 1.2~6.2,P=0.02)和糖皮质激素的日均剂量(OR=1.03,95% CI 1.01~1.06,P=0.02)是 SLE 合并活动性结核病的危险因素。作者认为,SLE 患者合并活动性结核病临床表现不典型,贫血和糖皮质激素的日均剂量与活动性结核病的发生相关。

杨学英[7]总结了 2013 年 6 月—2016 年 9 月天津市海河医院 58 例强直性脊柱炎合并肺结核患者的临床表现、影像学、治疗和预后。发现以咯血为首要症状者 29 例、T-SPOT. TB 阳性 33 例、痰 Xpert MTB/RIF 阳性 30 例。19 例患者完成疗程,4 例患者复发,10 例患者因消化道症状自行停药。29 例患者治疗中,其中 14 例患者因消化道症状不能耐受四联抗结核药物。作者认为强直性脊柱炎合并肺结核患者多表现咳嗽、咯血,影像学多见支气管扩张症及破坏肺,治疗中易出现胃肠道症状,治疗后易复发,治疗时间应延长。

总之,在临床工作中,时常会遇到风湿性疾病合并结核病的患者,提高 LTBI 的筛查、正确的预防性治疗策略和制定合理的治疗方案是有必要的。

(邓国防)

参考文献

1. Lim CH, Chen HH, Chen YH, et al. The risk of tuberculosis disease in rheumatoid arthritis patients on biologics and targeted therapy: A 15-year real world experience in Taiwan. PLoS One, 2017, 12(6): e178035.
2. 王子浔,荣兰香,马淑红,等.风湿免疫性疾病患者行 T-SPOT.TB 检测筛查潜伏性结核感染的价值.中国实验诊断学,2017,21(3):512-514.
3. Zhang Z, Fan W, Yang G, et al. Risk of tuberculosis in patients treated with TNF-α antagonists: a systematic review and meta-analysis of randomised controlled trials. BMJ Open, 2017, 7(3): e012567
4. 边赛男,刘晓清.γ-干扰素释放试验在免疫功能抑制人群中诊断结核分枝杆菌感染的应用.中华实验和临床感染病杂志(电子版),2017,11(2):117-120.
5. 杨华.系统性红斑狼疮合并结核病临床分析.医药卫生:全文版,2017(17): 00030-00030.
6. 詹钟平,劳敏曦,苏凡,等.系统性红斑狼疮合并结核的临床特征和相关因素分析.实用医学杂志,2017,33(21):3552-3555.
7. 杨学英.58 例强直性脊柱炎合并肺结核临床分析.中国城乡企业卫生,2017,11:62-63.

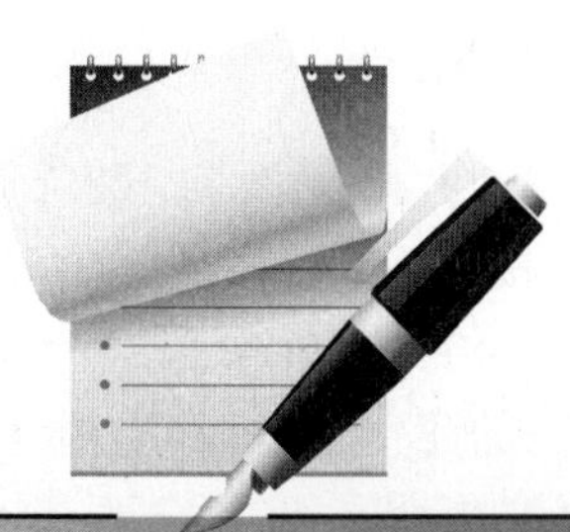

结核病

国际部分

上篇 结核病控制

第一章 结核病的流行

摘要：全球结核病发病率整体呈缓慢下降趋势，结核病仍是全球十大死因之一。最新研究表明全球紫外线 UV-B 暴露较高国家结核发病率较低，全球结核病发病率的差异中有 6.3%可以归因于年度 UV-B 暴露水平。荟萃分析表明 1980 年以后研究中儿童结核病死率为 0.9%。如果没有开展足量治疗，小于 5 岁的儿童结核患者有很高的死亡风险。多个国家的主动发现项目表明不同地点、不同筛查流程、不同对象的成本效果有差异，需制定更有针对性的筛查策略。英国研究表明家庭内近期传染比例较高，日本研究表明聚集场所如医院、疗养院中老年人易发生因近期传染导致发病。美国研究表明儿童结核病患者中仅 1/4 有细菌学诊断结果，其中 1.7%为耐多药病例。研究者通过分类和剂量反应荟萃分析方法证实结核病的发病风险随着酒精摄入量的增加而升高。秘鲁研究表明维生素 A 缺乏会增加家庭接触者 10 倍的发病风险。

关键词：流行病学；感染；主动筛查；耐多药；TB/HIV；糖尿病；儿童；死亡

近年来，国际上结核病流行病学研究领域的主要关注点包括：如欧美国家较关注移民等新入境者的结核病发病和传播以及耐多药肺结核的防治，非洲的研究集中于 TB/HIV 以及卫生服务可及性等领域。以下将介绍 2017 年国外结核病流行病学研究领域的一些新进展。

一、结核病流行状况

WHO 于 2017 年发布的结核病全球报告[1]表明，估算 2016 年全球共有 1040 万结核病新发病例，平均发病率为 140/10 万。报告发病数居前三位的国家分别是印度（279 万）、印度尼西亚（102 万）和中国（89.5 万）。与之前全球结核病报告一致，结核病发病的绝对数和人均率均在缓慢下降。2000—2016 年全球结核病发病率年递降率为 1.4%，2015—2016 年下降 1.9%。而要实现终止结核策略（End TB Strategy）中减少发病和死亡的目标，需要到 2020 年发病率年递降速度增加到 4%～5%。2016 年全球估计新发患者中，TB/HIV 双重感染患者和 MDR/RR-TB 患者分别为 103 万和 60 万例。全年共有 130 万人因结核病死亡，全球结核病死亡率为 17/10 万，此外还有 37.4 万 HIV 阳性患者因结核病死亡。尽管 2000—2016 年，全球每年因结核病死亡数下降了 24%，死亡率下降了 37%，但结核病仍是全球十大死因之一。

Andreas 等[2]将丹麦 1998—2010 年全国患者登记系统中 ICD-10 疾病分类为结核诊断的患者通过年龄、性别、公民身份和地理区域进行 1 : 4 对照匹配，研究其诊断为结核或纳入治疗的前后各 3 年内的并发症和生存情况。研究发现在 8433 例结核患者和 33 707 例对照人群中，呼吸道疾病(12.4%)是结核患者最常见的合并症。死亡率在 30~39 岁的年轻人群(HR 8.70(95% CI 5.53 to 13.69)中相对较高。死亡率整体随着 Deyo-Charlson Comorbidity(DCC)评分升高，但在低 DCC 人群中最高。此外，男性、低收入和中枢神经系统结核是结核死亡的影响因素。TB 组和对照组中最常见的死亡原因均为非肺部肿瘤。TB 组其他常见死亡原因依次为 COPD、TB 和肺部肿瘤，与对照组相比均有显著差异。结果表明在丹麦结核病持续导致死亡(占死亡病例 12%)，年轻人群死亡率较高提示在结核低流行国家依然需要持续关注高危人群。

Boere 等[3]对全球 154 个国家 2004—2013 年的维生素 D 的主要来源—紫外线 UV-B 暴露情况和结核发病率进行了分析。研究发现年度 UV-B 暴露与结核发病水平相关。在考虑到其他维生素 D 来源和相关变量的情况下，UV-B 暴露水平最高的 1/4 国家结核发病率较最低 1/4 国家低 78%(95% *CI* 57%~88%，$P<0.001$)。全球结核病发病率的差异中有 6.3%可以归因于年度 UV-B 暴露水平。多因素分析显示各个大型国家分地区结核病登记水平与 UV-B 暴露弱相关(最高四分之一比最低四分之一低 29%；$P=0.057$)。结果表明应进行更多调查以明确在高危人群中开展维生素 D 预防治疗的潜在意义。

Adjemian 等[4]对夏威夷 2005—2013 年队列人群进行了分析，研究非结核分枝杆菌(NTM)和结核感染情况。研究发现非结核分枝杆菌肺病(NTMPD)患病率在日本、中国和越南人群中最高(>300/100 000)，在夏威夷本地居民和其他太平洋岛屿居民中最低(50/100 000)。日本患者感染脓肿分枝杆菌的风险是其他所有种族/族裔的两倍(*OR* 2.0，95% *CI* 1.2~3.2)，但是其他分枝杆菌感染风险不高。结核发病率在日本患者中持续稳定最低(没有病例)，而在菲律宾、韩国和越南患者(>50/100 000)中最高。NTMPD 的流行差异在所有种族/族裔中持续存在，提示行为和生物因素影响疾病易感性。

Scott 等[5]对 2006—2013 年美国培养阳性且接受 4 种抗结核药物治疗的 297 例牛结核分枝杆菌感染和 30 848 例结核分枝杆菌感染患者进行了分析，探索当前美国指南中的吡嗪酰胺耐药菌推荐延长治疗方案的策略。研究发现经过 2 个月的治疗，71%的牛结核分枝杆菌感染患者和 65%的结核分枝杆菌感染患者培养阴转。即使去除了治疗管理方式、性别和细菌负荷综合指数的影响之后，牛结核分枝杆菌感染患者阴转的可能性仍然高于结核分枝杆菌。

Jenkins 等[6]收集了 Pubmed 和 Embase 中发表的有代表性的儿童结核病研究数据，将研究文章分为三类：化疗时代前(1946 年以前的研究)、化疗时代中期(1946—1980 年)和当代(1980 年以后)，通过是否接受结核治疗、年龄组和 HIV 状况分层对儿童结核病的死亡情况进行了随机效应荟萃分析。研究发现来源于 31 篇文章的 82 436 例儿童患者中，9274 例死亡。化疗时代前的总病死率为 21.9%(95% *CI* 18.1~26.4)，0~4 岁组(43.6%，95% *CI* 36.8~50.6)病死率显著高于 5~14 岁组(14.9%，95%*CI* 11.5~19.1)儿童。当代的研究中，儿童结核总病死率为 0.9%(95%*CI* 0.5~1.6)。美国监测数据提示接受结核治疗的 HIV 感染儿童(特别是没有抗反转录病毒治疗的)病死率持续高于未感染 HIV 的儿童。结果表明如果没有开展足量治疗，小于 5 岁的儿童结核患者有很高的死亡风险。感染了 HIV 的儿童结核患者即使接受了结核治疗死亡率仍然较高。

二、潜伏结核感染调查

Zenner[7]对英国17年来接受结核潜伏感染筛查的1820例患者队列进行跟踪，将其与结核病报告系统数据进行分析，结果表明共97例发病，在使用QFT和结核菌素试验分别进行感染筛查结果阳性且从未接受抗结核治疗的患者队列中，两者发病率分别为4.1/100人年和2.3/100人年。在QFT筛查队列中，潜伏感染阳性者发病风险是非阳性者的22.6倍（95%*CI* 6.8~74.6），接受预防性治疗者发病风险是未接受者的0.17倍（95% *CI* 0.05~0.60）。上述结果表明潜伏结核感染且未治疗者中结核发病率仍较高，且未经治疗与结核发病关联性强，显示了潜伏感染筛查的可行性和效果。

Mullie等[8]使用决策分析模型，对暴露于结核病风险的北美医务人员分别采用三种不同筛查策略，分析比较了它们的成本-效果。筛查工具为结核菌素皮肤试验（TST）和QuantiFERON ®-TB-Gold In-Tube（QFT）两种检验方法。比较的三种策略分别为：①年度筛查策略，每年对员工进行筛查检测；②目标筛查策略，每年对高危（如从事呼吸系统诊疗）人员进行检测，其他人员只在确认暴露后进行检测；③暴露后筛查，只对确认暴露后的人员进行检测。结果表明预期在卫生工作者被雇用后20年内，每年TST筛查策略发现率为2.68/1000，目标筛查策略、仅暴露后筛查策略发现率分别为2.83/1000和3.03/1000。年度筛查策略较目标筛查策略多预防1例患者发病需多花费1 717 539美元，较仅暴露后筛查策略多花费426 678美元。此外，无论采取何种策略，无论是否有附加收益，采用QFT都比采用TST进行筛查昂贵。研究提示对大多数北美卫生工作者，年度结核感染筛查策略成本—效果不佳，需慎重考虑筛查策略。

Prado等[9]对2011—2013年在巴西5个城市的主要医疗卫生机构中医护人员进行了一项横断面研究，使用结构问卷和QFT评估其结核潜伏感染情况。研究发现，在708例医护人员中，LTBI者占比为27%（*n*=196；95%*CI* 24%~31%），同时作者还发现以下因素与LTBI发生呈正相关：年龄>50岁（*OR*=2.94；95% *CI* 1.44~5.99），无BCG卡痕（*OR*=2.10；95%*CI* 1.28~3.43），自述为戒烟者（OR=1.80；95%*CI* 1.04~3.11），护士（*OR*=2.97；95%*CI* 1.13~7.83），不规则使用N95口罩（*OR*=2.51；95% *CI* 1.11~5.98）。相比之下，不在结核病诊疗机构工作的医护人员LTBI发生率低（*OR*=0.66；95% *CI* 0.45~0.97）。结果表明巴西结核病诊疗机构存在巨大的LTBI职业风险，巴西的结核病控制规划以及当地的结核病控制规划均需针对这些高风险的医护人员开展健康教育，并加强高质量个人防护设备配备，以减少工作中发生结核感染。

Belo等[10]2014—2015年对莫桑比克楠普拉中心医院医务人员开展了一项横断面研究，评估结核潜伏感染情况及其危险因素。研究显示，209例调查对象中，结核潜伏感染者占比为34.4%。工作8年以上、未接种卡介苗和免疫功能低下人群的结核潜伏感染占比分别为39.3%、39.6%、78.1%。免疫功能低下与结核潜伏感染显著相关（*OR*=5.97；95%*CI* 1.89~18.87），而从业年限（*OR*=1.97；95%*CI* 0.70~5.53）和接触肺结核患者岗位（*OR*=1.24；95% *CI* 0.47~3.27）与LTBI有相关性，但不显著。研究结果表明莫桑比克医务人员的个人体质和职业因素与结核潜伏感染呈正相关。

Yoon等[11]在2014年对14家军队医院的902名医护人员进行了结核潜伏感染调查，以确定其发生率和职业危险因素。研究发现，在所有被调查者中，19.5%(176/902)提供结核病患者护理服务1年以上，26.9%(243/902)结核菌素皮肤试验(TST)(硬结≥10mm)检测阳性，21.4%(52/243)TST检测阳性者经γ-干扰素释放测定(IGRA)检测亦为阳性。研究人群中LTBI所占比例为5.8%(52/902)。多因素Logistic回归分析显示，提供肺结核患者护理服务达一年或更长者是唯一有显著性的职业危险因素(校正比值比[aOR]=2.27;95%*CI* 1.13~4.56)。研究结果表明，与结核病患者接触的军队医护人员应定期接受胸片、TST和IGRA检查，以便早期发现LTBI。

三、主动筛查及关联性研究

Ota等[12]研究者对日本2012—2015年651名飞机上结核病接触者筛查结果进行分析，发现平均IGRA阳性率为3.8%(95%*CI* 2.5%~5.6%)，年龄越大阳性率越高。0~34岁人群中阳性率为1.0%(95%*CI* 0.12%~3.5%)，与全日本低结核感染风险年轻人中的比例近似(0.85%~0.90%)。因此，研究者建议对飞机接触者的筛查范围，从原定的与指征病例相邻两排调整为与指征病例相邻两座位可能更合理。

Bozorgmehr等[13]对德国难民救助所的结核主动筛查研究进行了系统综述和Meta分析，通过系统检索共纳入6篇相关研究，汇总德国报告的主动筛查发现活动性结核患者率为3.47/1000难民(95%*CI* 1.78~5.73)，国际报告的发现率为3.04/1000难民(95%*CI* 2.24~3.96)。研究者建议仍需设计更有针对性的筛查项目。

Smit等[14]评估了2013—2014年由比利时弗兰德斯佛兰德政府赞助的9个肺结核筛查项目的成本效益。其中三个成本效益最高的活动是分别是移民局开展对寻求庇佑入境时初筛X线异常者的随访项目、监狱系统筛查项目和胸部X线异常的接触者随访项目。这三个项目检测到1例活动性肺结核所需费用分别为5564欧元、11 603欧元、13 941欧元。对寻求庇护者的定期或补充筛查以及对来自高发病国家的新移民筛查，相应成本分别为51 813欧元、126 236欧元、418 359欧元，相较而言成本效果较差。2007—2014年在青少年扣留中心的筛查中未发现活动性病例。研究表明在青少年拘留中心和在新移民中筛查肺结核病例，以及对寻求庇护者进行定期或补充初步筛查，是一种相对昂贵的活动性肺结核人群筛查方式，还需要进一步评估。

Lalor[15]对英国2010—2012年间同一家庭内结核病例的菌株进行了基因分型，结果表明，7.7%(1849/24 060)的病例家庭中有其他来源病例，估计3.9%是由家庭内近期感染传播发病。在1242对有基因分型结果的家庭病例中，64%被确认有关联性，11%为可能有关联性，25%无关联性。指征病例的治疗平均延误时长为65天，后续的有症状病例平均延误时长为37天。指征病例成为家庭传播者的危险因素包括25岁以下、英国出生的非裔/印度裔/巴基斯坦裔、索马里/罗马尼亚出生。此结果对低发病率国家制定接触者追踪指南等非常有价值。

Seto等[16]分析了日本山形县2009—2015年老年人结核分枝杆菌传播情况，通过进行接触者追踪和菌株基因分型，发现494株菌株中387株来自于老年人，共有22个菌株群(70个病例)。17个菌株群的指征病例是老年人，其中11个菌株群的聚集病例发生在医院或疗养院中。这些结果证实了在老年人当中患者增加与传播相关，阻断老年人聚集场所的结核分枝杆菌传播可能是降低老年人发病率的有效措施。

四、耐药性调查

Smith 等[17]分析了 1993—2014 年在美国国家结核病监测系统中报告的新诊断儿科结核病病例的人口学特征、临床和实验室数据。20 789 例儿童结核病患者中 5162 例(24.8%)有细菌学依据。其中 4862 例(94.2%)进行了药敏试验,发现耐多药结核病 82 例(1.7%)。这些耐多药病例中,多数为女性(51 例,62%),年龄中位数为 5 岁(IQR1~12),1/3 是西班牙裔(28 例,34%),2/3 出生在美国(55 例,67%)。多数病例(66 例,80.5%)除耐异烟肼和利福平外还对至少 1 种一线药物耐药,1/3 至少对 1 种二线药物耐药。2013 年之前开始治疗的 77 例患者中,66 例(86%)完成治疗,4 例(5%)死亡。在调查的 4 个高负担州中,仅使用培养诊断病例时,低估了 42%~55%的儿童耐多药结核病例。作者认为只有 1/4 的儿童结核病通过培养诊断,严格的细菌学标准可能低估了美国儿童耐多药结核病负担。需要对儿童耐多药结核病负担做出更好的估算,应包括基于流行病学标准的临床诊断。

五、流动人口

Fiebig 等[18]使用 24 位点 MIRU-VNTR 进行耐多药结核分子检测表明在欧盟国家发生了结核菌传播。2014 年初,奥地利监测到了五个耐多药结核分枝杆菌株,与罗马尼亚和德国共同研究,检索了基因分型数据库,对来自罗纳尼亚的其他分离株进行基因分型,并使用全基因组测序推断假定的传播关系,调查成对的流行病学联系和患者流动性。结果表明,10 例患者的 10 个分离株有相同的 24 位点 MIRU-VNTR 分型,全基因组测序结果分为 2 个亚组各 4 例。第一组包括一个在奥地利就医的来自罗马尼亚的 MDR-TB 患者和两个来自奥地利的患者。第二组包括生活在三个不同的国家在罗马尼亚有相同住处的患者,其中两个有流行病学联系。分析表明奥地利公民中的两例是由新引进的耐多药结核菌株引起的,其次是国内传播;其他病例的传播可能发生在同一城市。作者认为为了防止耐多药结核病的进一步传播,在行政边界区域开展与结核病防治体系的密切合作并及早治疗。

六、TB/HIV 双重感染

Oni 等[19]在南非开普敦的一家结核病诊所进行了一项横断面研究,检测纳入者空腹血糖、口服葡萄糖耐量试验和糖化血红蛋白以筛查糖尿病和葡萄糖调节障碍,共有 414 例结核患者和 438 例非结核患者参加。在多变量分析中,糖尿病与结核病相关(OR=2.4,95%CI 1.3~4.3,P=0.005),人口归因危险度为 14%;但这种关联因诊断测试而变化(HbAIc)。在 HIV-1 感染者中仍显著相关(OR=2.4,95%CI 1.1~5.2,P=0.030)。血糖调节受损发生率高(结核病患者中占 65.2%),且和结核病显著相关(OR=2.3,95%CI 1.6~3.3,P<0.001)。作者认为糖尿病/血糖调节受损与结核高度相关,特别是在 HIV-1 感染者中,突出了糖尿病筛查的重要性,在结核病患者和 HIV-1 感染者中需采用更佳的血糖检测指标来开展筛查。

七、暴发调查

Folkvardsen 等[20]在哥本哈根国际参比实验室通过常规开展 MIRU-VNTR 分型收集并鉴定了截至 2017 年春来自本次暴发的上千例病例的分离株,并对 C2/1112-15 数据集进行了回顾性分析。该数据是基于 23 个年份随机选择的 5 个分离物组成的稀疏时间序列的全基因组数据。这些数据仅来自所收集的分离株的12%,能够提取重要的关键信息,例如突变率,保存单核苷酸多态性以识别离散的传递链,以及可能的历史起源暴发。作者认为本研究为加强高危人群结核病控制提供了强有力的案例以减少潜在的传播和监测潜在病例的复发。

An der Heiden 等[21]对2013年7月一架土耳其飞往德国的航班上一例广泛耐药结核病患者死亡事件进行了调查。最初的信息表明患者已经在飞机上咯血,因此对飞机内暴露的所有人员进行了获得性结核感染检测。使用IGRAs或TST在暴露8周内和暴露至少8周以上进行两阶段检测。调查包括155名乘客和7名机组人员,问卷回复率为83%。截至2017年3月,没有报道任何继发性活动肺结核病例。作者认为采用严于欧洲现有指南的接触者追踪策略发现了一名潜在结核感染的乘客可能是新尝试。

Smith 等[22]分析了1995—2014年间难以区分分子菌株类型的培养诊断病例,并从监测系统中提取了人口学特征、临床、微生物学和社会风险因素等数据,总结了随时间变化和使用核密度估计及K函数分析来评估地理集群。该研究共报告508例患者,暴发集中在伦敦北部,其中,70%是男性,60%出生在英国,39%为白人、26%为加勒比黑人。年龄中位数从前五年的25岁上升到近五年的42岁。约2/3的病例报道了社会风险因素:45%药物滥用,37%监狱关联,25%无家可归和13%酒精依赖。52%患者完成了12个月治疗,社会危险因素显著降低($P<0.05$),但随着时间增加($P<0.05$)。作者认为控制暴发需要通过针对性筛查和加强患者管理,不断努力预防和治疗更多活动病例。

八、相关危险因素

Imtiaz 等[23]采用分类和剂量反应荟萃分析方法,分析了36个研究的结果,总结了饮酒、酒精剂量和酒精相关问题对结核发病的影响。研究显示,饮酒和酒精相关问题的相对危险度分别为1.35(95%*CI* 1.09~1.68;I^2,83%)和3.33(95% *CI* 2.14~5.19;I^2,87%)。阈值效应显示结核病的发病风险随着酒精摄入量的增加而升高。2014年,饮酒导致结核病发病22.02/10万(95% *CI* 19.70~40.77)和结核病死亡2.35/10万(95% *CI* 2.05~4.79)。2000—2014年,在大多数结核高负担国家酒精引起的结核发病均升高,而死亡率则下降。在所有的荟萃分析中,饮酒均与结核风险升高相关联。因此,酒精是造成结核病负担的主要因素。

Aibana 等[24]采用巢式病例对照研究,观察了秘鲁利马的肺结核患者家庭接触者中维生素A和类胡萝卜素水平对结核病发病的影响。在6751例HIV阴性家庭接触者中,192例在随访过程中继发结核。通过性别和年龄控制1∶4匹配后,180例患者和709例对照人群纳入研究。研究显示维生素A缺乏会增加家庭接触者发病风险10倍(*OR* 10.42;95% *CI* 4.01~27.05;$P<0.001$),这种关联呈现剂量反应关系,维生素A水平每降低一个四分位数,结核病发病风险逐步增加。类胡萝卜素水平也与青少年结核病发病风险呈负相关。由于随访期只有1年,同时小于10岁的接触者血样相对较少,研究具有一定的局限性。结果表明,维生素A缺乏强烈提示结核病患者家庭接触者中结核病发生的风险增加。在结核病高危人群中补充维生素A可能是预防结核病的有效手段。

2017年,国际结核病流行病学研究有若干项新进展,多国多项利用国家级大数据分析的结果,例如丹麦结核死亡危险因素的研究、英国结核潜伏感染筛查队列研究、美国儿童结核病患者耐药性研究等，以及多项荟萃分析结果，如儿童结核病死亡研究、德国难民救助所筛查研究、饮酒、酒精剂量和酒精相关问题对结核发病的影响等，这些均有助于全球持续关注移民、儿童等特殊人群，关注主动筛查早期发现患者等，通过改进防治策略、措施协助降低整体疫情。

（张慧　夏愔愔　李涛　张立杰　陈卉）

参考文献

1. World Health Organization.Global tuberculosis report 2017.WHO/HTM/TB/2016.23.Geneva：World Health Organization，2017.
2. Fløe A，Hilberg O，Wejse C，et al.Comorbidities，mortality and causes of death among patients with tuberculosis in Denmark 1998-2010：a nationwide，register-based case-control study.Thorax，2018，73(1)：70-77.
3. Boere TM，Visser DH，van Furth AM，et al.Solar ultraviolet B exposure and global variation in tuberculosis incidence：an ecological analysis.Eur Respir J，2017，49(6).pii：1601979.
4. Adjemian J，Frankland TB，Daida YG，et al.Epidemiology of nontuberculous mycobacterial lung disease and tuberculosis，Hawaii，USA.Emerg Infect Dis，2017，23(3)：439-447.
5. Scott C，Cavanaugh JS，Silk BJ，et al.Comparison of Sputum-Culture Conversion for Mycobacterium bovis and M. tuberculosis.Emerg Infect Dis，2017，23(3)：456-462.
6. Jenkins HE，Yuen CM，Rodriguez CA，et al. Mortality in children diagnosed with tuberculosis：a systematic review and meta-analysis.Lancet Infect Dis，2017，17(3)：285-295.
7. Zenner D，Loutet MG，Harris R，et al.Evaluating 17 years of latent tuberculosis infection screening in north-west England：a retrospective cohort study of reactivation.Eur Respir J，2017，50(1)：pii：1602505.
8. Mullie GA，Schwartzman K，Zwerling A，et al. Revisiting annual screening for latent tuberculosis infection in healthcare workers：a cost-effectiveness analysis.BMC Med，2017，15(1)：104.
9. Prado TND，Riley LW，Sanchez M，et al.Prevalence and risk factors for latent tuberculosis infection among primary health care workers in Brazil.Cad Saude Publica，2017，33(12)：e00154916.
10. Belo C，Naidoo S.Prevalence and risk factors for latent tuberculosis infection among healthcare workers in Nampula Central Hospital，Mozambique.BMC Infect Dis，2017，17(1)：408.
11. Yoon CG，Oh SY，Lee JB，et al.Occupational risk of latent tuberculosis infection in Health Workers of 14 Military Hospitals.J Korean Med Sci，2017，32(8)：1251-1257.
12. Ota M，Kato S.Risk of tuberculosis among air passengers estimated by interferon gamma release assay：survey of contact investigations，Japan，2012 to 2015.Euro Surveill，2017，22(12).pii：30492.
13. Bozorgmehr K，Razum O，Saure D，et al.Yield of active screening for tuberculosis among asylum seekers in Germany：a systematic review and meta-analysis.Euro Surveill，2017，22(12).pii：30491.
14. Smit GS，Apers L，Arrazola de Onate W，et al.Cost-effectiveness of screening for active cases of tuberculosis in Flanders，Belgium.Bull World Health Organ，2017，95(1)：27-35.
15. Lalor MK，Anderson LF，Hamblion EL，et al.Recent household transmission of tuberculosis in England，2010-2012：retrospective national cohort study combining epidemiological and molecular strain typing data. BMC Med，2017，15(1)：105.
16. Seto J，Wada T，Suzuki Y，et al. Mycobacterium tuberculosis Transmission among Elderly Persons，Yamagata Prefecture，Japan，2009-2015.Emerg Infect Dis，2017，23(3)：448-455.
17. Smith SE，Pratt R，Trieu L，et al.Epidemiology of pediatric multidrug-resistant tuberculosis in the United States，

1993-2014.Clin Infect Dis,2017,65(9):1437-1443.

18. Fiebig L,Kohl TA,Popovici O,et al.A joint cross-border investigation of a cluster of multidrug-resistant tuberculosis in Austria, Romania and Germany in 2014 using classic, genotyping and whole genome sequencing methods: lessons learnt.Euro Surveill,2017,22(2).pii: 30439.
19. Oni T,Berkowitz N,Kubjane M,et al.Trilateral overlap of tuberculosis,diabetes and HIV-1 in a high-burden African setting: implications for TB control.Eur Respir J,2017,50(1).pii:1700004.
20. Folkvardsen DB,Norman A,Andersen ÅB,et al.Genomic epidemiology of a major Mycobacterium tuberculosis outbreak: Retrospective cohort study in a low incidence setting using sparse time-series sampling.J Infect Dis, 2017,216(3):366-374.
21. An der Heiden M,Hauer B,Fiebig L,et al.Contact investigation after a fatal case of extensively drug-resistant tuberculosis(XDR-TB)in an aircraft,Germany,July 2013.Euro Surveill,2017,22(12).pii: 30493.
22. Smith CM,Trienekens SC,Anderson C,et al.Twenty years and counting: epidemiology of an outbreak of isoniazid-resistant tuberculosis in England and Wales,1995 to 2014.Euro Surveill,2017,22(8).pii: 30467.
23. Imtiaz S,Shield KD,Roerecke M,et al.Alcohol consumption as a risk factor for tuberculosis: meta-analyses and burden of disease.Eur Respir J,2017,50(1).pii:1700216.
24. Aibana O,Franke MF,Huang CC,et al.Impact of Vitamin A and Carotenoids on the Risk of Tuberculosis Progression.Clin Infect Dis,2017,65(6):900-909.

第二章 结核病预防控制策略、措施和成效

摘要:2017 年是全球迈入 2030 年可持续发展目标时代、开启终止结核病策略的第二年,WHO 最新报告指出,自 2000 年以来,全球结核病治疗避免了 5300 万例患者的死亡,使结核病死亡率降低了 37%。尽管取得了这些成就,但全球结核病负担仍然很重,消除该疾病的进展速度不够快,要达到 WHO 终止结核病的目标还有很长的路要走。为了实现终止结核病策略的愿景和目标,WHO 陆续出台了一系列政策建议和技术指南,包括《2017 年全球结核病报告》《药物敏感性肺结核治疗和患者关怀指南—2017 年更新版》《WHO 政策、指南和建议在 29 国推行情况调查》《治疗儿童结核的固定剂量复合剂(FDC)的使用建议-2017 版》《整合实验室网络、多功能检测工具的使用建议》《实施终止结核病策略的伦理指南》。同时 2017 年年底 WHO 组织召开了首届全球部长级会议,旨在通过国家和全球承诺,呼吁各国立即采取行动,联合多部门共同应对结核病,加速执行 WHO 的《终止结核病战略》。同时各国在结核病患者发现、治疗管理、健康促进和患者支持等方面做了积极的努力和创新性探索,取得了一定经验。

关键词:结核病;世界卫生组织;诊断;治疗;预防

一、2017 年世界卫生组织全球结核病报告

2017 年 10 月 30 日,WHO 发布了《2017 年全球结核病报告》[1]。目的是在全球、区域和国家层面对结核病进行全面和最新的评估,数据涵盖了 201 个国家和地区的 99%的人口和结核病病例。为了全面了解目前全球结核病疫情、诊疗及研发创新情况,特别对 2017 年全球结核病报告的要点进行解读。

(一)全球结核病疫情负担依然严峻

1. 2016 年估算结核病发病　2016 年,全球范围内估算有 1040 万结核病新发病例,这个数字与去年持平,大多数估算病例来自东南亚区(45%)、非洲区(25%)和西太平洋区(17%)。发病例数居前 5 位的国家分别是印度(279 万)、印度尼西亚(102 万)、中国(89.5 万)、菲律宾(57.3 万)和巴基斯坦(51.8 万),它们合计发病总数占 2016 年全球估算发病总数的 56%,其中前三位国家结核病发病数占全球估算发病总数的 46%。全球 30 个结核病高负担国家发病数占全球结核病负担的 87%。

全球结核病发病率为 140/10 万,然而各国结核病发病率却相差很大,从大多数高收入国家低于 10/10 万到多数结核病高负担国家(150~300)/10 万,还有少数国家如朝鲜、莱索托、莫桑比克、菲律宾和南非,均高于 500/10 万。从发病率变化的总体趋势来看,与之前全球结核病报告一致,结核病发病的绝对数和发病率均在缓慢下降,2000—2016 年,结核病的发病率年递降率为 1.4%,2015—2016 年下降率为 1.9%,而要实现终止结核病策略的目标,到 2020 年发病率年递降率需增加到 4%~5%。

2. 2016 年结核病死亡　2016 年全球约 167 万人死于结核病,结核病是全球十大死因

之一，是高于包括艾滋病在内的传染病中的头号杀手。其中 HIV 阳性患者因结核病死亡例数为 37.4 万，HIV 阴性患者因结核病死亡例数为 130 万。全球 82% HIV 阴性的结核病死亡病例主要发生在非洲区域和东南亚区域，其中印度 HIV 阴性患者结核病死亡例数最高，占全球 33%。2016 年，全球 HIV 阴性人群结核病死亡率为 17/10 万，而各国的死亡率差异很大，从多数高收入国家低于 1/10 万到多数非洲及亚洲高负担国家（孟加拉国、朝鲜、印度尼西亚、缅甸、巴布亚新几内亚）高于 40/10 万不等。从结核病总体死亡趋势来看，2000—2016 年，全球 HIV 阴性人群的结核病死亡绝对数和死亡率一直在下降，死亡例数从 180 多万下降到 130 多万，结核病死亡率共下降了 37%，平均年递降率为 3%，2015—2016 年间死亡率下降了 3.4%。

3. 2016 年耐药结核病负担　2016 年全球估算 4.1% 的新患者和 19% 的复治患者是耐多药结核病（multi-drug resistant tuberculosis，MDR-TB）/利福平耐药结核病（rifampicin resistant tuberculosis，RR-TB）。全球估算新发 MDR-TB/RR-TB 患者约 60 万例，其中 MDR-TB 患者约 49 万例，占 82%。MDR-TB/RR-TB 发病例数居前三位的国家分别是中国、印度和俄罗斯，占全球发病总例数的 47%。2016 年全球约有 24 万例患者因 MDR-TB/RR-TB 死亡。耐药监测及耐药专项调查获得的数据可用于估算登记发现的肺结核患者中可能的 MDR-TB/RR-TB 患者例数，即对所有登记报告的结核病患者均使用 WHO 推荐的诊断工具检测异烟肼和利福平耐药情况，照此推算，2016 年全球可发现 MDR-TB/RR-TB 患者估算总数约为 35 万。针对二线抗结核药物耐药监测及专项调查数据分析显示 MDR-TB 患者中广泛耐药结核病（extensively drug resistant tuberculosis，XDR-TB）患者所占比例约为 6.2%。

（二）全球结核病的发现和治疗现状

1. 全球结核病发现情况　全球结核病的发现指全球结核病患者登记报告情况。2016 年全球登记报告的结核病患者 660 万例，其中新报告病例（包括新发病例和复发病例）630 万例，复治患者 30 万例。在新报告患者中，85% 为肺结核患者，约 540 万例，其余 15% 为肺外结核患者，约 90 万。在 540 万新发或复发肺结核患者中细菌学确诊的肺结核病例约占 57%，约为 308 万，其他病例为临床确诊病例，主要基于症状、影像学或组织病理学。

2016 年全球估算新发结核病患者 1040 万例，而登记报告的肺结核病患者仅为 630 万例，还有 410 万例未被登记或未被诊断，占同年全球新发病例的 39%。通过一系列措施的实行，虽然上述差距较之去年有所减少，但始终不容乐观，造成上述差距的原因主要为：①漏报，即对发现的肺结核患者没有填写及上报传染病报告卡；②漏诊，即诊断不全面或一种疾病症状掩盖了另一种疾病的存在等原因，致使诊断上产生遗漏未能发现肺结核患者；③新发结核病估算值并非全来自流行病学调查数据或监测数据，故与实际登记例数的差距会存在偏差。此次报告中 WHO 首次对漏诊漏报及未纳入治疗情况的国家进行了公开点名。估算结核病发病例数与实际登记报告例数之间缺口的 76% 归咎于 10 个国家，其中印度、印度尼西亚和尼日利亚上述差距最为严峻，8%～25%，几乎占据全球总缺口的 50%。漏报问题反映相应国家肺结核管理制度不够健全和完善，而漏诊问题及所涉原因较多，与当地诊疗条件和能力有关，与患者经济条件及患者对结核病认知有关，同时也与当地所用结核病诊断工具的敏感性和特异性不高有关；漏诊往往会导致患者贻误最佳治疗时间，同时造成疾病的传播。

2017 年第 48 届全球肺部健康大会上，伦敦卫生及热带医学学院卫生政策研究教授 Mishal S Khan 指出，结核病诊断延误，是结核病难以消灭的重要原因之一。针对上述问题，除加强登记报告管理工作以减少漏报外，可通过对特定人群开展活动性肺结核的系统筛查来提高结核病的发现率以减少漏诊。WHO 建议对细菌学确诊患者的密切接触者、HIV 阳性和尘肺患者开展系统筛查。同时，根据各国肺结核流行状况来决定是否对其他高危人群开展系统筛查。

关于一线抗结核药物药敏试验和 MDR-TB/RR-TB 的发现，2016 年，全球 360 万细菌学确诊的新患者及复治患者中，39%即 140 万例报告了利福平药敏试验结果，新患者中检测覆盖率为 33%，复治患者中检测覆盖率为 60%，较 2015 年的 25%和 53%有所提高。2016 年，全球检出并登记 MDR-TB/RR-TB 患者约 15.3 万例，约占可发现 MDR-TB/RR-TB 患者估算总数 35 万的 44%，占 MDR-TB/RR-TB 患者估算发病总数 60 万的 26%。同前，报告 MDR-TB/RR-TB 发病例数与其估计发病例数之间的缺口产生的三个主要原因依旧是对发现的耐药结核病患者存在漏报，对耐药结核病患者的诊断不足，过高估计了耐药结核病的发病情况。关于二线抗结核药物药敏试验和 XDR-TB 患者发现，2016 年，在登记报告的 MDR-TB/RR-TB 患者中，39%进行了针对氟喹诺酮类药物和二线注射剂的耐药性检测，全球 72 个国家共报告发现了 8014 例 XDR-TB 患者，报告数居前 5 位的国家分别是印度（2464 例）、乌克兰（1195 例）、南非（967 例）、白俄罗斯（572 例）、中国（525 例）。

2. 全球结核病治疗覆盖情况　结核病的治疗覆盖率指在规定年份发现并进行治疗的新发及复发患者例数占同年估算的结核病发病例数的比例。2016 年全球结核病的治疗覆盖率从 2000 年的 35%和 2010 年的 53%增长到 61%，WHO 美洲、欧洲和西太平洋区域超过了 75%，在 30 个结核病高负担国家中，巴西、中国、俄罗斯、越南和津巴布韦治疗覆盖水平最高，均超过 80%。2016 年全球约有 13 万例 MDR-TB/RR-TB 患者登记治疗，占估计发病例数 60 万的 22%（即治疗覆盖率为 22%），登记治疗的 MDR-TB/RR-TB 患者与其估计发病数之间缺口的 75%归咎于 10 个国家，其中中国治疗覆盖率为仅为 9.3%（5405 例/58 000 例），与印度共同占总缺口的 39%。2016 年接受 MDR-TB 治疗人数占当年登记报告的 MDR-TB/RR-TB 患者数的 85%（130 000 例/153 000 例），在 14 个 MDR-TB 高负担国家及美洲和欧洲区域这一比例超过 90%，然而在非洲区域和西太平洋区域这一比例很低。2016 年，MDR-TB/RR-TB 纳入治疗例数占登记确诊的 MDR-TB/RR-TB 例数的比例不足 60%的 MDR-TB 高负担国家为中国（50%，5405 例/10 898 例）和南非（59%），这样低的比例反映出患者发现的进展远超过能提供治疗的能力，同时也可能反映数据收集系统能力不足。这些国家发生耐药结核病传播的风险更高，需更多努力降低登记 MDR-TB/RR-TB 患者例数与纳入治疗例数间的差距。

3. 全球结核病治疗转归　该部分重点讲述 2015 年开始采用一线抗结核药物治疗方案的患者治疗转归，以及在 2014 年开始采用二线抗结核药物治疗方案的 MDR-TB/RR-TB 患者治疗转归。2015 年（因为治疗队列是 2015 年的队列）全球新发和复发的 590 万肺结核患者的治疗成功率为 83%，和 2014 年齐平，治疗成功率最高的地区是西太平洋地区，达到了 92%，其次是东地中海地区为 91%，欧洲（由于治疗失败率和死亡率高所致，主要受较多 MDR-TB/RR-TB 的影响）和美洲（由于丢失率高缺失数据导致）地区最低，为 76%。30 个结核病高负担国家仅有 7 个治疗成功率超过 90%，中国的治疗成功率为 94%。全球共有 138 个国家报告了在 2014 年开始接受 MDR-TB 治疗的患者转归情况，每年报告的病例数随时间稳定增加，2014 年达到 99 165 例。总体来说，2014 年 MDR-TB/RR-TB 治疗成功比例为 54%，死亡为 16%，失访为 15%，治疗失败为 8%，无转归信息比例为 7%。全球有 52 个国家 2014 年报告了在 2014 年接受治疗的 6904 例 XDR-TB 患者治疗转归情况，治疗成功比例为 30%，死亡为 28%，治疗失败为 21%，失访或未评估治疗转归结果为 20%。

上述治疗转归数据表明，耐药患者治疗成功率低。目前随着 WHO 推荐的 9~12 个月短程 MDR-TB 治疗方案及耐药结核病新药如贝达喹啉和德拉马尼在全球的逐步推广使用，耐药结核病治疗转归得到改善。目前在非洲和亚洲使用耐药结核病短程治疗方案的国家达 35 个，并获得 87%~90%的治疗成功率。在今年第 48 届全球肺部健康大会上发布的 STREAM 第一阶段 MDR-TB 临床试验初步结果表明，MDR-TB 9 个月治疗方案效果与 2011 年 WHO 指南推荐的 20~24 个月治疗方案的效果相当，进一步证实了短化方案的疗效。目前，我国对耐药结核病的治疗方案仍以标准的 20~24 个月方案为主。鉴于国际上也已取得的可靠证据，推进耐药结核病短程化疗方案在我国的验证、评估及推广已迫在眉睫。同时为了进一步提高 MDR-TB/XDR-TB 治疗转归，全球越来越多的国家开始使用新药贝达喹啉及德拉马尼，截至 2017 年 7 月，使用这两种新药的国家分别达到 89 个和 54 个。在我国，新药贝达喹啉于 2016 年底获得了国家药监局审批，德拉马尼也有望在近期获得上市批准，这些新药为抗击耐药结核病提供了强有力武器，也为探索新的短程方案的药物组合提供了更多的可能。在新药带来治愈希望的同时，全球结核病领域的专家们清醒地意识到保护抗结核新药、促进其合理使用，减少耐药发生，才能使这些等待半个世纪才出现的新药能保持长久的战斗力。

（三）全球结核病领域研究和创新进展

加强研究和创新是终止结核病策略的三大支柱之一，WHO 已经制定了促进结核病研究的全球行动框架，旨在促进高质量的研究，以终止国家范围内和全球水平结核病的流行。2017 年，新诊断技术、新药和新治疗方案及疫苗开发一直在推进中，但是进展缓慢。

诊断技术方面，2017 年没有显著突破，原计划在 2017 年对一种新的、名为 GeneXpert Omni 的诊断平台进行评估以替代 GeneXpert 被推迟至 2018 年启动现场评估。此外，其他诊断产品及方法如潜伏结核感染的诊断，结核病转归生物标记物监测等仍需进一步研究。

新药与抗结核治疗新方案方面，现有 17 种药物处于Ⅰ期、Ⅱ期或Ⅲ期临床试验阶段，其中 8 种药物为新研发的抗结核药物，另外 2 种新药贝达喹啉和德拉马尼根据Ⅱb 期数据获得了快速通道审批或有条件性审批，目前两药均进入临床Ⅲ期试验阶段；还有 7 种增加适应证的药物，包括莫西沙星、左氧氟沙星、利奈唑胺、氯法齐明、利福喷丁、高剂量利福平和硝唑尼特，以行进一步评估和验证。上述新药或扩大适应证的药物为药物敏感结核病及耐药结核病的治疗方案的摸索和改善提供了选择的空间。此前，全球目前共有 7 大针对药物敏感结核病或耐药结核病的抗结核新治疗方案处于临床Ⅱ期及Ⅲ期试验阶段，包括 ACTG5343 DELIBERATE trial、MDR-END trial、TB PRACTECAL trial、Nix-TB trial、STREAM trial、NExT trial、endTB trial。

疫苗研发方面，目前全球有 12 种正在进行临床试验的候选疫苗，其中 3 种处于Ⅰ期临床试验阶段,另外9种处于Ⅱ期或Ⅲ期临床试验阶段,其中包括用于预防结核病感染的候选疫苗及预防结核潜伏感染进展为结核病的候选疫苗。

二、药物敏感性肺结核治疗和患者关怀指南—2017年更新版

WHO全球结核病规划于2016年7月召集多学科的结核病专家组成指南编写组(Guidelines Development Group,GDG),审阅了当前药物敏感性肺结核治疗和患者关怀领域的最新证据,对2010年发布的《结核病治疗指南》第四版相关内容进行了更新并于2017年5月正式推出《药物敏感性肺结核治疗和患者关怀指南(2017年更新版)》(简称《2017版指南》)[2]。《2017版指南》提出的政策建议及其所依据的证据见下文。

(一)药物敏感性肺结核的治疗

1. 含氟喹诺酮类药物的4个月治疗方案与6个月标准治疗方案(2HRZE/4HR)疗效对比 建议在药物敏感性肺结核的治疗中,不应使用含氟喹诺酮药物的4个月治疗方案,仍推荐使用以利福平为基础的6个月标准治疗方案(2HRZE/4HR)(强烈建议,证据质量中等)

在四个已完成的临床试验中,对含氟喹诺酮药物的4个月治疗方案(包括4MfxHRZ,4MfxRZE,2MfxRZE/2(Mfx+RFP)$_2$,2GfxHRZ/2GfxHR,2(GfxHRZ)$_3$/2(GfxHR)$_3$,2(MfxHRZ)$_3$/2(MfxHR)$_3$研究结果显示,与含利福平的6个月标准治疗方案相比,前者在治疗后18个月随访时复发率明显升高,即使在治疗2个月末,该短化方案痰培养阴转率略有升高(差异无统计学意义)。而两种治疗方案在降低药物不良反应、全因死亡率和结核病相关死亡率方面差异均无统计学意义。此外,含氟喹诺酮类药物的4个月治疗方案应用于药物敏感性肺结核治疗不仅导致复发率增高,且会导致对氟喹诺酮类药物的耐药性增加,从而在耐药结核病治疗方案中失去一个重要药物。鉴于此,GDG认为,尽管疗程缩短了2个月,但由于其不良反应和死亡率并未降低,且复发率增高,因此,仍然推荐使用6个月标准方案治疗药物敏感性肺结核。

2. 固定剂量复合剂(FDC)与散装药疗效对比 建议在药物敏感性肺结核治疗中,建议使用固定剂量复合剂而非散装药(一定条件下建议,证据质量低)

系统评价显示,在治疗失败、死亡、治疗依从性和不良事件发生率方面,FDC显示出非劣效性,与散装药相当。使用FDC在治疗2月末时痰培养阴转率略高,但治疗结束时痰培养阴转率两者间差异无统计学意义。另外,接受FDC治疗的患者虽较服用散装药治疗的患者复发率和获得性耐药率略高,差异亦无统计学意义。使用FDC除可获得较高的患者满意度外,还有助于简化药品采购和供应链管理、减少库存短缺发生、方便药品配送和药品开具,从而使规划受益。特别在患者数量大而医疗卫生人员配比。有限的情况下,使用FDC可减少医疗卫生工作者的配备和在药品用量及分发方面培训的需求,同时有助于减少患者服药量,从而发挥更多效益。鉴于以上结果,尤其是考虑到患者满意度,GDG认为应优先使用FDC。然而,GDG仍然建议国家结核病防治规划配备一定数量的散装药,以便满足特定的治疗需求,如包含部分一线药物的MDR-TB治疗方案、预防性治疗,以及出现抗结核药物不良反应后需要逐一给药的情况。

3. 在治疗强化期和继续期,抗结核药物间歇用药(每周三次)与每日用药疗效对比 建议对于所有药物敏感性肺结核患者,治疗强化期和继续期均不建议每周三次用药,每日用药仍然是推荐频率(一定条件下建议,证据质量极低)

系统评价分析了最新随机对照试验,结果表明,全程采用每周三次用药与每日用药相比,无论药敏结果是否明确,前者在治疗失败、结核复发方面具有更高风险。因此,在抗结核治疗的强化期,不建议使用每周三次用药。同样,仅在抗结核治疗的继续期每周三次用药与全程每日用药相比,前者在治疗失败、结核复发方面亦具有更高风险,但两者间获得性耐药率差异无统计学意义。研究还显示,抗结核治疗继续期,每周两次用药与每周三次用药相比,前者在治疗失败、结核复发和获得性耐药方面发生率更高。因此,在抗结核治疗的任何阶段,都不应采用每周两次用药。

GDG 还考虑到间歇疗法会严重影响医疗的公平性,对于有药物漏服风险或药物吸收不佳的弱势人群,间歇疗法会增加其发生不良结局风险。同时,间歇疗法会对药品生产和包装提出更多要求、降低药品供应弹性、增加抗结核药品断供风险,引发国家或国际层面问题。鉴于此,GDG 建议所有国家在抗结核治疗强化期和继续期均使用每日疗法。

4. HIV 阳性肺结核患者开始抗逆转录病毒治疗(ART)时机　建议无论 CD4 细胞计数如何,所有 HIV 阳性的肺结核患者均应行 ART(强烈建议,证据质量高);但应首先进行抗结核治疗,然后在抗结核治疗开始的 8 周内尽快启动 ART(强烈推荐,证据质量高)。有严重免疫功能低下的 HIV 阳性患者(如 CD4 细胞计数小于 50/mm^3)应在抗结核治疗开始的 2 周内接受 ART。早在 2010 年,WHO 就建议对所有 HIV 阳性的肺结核患者在抗结核治疗开始 8 周内尽早启动 ART,而毋需考虑 CD4 细胞计数。之后,多项随机对照试验再度评估了 HIV 阳性的活动性肺结核患者 ART 启动最适时机,并着眼于比较 ART 在抗结核治疗 2 周内启动(定义为"早早期启动")或 8 周内启动(定义为"早期启动")与 ART 在 8 周后启动(定义为"延迟启动")在降低患者死亡、艾滋病发病、与治疗相关的严重不良事件和免疫重建炎性综合征发生方面的差异。结果显示不论 CD4 计数高低,早期 ART(抗结核治疗 8 周内启动)与抗结核治疗 8 周后或抗结核治疗结束后启动 ART 相比,前者可降低总体死亡率,且发生 3 或 4 级非免疫重建炎性综合征不良事件的风险及艾滋病发生风险均呈现下降趋势。鉴于以上证据,由于早期启动 ART 的总体获益大,因而无论 CD4 细胞计数如何,所有 HIV 阳性的肺结核患者均需进行 ART,无法开展 CD4 细胞计数检测不会影响 ART 的早期启动。遗憾的是,由于难以开展直接针对抗结核治疗 2 周内启动 ART 和在 2 周后但 8 周内启动 ART 患者治疗效果的比较而无法获得相关证据。对于 CD4 细胞计数<50/mm^3 的患者,在 2 周内启动 ART 非常重要,因为该组患者死亡率明显增高。

5. 合并 HIV 感染患者使用超过 8 个月的治疗方案与标准 6 个月方案疗效对比　建议对于 HIV 阳性且在抗结核治疗期间同时接受 ART 的药物敏感性肺结核患者,推荐使用 6 个月的标准治疗方案而非超过 8 个月的治疗方案(一定条件下建议,证据质量极低)

使用 6 个月含利福平方案治疗的患者与使用超过 8 个月治疗方案的患者相比,两者在治疗失败率和死亡率方面差异无统计学意义,不论患者是否进行 ART。因此对于 HIV 阳性的药物敏感性肺结核患者仅需给予含利福平的 6 个月抗结核治疗方案。延长抗结核治疗疗程的弊端包括增加 2 个月或更久的服药负担、增加药物毒性和药物间相互作用风险等。

6. 糖皮质激素辅助治疗在肺外结核病治疗中的应用　建议对于结核性脑膜炎患者,建议开始就使用糖皮质激素辅助治疗,药物包括地塞米松或泼尼松龙,疗程 6~8 周,并逐渐减量(强烈推荐,证据质量中等);对于结核性心包炎患者,可以开始就使用糖皮质激素辅助治

疗(一定条件下建议,证据质量非常低)

对于结核性脑膜炎患者,系统评价结果表明,在抗结核治疗基础上辅助使用糖皮质激素治疗的患者其死亡率、致残率和结核复发率更低。结核性脑膜炎分期越严重,使用糖皮质激素后死亡率下降越明显。此外,辅助使用糖皮质激素治疗的患者不良事件和严重不良事件发生率,包括严重肝损伤发生率均降低。

对于结核性心包炎患者,系统性评价亦表明辅助糖皮质激素治疗可降低患者死亡率、缩窄性心包炎发生率并提高治疗依从性。

7. 对复治肺结核患者经验性应用 WHO Ⅱ类治疗方案是否合适　建议对于复治肺结核患者,不建议再使用Ⅱ类治疗方案,而应根据药敏试验结果来确定治疗方案(依据实践经验)

本指南中关于该建议的证据仅来自观察性研究(复治患者队列分析)而非随机对照临床试验。对这些证据系统评价结果表明在异烟肼和利福平耐药性未知情况下,对复治肺结核患者使用Ⅱ类化疗方案治疗成功率极低(中位治疗成功率为68%),然而目前尚无研究针对复治肺结核患者直接比较Ⅱ类治疗方案与其他方案治疗效果的差异。系统性回顾还发现Ⅱ类化疗方案会诱导耐药出现,当患者应用Ⅱ类化疗方案时,对异烟肼耐药的患者较对异烟肼敏感的患者获得性耐药发生率显著升高。

随着药敏试验的广泛使用,治疗关怀标准要求对治疗中断或复发的患者开展药敏试验,并根据患者耐药谱给予针对性治疗。若不进行药敏试验而对不同情况患者经验性地统一采用Ⅱ类化疗方案,势必造成治疗不公平、延误耐药肺结核患者的正确治疗,加速耐药发生并对耐药肺结核患者及社区带来不良影响。

（二）患者关怀和支持

1. 对药物敏感性肺结核和耐药肺结核患者共用的干预措施即患者关怀和支持干预措施的效果

(1)建议对进行抗结核治疗的患者提供关于疾病和治疗依从性的健康教育和咨询(强烈推荐,证据质量中等):相关随机对照试验和观察性研究对开展患者教育的获益进行了分析。接受患者教育或教育咨询的患者具有更高的治愈率、治疗完成率、治疗成功率和更好的治疗依从性,患者丢失率低。患者教育可由医疗保健工作者或药师承担,开展口头教育或书面教育。这些教育可以在治疗强化期结束患者出院时开展或在每次随访时进行。保证这些教育或咨询方式符合当地文化习惯非常重要。

(2)建议在选择适宜治疗管理方式的同时,可向进行抗结核治疗的患者提供治疗依从性干预服务包(一定条件下建议,证据质量低):相关随机对照试验和观察性研究对治疗依从性综合干预效果进行了评价。在开展 DOT 或自服药管理(self-administered treatment,SAT)的同时采取治疗依从性综合干预措施的患者与只接受 DOT 或 SAT 的患者相比,前者可获得更高的治愈率、治疗完成率、治疗成功率和更好的依从性,以及较低的死亡率和患者丢失率。治疗依从性干预措施包括对患者的教育、对医务人员的教育、物质支持(如食品、物质激励、交通补助,达到治疗目标后可获得的奖励),心理支持和咨询等不同措施,还包括治疗追踪,如家访、数字医疗服务(例如短信、电话)或电子药盒。以下将对各项干预措施具体描述并给出建议,运用时可根据患者个人需求、服务提供者所具备的资源和实施条件来选择适宜的干预措施予以组合。

(3)建议可向接受抗结核治疗的患者或医务人员提供及建议以下一种或多种治疗依从性干预措施(相互补充且不排斥):①治疗追踪和(或)电子药盒(一定条件下建议,证据质量极低),治疗追踪指与患者的沟通,包括家访、或通过短信和电话(语音)等方式进行沟通。电子药盒是可监测药盒打开时间的装置,可发出语音提醒或发送短信提醒患者服药,并记录药盒打开时间。无论通过家访还是手机沟通(短信或电话),采用治疗追踪措施可提高治疗成功率、治疗依从性和2个月末痰菌阴转率,减低患者死亡率、丢失率和获得性耐药率。当单独评价电话追踪的干预效果(短信或电话)或评价使用短信和电子药盒联合干预效果时,相较于无干预措施者,前者可提高患者治疗依从性,获得良好转归。因此可在患者治疗随访中采用追踪随访和电子药盒。②对患者提供物质支持(一定条件下建议,证据质量中等),物质支持所发挥的效果在随机对照试验和观察性研究中进行了分析。物质支持包括提供餐食、食品券、营养品,可通过减少营养不良,促进免疫功能提升而改善患者治疗转归。其他物质支持还包括物质激励、交通补助、生活补贴、住房补贴或达到治疗目标后获得经济奖励等形式。这些支持用以补偿患者或其照顾者获取医疗服务的间接花费,以及减轻由于疾病带来的收入损失。获得物质支持的患者相较于未获得物质支持的患者,前者治疗成功率、治疗完成率和痰菌阴转率更高,患者治疗失败率和丢失率较低。需要注意的是,所有这些研究均来自于中低收入国家,可以推测这些激励对于中低收入国家的患者具有重要意义。同时,系统性评价发现物质支持往往给予到最弱势的群体,无疑该干预措施可促进医疗服务均等化。然而,如果这些激励措施不能合理使用,医疗服务不公平性将会加剧。③对患者提供心理支持(一定条件下建议,证据质量低),心理支持形式多样,包括自助小组、戒酒咨询和结核患者俱乐部。系统评价结果表明接受心理咨询的患者治疗完成率和治愈率更高,患者治疗失败率和丢失率较低。然而,由于接受心理支持的患者病情严重性不同,且进入心理支持小组的患者并不总是随机分配,可能造成混杂偏倚。④医务人员教育(一定条件下建议,证据质量低),医务人员教育包括同行间培训、与患者沟通的技巧、其他协助决策的工具和提醒工具,还包括对实验室人员的培训。随机对照试验和观察性研究对该干预措施的效果分析表明,通过对医务人员教育可提高治疗成功率,降低患者死亡率和丢失率并有助于减少医务人员对患者可能存在的歧视。

(4)建议可向接受抗结核治疗的患者提供以下治疗管理方式:①相比基于医疗机构的DOT或无督导治疗即SAT,更推荐采用基于社区或家庭的DOT(一定条件下建议,证据质量中等),随机对照试验和观察性研究分析了DOT实施地点对患者治疗转归的影响。按照督导地点可分为基于社区或家庭的DOT和基于医疗机构的DOT两种模式。基于社区或家庭的DOT指DOT实施地点选定在距患者家庭或工作单位较近的社区。基于医疗机构的DOT指DOT实施地点选定在卫生服务中心、诊所或医院。相比基于医疗机构的DOT,基于社区或家庭的DOT可获得更高的治疗成功率、治愈率、治疗完成率和二月末痰菌阴转率,同时死亡率和不良事件发生率也较低。基于社区/家庭的DOT或基于医疗机构的DOT与SAT比较时,随机对照试验显示两者转归结果无统计学差异。然而,队列研究显示基于社区/家庭的DOT比SAT可获得更高的治疗成功率和更好的治疗依从性,患者丢失率更低。基丁医疗机构的DOT与SAT相比,前者的治疗完成率较低,而失败率和患者丢失率略高。因此,建议优先采取基于社区或家庭DOT的治疗管理模式,而非基于医疗机构的DOT或SAT;②相比家庭成员DOT或无督导治疗即SAT,更推荐由受过培训的督导员或社区卫生人员开展DOT

（一定条件下建议，证据质量极低），随机对照试验和观察性研究比较了不同DOT提供者较SAT的效果差异。DOT提供者可分为卫生保健工作者、业余督导员和家庭成员。卫生保健工作者组成多样，涵盖在医疗系统中不同岗位接受过培训的人员，包括护士、医生或受过培训的社区卫生人员。业余督导员组成也很多样，可为教师、社区志愿者或村医。由卫生保健工作者开展的DOT较SAT，可获得更高的治愈率和更好的治疗依从性，且复发率和获得性耐药率更低。由业余督导员或家庭成员开展的DOT，较SAT可获得的更高的治疗成功率且患者丢失率低。系统评价同时分析了不同类型DOT提供者对治疗转归的影响，尽管由业余督导员开展的DOT较卫生保健工作者开展的DOT获得的治疗成功率更高，死亡率、治疗失败率和患者丢失率更低，但差异无统计学意义。由家庭成员开展的DOT与卫生保健工作者开展的DOT相比较时，前者所致的患者死亡率、丢失率和治疗失败率更高，治疗成功率、治愈率和治疗依从性均较低。因此，虽然由卫生保健工作者、经过培训的业余督导员和家庭成员开展的DOT均较SAT具有优势，但前两者是DOT提供者的优先选择，而家庭成员其次。综合考虑DOT提供者和DOT实施场所的证据，DOT应首选在家庭或社区开展，由卫生保健工作者或受过培训的业余督导员提供；而在医疗机构开展DOT，或由家庭成员提供DOT以及SAT不是理想选择；③在视频互联技术可及且组织和运行良好的情况下，视频面视下督导治疗（VOT）可取代DOT（一定条件下建议，证据质量极低），面视下督导治疗除了采取现场直接面对面督导治疗外，也可以通过实时视频或录制视频实现。在本指南中，首次提出VOT的治疗督导模式。关于VOT，目前仅有两项来自于高收入国家的队列研究数据，而无来自中低收入国家的数据。这两项研究指出现场DOT和实时VOT相比，两者在患者治疗完成率和死亡率方面无统计学显著性差异。虽然上述在高收入国家开展且围绕VOT使用的证据有不确定性，但队列研究的结果显示现场DOT并不优于VOT。DOT是许多国家规划力争实现的关怀标准，但由于资源有限，在实际工作中不得不对许多患者采取SAT。使用VOT的优势是可实现远距离督导服药治疗，如因患者外出而无法实现与督导员现场面对面开展DOT时。此外，VOT还可在不同时间开展虚拟督导以便于患者灵活安排时间。与现场DOT相比，VOT可以更经济、更方便地与患者实现更好的互动和交流。VOT可作为对现场DOT和其他治疗管理方式的替代和补充。而非治疗全程都使用VOT作为唯一的治疗管理方式。此外，开展VOT所需的技术条件（宽带网络和智能手机）在资源有限地区也越来越普及。而且，VOT提供方式也在发展（例如在录像基础上增加实时通讯功能），因此其证据和实践经验也将在未来几年进一步积累，尤其来自正在进行的随机对照试验。当国家规划选择最适合其需要的VOT形式，采用VOT的获益会更加明显。事实上，VOT可能对降低中低收入国家医疗卫生系统负担尤为适用。

2. 耐药结核病关怀模式：MDR-TB患者非中心治疗管理模式相较于中心化治疗管理模式的优势　建议对于接受MDR-TB治疗的患者，推荐采取非中心化治疗关怀模式而非中心化治疗关怀模式（一定条件下建议，证据质量极低）

非中心化治疗管理模式定义为在患者居住地所在社区，由非专科或基层医疗机构，或由社区卫生工作者或护士、非专科医生、社区志愿者或督导员提供治疗关怀服务的模式。治疗关怀服务可以在当地机构、患者家庭或者工作场所开展。治疗和关怀服务包括治疗督导和患者支持，以及强化期的注射治疗。对于采取非中心化治疗管理模式的患者，在治疗开始阶段或治疗过程中出现并发症时，可接受不超过1个月的住院治疗。中心化治疗管理模式定义为住院患者在其强化期或直到痰培养或涂片阴转期间仅由指定的耐药结核病诊疗机构或团队对其提供治疗关怀服务的模式。之后,患者可以接受非中心化治疗。中心化治疗关怀模式往往由专科医生或护士提供,也可以在门诊开展(门诊设立在开展中心化治疗管理模式的医院院内或其附近)。

随着 Xpert® M. TB/RIF 应用的推广,越来越多的患者被诊断并纳入 MDR-TB 治疗。在非中心化的医疗卫生机构提供治疗和关怀是逐步扩大对 MDR-TB 患者治疗和关怀的可行策略。来自中低收入国家的随机对照试验和观察性研究的系统评价结果表明,细菌学确诊或临床诊断的 MDR-TB 患者,非中心化治疗关怀模式相较于中心化治疗关怀模式可提高治疗成功率,降低患者丢失率,而两者间发生死亡和治疗失败的风险差异不大。而关于不良反应、治疗依从性、获得性耐药和费用支出等方面的数据有限。

国家结核病防治规划应制定适宜采用非中心化治疗管理模式的标准化指南。在选择中心化或非中心化治疗管理模式时,应重视患者的意愿。采取 MDR-TB 患者非中心化治疗管理模式需同时开展治疗督导、患者教育和社会支持、医务人员培训、感染控制和质量保证等措施。对于重症结核、传染性极强者、伴有严重并发症或治疗依从性不佳的患者,采取非中心化治疗模式可能不适合。对于采用抗结核新药治疗的 MDR-TB 患者,应当采取措施确保患者的治疗安全性。上述关于非中心化治疗管理模式的建议并未妨碍应有的住院治疗。

三、WHO 政策、指南和建议在 29 国推行情况调查

从 2014 年起,无国界医生组织和遏制结核病伙伴关系在全球开展问卷调查,内容包括结核病的诊断、结核病的关怀模式、敏感及耐药结核病的治疗、抗结核药品监管环境和结核病预防五大关键领域,旨在评估 WHO 推荐的结核病控制的最新政策、指南和诊疗策略在各国的施行情况,并形成报告即 Out of step 报告,以发现各国国家层面结核病政策和措施与国际标准的差距,并监控国家结核病政策和措施采用国际标准的进程。2014 年首个 Out of Step 报告监控了 8 个结核病高负担国家上述关键领域政策和措施的施行情况,2015 年参与调查国家增至 24 个,报告结果显示,各国在推进全球结核病控制规划进程上步调参差不齐,个别国家在某些领域出现严重滞后。2017 年的 Out of step 报告共调查 29 个国家[3],包括阿富汗、亚美尼亚、孟加拉、白俄罗斯、巴西、柬埔寨、中非共和国、中国、刚果民主共和国、埃塞俄比亚、格鲁吉亚、印度、印尼、哈萨克斯坦、肯尼亚、吉尔吉斯斯坦、莫桑比克、缅甸、尼日利亚、巴基斯坦、巴布亚新几内亚、菲律宾、俄罗斯、南非、斯威士兰、塔吉克斯坦、越南、乌克兰和津巴布韦。除阿富汗、亚美尼亚和格鲁吉亚外,其他 26 个国家均为结核病、耐多药结核病、TB/HIV 三重高负担国家,这 29 个国家结核病负担占全球结核病负担的 82%。针对上述五大关键领域的调查发现和下步需加强的工作汇总如下:

(一) 结核病的诊断

1. 主要发现

(1)全球接受调查的 29 个国家中,有 15 个国家(52%)推荐对所有人采用 Xpert M. TB/RIF 进行初始诊断检测,其中仅有 7 个(47%)国家在全国范围内实施。

(2)2015 年仅有 32%的国家推荐对所有人采用 Xpert M. TB/RIF 作为初始诊断工具,而 2017 年该比例增至 68%。

(3)28 个国家(97%)推荐对高危人群(HIV 感染者和耐药结核病高危人群)采用 Xpert M. TB/RIF 进行初始诊断检测,其中仅有 15 个国家(54%)在全国范围内实施。

(4)21 个(72%)国家的指南推荐对所有细菌学确诊的结核病患者开展利福平耐药检测,其中仅有 10 个国家(48%)在全国范围内实施。

(5)24 个(83%)国家的指南推荐对所有利福平耐药结核病患者和耐多药结核病患者进行氟喹诺酮类药物(FQ)和二线注射药物(SLID)药敏检测,其中半数(50%)国家在全国范围内实施。

(6)18 个(62%)国家的指南推荐开展全面药敏检测,即对所有细菌学确诊的结核病患者开展利福平耐药检测,对所有利福平耐药及耐多药结核病患者开展氟喹诺酮类药物(FQ)和二线注射药物(SLID)药敏检测,其中仅有 8 个(44%)国家在全国范围内实施。

(7)仅有 2 个国家(中非共和国和津巴布韦)将 TB-LAM 纳入国家指南,用于 HIV/AIDS 患者结核病的诊断,但尚未开始实施。少数国家如俄罗斯、南非和越南仅在指定机构开展 TB-LAM 使用,而坦桑尼亚和莫桑比克仅用于研究。

(8)15 个(56%)国家的指南明确指出对所有确诊的利福平耐药及耐多药结核病患者采用线性探针技术(LPA)作为二线药敏检测的首选工具。

2. 下一步需开展的工作

(1)加强快速诊断工具的推广应用:各国应果断加速 Xpert M. TB/RIF 准入以及提高为所有患者广泛提供 Xpert M. TB/RIF 检测服务的能力以替代显微镜检查,并优先覆盖重点人群(耐药结核病高危人群、HIV 感染者及儿童)。借鉴已有成功提高了肺结核患者发现水平的干预措施,并逐步推广以发现常规筛查遗漏的患者。

(2)扩展药敏检测可及性:各国及其合作伙伴应扩大耐药检测可及性,包括利福平耐药检测和二线注射剂及氟喹诺酮类药物耐药检测。

(3)加大 TB-LAM 的推广应用:各国可利用捐赠经费和技术支持以推广 TB-LAM 技术的应用,特别是 HIV 高流行地区。

(4)探索不同采购模式:针对 Xpert,各国及其国际伙伴应探索不同的采购策略和价格机制如试剂租赁协议、带量采购等模式。

(5)加强实验室质量保证:各国及其合作伙伴需持续不断地加强全面扩展诊断工具和实验室网络质量保证措施,同时还包括患者治疗和关怀。

(6)争取经费支持:高负担国家需争取国内外的经费资金支持以扩展有质量保证的诊断技术的可及性。

(7)推进研发进展:亟待研发可用于基层使用的即时诊断工具且费用不超过 5 美元。

（二）结核病的关怀模式

1. 主要发现

(1)24 个(83%)国家的指南推荐在基层卫生服务机构开展药物敏感结核病的治疗,其中 20 个(83%)国家在全国范围内实施。但在亚美尼亚,多数敏感结核病患者在中央医院或地区诊所接受治疗。

(2)6 个(21%)国家对敏感结核病患者开展常规住院治疗,包括亚美尼亚、白俄罗斯、格鲁吉亚、哈萨克斯坦、吉尔吉斯斯坦和俄罗斯。

(3)19 个(66%)国家的指南推荐在地区级开展耐药结核病治疗,其中仅有 11 个国家

(58%)在全国范围内实施。

(4)10个(35%)国家对耐药结核病患者开展常规住院治疗,包括亚美尼亚、孟加拉国、白俄罗斯、柬埔寨、中国、格鲁吉亚、哈萨克斯坦、吉尔吉斯斯坦、俄罗斯和越南。而调查中的9个撒哈拉以南的非洲国家对耐药结核病患者均不要求常规住院治疗。

(5)仅有12个(41%)国家采用HIV"检出即开始"抗反转录病毒治疗政策(对所有HIV阳性者提供抗反转录病毒治疗),其中9个(75%)国家在全国范围内实施,包括巴西、中国、刚果金、埃塞俄比亚、格鲁吉亚、肯尼亚、巴布亚新几内亚、斯威士兰和津巴布韦。

2. 下一步需开展的工作

(1)加强以患者为中心的关怀模式:应实施以患者为中心的结核病治疗和关怀服务,并对患者给予支持和鼓励。

(2)推广非中心化治疗管理模式:推广非中心化的结核病治疗管理模式以促进服务可及性并降低患者自付负担。

(3)推广门诊随访治疗:对结核病患者包括耐药患者在内,门诊随访治疗应替代强制住院治疗。节省的经费可以用来支持和加强社区卫生服务体系,使其更多参与到结核病患者的随访治疗服务中。

(4)加强TB/HIV联合行动:TB/HIV双重感染是很多国家面临的严峻问题。对两种疾病的治疗和关怀应密切联动以提高患者依从性和治疗成功率(例如两种疾病设在同一家机构,由一组医疗团队共同提供服务)。

(5)明确治疗即为最有效的预防:抗反转录病毒治疗能够减少结核病发病率、患病率、死亡率和传染,因此对于TB/HIV高流行国家,有必要且亟需实施"检出即开始"抗反转录病毒治疗的政策。

(三)敏感及耐药结核病的治疗

1. 主要发现

(1)24个(86%)国家为儿童患者提供加大剂量的一线药物,这与WHO最新的指南一致。

(2)14个(50%)国家将新型结核儿童结核病固定剂量复合剂(FDC)写入结核病关怀标准,其中仅有4个国家在全国范围内实施。

(3)所有调查国家的耐药结核病治疗指南均与WHO发布的耐药结核病治疗指南保持一致。

(4)23个(79%)国家将贝达喹啉纳入耐药结核病治疗指南,18个(62%)国家将德拉马尼纳入耐药结核病治疗指南。中国目前在全国15家医院试点使用贝达喹啉。

(5)13个(45%)国家将WHO推荐的9个月(短程)耐多药治疗方案纳入国家指南,包括阿富汗、孟加拉国、柬埔寨、中非共和国、刚果金、吉尔吉斯斯坦、缅甸、巴布亚新几内亚、菲律宾、斯威士兰、塔吉克斯坦、越南和津巴布韦,其中9个(69%)国家已开始实施。

2. 下一步需开展的工作

(1)提高治疗覆盖率:对于各型结核病患者,各国需努力缩小需治疗例数和实际接受治疗例数间的差距,提高治疗覆盖率。

(2)积极应对TB/HIV双重感染:各国需加强对TB/HIV双重感染的积极治疗和管理。

(3)提高对儿童结核病的重视:各国应引入最新的儿童FDC剂型,并将其作为药物敏感性肺结核关怀标准。

(4)优化耐药肺结核的治疗:应采取措施减少接受治疗患者的经济负担;应推广抗结核新药的使用,2016年,在所有运用贝达喹啉或德拉马尼可获益的患者中,仅有5%的患者获得了这些救命的药品;在中低收入国家,需保证耐药肺结核治疗所需药物可及且价格可承受。随着更多新药数据的获得,WHO将持续更新新药引入指导意见,并将抗结核新药和辅助用药列入WHO基本药物目录。同时,WHO将针对技术顾问和国家结核病规划等对象开展新药使用专项培训。

(5)推进新治疗方案探索:各国政府应大力支持并推进创新性研究,探索新的、价格可承受的、疗程更短、不良反应更少和用药负担更低的全口服治疗方案。

（四）抗结核药品监管环境

1. 主要发现

(1)21个(75%)国家具有药物快速审批机制,能够应用于抗结核新药和扩大适应证药物的加速审批,不具备快速审批机制的国家包括阿富汗、白俄罗斯、中非共和国、菲律宾、俄罗斯、斯威士兰和塔吉克斯坦。9个(31%)国家注册了所有A组药物,13个(45%)国家注册了所有B组药物,3个(10%)国家注册了所有C组药物,24个(83%)国家注册了所有D1组药物,尚无国家注册了所有D2组药物,3个(10%)国家注册了所有D3组药物。贝达喹啉在6个国家完成注册,包括亚美尼亚、中国、印度、菲律宾、俄罗斯联邦和南非,而德拉马尼未在调查的任何国家完成注册。

(2)25个(89%)国家能够通过同情用药或其他合法机制使用未获得注册审批的抗结核药物,不具备该机制的国家包括中非共和国、中国和乌克兰。

(3)12个(41%)国家加入了WHO联合注册程序。

(4)调查中近半数的国家将WHO推荐的抗结核药物中(A、B、C、D1、D2和D3组药物)一半以上列入国家基本药品目录。8个(28%)国家已经将贝达喹啉或德拉马尼纳入国家基本药品目录。

(5)26个(93%)国家已制定结核病药品处方政策。

2. 下一步需开展的工作

(1)加强药品质量保证:各国应采购和使用具有质量保证(包括WHO预认证和严格药物监管机构SDRA批准的药物)的抗结核药物。

(2)积极争取获得WHO预认证:抗结核药物原料生产企业及成药生产企业应积极争取获得WHO预认证。

(3)加速药品注册审批:制药企业应优先在结核病高负担国家完成药品注册审批使其应用于所需患者,并为中低收入国家提供可承受的价格策略。

(4)将结核病纳入用药适应证:扩大适应证的药物如氯法齐明,应优先在结核病高负担国家注册将结核病纳入其用药适应证。

(5)完善国家层面新药注册机制:各国应当制定新药快速准入机制,包括通过加入WHO联合注册程序或其他机制加速新药注册程序,通过特许进口和其他法律机制进口新药直至其在本国获得注册许可。

(6)更新国家基本药物目录:各国应根据WHO最新版的基本药物目录更新本国的目录。

(7)加强 WHO 在药品监管和审批方面的推动作用:WHO 应当支持各国将同情用药工作框架纳入其法律体系,以及推进联合注册程序开展。

(五)结核病的预防

1. 主要发现

(1)4 个(14%)国家,包括斯威士兰、俄罗斯和白俄罗斯及巴西为成人密切接触者、儿童密切接触者和 HIV 感染者提供结核潜伏感染治疗,即预防性治疗,除斯威士兰外,其余 3 个国家在全国实施这一政策。

(2)所有参加调查的国家均为 5 岁以下的儿童密切接触者和 HIV 感染者提供预防性治疗,其中 15 个(52%)国家在全国实施这一政策。

(3)4 个(14%)国家为其他高危人群(包括羁押人员、矿工、肺尘埃沉着病患者、糖尿病患者、接受器官移植或输血的患者)开展预防性治疗。

(4)阿富汗、肯尼亚和斯威士兰为羁押人员提供预防性治疗。

(5)11 个(39%)国家要求在开始预防性治疗前进行结核菌素皮肤试验,其中 5 个(45%)国家在全国实施。

(6)所有被调查国家均使用 6 个月异烟肼作为预防性治疗方案。

(7)3 个国家还开展了 3~4 个月异烟肼加利福平预防性治疗方案,4 个国家还开展了 3 个月每周服用一次的利福喷丁和异烟肼预防性治疗方案。

2. 下一步需开展工作

(1)扩展潜伏感染人群的筛查和治疗,尤其在 HIV 感染者、与肺结核患者密切接触的儿童和成人中开展。

(2)加强重点人群覆盖:各国应制定计划以覆盖重点人群,包括儿童、HIV 感染者、羁押人员及其他易感人群。

(3)确保对于 HIV 感染者、家庭暴露的儿童密切接触者和高危人群不得强制在预防性治疗开始前开展结核感染检测,症状筛查呈阴性 HIV 感染者需进行预防性治疗。

(4)进一步扩展和优化针对 HIV 感染者的结核病预防治疗:所有 HIV 阳性的成人、青少年和儿童都应开始抗反转录病毒治疗,接受定期结核病筛查并根据实际情况给予预防性或活动性抗结核治疗。

(5)确保对所有暴露于耐药结核病患者的人群开展紧急评估以排除活动性结核并随访 2 年。

(6)优化潜伏感染的治疗:通过生产价格适宜的固定剂量复合剂以及在效果明确的人群中推广使用 3HP 方案已优化潜伏感染治疗。

(7)提供患者治疗依从性:各国应确保结核潜伏感染者获得足够支持以完成全程治疗,并提高治疗完成报告率。

(8)监督潜伏感染治疗的开展:各国需监督潜伏感染治疗的实施情况。

(9)大力推进研发进展:亟需有效的预防性疫苗问世,以及更好的工具或生物标记物用以发现 20 亿潜伏感染人群中更易进展为活动性肺结核的人群,对他们预防性治疗意义更大。此外,还需进一步探索更有效、更短程的预防性治疗方案,并就如何高效地开展预防性治疗实施展开研究。

四、治疗儿童结核的固定剂量复合剂（FDC）的使用建议-2017版

由世界卫生组织（WHO）和全球结核病药物研发联盟（TB Alliance）共同牵头，联合国国际药品采购机制组织（NITAID）支持研发的儿童友好型抗结核药物固定剂量复合剂于2015年年底问世，用于体重低于25kg的儿童敏感性肺结核患者。该制剂易溶于水、味甜，不再需要切开或碾碎以获得适合儿童使用的剂量，为全球结核病儿童患者提供了简化和优化的治疗药物选择，可提高儿童治疗依从性，减少耐药的发生。2017年WHO与联合国儿童基金会针对该新型儿童剂型FDC的使用提出建议[4]。

（一）儿童结核病患者每日需服用的一线抗结核药物剂量（表2-1）

表2-1 儿童结核病患者每日需服用的一线抗结核药物剂量

药物	剂量（mg/kg）[a]
异烟肼（H）	10（范围7～15）
利福平（R）	15（范围10～20）
吡嗪酰胺（Z）	35（范围30～40）
乙胺丁醇（E）	20（范围15～25）

注：[a] 如儿童体质量达到25kg，可使用成人剂量

（二）用于儿童的固定剂量复合剂每日使用剂量（表2-2）

表2-2 FDCs复合剂的管理使用应根据儿童的体质量按下表进行

体质量分级	强化期：RHZ 75/50 / 150[a]	巩固期：RH 75/50
4～7kg	1片	1片
8～11kg	2片	2片
12～15kg	3片	3片
16～24kg	4片	4片
≥25kg	建议成人用量	建议成人用量

注：[a] 伴有广泛病变或居住在HIV发病率高或异烟肼耐药率高的地区的儿童应该在强化期加用乙胺丁醇

（三）推进各国使用新型固定剂量复合剂

经WHO专家审查委员会批准，各国可通过全球抗结核药品管理中心（GDF）获得新型固定剂量复合剂。结核病高负担国家可以利用WHO联合注册程序进行快速通道注册，同时WHO对高负担国家儿童抗结核药物向新型制剂的过渡提供技术支持。

WHO和UNICEF不建议继续使用原有剂量不足的FDC或成人制剂，两者均会对治疗转归带来不良影响，且易增加发生耐药的可能性。WHO和UNICEF督促各国结核病防治规划对于体重不足25kg的儿童尽快停用既往使用的药物而代之以新型的儿童友好型FDC。

五、整合实验室网络、多功能检测工具的使用建议

（一）背景

该建议指出实验室检测工具大多是针对单个疾病的，实验室网络是按照不同的疾病设置的，若整合实验室网络、多功能（多疾病）检测工具可以带来新的合作机遇以提高医疗系统工作效率、节约成本、优化医疗服务的质量、更方便患者就医提高患者满意度[5]。

（二）整合实验室网络和多功能检测工具的十大步骤

1. 卫生行政部门（卫生部）协调计划。
2. 法规核准。
3. 选择产品和使用地区。
4. 整合样本运输系统。
5. 开展标准化操作程序和培训。
6. 确保有开展督导、监督和培训的能力。
7. 培训临床医生。
8. 加强设备材料的采购和管理。
9. 加强质量管理系统。
10. 加强数据管理和整合。

六、实施终止结核病策略的伦理指南

终止结核病可持续发展目标指到2030年实现结核病死亡率减少95%，2015—2035年实现结核病发病率下降90%的宏伟目标。为促进终止结核病策略目标的实现，WHO提出三大策略支柱，包括以患者为中心的综合治疗和预防；强有力的政策和支持系统；加大研究和创新。为此，WHO在2010年版《结核病预防、关怀和控制伦理指南》基础上，针对当前卫生服务提供者和政策制定者面临的重要挑战以问答形式给出处理建议，制定了《实施终止结核病策略的伦理指南》[6]以确保为终止结核病策略各项活动的实施提供有力的伦理保障。未来从事结核病防控的专业人员既要面对已有的挑战，包括加强患者主动就医，提高患者治疗依从性，消除结核病歧视等，还要面对不断出现的新挑战，如更快捷的新诊断技术、更短的新治疗方案、更有效的患者管理和关怀模式及对潜伏结核感染者的预防性治疗。因此该伦理指南旨在为这些活动开展和实施活动中给予实用性的伦理协助，以促进终止结核病策略的实现。

（一）终止结核病的伦理指南所遵循的原则

1. 公平原则。
2. 共同利益原则。
3. 团结原则。
4. 互惠原则。
5. 不伤害原则。
6. 信任和透明原则。
7. 关爱责任原则。
8. 有效原则。

9. 产出原则。

10. 对称原则。

11. 社区参与原则。

12. 尊重和尊严维护原则。

13. 患者自主决定原则。

14. 隐私和保密原则。

（二）与肺结核相关的主要伦理考虑

1. 政府有责任提供免费治疗。

2. 患者对于他们的治疗方案应充分知情。

3. 医护人员有责任帮助患者完成整个疗程。

4. 强制隔离绝对不能成为防控结核病的常规做法。

5. 医护人员虽然有责任提供治疗，但也有权利得到充分的保护。

6. 必须以遵循道德的方式开展结核病相关研究。

七、终止结核病的莫斯科宣言

2017年11月17日，在莫斯科举行了题为“在可持续发展时代通过多部门应对方式终止结核病”的第一届世卫组织全球部长级会议上，来自75个国家的部长就采取紧急行动在2030年前终止结核病达成共识，本次会议的成果将为2018年召开的首次联合国大会结核病问题高级别会议提供参考。本次大会发表了《终止结核病莫斯科宣言》，承诺加强多部门行动，在以下四个方面加大行动力度，跟踪进展情况并建立问责制。

（一）加强卫生系统，改善获得以人为本的结核病防治服务，确保不让任何人掉队，从而为实现全民健康覆盖加快行动步伐。

1. 通过使用快速诊断工具（包括分子诊断法）、适当治疗、以患者为本的医疗和支持，应用WHO推荐的医疗标准和数字化卫生工具，加强结核病的预防、诊断、治疗和护理工作，通过公共和私人医疗服务提供者，努力实现全民健康覆盖的目标，以在所有国家实现结核病例检出率至少达到90%、阳性结核病病例的治疗成功率至少达到90%。

2. 通过社区和民间社会的参与，以平等的方式优先考虑高危人群和弱势群体，如妇女和儿童、原住民、卫生工作者、老年人、移民、难民、国内流离失所者、囚犯、HIV/艾滋病患者、吸毒者、矿工、城乡贫困和缺医少药人口等群体。否则，结核病将不可能终结。

3. 视耐多药结核病为全球公共卫生危机予以应对，包括至少在所有耐多药结核病高负担国家制定国家应急措施，同时确保在所有国家维持强健的系统，以防止耐药性的出现和传播。

4. 迅速扩大以患者为本的结核菌和HIV双重感染的综合防治和协同行动，以终止艾滋病毒携带者死于可预防的结核病。

5. 协同管理结核病、合并感染和相关非传染性疾病、营养不良、精神健康、有害使用酒精和包括注射吸毒在内的其他物质滥用等。

6. 在严格的程序化监测和随访过程中，酌情扩大有效抗结核病新药的获取。

7. 确保结核病预防、治疗和护理有充足的人力资源。

8. 减少耻辱、歧视和社会隔离，促进以患者为本的医疗服务，包括基于社区的治疗方案，以及提供社会心理和社会经济支持。

（二）通过提高国内和国际投资来调动可持续的充足资金，以弥合实施和研究方面的差距。

1. 与各国元首和国家各部委和部门酌情合作，为强化卫生系统调动国家内部资金，并根据国家法律框架和第三次发展筹资问题国际会议通过的《亚的斯亚贝巴行动议程》，最终实现全民健康覆盖的目标。

2. 保持与国家卫生计划与框架、WHO《终止结核病战略》、国家立法框架相一致，酌情制定和执行更具雄心、资金充足的国家结核病防治政策和战略计划，包括结核病的研究工作。

3. 为解决患者及其家庭所面临的灾难性费用问题，酌情确定和实施所需行动，确保社会保护措施，同时确保行动符合人权义务。

（三）推进用来诊断、治疗和预防结核病的新工具研发工作。

1. 通过建立和（或）加强国家结核病研究网络，包括民间社会和基于社区的机制，根据需要增加国家和（或）区域能力和资金以紧急扩大多学科结核病研究与创新以及应用卫生研究，把结核病研究作为国家结核病和研发战略的核心工作，把结核病研究项目纳入现有研究网络，并减少研究与实施相关的监管障碍。

2. 联合国家有关部委、捐助者、科学界、私营部门、学术界和其他主要利益攸关方共同开展以下研究工作。①开发和评估：快速即时诊断方法；更有效的新药，以及针对各种结核病（包括潜伏性结核感染和耐多药结核病）的较短、高质量和具有成本效益的治疗方案；在2025年前研发出安全有效的结核病疫苗；②确定结核病的环境和社会决定因素以及有效的干预策略。

3. 酌情改进国家和全球研究工作的协调，确保新知识被迅速利用在应对行动中，包括制定适当的政策框架和采用新的医疗技术。

4. 酌情加强监测系统，改进各级数据收集和报告，包括在结核病研究议程中的监管工作运用创新方法。

（四）利用终止结核病工作进展跟踪和审查框架来建立问责制，包括采取多部门方法。

支持在2018年联合国大会结核病高级别会议之前制定多部门问责制框架，利用可持续发展相关指标和WHO《终止结核病战略》业务指标，跟踪实现终止结核病可持续发展目标的进展情况，并采用WHO《遏制结核病伙伴关系终止结核病2016—2020年全球计划》中制定的资金基准。

八、其他国家结核病防治策略和措施的研究经验

（一）患者发现

不断提高结核病发现与治疗管理工作水平，是控制结核病疫情的必要措施。WHO2017年结核年报中表明[1]，目前结核病的发现与实际患病者存在巨大的差异，每年有超过40%的结核病病例没有得到诊断或上报。这些漏诊或延误诊断会增加患该病的人的发病率和死亡率，使结核病传播造成流行。因此需要多种发现方式增加结核患者的发现水平，在被动发现的基础上，辅以针对结核高发人群的主动筛查。然而，主动筛查虽可以加大患者发现力度，但只检出相对较少的活动性肺结核病例往往费用较大。因此如何降低结核病筛查的成本效

益是低结核发病国家筛查的重点。以下介绍其他国家结核病患者发现及筛查效果进展和经验。

Van 等[7]对荷兰地区 2005—2010 年的移民者进行调查以发现结核病患者。研究显示，117 389 名移民者中共发现结核患者 108 例，其中包括 100 例肺结核患者和 8 例肺外结核患者。通过培养最终确定结核病患者 84 例，其中 6 例为 MDR-TB，筛查结核/肺结核的患病率分别为 92/10 万和 85/10 万。调查表明，相比之前的调查，来自结核病低发病国家的患病率有所降低，但来自高发病国家的患病率依然保持较高水平。本次调查还发现，荷兰大多数结核病患者均在其他国家出生，荷兰的移民者主要来自于中国、土耳其、印度尼西亚等地，其中来自印度尼西亚的移民者的结核检出率最高。作者建议应根据全球的发病水平确定筛查目标人群，进行主动筛查，并及时评估并更新相应筛查政策。

2015 年欧盟的结核病发病率为 11.7/10 万，这与 2035 年终止结核病策略所要达到的目标即为接近，但这个数字忽略的欧盟各个国家之间的差异。Holl 等[8]针对 2012—2015 年欧洲疾病预防控制中心的数据进行研究发现，欧洲 29 个国家共发现 404 551 例结核患者，其中有信息的 394 110 例患者中，283 426 例（71.9%）为本国公民，110 684 例（28.1%）的出生地为其他国家。进一步分析发现，出生地为其他国家的发病率明显高于本国。这表明欧洲面临的主要挑战之一就是移民人口占较大比例，移民者可能在原籍地已被感染。应更加注意加强对移民人口结核的筛查。有针对性的筛查和便利的医疗服务有助于预防和控制移民者结核病的发病。

Janssens 等[9]对瑞士日内瓦流浪人员进行了为期 5 个月的前瞻性监测，以评估其患结核病的风险。结果显示在 832 名登记注册的无家可归流浪人员中者有 726 名进行结核病前期筛查，通过筛查发现的 30 例可疑患者中，24 例行进一步检查，并未发现结核病患者，作者指出可能与群体的多样性和结核菌种的变异性有关。尽管如此，流浪人员仍需要密切监视，并提高该群体的结核病防治知识尤为重要。

在德国，所有寻求庇护者都要进行结核病筛查，但其是否符合成本效益缺乏全面的证据。Bozorgmehr 等[10]针对既往关于肺结核筛查成本效益的研究进行 meta 分析，以评估是否必要对寻求庇佑进行筛查。研究共纳入 6 篇文献，共筛查寻求庇佑者 89 294 人，共发现结核患者 238 例。研究指出 1000 例筛查收益率为 0.72（95%*CI* 0.45～1.10）到 6.41（95%*CI* 4.19～9.37）。合并效应后，每 1000 个寻求庇佑者筛查的收益率为 3.47（95%*CI* 1.78～5.73），这意味着每 288 例寻求庇佑者中可筛查出 1 例患者，这与国际上相关研究报道一致［3.04（95%*CI* 2.24～3.67）］，但与世界卫生组织报告的相关指标相比较低，作者分析可能是研究中未考虑寻求庇佑者中的移民群体的情况。因此，该研究团队对 2012—2015 年来到德国的寻求庇佑者进一步调查发现[11]，119 037 名寻求庇护入境者中共发现 98 例活动性肺结核患者，发病率为 82/10 万，且不同原籍国、性别、年龄等因素所致分层的发病情况均有差异。研究结果表明有针对性地开展结核病筛查策略非常必要，既可更多发现患者，同时可避免“滥普查”。因此，需要通过汇集各国结核病的发病数据，以便从原籍国获得对寻求庇护者结核病风险的精确估计，从而更有效的发现结核病患者。

Ziemele 等[12]对拉脱维亚儿童及青少年结核患者进行调查，以了解其患者发现、诊断和治疗的特征。2011—2014 年拉脱维亚确诊肺结核患者 3081 例，其中年龄在 18 岁以下的患者 250 例，占总患者数的 8%。在 201/250（80%）患者中有接触史，238/250 例（95%）患者进行了细菌学检查，其中52/238例（22%）经细菌学确诊。研究发现，通过胸片异常和细菌学确诊患者符合率较高，早期诊断率较高。研究结果表明通过接触调查可提高拉脱维亚儿童和青少年结核病患者早期发现并提高治疗效果。

WHO建议私人医疗机构开展结核病的检测、诊断和治疗，该工作在印度尼西亚得到国家结核病控制规划的鼓励。Lestari等[13]通过对私人医疗机构医务人员开展培训并APP进行随访，以评估在万隆印度尼西亚市五个社区卫生服务中心实施干预措施的可行性，以提高结核病病例的发现率和告知率。研究发现，5名私人医生发现36例可疑症状者，最终17例被确诊为肺结核纳入治疗。研究结果表明通过对私人医疗机构医务人员开展结核病患者诊疗及管理培训，有利于提高结核患者的发现率，但目前私人医疗机构参与率较低，还需要更进一步的研究去印证这个结果。

Oshi等[14]对尼日利亚埃邦伊州利用社区干预方法有针对性地开展系统性结核病主动筛查，以发现更多结核患者。研究共筛查人数218 751例，其中43 078例（19.7%）为疑似肺结核病例，23 729例（55.1%）进行了痰标本检查。最终确诊肺结核病例1447例，其中涂片阳性764例，经影像学和临床评估确诊为肺结核者683例。分析表明，发现1例结核病患者需要筛查151人。在确诊患者中，80%是在普通门诊被筛查到，12%在艾滋病门诊筛查到。1447例患者中有1182例（81.7%）登记在册，265例（18.3%）未被发现也未得到相应的治疗。研究结果表明，基于社区对目标群体进行主动筛查的方案是可行的，并有助于在资源有限的情况下筛查出更多的结核病例。作者同时指出应将普通门诊筛查，接触者筛查，结核病感染者筛查及相应的社区服务纳入结核病控制规划中并积极开展社区宣传和能力建设等活动。

（二）患者管理

肺结核治疗疗程长，如何保证患者治疗依从性、确保其规律、全程、联合服药对于获得良好治疗转归，减少耐药产生，降低传染性具有重要作用，可促进结核病得到有效控制。

直接面视下短程化疗（DOTS）是指患者在督导人员面视下接受每次治疗用药，以提高患者的依从性。Hassard等[15]在乌干达首都坎帕拉针对结核患者社区直接面视下治疗用药情况及坚持治疗的态度进行了调查。结果显示在201个结核患者中，66%在直接面视下督导服药。家庭成员通常是服药督导员（82%），26%的患者没有坚持结核治疗。结核患者对直接面视下治疗的认知态度和患结核的耻辱感是没有坚持治疗的原因。为了改善当地的结核病控制措施，在治疗结核病过程中，需要构建患者支持的友好环境。Qader等[16]研究了阿富汗喀布尔2009—2015年间DOTS的执行经验，指出喀布尔的DOTS模式的优势集中体现在4个方面：提高国家结核病控制措施和卫生服务保健提供者的能力，扩大公共和私人卫生服务的DOTS覆盖面，改善卫生服务的管理和药品供应，加强监测、监督和检查。该DOTS模式显著改善了卫生服务的可及性，提高了结核病人的发现和治疗成功率。但是喀布尔的结核病治疗成功率仍低于全国平均水平，需要更多的努力以提高治疗成功率。作者建议喀布尔的城市结核病DOTS模式可以应用于与喀布尔环境类似的其他城市。

随着信息技术的发展，移动医疗技术已经开始应用于患者督导服药和依从性管理中。WHO在关于“药物敏感肺结核患者治疗与关怀指南”中已经指出，推荐在技术和操作许可的情况下应用电子化健康干预措施如电子药盒、手机短信、视频督导服药等替代直接面视下的治疗[2]。

Sinkou 等[17]在白俄罗斯探讨了应用视频督导服药方式(VOT)管理结核病患者。研究显示结核患者支持视频督导服药的管理方式,认为节省了时间和花费。结核管理者也欣赏这种管理方式的便捷性,提高了服药依从性,减少了访视中感染的风险性。白俄罗斯的这次探索证实了视频督导服药方式的可行性,显示了良好的结核患者和结核管理人员的接受性。尽管样本量偏小,这次研究获得的经验将使视频督导服药被用于更多的结核病人管理中。另外。比较视频督导服药和直接面视下治疗效果的研究正在进行中[18]。Kumboyono[19]在印度尼西亚的玛琅进行一项研究,评估应用手机短信和常规管理方式治疗结核的依从性。尽管研究结果显示二者之间差异无统计学异议,但作者强烈推荐手机短信应包含在结核病治疗管理方法中来促进结核患者在家服药的依从性。

（高静韬　刘洋　舒薇　康万里　刘宇红）

参考文献

1. WHO.Global tuberculosis report 2017.WHO/HTM/TB/2017.23.Geneva：World Health Organization,2017.
2. WHO.Guidelines for treatment of drug susceptible tuberculosis and patient care 2017 update.WHO/HTM/TB/2017.05.Geneva：World Health Organization,2017.
3. MSF.Out of step 2017：TB policies in 29 countries.2017.
4. WHO and UNICEF.Statement on the use of child-friendly fixed-dose combination for the treatment of TB in children.WHO/HTM/TB/2017.09.Geneva：World Health Organization,2017.
5. WHO. Considerations for adoption and use of multidisease testing devices in integrated laboratory networks. WHO/HTM/TB/2017.06.Geneva：World Health Organization,2017.
6. WHO. Ethics guidance for the implement of the End TB Strategy. WHO/HTM/TB/2017. 07. Geneva：World Health Organization,2017.
7. van de Berg S,Erkens C,van Rest J,et al.Evaluation of tuberculosis screening of immigrants in the Netherlands. Eur Respir J,2017,50(4).pii：1700977.
8. Hollo V,Beauté J,Ködmön C,et al.Tuberculosis notification rate decreases faster in residents of native origin than in residents of foreign origin in the EU/EEA,2010 to 2015.Euro Surveill,2017,22(12).pii:30486.
9. Janssens JP,Wuillemin T,Adler D,et al.Screening for tuberculosis in an urban shelter for homeless in Switzerland：a prospective study.BMC Infect Dis,2017,17(1)：347.
10. Bozorgmehr K,Razum O,Saure D,et al.Yield of active screening for tuberculosis among asylum seekers in Germany：a systematic review and meta-analysis.Euro Surveill,2017,22(12).pii:30491.
11. Bozorgmehr K,Joggerst B,Wagner U,et al.Yield of tuberculosis screening in asylum-seekers by country of origin：analysis of screening data in a German federal state (2002-2015). Eur Respir J, 2017, 49 (4). pii：1602327.
12. Ziemele B,Ranka R,Ozere I.Pediatric and adolescent tuberculosis in Latvia,2011-2014：case detection,diagnosis and treatment.Int J Tuberc Lung Dis,2017,21(6)：637-645.
13. Lestari BW,Arisanti N,Siregar AYM,et al.Feasibility study of strengthening the public-private partnership for tuberculosis case detection in Bandung City,Indonesia.BMC Res Notes,2017,10(1)：404.
14. Oshi DC,Omeje JC,Oshi SN,et al.An evaluation of innovative community-based approaches and systematic tuberculosis screening to improve tuberculosis case detection in Ebonyi State,Nigeria.Int J Mycobacteriol,2017,6(3):246-252.
15. Hassard S,Ronald A,Angella K.Patient attitudes towards community-based tuberculosis DOT and adherence to

treatment in an urban setting;Kampala,Uganda.Pan Afr Med J,2017,27:1.

16. Qader G,Hamim A,Sayedi M,et al.Addressing tuberculosis control in fragile states: Urban DOTS experience in Kabul,Afghanistan,2009-2015.PloS One,2017,12(5):e0178053.

17. Sinkou H,Hurevich H,RusovichV,et al.Video-observed treatment for tuberculosis patients in Belarus: findings from the first programmatic experience.Eur Respir J,2017,49(3).pii:1602049.

18. TB Reach 5: to Compare the Efficacy of Video Observed Treatment(VOT) versus Directly Observed Treatment (DOT) in Supporting Adherence in Patients with Active Tuberculosis.www.isrctn.com/ISRCTN26184967 Date last edited: Jun16,2017.

19. Kumboyono.Short message service as an alternative in the drug consumption evaluation of persons with tuberculosis in Malang,Indonesia.Jpn J Nurs Sci,2017,14(2):112-116.

中 篇　结核病基础

第一章　结核病分子流行病学

随着测序技术与分子流行病学的发展，结核病高负担国家利用本地的菌株资源，结合新的分子生物学技术，在优势菌株的流行趋势、基因型与表型耐药关系等方面均有一定进展；疫苗评价及干预研究等也给结核病公共卫生防治工作带来新的启示；结核分枝杆菌的快速检测及感染状态的诊断依然是近年的研究热点，经典方法的优化及新标志物的发现均为结核病诊断带来更多发展的潜能。

一、结核分枝杆菌分子流行病学

印度学者 Manson 等[1]对 1999—2005 年 223 株结核临床菌株测序分析结果显示，Lineage 1 亚型菌株占绝大多数(70%，141/223)，与 Comas 研究中的全球菌株比较，印度菌株间变异性更小，进化的时间更短，但 Lineage 1 与 Lineage 3 亚型菌株产生的特有变异在全球基础上的增加了近一倍。从耐药角度看，异烟肼耐药是最早发生的耐药突变，而 Coll 与 Cohen 所报道的耐药突变类型仅能解释 73%与 74%的表型耐药，新的突变类型如 *kat*G A290P/L427P、*fad*E24 R454S、*fab*D A159T、*gid*B R137W 与 *rrs* 877 等是该研究中印度耐药菌株特有的，可能与耐药相关。

全球耐多药结核病疫情依然严峻，估计 2016 年新发耐利福平的新发病例达 60 万例，其中 49 万例是耐多药患者。快速诊断并及时有效治疗是控制耐多药结核病疫情的重要手段，而目前基于中心实验室进行耐药检测常常带来患者失访与治疗延迟等问题。为分析现场快速检测较中心快速检测的优势，伦敦大学卫生和热带医学学院、南非医学研究所的 Lessells 及其同事[2]设计了一个群随机试验，在 2011—2013 年，以两周为一群，共纳入 36 个群并随机分入干预组与对照组，分别在门诊现场及中心实验室利用 Xpert M. TB/RIF 进行检测，共纳入 1297 例可疑的耐药结核病患者，其中 159(12.4%)例培养阳性。干预组与对照组中培养阳性患者的早期治疗率(30 天内开始有效治疗)分别为 79.5%与 76.5%，差异无统计学意义，而开始治疗的中位时间从 7 天(中心快速检测)缩短至 1 天(现场快速检测)，耐利福平患者开始有效治疗的中位时间从 27 天缩短至 17 天，提示现场一体化的诊断治疗系统对结核病患者尤其是耐多药结核病患者早期治疗有重要意义。

BCG 疫苗通常在新生儿出生后一周内接种，是婴幼儿预防结核病的主要措施，其对成人的有效性尚存在争议，也可能与地域相关。20 世纪 80 年代发达国家由于结核病疫情下降，开始逐渐取消 BCG 常规接种，但是其在人群水平上的影响少有研究。丹麦疫苗研究中心的 Rieckmann 等[3]进行了一项回顾性队列研究，比较接种牛痘或 BCG 的人群与未接种人群的死亡率差异，发现其保护作用依然存在。哥本哈根学校健康记录登记（CSHRR）中出生于1965—1976 的学生共 47 622 名，他们的学生期间正好是逐渐停止牛痘与 BCG 疫苗接种的时期，从中随机选择 10% 的样本，随访接种与未接种人群的死亡事件，至 2010 年，共随访了164 450 人年，发生 948 例死亡，同时接种牛痘与 BCG 的人群死亡率下降，调整风险比 *aHR* 为 0.54（95%*CI* 0.36～0.81），仅接种 BCG 的人群死亡率也下降，调整风险比 aHR 为 0.58（95%*CI* 0.39～0.85）。但这些效果并不与特定的某种保护作用相关，天花或结核病被消灭后，这些疫苗的保护作用仍存在，作者解释该作用可能与疫苗产生的终生的免疫记忆有关，以及对 T 或 B 记忆细胞的交叉活性，且也有其他研究报道过其对不相关疾病的预防作用。

二、结核分枝杆菌分子流行病学新检测技术

Bai 等[4]建立了一种超灵敏的电化学适体传感子，检测结核病患者血清中特异性抗原 MPT64，具有良好的特异性和敏感性。将富勒烯与聚苯胺杂合形成 C60-PAn，这种纳米级杂合分子具有表面积大、活性基团丰富、电性能优良等优点，在研究中首次被用作新型的氧化还原电化学纳米探针和电化学信号放大催化剂。在 MPT64 存在时，利用其与捕获适体及示踪标记之间的三者反应，通过 C60-Pan 对抗坏血酸的高效电催化氧化作用，极大地提高检测信号，从而进一步提高灵敏度。MPT64 检测的线性范围为 0.02～1000pg/ml，检测限为 20fg/ml。与可能的干扰物质相比，所提出的适体传感器对靶抗原显示出高选择性，为 M.TB 提供了快速有效的血液检测手段。

Kim 等[5]提出基于液体培养的磁泳免疫分析可早期检测结核分枝杆菌的生长。利用两种培养滤液蛋白 10 特定抗原肽的单克隆抗体——金纳米粒子与磁性颗粒——进行信号传递与分离，检测结核分枝杆菌的早期生长，与 MGIT 一致性好，50%以上在 MGIT 报阳的前 2 日提前报阳。该方法检测限低至 0.3pM，在菌量皮摩至微摩的范围内与信号有良好的线性关系，且减少 NTM 导致的假阳性，在结核病的早期诊断中有应用价值。

Ng 等[6]改良重组酶聚合酶扩增法（recombinase polymerase amplification，RPA），利用错配引物进行巢式 PCR，在 37℃ 恒温下进行 30 分钟扩增，可检测 *rpo*B 基因的 C526T 与 C531T 突变，检测限低至 1000 个拷贝或 1 fg DNA。该方法灵敏度、特异度好，能检测 10%以上的点突变，且利用恒温扩增仪器，方便快速、成本低。这种方法也可以应用于肿瘤相关的突变基因检测。

Zhang 等[7]利用全细胞配体系统进化的指数富集技术，选择针对结核标准株的单链 DNA 适体，以构造灵敏、特异性好的感应子。H37Rv 可替代感应子中的单壁碳纳米管（single-walled carbon nanotubes，SWCNTs），观测伴随的电频变化即可达到快速检测结核菌的目的。这种方法的检测限达 100cfu/ml，电频改变随菌株浓度的增高而增大，且能区分大肠埃希菌、金黄色葡萄球菌等致病菌及 BCG 与耻垢分枝杆菌等非致病菌。利用 45 株临床菌株进行检验，其检测结果与 MGIT 960 一致度达 89%（40/45）。该方法尚可进行优化，可在临床上快速检测结核菌。

Yang 等[8]合成改良的细菌酶特异荧光底物，可更敏感特异实时地检测小鼠体内的结核分枝杆菌。报告酶荧光（reporter enzyme fluorescence，REF）的实时成像可以快速、特异地检

测活体动物体内的结核分枝杆菌，利用作者新合成的 REF 底物 CNIR800，经过体外、体内试验验证，其检测限可达体外 100 个 CFU 或动物体内<1000CFU，其荧光信号在活体动物感染 4~6 小时后达到高峰，荧光信号强弱与体内菌株密度相关，随用药时间增加信号逐渐下降，可用来评估药物疗效，并用于了解致病机制及疫苗筛选。

Mendes 等[9]通过高通量检测 DNA 编码的 IgG 配体可区别活动性结核与结核潜伏感染。使用荧光抗人 IgG 标记的 FACS 命中复合物珠，针对 DNA 编码文库筛选潜伏感染与活动性结核病各 10 例患者的血清，来发现区分两者的表位替代物，结果鉴定出结构同源的 16/21，并证实为血清 IgG 的选择性配体，其可能与 Ag85B 竞争结合抗体。这种方法可以有效筛选到活动性结核病的诊断性标志物，如这一系列稳定的经济有效的小分子配体可能替代蛋白抗原成为新的诊断方法。

Nemes 等[10]对诊断 *M. tb* 感染的 QuantiFERON（QFT）检测进一步优化与解释。研究者在南非建立 5 个队列，健康青少年（队列 1）、健康成人队列（队列 2）利用标准程序进行检测，无接触史的健康成人（队列 3）、菌阳结核病患者（队列 4）利用改良程序进行检测，及 POI 疫苗试验试验中的健康青少年（队列 5）。其中 5357 名健康青少年队列中，QFT 基线水平<0.2 与>0.7IU/ml 时与 TST 结果一致性较高，85%以上 TST 反应阴性（<5mm）或阳性（≥5mm），“阳转”即 QFT 从 0.2IU/ml 以下转变为 0.7IU/ml 以上表示其更可能发生了近期感染，而在中间状态（0.2~0.7IU/ml）的检测结果更可能是假阳性，来源于免疫系统与检测反应的变化。

Zhou 等[11]基于新型电化学发光感应平台精确分析多种结核潜伏感染标志物。将碳量子点与发光胺整合到金纳米粒子上，γ 干扰素与 IL-2 分别被固定到相应感应区，利用其在磁珠上富集产生双固相的电化学发光纳米探针，检测被标记的探针信号从而达到诊断结核潜伏感染的目的。该平台检测限低至 10fg/ml，可检测血清中 0.01~1000pg/ml 浓度范围的 γ 干扰素与 IL-2，且操作简便、敏感、准确、特异，可快速、精确诊断结核潜伏感染。

（江琦　王川　高谦）

参考文献

1. Manson AL, Abeel T, Galagan JE, et al. Mycobacterium tuberculosis Whole Genome Sequences From Southern India Suggest Novel Resistance Mechanisms and the Need for Region-Specific Diagnostics. Clin Infect Dis, 2017, 64(11): 1494-1501.
2. Lessells RJ, Cooke GS, McGrath N, et al. Impact of point-of-Care Xpert M.TB/RIF on tuberculosis treatment initiation. A Cluster-randomized Trial. Am J Respir Crit Care Med, 2017, 196(7): 901-910.
3. Rieckmann A, Villumsen M, Sørup S, et al. Vaccinations against smallpox and tuberculosis are associated with better long-term survival: a Danish case-cohort study 1971-2010. Int J Epidemiol, 2017, 46(2): 695-705.
4. Bai L, Chen Y, Bai Y, et al. Fullerene-doped polyaniline as new redox nanoprobe and catalyst in electrochemical aptasensor for ultrasensitive detection of Mycobacterium tuberculosis MPT64 antigen in human serum. Biomaterials, 2017, 133: 11-19.
5. Kim J, Lee KS, Kim EB, et al. Early detection of the growth of Mycobacterium tuberculosis using magnetophoretic immunoassay in liquid culture. Biosens Bioelectron, 2017, 96: 68-76.
6. Ng BYC, Wee EJH, Woods K, et al. Isothermal point mutation detection: toward a first-pass screening strategy for

multidrug-resistant tuberculosis. Anal Chem, 2017, 89(17):9017-9022.

7. Zhang X, Feng Y, Yao Q, et al. Selection of a new Mycobacterium tuberculosis H37Rv aptamer and its application in the construction of a SWCNT/aptamer/Au-IDE MSPQC H37Rv sensor. Biosens Bioelectron, 2017, 98: 261-266.
8. Yang HJ, Kong Y, Cheng Y, et al. Real-time imaging of mycobacterium tuberculosis, using a novel near-infrared fluorescent substrate. J Infect Dis, 2017, 215(3): 405-414.
9. Mendes KR, Malone ML, Ndungu JM, et al. High-throughput Identification of DNA-Encoded IgG Ligands that Distinguish Active and Latent Mycobacterium tuberculosis Infections. ACS Chem Biol, 2017, 12(1): 234-243.
10. Nemes E, Rozot V, Geldenhuys H, et al. Optimization and interpretation of serial QuantiFERON testing to measure acquisition of mycobacterium tuberculosis infection. Am J Respir Crit Care Med, 2017, 196(5): 638-648.
11. Zhou B, Zhu M, Qiu Y, et al. Novel electrochemiluminescence-sensing platform for the precise analysis of multiple latent tuberculosis infection markers. ACS Appl Mater Interfaces, 2017, 9(22): 18493-18500.

第二章　抗结核药物及药物靶点

摘要：随着贝达喹啉和利奈唑胺等新的抗结核药物在临床上的逐渐应用，抗结核新药和疫苗的研发呈现了良好的发展势头。2017 年，抗结核新药的开发方面显示了小分子合成化合物的威力，同时结合 3-D 打印技术、分子构象技术和药物靶点结构的解析等都在开发联合新药方面也显示了不俗的作用，关于抗结核药物的新的耐药机制研究也取得了进展，这些均为抗结核药物的研发展现了希望和曙光。

关键词：结核病；药物；靶点；进展

随着耐药结核病在全球的流行，耐药性的出现及其在全球日趋严峻的趋势为结核病的预防和控制提出了重大挑战，通过研究结核分枝杆菌（*mycobacterium tuberculosis*，*M. tb*）致病的新的机制进而发现新的药物靶标成为目前的迫切需要。本年度的研究主要以小分子化合物的开发和合成以及其他新技术的应用为主要亮点，同时针对耐药基因位点也有新的发现，并筛选出一些新的候选药物和靶点抑制剂，同时在药物构象模型的研发上有新的突破，可以为新药的研发提供新的模型和靶点，这些研究和发现在抗结核药物研发方面都具有重要意义。

一、抗结核药物及开发的新趋势

1. 利用小分子 SMARt-420 逆转 *M. tb* 的抗生素耐药性　Ethionaid 是作为一种肺结核治疗药物而被开发出来的。它被 *M. tb* 中发现的酶 EthA 激活。一经激活，ethionaid 就会攻击这种细菌。随着时间的推移，很多 *M. tb* 菌株通过发生不再激活这种前体分子的 EthA 突变而对 ethionaide 产生耐药性，从而使得它不再适合用于治疗。为了绕过这个问题，Blondiaux 等[1]这些研究人员在经过一番搜寻后，发现一种被称作 SMARt-420 的原型分子通过采取一种不同的途径（与第二个被称作 *EthR2* 的基因相互作用）激活 ethionaide。他们发现在服用一剂 ethionaide 后，给患者一剂这个小分子会恢复 ethionaide 破坏一系列 *M. tb* 菌株的能力：测试结果表明仅在 3 周后，它就降低在患者肺部中发现的细菌载量，效果类似于在耐药性产生之前，ethionaide 独自抵抗 *M. tb* 的疗效。筛选激活用于活化 ethionaide 的不同通路的化合物。ethionaide 是一种被用来治疗肺结核的前体分子，在体内经过代谢后产生一种真正有疗效的药物。

2. *M. tb* 色氨酸合成酶的小分子异构抑制剂的发现　细菌有众多的必须功能合成过程，但目前仅有一小部分合成过程-主要是大分子的合成过程研究比较充分，当前的药物也是仅仅针对这些合成过程。针对代谢酶作为药物靶标的研究最近引起了研究者的兴趣。Wellington 等[2]最近研究发现人工合成的氮杂环丁烷衍生物 BRD4592 可以通过变构抑制 *M. tb* 色氨酸合成酶进而杀死 *M. tb*，该衍生物的靶点是以前未见报道过的。BRD4592 可以结合色氨酸合成酶（TrpAB）的 α 和 β 亚单位的结合界面，影响多步酶的反应过程，而且抑制的结果不容易通过代谢环境改变或者回补途径来弥补。色氨酸合成酶抑制剂的研究对通过研究变构抑制来寻找新的药物研究靶标给出了重要提示,并且对体外和体内实验的差异提出了重要的证明,说明了体内实验的重要性。

3. 分枝杆菌酶 HsaD 作为潜在的新型抗结核药物靶标的研究　分枝杆菌水解酶 HsaD 是调控 *M. tb* 在巨噬细胞中的存活的关键作用酶,该酶编码一个控制胆固醇代谢的操纵基因,胆固醇代谢可以为 *M. tb* 存活所需的重要碳源,在毒力强的 *M. tb* 中高表达,对 HsaD 的研究提示将有可能发现新的抗结核药物的靶点;通过对分枝杆菌水解酶 HsaD 的研究发现,对其的操纵和控制可以为发现新的药物靶标提供线索。Ryan 等[3]通过采用片段依赖的药物设计方法,融合扫描光谱、磁波谱分析和酶活测定方法筛选了超过 1000 种化合物,寻找和重组表达纯化后的 HsaD 结合的潜在抑制剂,测试抑制剂对分枝杆菌生长的抑制作用。结果发现了 7 种新的化合物可以明显抑制分枝杆菌在含胆固醇培养基上的存活状态,因此研究者认为 HsaD 是一个新型的药物治疗靶点,可在未来用于开发和设计新型的抗结核药物。

4. 针对 *M. tb* 聚酮合成酶 13 开发新的先导化合物　菌株对一线抗结核药物的广泛抗性是目前面临的主要问题之一,解决这个问题的关键是开发针对新的耐药机制的药物。Aggarwal 等[4]利用结构导向的方法发展了一个先导分子针对聚酮合成酶的硫酯酶活性,该酶是形成 *M. tb* 细胞壁主要成分分枝菌酸的必需酶。该先导分子是香豆酮类的抑制剂,体外实验分别对敏感和抗性菌株都展现了良好的杀菌活力,动物实验也表明,该化合物无论单独使用还是与利福平联合使用,与一线抗结核药物 INH 有相同的效力,同时展现了良好的药理学特性和安全性能,产生突变的频率也明显低于 INH。因此作者认为该化合物未来有发展成为针对急性感染的新型抗结核药物的潜能。

5. DprE1 是一种高度脆弱的药物靶标　DprE1 是一种黄素酶可催化 *M. tb* 细胞壁合成中阿拉伯糖产生的关键酶,也是一个高度脆弱的药物靶标。它的初次发现始于苯并噻嗪酮的使用过程,该化合物是具有良好杀菌作用的可发展为抗结核病的治疗药物。随后又发现了很多多种支架化合物作为共价或非共价的 DprE1 抑制剂。硝基芳香化合物苯并噻嗪酮作为共价结合的 DprE1 抑制剂中的一种可作为自杀底物在 DprE1 调节的硝基还原反应中发挥作用。Piton 等[5]通过结构分子生物学的研究方法分析了 DprE1 的单独的或者同配体结合的复合物形式高分辨率结构,重点解释了该酶的活性和如何开发抑制剂,为抗结核药物的开发提供了一个新的方向。

6. L 和 D 型环丝氨酸抑制结核分枝杆菌的分枝支链氨基酸合成的机制　结核分枝杆菌的支链氨基酸转氨酶(*Mt*IlvE)是磷酸吡哆醛依赖的酶,主要负责细菌中 3 个支链氨基酸的生物合成。Amorim 等[6]已经研究过 L 和 D 型环丝氨酸抑制 *Mt*IlvE 的机制。D 型环丝氨酸目前仅用于治疗耐药结核病,Amorim 等研究结果显示两种异构体对 *Mt*IlvE 抑制都表现的时间和浓度依赖,L 型展现了更好的抑制活性,MIC 实验表明了同样的结果。通过晶体结构研究和质谱方法分析发现 L 型和 D 型药物同 IlvE 结合的晶体结构略有不同,两种复合物的动力学活性形成机制复杂程度也不相同,这表明其中存在不同的立体化学决定结构角,从而形成不同的动力学特性。因此研究者认为 D 型药物抗菌机制可能更加复杂而且体内的活性容易受到多重磷酸吡哆醛依赖的酶的影响。

7. 抗菌环羧酚酸肽的构象分析　浅灰霉素和甲基化浅灰霉素是链霉菌的天然产物,是由 10 个氨基酸构成的循环羧肽类的产物,它们通过抑制 DNA 聚合酶Ⅲ的功能展现了抗菌活性。浅灰霉素和甲基化浅灰霉素在肽段结构上不同主要在于特定位点脯氨酸的甲基化程度变化，甲基化会提升浅灰霉素的代谢稳定性和活力。为了深入研究其结构和活性的关系，Fredersdorf 等[7]分别通过结构奥赛佛效应距离限制旋转框架分析（ROE）和残基两极配对分析（RDC）对甲基化浅灰霉素循环部分进行结构解析。发现甲基化浅灰霉素可以在溶液中同DNA 聚合酶Ⅲ亚单位 β 共结晶。作者认为对其结构的深入研究将为了解浅灰霉素的结合特性提供重要解释，为将其开发为抗结核药物打下了基础。

8. 3-D 打印技术助力口服复合抗结核药物的开发和使用　先进的口服药物传递系统和可控制的药物释放动力学可以减少药物的暴露和剂量变化，达到最终提高疗效的目的。因此设计合理的药物释放架构就显得尤为重要，Genina 等[8]利用 3-D 打印技术设计带有双腔的药丸，并通过体内和体外实验验证了其物理分离和合并抗结核药物的释放过程。双腔室通过计算机辅助设计方法分两步来制造，最终的药物通过电子扫描显微镜来可视化其结构，3-D 打印的密封舱的外壳负载有包含活动性药物成分（API）的纤维丝以及可选择的密封来调整药物的释放。动物实验也证明了双腔室内的可调控的药物释放过程，体外实验表明选择性的对小室物理密封可有效延缓 API 的释放，因此研究者认为发展设计可控制的双腔室的系统来用于合并用药治疗可提高口服药物治疗的疗效。

9. IQG-607 化合物的毒性研究　IQG-607 是抗结核的候选药物，在结核病感染的体内和体外模型中都显示了不错的安全性和有效性。IQG-607 是反式希酰 ACP 还原酶的抑制剂，可以阻断 *M. tb* 的分枝菌酸合成，有研究表明通过口服途径喂给感染 *M. tb* 的小鼠，可减弱肺部的病理损伤，并显示了一定的杀菌活性。Rodrigues 等[9]通过对豚鼠急性感染 *M. tb* 后口服途径给鼠 IQG-607 药物，进行 90 天的管理，重新评估该化合物的安全性和毒性。结果表明单独口服 IQG-607（220mg/kg）后，雌性和雄性小鼠并没有显示任何的病态或致死性，也没有发现大的病理损伤。重复给药，按 65、30、15mg/kg 也得到同样的结果。临床监测上动物出现了腹泻和痢疾的表现，但长期用药后对动物血液的检测发现没有显著的细胞数量和血液参数的改变。更为重要的发现是胆固醇、葡萄糖和肌酸酐水平均有升高，而球蛋白水平下降。病理学检查结果和对照组没有明显区别。作者认为化合物 IQG-607 代表了抗结核药物发展计划中的潜在的候选分子，体内具有良好的活性并且毒性温和，未来有很好的临床发展前景。

二、新型耐药机制的发现

1. 比阿培南对药物敏感菌株和利福平耐药菌株的体外和体内活性研究　比阿培南是一种碳青霉烯类抗生素，当和利福平联合使用中表现出协同的杀菌抗结核的活性，在体外和结核病治疗的小鼠模型中均表现出同样的结果。Kaushik 等[10]为了验证此类药物在治疗利福平抗性菌株是否也同利福平表现出协同作用，在体外和小鼠模型中开展了对低水平和高水平利福平耐药菌株的治疗效果评估。结果发现在体外实验中当针对 H37Rv 和低水平利福平耐药菌株出现协同效应。体内小鼠模型实验中发现针对 H37Rv 菌株显示出了剂量依赖和协同效应，但当面对利福平抗性菌株时没有发现存在协同效应。分别针对这三种菌株比阿培南也显示了单独的活性。作者认为比阿培南有作为抗结核药物的潜力，包括针对利福平耐药的菌株，因此有希望将其再利用作为一种新药用于对耐药结核病的治疗。

2. *M. tb* 菌株 H37Rv 和 H37Ra 的定量蛋白质组和磷酸化蛋白质组的差异分析　*M. tb* 菌株毒力菌株 H37Rv 和减毒菌株 H37Ra 为调查和致病性相关的生化和信号通路提供了独

一无二的平台。通过对比较两株菌株的生物分子的动态变化，比较蛋白质组和磷酸化蛋白质组学差异，寻找导致致病性和毒力差异的分子是目前常用的研究方法。Verma 等[11]利用定量蛋白质组和磷酸化蛋白质组的方法分别分析了菌株对数生长期和平台期的蛋白表达差异，结果发现 265 个新的磷酸化位点，其中有 84 个蛋白的磷酸化水平在毒力和减毒菌株中明显不同，表达量超过 5 倍以上变化的蛋白多属于Ⅶ细菌分泌系统中。生物信息学分析表明这些改变的蛋白多为参与脂肪酸合成和细菌体内的双组分调节系统。该研究结果表明对磷酸化蛋白差异的研究将会为开发诊断致病性 *M. tb* 的药物提供可供研究的新靶点，对未来抗结核药物靶点的开发具有重要的意义。

3. 超分子策略改造贝达喹啉可减弱心脏毒性并没有减弱抗结核药物活性　贝达喹啉是新近被证明对 MDR-TB 治疗有效的新型抗结核药物，该药物可结合菌株的 ATP 合成酶，抑制分枝杆菌的能量代谢，然而它的不足之处是水溶性不高和对患者心脏的潜在危险。Kuok 等[12]研究者希望通过改造药物来增加其水溶性和减弱药物内在的对心脏的毒性。他们通过加入合成受体 CB 后发现贝达喹啉的可溶性会随着 CB 浓度的升高而增强。体内斑马鱼模型的心脏解剖研究表明加入 CB 形成了络合物以后，贝达喹啉对心脏毒性的减弱，而且体外实验表明混合后的贝达喹啉其抗菌活性并没有下降。因此研究者认为通过加入 CB 后对贝达喹啉的改造可以提高其物理化学特性，减弱其不良反应，同时还很好地保持了其抗菌活性。

三、新技术为新药研究提供保障

1. 全基因组测序（WGS）技术揭示菌株新的抗性机制　全基因组测序分析（WGS）技术的进步为达到完全了解 *M. tb* 耐药菌株的基因突变情况奠定了基础。Wollenberg 等[13]对耐药菌株（MDR-TB 和 XDR-TB）的全基因组测序分析研究发现 WGS 技术有助于发现新的耐药突变位点，为抗结核药物开发提供新的靶标。尤其在结核病高发的南亚地区，Manson 等[14]也应用 WGS 技术在印度南部开展了类似的研究，发现菌株谱系的多样性，而且菌株的耐药性会随着谱系而发生变化，目前菌株的表型耐药中有很多仍然不能找到对应的耐药基因突变，区域性的菌株可能带有特异的突变。研究结果提示 *M. tb* 可能存在新的抗性机制，需要开展地区性的检测和诊断。WGS 技术针对南亚地区的研究表明，只应用目前的技术在结核病控制和耐药结核病的诊断中都面临重大挑战，更多的研究需要开展在地方性的 *M. tb* 感染人群中以便于探索基因多态性的互补变化和抗性决定簇。

2. H37Rv 新型适配子的发现及新探测器的构建　当前对结核病的快速诊断和 *M. tb* 感染者的快速发现都存在很多问题，当前的检测方法的敏感度和特异度都难以满足临床的要求，因此一种快速又正确的探测方法是目前急需的。Zhang 等[15]研究人员通过对数富集技术从全细胞系统进化分析中筛选到一种新的 ssDNA 分子结核配体，应用该配体分子可用于构建用于检测 H37Rv 菌株的快速和高灵敏度探针。该探针设计通过 Au-S 键结合配体分子形成完整的电极 Au-IDE，再通过 π-π 堆积技术结合单细胞壁的碳纳米管（SWCNT），获得探针 SWCNT/aptamer/Au-IDE。研究结果表明该探针可用于从耻垢分枝杆菌和卡介苗中区分 *M. tb* 标准菌株 H37Rv，检测时间短，灵敏度高，特异性好，对于临床标本中的 *M. tb* 的检测具有巨大的开发潜力。

3. *M. tb* 脂肪阿拉伯甘露聚糖合成的解析　*M. tb* 脂肪阿拉伯甘露聚糖（LAM）是分枝

杆菌细胞壁中最丰富的成分，但是对其中如何合成以及关键的合成步骤缺乏研究，重要的形成甘露糖苷酶的生物合成和催化过程并没有很好地建立起来，因此对开发以 LAM 为靶标的药物研究造成不小的困难。*M. tb* 脂肪阿拉伯甘露聚糖（LAM）的甲基化硫解酶帽子模序的生物合成途径解析为开发新的抗结核药物提高了新靶标。Angala 等[16]的研究发现有 5 个新的基因控制甘露糖苷冒的生物合成，主要负责甲硫基-D-木糖残基的合成，其中主要是两个糖基转移酶 MtxS 和 MtxT。最新的研究磁共振波谱扫描和质谱分析技术都证明这两个酶的过表达或者敲除后会合成模式发生相对应的变化。Singh 等[17]的研究也表明对于糖基转移酶 MtxS 和 MtxT 的调控功能和机制的研究可能会为开发新的抗结核药物提供新的靶标。以上的研究均说明针对 *M. tb* 的 LAM 设计开发新的抗结核药物靶标将是切实可行的路线，值得深入研究关注。

4. 多重受体分子构象分析为基础的分子 Docking 研究提高了药物的疗效　分子 docking 研究是计算机辅助设计药物的重要方面。它广泛应用的步骤主要是通过评估一种配体对它的目标受体的结合亲和性，配体和受体的结合过程的生物表现是一个动态过程，在此过程中可以变换出不同的配体和受体结合构象 Khan 等[18]报道利用多重受体构象依赖的分子 docking 方法来尝试考虑受体的可塑性来设计化合物。40 多种结核分枝杆菌乙酰 ACP 还原酶（InhA）的不同构象，通过分子动态刺激和 20 多个从蛋白数据银行获得 InhA 同不同抑制剂结合的晶体结构图像被产生。在抗结核药物异硫异烟胺当前的可开展的调整中主要以弗化合物为导向的调整开展实践。调整药物过程被优化通过 B3LYP 6-31G（d，p）水平理论。这些优化后的化合物的轨道缝隙和热动力学调整例如电子能量、焓变量以及 Gibbs 自由能量和双洞时刻被调查。然后将这些药物 docked 到 InhA 的构象上，配体结合的亲和度构象变化表明 Ser94，Gly96，Lys165 和 Ile194 氨基酸扮演有关键角色在强烈的药物-InhA 相互作用中。在大部分的构象中调整后的药物 N1 表现出优于 EN 的结合亲和性。作者认为该研究揭示了三氟弗甲基化基团明确的表现了在提高水合键和非水合键相互作用能力和热动力学特性的能力。同时作者认为依赖多重构象的分子 docking 方法是一种可选择的应用于研究受体可变异度效应的方法，同时氟化合物导向的调整能够提高药物的疗效。

纵观 2017 年，国际上新型抗结核药物靶点的研究取得了不少进步，以小分子化合物的开发和合成以及其他新技术的应用为主要亮点，针对结核药物耐药基因的研究也继续向前迈进，筛选出一些新的候选药物和药物靶点抑制剂，同时在药物研究的新技术新方法应用上也有了突破，为新药的研发提供了新的模型和靶点。我们有理由相信，随着 *M. tb* 生物学研究的深入以及新技术手段的不断涌现，将会有更多的抗结核药物新靶点被发现，抗结核新药的出现指日可待。

（刘毅　常蕴青　李传友）

参考文献

1. Blondiaux N，Moune M，Desroses M，et al.Reversion of antibiotic resistance inMycobacterium tuberculosis by spiroisoxazoline SMARt-420.Science，2017 355（6330）：1206-1211.
2. Wellington S，Nag PP，Michalska K，et al.A small-molecule allosteric inhibitor of Mycobacterium tuberculosis tryptophan synthase.Nat Chem Biol，2017，13（9）：943-950.

3. Ryan A, Polycarpou E, Lack NA, et al. Investigation of the mycobacterial enzyme HsaD as a potential novel target for anti-tubercular agents using a fragment-based drug design approach. Br J Pharmacol, 2017, 174 (14): 2209-2224.

4. Aggarwal A, Parai MK, Shetty N, et al. Development of a novel lead that targets M. tuberculosis polyketide synthase 13. Cell, 2017, 170(2): 249-259.

5. Piton J, Foo CS, Cole ST. Structural studies of Mycobacterium tuberculosis DprE1 interacting with its inhibitors. Drug Discov Today, 2017, 22(3): 526-533.

6. Amorim Franco TM, Favrot L, Vergnolle O, et al. Mechanism-based inhibition of the mycobacterium tuberculosis branched-chain aminotransferase by d- and l-Cycloserine. ACS Chem Biol, 2017, 12(5): 1235-1244.

7. Fredersdorf M, Kurz M, Bauer A, et al. Conformational Analysis of an Antibacterial Cyclodepsipeptide Active against mycobacterium tuberculosis by a combined ROE and RDC analysis. Chemistry, 2017, 23 (24): 5729-5735.

8. Genina N, Boetker JP, Colombo S, et al. Anti-tuberculosis drug combination for controlled oral delivery using 3D printed compartmental dosage forms: From drug product design to in vivo testing. J Control Release, 2017, 268: 40-48.

9. Rodrigues-Junior VS, Cintra L, Machado P, et al. Toxicological profile of IQG-607 after single and repeated oral administration in minipigs: An essential step towards phase Ⅰ clinical trial. Regul Toxicol Pharmacol, 2017, 90: 78-86.

10. Kaushik A, Ammerman NC, Tasneen R, et al. In vitro and in vivo activity of biapenem against drug-susceptible and rifampicin-resistant Mycobacterium tuberculosis. J Antimicrob Chemother, 2017, 72(8): 2320-2325.

11. Verma R, Pinto SM, Patil AH, et al. Quantitative proteomic and phosphoproteomic analysis of H37Ra and H37Rv strains of mycobacterium tuberculosis. J Proteome Res, 2017, 16(4): 1632-1645.

12. Kuok KI, In Ng PC, Ji X, et al. Supramolecular strategy for reducing the cardiotoxicity of bedaquiline without compromising its antimycobacterial efficacy. Food Chem Toxicol, 2017: S0278-6915(17)30764-0.

13. Wollenberg KR, Desjardins CA, Zalutskaya A, et al. Whole-genome sequencing of mycobacterium tuberculosis provides insight into the evolution and genetic composition of drug-resistant tuberculosis in Belarus. J Clin Microbiol, 2017, 55(2): 457-469.

14. Manson AL, Abeel T, Galagan JE, et al. Mycobacterium tuberculosis whole genome sequences from Southern India suggest novel resistance mechanisms and the need for region-specific diagnostics. Clin Infect Dis, 2017, 64 (11): 1494-1501.

15. Zhang X, Feng Y, Yao Q, et al. Selection of a new Mycobacterium tuberculosis H37Rv aptamer and its application in the construction of a SWCNT/aptamer/Au-IDE MSPQC H37Rv sensor. Biosens Bioelectron, 2017, 98: 261-266.

16. Angala SK, McNeil MR, Shi L, et al. Biosynthesis of the methylthioxylose capping motif of lipoarabinomannan in mycobacterium tuberculosis. ACS Chem Biol, 2017, 12(3): 682-691.

17. Singh G, Kumar A, Maan P, Kaur J. Cell wall associated factors of Mycobacterium tuberculosis as major virulence determinants: current perspectives in drugs discovery and design. Curr Drug Targets, 2017, 18(16): 1904-1918.

18. Khan AM, Shawon J, Halim MA. Multiple receptor conformers based molecular docking study of fluorine enhanced ethionamide with mycobacterium enoyl ACP reductase(InhA). J Mol Graph Model, 2017, 77: 386-398.

第三章　结核病疫苗

摘要：2016 年全球范围内估计有 1040 万结核病新发病例，约 170 万人死于结核病，仅仅较 2015 年下降了 4%。现用的 BCG 疫苗对儿童有较好的保护效力，但对成人无效，对新型结核病疫苗研发的投入仍在不断增加。根据《全球结核病报告 2017》，目前有 12 个结核病疫苗正在进行临床试验，其中有 3 个病毒载体疫苗（Ad5Ag85A，ChAdOx185-MVA85A，TB/TLU-04L）、4 个重组亚单位疫苗（H56：IC31，H4：IC31，ID93+GLA-SE，M72/AS01E）、2 个非结核分枝杆菌疫苗（DAR-901，Vaccae）、1 个减毒活疫苗（*M. tb* VAC）、1 个重组 BCG 疫苗（VPM1002）、1 个结核分枝杆菌提取物疫苗（RUTI）。其中 3 个在临床试验Ⅰ期阶段，1 个已进入Ⅲ期临床试验阶段，其余正在进行Ⅱ期临床试验。此外结核亚单位疫苗、重组 BCG 等多种新型结核病疫苗的临床前研究也取得了一定进展，新型佐剂及新的结核疫苗候选抗原蛋白的筛选等研究工作也推动了新型结核病疫苗的研发进程。

关键词：新型结核病疫苗；BCG；安全性；动物模型；佐剂；新结核抗原

国际上学者主要在亚单位疫苗、病毒载体疫苗、重组 BCG 疫苗、减毒活疫苗等各种新型结核病疫苗研究中取得了一定进展；此外在 BCG 免疫效果评价、新型结核病疫苗佐剂、结核病疫苗研究动物模型的选择、筛选新的结核病疫苗抗原等方面的研究也有所突破。

一、亚单位疫苗

1. 蛋白亚单位疫苗　亚单位疫苗 H4：IC31 已进入Ⅱ期临床试验阶段，该疫苗以 Ag85B 和 TB10.4 融合蛋白（简称 H4）为抗原，IC31 为佐剂。Norrby 等[1]研究者通过随机双盲安慰剂对照试验评价了该疫苗在接种 BCG 成人中的安全性和免疫原性。设计了两个研究，C-005-404研究通过固定 H4 抗原的剂量，以优化 IC31 剂量；C-006-404 研究通过固定佐剂 IC31 的剂量，以优化 H4 抗原蛋白的剂量。C-005-404 研究中 H4：IC31 组发生肌痛、关节痛和发热症状的频率较安慰剂组高，所有发热案例均在首次接种后 1~2 天出现，2~3 天内退热，再次接种未再有发热现象。除发热和疼痛以外的其他副作用试验组与安慰剂组无明显差异，分析发现高剂量 H4 融合蛋白（150μg），是影响副作用发生的重要因素。通过检测抗原特异性的 T 细胞及外周血单核细胞释放的细胞因子分析了该疫苗的免疫原性。结果显示，单次接种时试验组的各项指标与安慰剂组无显著差异。当采用初免-加强免疫策略时，发现 H4 蛋白低剂量（5~50μg）结合高剂量的佐剂（500nmol）时引发的 $CD4^+$T 细胞免疫应答较强且持久，ELISpot 检测 IFN-γ 表达情况结果与之几乎一致，高剂量佐剂是 IFN-γ 高表达的重要因素，加强免疫的效应在二次接种 H4：I31 疫苗时效果显著，且在二次接种后 18 周以上都能处于较高水平的应答状态，H4 蛋白低剂量（5~50μg）结合高剂量的佐剂（500nmol）可有效诱导免疫细胞分泌细胞因子。该研究较好的阐述了剂量对疫苗效果的安全性和有效性的影响，认为低剂量的抗原蛋白结合高剂量的佐剂可使疫苗发挥最佳作用，但由于样本量及人群的局限性，这一结果有待进一步验证。

抗体的 FcγR 可被巨噬细胞和 DC 细胞表面 Fc 段受体识别和结合，当抗原蛋白融合抗体的 Fc 段时可促进抗原提呈细胞对抗原的吸收及提呈作用，进而有利于诱导 Th1 免疫应答以及激活 $CD8^+$淋巴细胞。基于此，伊朗学者 Baghani 等[2]异源表达及纯化了融合蛋白 CFP-10:Fcγ2a，并以 DDA/TBD 为佐剂构建了亚单位疫苗。采用小鼠动物模型及初免加强的免疫策略，初次免疫使用 BCG，分析了该疫苗的免疫原性，CFP-10:Fcγ2a 组小鼠表达 IL-12 和 IFN-γ 水平显著高于其他组，融合 Fc 标签的 CFP-10 较 CFP-10-His 标签组诱导的 Th1 型免疫应答更强，且 BCG 初免，以融合蛋白加强免疫的组别较其他组诱导了更强的 Th1 型免疫应答。以上结果证明抗体 Fc 段有助于提高抗原蛋白的免疫原性，为新型亚单位疫苗的设计提供了参考。

巴西及澳大利亚学者[3]合作研发了一种亚单位疫苗 Advax4+ECMX，该疫苗融合了结核分枝杆菌（*Mycobacterium tuberculosis*，*M. tb*）抗原 EAST-6、Ag85c 和 MPT51 的优势表位以及 HspX 全长蛋白，联合使用一种新型佐剂 Advax4（结合了菊粉、CpG、寡聚核苷酸和莫拉丁酯），该佐剂可以提高引流淋巴结中淋巴细胞及活化巨噬细胞的数量，BALB/c 小鼠接种该亚单位疫苗后，Th1 细胞免疫应答明显增强，接种疫苗后的攻毒实验结果显示，Advax4+ECMX 疫苗可有效降低肺部的炎性损伤及细菌载量，研究者认为该疫苗有较好的临床应用前景。本研究采用优势表位与全长蛋白融合表达进行疫苗抗原部分的设计，融合了 4 种抗原，在一定程度上提高了疫苗的免疫原性，新型佐剂的使用诱导产生了更多的免疫细胞，临床试验前，该疫苗仍有待豚鼠、猕猴等更多的动物实验证据的支持。

2. 脂化抗原肽亚单位疫苗　来自 *M. tb* 抗原的短肽也是疫苗研究的方向之一。印度 Rai 等[4]基于抗原 Acr1 设计了一款脂化肽疫苗 L91，并评价了其作为 BCG 的加强疫苗的免疫保护效果。该研究采用 BALB/c 小鼠模型，初次以 BCG 免疫，3 周后以 L91 加强免疫 2 次，间隔时间 2 周。结果显示，与 BCG 组相比，BCG-L91 初免加强策略显著提高了记忆 Th1 和 Th17 细胞比例，降低了组织细菌载量；促进了中央记忆型（$CD44^{hi}CD62L^{hi}CD127^{hi}$）T 细胞及效应记忆（$CD44^{hi}CD62L^{lo}CD127^{lo}$）T 细胞的增殖；同时也检测到了更多的多功能 Th1（$IFN\text{-}\gamma^+TNF\text{-}\alpha^+$）和 Th17（$IFN\text{-}\gamma^+IL\text{-}17A^+$）。该研究证实 BCG-L91 初免加强策略可有效激活细胞免疫应答，并促进记忆 T 细胞的产生，延长了疫苗的保护时效，为开展临床试验打下了一定基础。

3. DNA 疫苗　美国巴斯帝尔大学 Hanif 教授等[5]设计了两种结核 DNA 疫苗，使用真核表达载体 pUMVC6 和 pUMVC7，构建了分别含有 *M. tb* RD1 基因（包括抗原蛋白编码基因 *PE35*，*PPE68*，*EsxA*，*EsxB*）和 RD9 基因（*EsxV*）的 DNA 疫苗。通过接种小鼠，3 周后通过血清学抗原特异抗体检测分析疫苗的免疫原性，结果显示基于 pUMVC6 载体构建的疫苗抗原特异抗体表达水平高于 pUMVC7，分析有可能是 pUMVC6 佐剂融合蛋白 IL-2 诱导免疫应答的能力优于 pUMVC7 载体中的佐剂组织纤溶酶源激活剂 tpA。血清特异性抗体 ELISA 结果提示短肽混合物较全蛋白抗原检测效果较差，研究者推测原因是小鼠血清中抗体更倾向于识别 RD1 和 RD9 抗原的天然构象。该研究没有对疫苗的保护力及安全性进行评价，有待开展更严谨的研究通过 *M. tb* 感染动物模型，对该疫苗进行更全面的评估。

巴西学者 Pereira 等[6]构建了一种基于 Ag85A 的 DNA 疫苗 pValac:*Ag85A*，并将其转化到了乳酸乳球菌 *Lactococcus lactis* MG1363 FnBPAC 中，形成 *L. lactis* FnBPAC（pValac:*Ag85A*）菌株。通过鼻腔给药的方式免疫小鼠，设置第 0、14、28 天 3 个时间点，每个时间点连续免疫

3天，第42天采集小鼠血液样本进行免疫学指标分析。结果提示该疫苗可以诱导产生更高水平的INF-γ、TNF-α、IL-6等细胞因子。血清免疫球蛋白检测结果显示 *L. lactis* FnBPAC（pValac:*Ag85A*）菌株免疫组IgG表达水平高于其他对照组，提示其可以诱导小鼠机体系统的免疫应答。抗 *Ag85A* 特异性抗体检测结果显示，IgA表达水平与 *L. lactis* FnBPAC（pValac:empty）组差异无统计学意义，但抗 *Ag85A* 的IgG表达水平显著高于其他对照组，提示 *L. lactis* FnBPAC（pValac:*Ag85A*）可诱导小鼠特异的黏膜免疫应答。该疫苗仍有待开展动物感染模型等试验，对其保护力和安全性进行更全面的评价。

4. 脂质亚单位疫苗　目前大多数在临床前或研发阶段的疫苗都是基于寻找可诱导T细胞识别及发生反应应答的 *M. tb* 蛋白抗原。实际在感染过程中，大量 *M. tb* 特异性的脂类可被T细胞识别，提示脂质分子有可能成为新型的亚单位疫苗。Larrouy等[7]学者在豚鼠模型中鉴定了2种具有抗结核保护作用的脂质分子，二酰化二酰基磺酸二酸酯（Ac2SGL）和磷脂酰肌醇二甘露糖苷（PIM2），以DDA和TDB为佐剂，设计了脂质亚单位疫苗Lipvac，在豚鼠模型的结果显示，从脾、肺组织细菌载量及组织病理损伤观察，其保护效力优于未接种组，而与BCG组相比没有优势。关于结核脂质亚单位疫苗的报道较少，但该研究获得了类似蛋白亚单位疫苗的保护效力，为未来研发此类疫苗奠定了基础。

二、病毒载体疫苗

van等[8]在南非开展了一项关于重组腺病毒载体疫苗AERAS-402的Ⅱ期临床试验，采用随机安慰剂对照、双盲、剂量递增的研究设计，纳入72例HIV阴性包括治疗1~4个月的活动性肺结核患者（active pulmonary TB，APTB），及纳入前1年内已经治愈的肺结核患者（previous pulmonary TB，PPTB）。试验过程未观察到疫苗接种剂量或时间导致的异常临床状态（尤其是急性症状、科赫现象类似的反应）以及肺功能异常，肺部影像异常等现象。注射部位反应轻微或中度。试纸检测血尿发现AERAS-402接种组有25例（41%），安慰剂组有3例（27%），肉眼均不可见。该疫苗的免疫原性分析结果显示，初次免疫后第42天进行加强免疫，可显著提高机体针对疫苗的特异性免疫应答反应。结论即该疫苗安全性较好，采用初免加强策略可提高机体对疫苗的特异性免疫应答，由于本研究涉及样本量较小，仍需开展更大规模的研究来证实。

蠕虫感染有可能影响疫苗的免疫原性和有效性。非洲一些地区成人蠕虫感染比例较高，为了探讨这一现象是否会影响结核病疫苗免疫效果，Wajja等[9]在非洲乌干达开展了一项关于曼氏血吸虫（*Schistosoma mansoni*，*Sm*）对重组腺病毒载体疫苗MVA85A免疫效果影响的研究。该研究纳入了有36例BCG接种史的成人健康志愿者，18例感染了 *Sm*，18例未检出 *Sm*，两组全部接种 $1×10^8$（PFU）的MVA85A疫苗，之后随访观察并进行免疫学检测分析。通过ELISpot检测Ag85A抗原特异性IFN-γ分析对抗原特异性细胞免疫应答反应的影响，发现两组无显著性差异。感染 *Sm* 组Ag85A抗体IgG4检出水平较未感染组高，但并未随着疫苗接种后出现较明显波动，研究过程无严重不良反应发生，大多数副作用为轻微或中度，且发生后迅速得到缓解。以上结果说明 *Sm* 感染不影响MVA85A疫苗的Ag85A特异性T细胞免疫应答，且安全性较高，至于机体在接种疫苗前就出现 *M. tb* 抗原特异性的IgG4抗体的原因，在该研究中并未得以阐述。由于研究规模和人种的局限性，以上结论尚待更多研究证据支持。

三、重组 BCG 疫苗

重组 BCG 同样是结核病疫苗研究的一个重要方向。VPM1002 是一种正在进行Ⅱ期临床试验的重组 BCG 疫苗。Loxton 等[10]开展了一项临床试验研究(ClinicalTrials. gov, NCT01479972),评估了在结核病流行地区新生儿接种 VPM1002 的安全性及耐受性,比较了其与 BCG 的免疫原性。VMP1002 的安全性不亚于 BCG,且脓肿的发生率显著低于 BCG 组。接种一段时间后,体外 PPD 刺激外周血检测细胞因子及细胞亚型分析,发现两组均可诱导产生 $CD4^+T$ 细胞及多种细胞因子,接种 18 周和 6 个月后,观察到了产单种细胞因子(IL-2 和 TNF-α)$CD8^+T$ 细胞数量明显增多。6 周时,疫苗诱导产 IFN-γ 量达到峰值。VPM1002 组 $IL\text{-}17^+CD8^+T$ 细胞比例显著优于 BCG 组,但纵观整个试验过程,受试者外周血分泌 IL-17 的量两组之间并未检测到显著性差异。总结该研究,VPM1002 在新生儿接种的安全性及免疫原性均不亚于 BCG,有较好的应用前景,但该结论仍需更大样本量的数据支持。

LTAK63 蛋白源自大肠杆菌不耐热肠毒素 LT 的 A 亚基,63 位丝氨酸被赖氨酸取代,使其失去毒性,LT 的突变体被认为是较好的黏膜免疫佐剂。Nascimento 等[11]设计了一种重组 BCG 疫苗 rBCG-$LTAK63_{lo}$(低表达 LTAK63),通过小鼠动物试验进行了初步评估。以 BCG 和 rBCG-$LTAK63_{hi}$(高表达 LTAK63)为对照组,接种疫苗 60d 后,免疫学指标结果显示 rBCG-$LTAK63_{lo}$较对照组,可诱导产生更高水平的 IL-6、IL-17 等细胞因子,并引起较强的 T 细胞免疫应答。疫苗接种 12 周后,通过支气管途径感染结核分枝感染,无论低剂量(1×10^5 CFU)还是高剂量(1×10^7 CFU),从动物脏器细菌载量及病理学表现两方面均提示 rBCG-$LTAK63_{lo}$的免疫保护效果优于 BCG。该疫苗为新型结核病疫苗研发提供了新思路,但到临床试验阶段尚有诸多工作要完成,如在其他品系小鼠或豚鼠等动物模型中的评估、安全性评价、免疫途径的影响等。

四、减毒活疫苗

*M. tb*VAC 是一种 *M. tb* 的减毒活疫苗,目前已进入Ⅰ期临床评估阶段,该疫苗在临床分离株 Mt103 遗传背景的基础上敲除了 *phoP* 和 *fadD26* 两个毒力基因。英国学者 Clark 等[12]通过豚鼠动物实验评价了 BCG 和 *M. tb*VAC 二者不同组合的初免加强免疫策略的抗结核效果。研究结果表明接种一次时,*M. tb* VAC 的免疫保护力较 BCG 持续时间更长。采用 BCG-*M. tb*VAC 策略时,无论长或短的接种间隔时间,其对小鼠肺部的疗效均由于单独使用 BCG;而使用 *M. tb*VAC-BCG 策略时,则短间隔接种小鼠肺部疗效更佳。该研究表明 *M. tb*VAC 虽不能提高 BCG 的免疫保护力,但两种疫苗的组合接种及合理的间隔时间将有可能使机体产生较强的抗结核免疫效果,建议在 TB 流行国家,提倡将 *M. tb*VAC 作为 BCG 的加强免疫疫苗。

此外,西班牙学者 Aguilo 等[13]深入探讨了 *M. tb*VAC 的免疫保护机制。发现不同品系小鼠接种同种疫苗,对特定抗原应答能力表现不同,如接种 *M. tb*VAC 时,C57BL/6 小鼠对 EAST6 和 Ag85B 应答较强,C3H 小鼠对 EAST6 和 CFP10 应答较强,可能主要由于小鼠不同品系之间的表达 MHCII 分子单倍体型的差异,C3H 小鼠的 H-2k 单倍体型较 H-2b(C57BL/6)和 H-2d(BALB/c)对 CFP10 抗原肽有更强的识别能力。动物感染模型结果,发现同种疫苗对不同品系小鼠保护力不同。BCG 和 *M. tb*VAC 对 C57BL/6 和 BALB/c 小鼠保护力相当，但 *M. tb*VAC 疫苗对 C3H 小鼠的保护力优于 BCG。*M. tb*VACΔE6C10（基因敲除 EAST6 和 CFP10）并不影响其对 C57BL/6 和 BALB/c 小鼠的保护力，但对 C3H 小鼠的保护力有所下降。此外，该研究还发现 *M. tb*VAC 可以提高人体对 CFP10 的应答能力。该研究提示 *M. tb*VAC 对宿主的保护作用除了其抗原免疫原性外，还与宿主的遗传背景密切相关。在未来临床试验中，分析疫苗接种后 CFP10 和 EAST6 的应答情况有可能作为结核疫苗接种成功的生物标志。

美国科罗拉多州立大学 Troudt 等[14]评估了 H37Rv 菌株 *sigE* 敲除株 ST28 作为减毒疫苗在豚鼠模型中的免疫保护力。豚鼠皮内接种 ST28 后，未引起各脏器明显的组织损伤，接种 30 天和 60 天后，肺和脾几乎检测不到菌落生长，在接种 60 天时脾脏 IFN-γ 表达量有所下降，而 TNF-α 和 TGF-β 在不同脏器及不同时间点表达量基本无差异。豚鼠接种 ST28 疫苗 10 周后，以气溶胶形式感染低剂量的 H37Rv，数天后发现较未接种组 CFU 数显著下降，IL-17 在肺部和脾脏表达下调，IFN-γ、TNF-α 等多数细胞因子脾脏中表达上调，病理学结果显示 ST28 组肺部炎性损伤情况明显轻于未接种组及 BCG 组，脾脏病理表现 ST28 组与 BCG 组无差异。生存分析结果显示 ST28 组可延长感染后豚鼠的寿命，减轻疾病症状，这两点均优于 BCG 组但差异无统计学意义。豚鼠模型是临床前筛选这类疫苗的重要步骤，ST28 在豚鼠模型安全性及免疫保护力评价结果，为其未来开展临床试验奠定了良好基础。

美国加州大学 Jia 等[15]首次报道了利用单增李斯特菌（*Listeria monocytogenes*，*lm*）减毒株重组表达 *M. tb* 的 30kDa 主要外泌蛋白的设计了 5 种新型减毒活菌疫苗 rLm30，作为 BCG 的加强免疫疫苗，并通过小鼠动物实验评估了疫苗的免疫保护力。*Lm ΔactA*（*LmI*）敲除了 *actA* 基因，菌株毒力下降 1000 倍；*Lm ΔactA ΔinlB*（*Lm Ⅱ*）在 *LmI* 基础上敲除 *inlB* 基因可有效降低肝损伤；*LmΔactAΔinlB ΔuvrAB prfA* *（G155S）（*Lm Ⅲ*）菌株可有效诱导 *PrfA* 等基因的表达。而 *hly* 和 *actA* 两种启动子在不同环境中诱导调节机制有一定差异，基于以上不同载体及启动子特点构建了活菌疫苗 rLmⅠ/h30、rLmⅡ/h30、rLmⅢ/h30、rLmⅡ/a30 和 rLmⅢ/a30。巨噬细胞模型实验证实所有疫苗均可在细胞内分泌 r30 蛋白，且细胞内蛋白表达量相近。以 BCG 初免，重组疫苗加强免疫，通过对照研究发现 rLmⅢ/a30 可诱发更强的抗原特异性 T 细胞应答，在小鼠及豚鼠动物模型实验中，rLmⅢ/a30 和 rLmⅠ/h30 较蛋白亚单位疫苗 r30/SAF 和腺病毒亚单位疫苗 rAdv30 有更好的加强免疫作用。BCG 初免小鼠，以 rLmⅢ/h30 加强免疫 1 次，对照组小鼠采用 BCG 单独免疫策略，*M. tb* 气溶胶感染小鼠，结果表明 BCG-rLmⅢ/h30 的免疫策略更优。本研究对比了相同抗原蛋白的不同疫苗形式，虽然蛋白亚单位疫苗和重组病毒载体疫苗在动物实验中表现更强的免疫原性，但免疫保护力均低于 rLm 活菌疫苗，李斯特菌载体疫苗可显著提高抗原特异性淋巴细胞数量。

五、BCG 疫苗保护效果评价

过去几年，巴西、美国的一些研究结论认为儿童时期接种卡介苗 BCG 的保护时间可持续几十年。预防接种卡介苗（BCG）的疫苗持续 10 年以上的证据十分有限，因此，英国在 2005 年已经停止了全国学校 BCG 全面接种计划，对高危人群（通常为少数民族）进行选择性接种。英国国家健康研究所（National Institute for Health Research，NIHR）开展了一项研究,评估了英国婴儿及学龄儿童的 BCG 预防接种结核病的保护期限[16]。研究发现,婴儿接种疫苗后的 10 年内有一定的保护作用(不足 5 年时,疫苗的有效性 66%,95% *CI* 7%~86%;接种疫苗后 5~10 年,疫苗有效性 75%,95% *CI* 43%~89%;但在接种疫苗后 10~15 年时,观察到的效果较差有效性仅 36%,95% *CI* 为阴性到 77%,*P*=0.396)。对于学龄儿童,BCG 接种后 10~15 年,有效性为 51%,95% *CI* 21%~69%;15~20 年时,有效性为 57%,95% *CI* 为 33%~72%;超过 20 年时,疫苗保护力有所减弱。研究结论认为在结核病高危人群中,婴儿卡介苗接种疫苗被证明可以提供至少 10 年的保护,而在白人学生中,接种疫苗被证明可以提供至少 20 年的保护。这一证据为调整结核病疫苗接种方案(例如,改进结核病疫苗的接种时间)等提供了重要依据。

以往研究发现,BCG 在不同人群中的保护效果差异明显。为了揭示其原因所在,Verreck 等[17]使用非人类灵长类动物——恒河猴动物模型开展了一项头对头研究,发现即使严格执行标准化的皮内接种方法,BCG 对来自不同地区(中国和印度)的恒河猴抗 *M. tb* 感染的保护力有较明显差异。接种疫苗后,IFN-γ 释放试验结果提示两组动物对结核抗原刺激产生 IFN-γ 应答反应基本一致。接种 17 周后,感染 *M. tb Erdman* 菌株,病理及肺部菌落计数结果显示 BCG 仅对印度恒河猴有一定保护作用,对中国恒河猴无任何保护作用。比较了不同接种方式对中国恒河猴的免疫保护力,发现当改变接种方式时,发现黏膜免疫途径可在一定程度上提高 BCG 的保护效果,但效果并不显著,且改变接种方式并不影响动物的血细胞平均体积等血液学各项指标。研究者对以 BCG 皮内接种方式作为阳性对照提出了质疑,认为调查非人类灵长类动物模型皮内接种 BCG 免疫失败的原因,有可能提示 BCG 在人体中保护力差异的机制,推荐黏膜免疫有可能是弥补皮内接种失败的一个重要备选方案。

接种 BCG 后,宿主特异性抗体的应答是影响和反映其保护能力的重要因素。Valentini 等[18]利用一款高通人类量多肽芯片,分析了接种 BCG 后一段时间 IgG 抗体应答的变化。该芯片随机选择了 4953 个人类蛋白表位,健康人接种 56 天、112 天和 252 天后采集血清进行检测,56 天时大部分蛋白的 IgG 反应达到峰值,包括离子转运受体,细胞因子受体(IL-2 受体 b,IL2Rb)以及其他细胞表面受体等,之后逐渐减弱;而抗白细胞介素 4 受体(IL4R)的 IgG 抗体在接种后 112 天时反应活性有所增加。研究结论认为,接种 BCG 疫苗 56 天后可使宿主体内的免疫环境发生改变,随着时间的推移,这些印迹也会随之变化,有可能影响着宿主对疫苗免疫记忆的建立。

六、动物模型的选择

选择合适的动物模型对于 BCG 疫苗研究的前期评估至关重要,猕猴在人类结核病的发展中扮演着重要的角色结核病疫苗。Rhodes 等[19]研究者运用免疫刺激/免疫动力学建模方法,分析了哪种猕猴亚群最能预测人类不同亚种群接种 BCG 后的免疫反应。发现印度尼西亚猕猴和印度恒河猴最能反映基线未接种 BCC 人群免疫反应;而毛里求斯的猕猴最能反映已接种 BCG 的人群来的免疫反应。表明不同的人类种群的免疫反应可由不同的猕猴群落进行的建模预测,展示了免疫刺激/免疫动力学模型的潜在效用,有利于加速结核病疫苗的开发。

七、疫苗佐剂

疫苗佐剂又称免疫调节剂或免疫增强剂，可辅助增强疫苗的保护效果，因此安全性高、稳定性好、免疫增强效果显著是评价佐剂的重要指标。Ahmed 等[20,21]报道了两种新型结核疫苗佐剂，一种为纳米乳液佐剂（NE），与 *M. tb* 优势抗原（EAST-6，Ag85B）组合成疫苗 NE-TB，可通过鼻腔黏膜免疫途径诱发较强的 Th17 细胞应答，并表达高水平的 IL-17，*M. tb* 攻毒实验结果提示该疫苗对小鼠的免疫保护力与 BCG 相当，其安全性已在流感等疫苗应用中得到证实。另一种为单磷酸脂质 A（monophosphoryl lipid A，MPL）结合壳聚糖的复合型佐剂 MPL-chitosan，可诱导 DC 细胞表达 Th17 细胞极化相关细胞因子。小鼠接种 MPL-chitosan 为佐剂的疫苗时，以高毒临床株 *M. tb*878 进行攻毒，该疫苗可通过诱导高水平的 Th17 细胞极化相关细胞因子，并激活下游 Th17/Th1 黏膜免疫应答通路抵御感染，此外该研究还证实 MPL-chitosan 还可激活 DC 细胞的 TLR 及炎症应答通路。MPL 在肝炎疫苗领域已获批准进入临床试验阶段，虽然一些研究肯定了壳聚糖的疫苗佐剂应用前景，但目前尚无含有该成分的疫苗上市，但足以证明这两种成分的安全性，其复合型佐剂形式的应用潜力值得关注。

墨西哥学者 Moreno 等[22]研发了一种淀粉微粒（starch microparticles，SMPs）的佐剂以及一种可与抗原蛋白融合表达的淀粉结合域标签（starch-binding domain，SBD_{tag}），当抗原蛋白与 SBD_{tag}融合表达时，可以固定化到 SMPs 微颗粒上。该研究以 *M. tb* 热激蛋白 Acr 为抗原与 SBD_{tag}融合表达后，固定到 SMPs 微颗粒上，构建了亚单位疫苗 μAcr-SBD_{tag}。以 BALB/c 小鼠动物模型，对照组单次免疫 BCG，另外两组采取初免加强的免疫策略（BCG+SMPs 及 BCG+μAcr-SBD_{tag}）加强免疫时采用鼻腔免疫法，用不同毒力的 3 种菌株进行攻毒，以小鼠生存率、细菌载量和组织炎性损伤等角度评估保护效果，结果显示两组初免加强策略保护效果显著优于 BCG 组，两组强化免疫组肺部细菌负担无差异，提示佐剂 SMPs 是降低肺部细菌负担的主要原因，病理结果显示加强免疫并没有促进炎症的进展，可降低对于鼻内黏膜免疫 SMPs 的安全性问题的顾虑。该研究提示这种新型可生物降解碳水化合物微粒子 SMPs 不但可以作为疫苗抗原蛋白的传输系统，还可发挥黏膜免疫佐剂的作用强化 BCG 的免疫保护效果，且该分子安全性好，成本低，易量化生产，应用前景较好。

八、新抗原蛋白的研究

M. tb 潜伏期特异性抗原具有疫苗开发的潜力，DosR 是调节 *M. tb* 休眠的重要调控因子，韩国学者 Kwon 等[23]通过比对高毒力北京基因型 *M. tb K* 菌株和标准株 H37Rv 的 DosR 调节基因转录谱发现了 Rv3131（假设的硝基还原酶），并对其疫苗开发前景进行了探讨。首先，高毒力 *M. tb* K 菌株在正常培养、缺氧及感染巨噬细胞时，均稳定上调表达 Rv3131。Rv3131 联合佐剂 GLA-SE 免疫小鼠时，可显著提高血清中 Rv3131 特异性抗体 IgG2c 和组织中 IFN-γ 的水平。以 *M. tb* K 进行疫苗接种后的攻毒实验，发现在肺及脾脏中 Rv3131-GLA-SE 组较 BCG 均可诱发更强的 Th1 型 T 细胞免疫应答，并诱导产生更多的多功能 $CD4^+$T 细胞。该研究证实了 Rv3131 具有开发为亚单位疫苗的潜在价值，尤其针对 *M. tb* K 菌株，由于该抗原来源的特殊性，未来可能该疫苗的应用更适合于北京基因型高发地区。

北京基因型 *M. tb* K 是韩国地区传播的优势菌株，*M. tb* K_24820 与 H37Rv 菌株 PPE39 蛋白同源，Kim 等[24]通过小鼠实验探讨了 *M. tb* K_24820 的免疫保护力。接种含有 *M. tb* K_24820的亚单位疫苗后，IgG 应答及 IFN-γ、IL-2 等细胞因子表达水平均有所提高。以 *M. tb* K 菌株进行攻毒实验，*M. tb* K_24820 可在一定程度上降低肺及脾脏细菌载量和病理损伤，与 BCG 保护效果相当，4 周和 9 周后 *M. tb* K_24820 较 BCG 可诱导较强的 $CD4^+$T 细胞应答表达更高水平的 IFN-γ 和 IL-17 等细胞因子，并进一步确定了该蛋白的优势 T 细胞抗原表位。与抗原 Rv3131 类似，*M. tb* K_24820 亚单位疫苗未来更适用于 *M. tb* K 菌株高发地区，存在一定的地域局限性。

韩国学者 Choi 等[25]发现 DC 细胞激活抗原 Rv2299c（热休克蛋白 90 家族），该研究证实 Rv2299c 可通过 TLR4 通路诱导 DC 细胞成熟并表达更多细胞表面分子和促炎细胞因子。Rv2299c 诱导成熟的 DC 细胞可诱发 Th1 型细胞应答。重组融合蛋白的免疫反应性要强于 EAST-6，当疫苗免疫小鼠，之后以强毒株 *M. tb* HN878 攻毒时，采用 BCG 初免及融合蛋白 Rv2299c-ESAT-6-MPL/DDA 加强免疫的策略较其他组别（BCG、Rv2299c-ESAT-6-MPL/DDA、ESAT-6-MPL/DDA）可显著降低组织的细菌载量，且肺部病理损伤最小。因此，该研究提示 Rv2299c 是设计结核多抗原亚单位疫苗的一个很好候选之一。

此外，来自芬兰及英国的研究者 Myllymäki 等[26]利用斑马鱼分枝杆菌感染模型研发了一套筛选结核 DNA 疫苗抗原的新方法。通过该模型检测了 15 种不同类型的 *M. tb* 抗原（包括复苏促进因子 Rpf、PE/PPE 蛋白家族成员、膜蛋白和代谢酶等）。将这些蛋白与 GFP 融合表达以便验证其在机体内的表达情况，低剂量 *M. marinum* 感染斑马鱼模拟结核原发感染条件下，筛选出了 RpfE、PE5_1、PE31 和 cdh 等 4 种可显著降低机体内细菌载量的抗原。高剂量 *M. marinum* 感染模拟播散型结核病条件下，发现抗原 RpfE 还可提高斑马鱼的生存率。该研究提供了一种可用于结核疫苗临床前的抗原早期筛选技术，斑马鱼模型是结核病研究的常用动物模型，可直接原位观察和检测蛋白表达和细菌载量，可模拟不同类型结核病状态，对于临床前早期筛选疫苗候选抗原是一个有力的工具。

（王伟　常蕴青　李平俊　朱国锋）

参考文献

1. Norrby M, Vesikari T, Lindqvist L, et al. Safety and immunogenicity of the novel H4:IC31 tuberculosis vaccine candidate in BCG-vaccinated adults: Two phase Ⅰ dose escalation trials. Vaccine, 2017, 35(12): 1652-1661.
2. Baghani AA, Soleimanpour S, Farsiani H, et al. CFP10: mFcγ2 as a novel tuberculosis vaccine candidate increases immune response in mouse. Iran J Basic Med Sci, 2017, 20(2): 122-130.
3. de Paula Oliveira Santos B, Trentini MM, Machado RB, et al. Advax4 delta inulin combination adjuvant together with ECMX, a fusion construct of three protective M.tb antigens, induces a potent Th1 immune response and protects mice against Mycobacterium tuberculosis infection. Hum Vaccin Immunother, 2017, 13(12): 2967-2976.
4. Rai PK, Chodisetti SB, Zeng W, et al. A lipidated peptide of Mycobacterium tuberculosis resuscitates the protective efficacy of BCG vaccine by evoking memory T cell immunity. J Transl Med, 2017, 15(1): 201.
5. Hanif SNM, Mustafa AS. Humoral immune responses in mice immunized with region of difference DNA vaccine constructs of pUMVC6 and pUMVC7. Int J Mycobacteriol, 2017, 6(3): 281-288.
6. Pereira VB, da Cunha VP, Preisser TM, et al. Lactococcus lactis carrying a DNA vaccine coding for the ESAT-6

antigen increases IL-17 cytokine secretion and boosts the BCG vaccine immune response. J Appl Microbiol, 2017,122(6): 1657-1662.

7. Larrouy-Maumus G, Layre E, Clark S, et al. Protective efficacy of a lipid antigen vaccine in a guinea pig model of tuberculosis. Vaccine, 2017, 35(10): 1395-1402.

8. van Zyl-Smit RN, Esmail A, Bateman ME, et al. Safety and immunogenicity of adenovirus 35 TB vaccine candidate in adults with active or previous TB: a randomized trial. Am J Respir Crit Care Med, 2017, 195(9): 1171-1180.

9. Wajja A, Kizito D, Nassanga B, et al. The effect of current Schistosoma mansoni infection on the immunogenicity of a candidate TB vaccine, MVA85A, in BCG-vaccinated adolescents: An open-label trial. PLoS Negl Trop Dis, 2017, 11(5): e0005440.

10. Loxton AG, Knaul JK, Grode L, et al. Safety and immunogenicity of the recombinant BCG vaccine VPM1002 in HIV-unexposed newborn infants in South Africa. Clin Vaccine Immunol, 2017, 24(2): e00439-16.

11. Nascimento IP, Rodriguez D, Santos CC, et al. Recombinant BCG expressing LTAK63 adjuvant induces superior protection against mycobacterium tuberculosis. Sci Rep, 2017, 7(1): 2109.

12. Clark S, Lanni F, Marinova D, et al. Revaccination of guinea pigs with the live attenuated mycobacterium tuberculosis vaccine MTB VAC improves BCG's protection against tuberculosis. J Infect Dis, 2017, 216(5): 525-533.

13. Aguilo N, Gonzalo-Asensio J, Alvarez-Arguedas S, et al. Reactogenicity to major tuberculosis antigens absent in BCG is linked to improved protection against Mycobacterium tuberculosis. Nat Commun, 2017, 8: 16085.

14. Troudt J, Creissen E, Izzo L, et al. Mycobacterium tuberculosis sigE mutant ST28 used as a vaccine induces protective immunity in the guinea pig model. Tuberculosis (Edinb), 2017, 106: 99-105.

15. Jia Q, Dillon BJ, Masleša-Galić S, et al. Listeria-vectored vaccine expressing the Mycobacterium tuberculosis 30 kDa major secretory protein via the constitutively active prfA * regulon boosts BCG efficacy against tuberculosis. Infect Immun, 2017: IAI.00245-17.

16. Mangtani P, Nguipdop-Djomo P, Keogh RH, et al. Observational study to estimate the changes in the effectiveness of bacillus Calmette-Guérin (BCG) vaccination with time since vaccination for preventing tuberculosis in the UK. Health Technol Assess, 2017, 21(39): 1-54.

17. Verreck FAW, Tchilian EZ, Vervenne RAW, et al. Variable BCG efficacy in rhesus populations: Pulmonary BCG provides protection where standard intra-dermal vaccination fails. Tuberculosis (Edinb), 2017, 104: 46-57.

18. Valentini D, Rao M, Rane L, et al. Peptide microarray-based characterization of antibody responses to host proteins after bacille Calmette-Guérin vaccination, 2017, 56: 140-154.

19. Rhodes SJ, Sarfas C, Knight GM, et al. Using data from macaques to predict gamma interferon responses after mycobacterium bovis BCG vaccination in humans: a proof-of-concept study of immunostimulation/immunodynamic modeling methods. Clin Vaccine Immunol, 2017, 24(3): e00525-16.

20. Ahmed M, Smith DM, Hamouda T, et al. A novel nanoemulsion vaccine induces mucosal Interleukin-17 responses and confers protection upon Mycobacterium tuberculosis challenge in mice. Vaccine, 2017, 35(37): 4983-4989.

21. Ahmed M, Jiao H, Domingo-Gonzalez R, et al. Rationalized design of a mucosal vaccine protects against Mycobacterium tuberculosis challenge in mice. J Leukoc Biol, 2017, 101(6): 1373-1381.

22. Moreno-Mendieta S, Barrios-Payán J, Mata-Espinosa D, et al. Raw starch microparticles have immunostimulant activity in mice vaccinated with BCG and challenged with Mycobacterium tuberculosis. Vaccine, 2017, 35(38): 5123-5130.

23. Kwon KW, Kim WS, Kim H, et al. Novel vaccine potential of Rv3131, a DosR regulon-encoded putative nitroreductase, against hyper-virulent Mycobacterium tuberculosis strain K. Sci Rep, 2017, 7: 44151.

24. Kim A, Hur YG, Gu S, et al. Protective vaccine efficacy of the complete form of PPE39 protein from Mycobacterium tuberculosis Beijing/K strain in mice. Clin Vaccine Immunol, 2017, 24(11): e00219-17.
25. Choi HG, Choi S, Back YW, et al. Rv2299c, a novel dendritic cell-activating antigen of Mycobacterium tuberculosis, fused-ESAT-6 subunit vaccine confers improved and durable protection against the hypervirulent strain HN878 in mice. Oncotarget, 2017, 8(12): 19947-19967.
26. Myllymäki H, Niskanen M, Oksanen KE, et al. Identification of novel antigen candidates for a tuberculosis vaccine in the adult zebrafish (Danio rerio). PloS One, 2017, 12(7): e0181942.

第四章　结核分枝杆菌的生理生化

摘要：结核病的主要致病菌是结核分枝杆菌（Mycobacterium tuberculosis，*M. tb*），由于其自身的复杂性，以及特殊的生理生化特性，可通过多种方式躲避巨噬细胞的杀伤，进而在细胞内存活、增殖。深入研究 *M. tb* 的生理生化特性，可以更好的理解结核病的发病机制，为结核病新疫苗以及新药的研发奠定坚实的基础。近一年来，国外学者对 *M. tb* 生理生化的相关研究诸多，并取得不少成果，研究内容主要包括多种抗原可通过不同方式影响 *M. tb* 的细胞壁，生长代谢；*M. tb* 可以通过 DosR 和毒素-抗毒素系统参与持留感染；此外，其他相关抗原在抵抗宿主抗感染免疫中也发挥重要作用。

关键词：结核分枝杆菌；细胞壁；生长代谢；持留

结核病仍然严重威胁着全球的公共健康。随着耐多药，广泛耐药结核病的出现，以及 HIV 的共感染，使得结核病的治疗面临着严峻挑战。结核病的主要致病菌是结核分枝杆菌（*M. tb*），它是一种极其稳定的致病菌，感染后主要寄居在巨噬细胞内。由于 *M. tb* 自身的复杂性，以及特殊的生理生化特性，它可以通过多种方式躲避巨噬细胞的杀伤，主要包括改变巨噬细胞的摄取方式、抑制吞噬溶酶体的形成、抑制巨噬细胞的凋亡、避免 ROS 和 RNS 的毒性效应、干扰巨噬细胞的抗原递呈等，进而在细胞内存活、增殖。目前，结核病新的候选疫苗和药物靶点研究缓慢的一个重要原因是缺乏对 *M. tb* 基本生物学的深入了解。因此，深入研究 *M. tb* 的生理生化，找到致病的关键抗原，阐明其致病机制，可为结核病新疫苗以及新药的研发奠定坚实的基础。

一、结核分枝杆菌细胞壁相关抗原的研究

M. tb 丝氨酸蛋白酶 MarP 可以维持其在酸性吞噬体中的生存，并建立持续感染。已有研究发现 *M. tb* 缺乏 MarP 对酸性环境（pH 4.5）高度敏感，不能维持其胞内的中性 pH。相比于野生型 *M. tb*，MarP 缺陷突变株在免疫活性鼠中毒性较弱，在慢性感染时，不能持留生存，这些减弱的表型表明 MarP 在抵抗宿主应激压力时发挥重要作用。最近，Botella 等[1]利用生化法偶联体外活体的化学探针证实在酸胁迫环境下，MarP 可以裂解肽聚糖水解酶 RipA，这一过程对于 RipA 的活化至关重要。此外，研究人员还发现 MarP 缺陷的细胞，RipA 无法活化，进而导致细胞延长，形成链状，从而抑制后代细胞的分离，这些结果表明维持肽聚糖的水解作用，对于细胞的延长，后代细胞的分离以及细胞壁的稳态至关重要，同时也是 *M. tb* 在酸性环境中维持生存所必须的。

脂阿拉伯甘露聚糖（Lipoarabinomannan，LAM）是一个脂聚糖，丰富表达在所有分枝杆菌的细胞膜上。LAM 的非还原阿拉伯聚糖的末端因物种特异性而表现出结构异质性，可以影响整个分子的生物学活性。*M. tb* 产生的甘露糖苷帽由 1 到 3 个 α-(1→2)-Manp-连接的残基组成，进一步研究发现还可由 α-(1→4)-连接的甲硫基-D-木糖（methylthio-D-xylose，MTX）残基替代。近来，Angala 等[2]进一步研究了 MTX 基序的生物合成过程及其生物相关性。他

们发现一个由 5 个基因组成的基因簇可以促进 *M. tb* 的 MTX 帽子基序的生物合成，两个功能性糖基转移酶 MtxS 和 MtxT 分别负责产生 decaprenyl-phospho-MTX（DP-MTX）和转移 DP-MTX 上的 MTX 至 LAM 甘露糖苷帽。研究人员还成功构建了 mtxS 和 mtxT 过表达和敲除突变株的生物合成模型，采用磁共振光谱和质谱分析发现 5′-methylthioadenosine 首先转变为 5′-methylthioribose-1-phosphate，然后形成 5′-methylthioribose 核苷糖，随后核糖残基 C-3 发生差向异构化，并将核苷糖上的 MTX 转移至 decaprenyl-phosphate 形成底物，再转移至 LAM。

MPT83（Rv2873）是表达在 *M. tb* 表面的一个糖脂蛋白，能够有效的引起宿主的天然免疫应答和特异性免疫应答。MPT83 被巨噬细胞 TLR2 受体识别后，可以诱导产生多种细胞因子，包括 TNF-α，IL-6 和 IL-12 p40，同时还可增强 IFN-γ 诱导的 MHC Ⅱ类抗原提呈。已有研究发现当免疫 MPT83 的 DNA 或者蛋白疫苗后，针对 MPT83 特异性抗原表位 PTNAAFDKL，可以产生较强的 $IFN\text{-}\gamma^{+}$T 细胞反应和 $CD8^{+}$ T 细胞反应，提高对鼠的免疫保护力，减少肺和脾的 *M. tb* 荷菌量。Wang 等[3]为深入了解 MPT83 在相关亚单位疫苗中提供免疫保护力的具体机制，开展一系列研究后证实 TLR2 识别 MPT83 后，可以介导 MAPK p38 的激活，进而产生 COX-2，从而增强巨噬细胞的凋亡。

M. tb 编码 11 个丝氨酸/苏氨酸蛋白激酶（Serine/threonine protein kinases，STPKs），根据序列相似性，STPKs 分为 5 个进化枝，即分枝Ⅰ（pknA，pknB，pknL），分枝Ⅱ（pknD，pknE，pknH），分枝Ⅲ（pknF，pknI，pknJ），分枝Ⅳ（pknG）和分枝Ⅴ（pknK）。STPKs 在多种生物学过程中具有重要作用，如适应不同环境条件，细胞壁合成，细胞分化和致病性。目前，pknA、pknB 和 pknG 的研究较充分，而其他 STPKs 还有很多未知之处，为了全面系统研究 STPKs 的功能，Wu 等[4]利用 *M. tb* 蛋白芯片，全面的研究了所有 STPKs 的结合蛋白，并首次建立了 STPK 蛋白相互作用图谱，其中包含 492 个结合蛋白和 1027 个相互作用关系。生物信息学分析表明这些互作蛋白在多个过程中发挥着功能作用，包括双组份系统，转录，蛋白降解和细胞壁的完整性。进一步分析证实 PknG 可以通过与 Mur 连接酶 MurC 相互作用而调控 *M. tb* 细胞壁生物合成，这些发现为 *M. tb* 生物学和临床学研究提供了重要资源。

二、结核分枝杆菌生长代谢相关抗原的研究

类似于其他真细菌，在 *M. tb* 基因组中已经注释出一些酶，可以合成支链氨基酸。MtIlvE 是由 *M. tb* 的 ilvE（Rv2210c）编码的一种支链氨基转移酶（BCAT），可以催化 α-ketoisocaproate，α-keto-methyloxopentanoic acid 和 α-ketoisovalerate 的 L-谷氨酸依赖的氨基化，产生 L-亮氨酸，L-异亮氨酸和 L-缬氨酸三个支链氨基酸（BCAAs）。在多种生长环境下，MtIlvE 是维持 *M. tb* 生长至关重要的一种酶。Franco 等[5]探讨了 D-环丝氨酸（DCS）和 L-环丝氨酸（LCS）对 MtIlvE 的抑制能力，结果显示两种异构体均能够以时间和浓度依赖的方式灭活 *Mt*IlvE，此外，最低抑菌浓度（MIC）实验显示 LCS 抑制 *M. tb* 生长的能力是 DCS 的 10 倍。研究人员进一步结晶了 *Mt*IlvE-D-环丝氨酸的晶体结构，分辨率可以达到 1.7 Å。*D*-环丝氨酸-PMP 加合物可以结合到，表明 DCS 环是一个平面芳香环。质谱分析显示 *D*-环丝氨酸- PMP 和 *L*-环丝氨酸-PMP 复合物有相同的质量，推测可能是发生相同的芳香化，但是二者的生成动力学却不同。

异柠檬酸裂解酶（Isocitrate lyase，ICL）是的乙醛酸循环的一个关键酶，在乏氧或碳源缺乏的条件下，可以允许 *M. tb* 利用脂肪酸作为碳源，为菌体生长提供能量，有助于 *M. tb* 从活

跃状态进入持留状态。ICL 有两个亚型，分别为 ICL1 和 ICL2。Pham 等[6]研究发现 2-乙烯基-D-异柠檬酸（2-vinyl-D-isocitrate，2-VIC）可以灭活 ICL1 和 ICL2。2-VIC 的酶促反醛醇裂解可以暴露出 Michael 底物，即 2-vinylglyoxylate，然后与活性位点 Cys191 的硫醇盐形式形成一个缓慢的、可逆的、共价化合物。研究人员采用电喷雾质谱和 X 射线晶体学分析 ICL1：2-VIC复合物，进一步证实了活性位点 Cys191 的预测共价 S-homopyruvoy 加合物的形成，这些结果为未来开发以 ICL 为靶点的新药提供了重要参考价值。

已有研究发现 HsaD 对 *M. tb* 在巨噬细胞内的生存至关重要，它参与胆固醇的分解代谢，在 BCG 中也具有同样的作用。Ryan 等[7]构建了 hsaD 缺失的 BCG 突变菌株，发现该突变株在胆固醇为唯一碳源时不能生长，但是在以葡萄糖为碳源时，能够生长。为了鉴定潜在的抑制剂，研究人员筛选了 1000 多个化合物，找到了 7 个化学性质不同的化合物，X 射线晶体学分析显示两个化学类片段可以结合到 HsaD 活性位点的附近，这些化合物同样能够抑制 *M. tb* 在胆固醇中生长。此外，研究证实 HsaD 最有效的抑制剂，也可最好地抑制 *M. tb* 在胆固醇补充的基本培养基中的生长，这为以 HsaD 为靶点的新药开发奠定了基础。

三、结核分枝杆菌持留感染相关研究

Cmr 是转录调节因子 CRP/FNR 超家族的成员之一，体外研究发现 Cmr 可作为双重调节子，调节 cmr 的转录和 rv1676 基因的激活。Smith 等[8]采用转录谱分析和 DNA 结合试验，证实 Cmr 能够直接抑制 dosR 的表达。在乏氧和 NO 环境下，DosR 参与 *M. tb* 潜伏感染的建立。亚硝基化可以严重削弱 Cmr 结合 DNA 的能力。Cmr 突变株能够更好地抵抗氮化应激而维持生存，但是在鼠感染模型中抵抗力却减弱。在 Cmr 的回补突变株中，Cmr 表达上调 2 倍，增加了对氮化应激的敏感性，这些发现对于进一步明确结核病致病机制至关重要。

在应激条件下，毒素-抗毒素系统（Toxin-antitoxin systems，TAS）对于 *M. tb* 的持留至关重要。越来越多的研究证实 TAS 与细菌的生理生化有着密切关联，同时与胞内的多种生物过程相互作用，进而参与基因调控，细胞生长抑制，生存和凋亡。目前，结核分枝杆菌 H37Rv 基因组中有 88 个毒素-抗毒素位点，其中 45 个属于 vapBC 家族。Kang 等[9]揭示了 VapBC26 复合物的晶体结构，分辨率可达到 2. 65 Å。其中，VapC26 毒素包含一个 PIN 结构域，对核糖核酸酶的活性起重要作用；VapB26 抗毒素在 N 末端可以折叠成一个 ribbonhelix-helix DNA-结合结构域。VapB26 的可变 C 端能够在空间结构上抑制 VapC26 的活性位点，而游离 VapB26 的 C-端无法形成折叠构象，但能以螺旋的形式结合到 VapC26 上。RNase 活性试验结果显示 Mg^{2+} 和 Mn^{2+} 对于 VapC26 的核糖核酸酶的活性至关重要。此外，磁共振光谱显示，VapB26 的多个残基可参与同 VapBC26 操纵子启动子区的特异性结合，进一步研究发现毒素模拟肽可抑制 TA 复合物的形成，增加毒素活性，这为开发新的抗生素提供了新方法。

四、其他抗原的相关研究

Whi 基因普遍存在于放线菌属和分枝杆菌属中，因其突变能导致天蓝色链霉菌菌落呈白色而得名。在 *M. tb* 中共有 7 个 *WhiB* 基因，分别为 *WhiB*1～7，可以编码 Wbl（white B-like）蛋白，其中 WhiB3 参与 *M. tb* 的持留感染，WhiB7 参与抗生素的抗性。由于对一些 Wbl 蛋白三维结构信息缺乏了解，从而阻碍了 Wbl 蛋白家族的生物学功能研究。近来，Kudhair 等[10]通过磁共振方法解析了 *M. tb* WhiB1 蛋白的结构，发现该蛋白由 4 个 α-螺旋组成，其中 3 个

α-螺旋锚定在铁硫簇(4Fe-4S)上,构成该蛋白的核心结构。*M. tb* 的 σ^{A} 是 σ 因子 σ^{70}家族的成员,研究人员发现铁硫簇在 WhiB1 与 σ^{A} 形成复合物的过程中具有至关重要的作用,同时发现 WhiB1:σ^{A} 复合物对氧气的存在不敏感,而在 NO 的存在下,该复合物会发生解离,释放出 WhiB1 和 σ^{A}。此外,铁硫簇的缺失会使 WhiB1 C 末端螺旋结构与 DNA 结合,促使转录发生重编程,其中包括与毒力至关重要的 ESX-1 分泌系统的成分。

Rv2633c 基因参与 *M. tb* 的致病性,在巨噬细胞吞噬细菌后,该基因的表达量快速上调,但是该蛋白的活性和生理学功能目前还有很多未知之处。近来,Ma 等[11]通过 E. coli 表达系统纯化得到重组 Rv2633c 蛋白,并证实该蛋白是一个非血红素双铁蛋白(non-heme di-iron protein),是分枝杆菌所特有蛋白。虽然此蛋白含有 HHE 阳离子结构域,研究人员发现该蛋白并不与氧气作用,表明它不具有血红素蛋白特性。进一步研究发现 Rv2633c 蛋白具有过氧化氢酶活性,且氰化物和叠氮化物可以抑制其过氧化氢酶活性,并推测 Rv2633c 蛋白可以抵抗宿主巨噬细胞抗 *M. tb* 感染的氧化应激反应。

M. tb 的热休克蛋白(HSPs)能够诱导宿主产生较强的免疫保护力。Rv2299c 蛋白属于 HSP90 家族,Choi 等[12]研究发现 Rv2299c 能够有效诱导树突状细胞(DCs)的成熟,进而增加细胞表面分子的表达,产生前炎性细胞因子,进一步研究证实发挥此效应的具体机制是:Rv2299c 被 TLR4 识别后,可激活下游 MyD88-,MAPK- 和 NF-κB-依赖的信号通路。Rv2299 诱导成熟的 DCs 可诱导较强 Th1 细胞免疫应答,发挥杀菌活性,同时还能诱导效应/记忆 T 细胞的增殖。研究人员还发现,相比于 ESAT-6,Rv2299c-ESAT-6 融合蛋白具有更强的免疫反应性。此外,用融合蛋白加强 BCG 免疫效果,可以明显降低高毒株 HN878 的荷菌量,小鼠肺部病理分析证实了融合蛋白的有效性,这些发现表明 Rv2299c 有可能成为有效的候选抗原,开发新的多抗原组合疫苗。

结核分枝杆菌 $H_{37}Rv$ 和 $H_{37}Ra$ 菌株在研究毒力和致病分子机制中具有重要作用。比较基因组学研究发现,相比于 $H_{37}Rv$,$H_{37}Ra$ 基因组中插入了 53 个序列,去除了 21 个序列,这些差异可能是造成毒力减弱的原因。研究证实在 $H_{37}Rv$ 和 $H_{37}Ra$ 两种菌株中,*PE/PPE/PE-PGRS* 家族基因存在着差异性,这些基因可通过抗原变异在逃逸宿主的免疫应答中扮演重要作用。近来 Verma 等[13]采用串联质谱标签偶联高分辨率质谱分析法,详细比较了 $H_{37}Rv$ 和 $H_{37}Ra$ 间蛋白质组和磷酸化蛋白质组间存在的差异表达模式,分析两种菌株在指数生长期和平台期的结果,研究人员共鉴定和定量出 2709 个蛋白和由 257 个蛋白衍生的 512 个磷酸化位点,其中,265 个磷酸化位点是首次被发现的。此外,定量蛋白质组分析显示,相比于 $H_{37}Ra$,在 $H_{37}Rv$ 中上调 5 倍以上的蛋白均属于毒力相关 VII 型细菌性分泌系统。研究人员还发现有毒株和弱毒株间有 84 个蛋白的磷酸化水平有差异。生物信息学分析这些差异改变的蛋白后,结果显示这些蛋白主要参与脂肪酸生物合成和双组分调控系统,这些发现可为进一步研究 *M. tb* 的毒力提供重要的参考,同时有助于鉴定新的标志物和治疗靶点。

(陈艳清　常蕴青　李传友)

参考文献

1. Botella H, Vaubourgeix J, Lee MH, et al. Mycobacterium tuberculosis protease MarP activates a peptidoglycan hydrolase during acidstress. EMBO J, 2017, 36(4): 536-548.

2. Angala SK, McNeil MR, Shi L, et al. Biosynthesis of the Methylthioxylose capping motif of lipoarabinomannan in Mycobacterium tuberculosis. ACS Chem Biol, 2017, 12(3): 682-691.

3. Wang L, Zuo M, Chen H, et al. Mycobacterium tuberculosis Lipoprotein MPT83 induces apoptosis of infected macrophages by activating the TLR2/p38/COX-2 Signaling pathway. J Immunol, 2017, 198(12): 4772-4780.

4. Wu FL, Liu Y, Jiang HW, et al. The Ser/Thr protein kinase protein-protein interaction map of M. tuberculosis. Mol Cell Proteomics, 2017, 16(8): 1491-1506.

5. Amorim Franco TM, Favrot L, Vergnolle O, et al. Mechanism-based inhibition of the Mycobacterium tuberculosis branched-chain aminotransferase by d- and l-cycloserine. ACS Chem Biol, 2017, 12(5): 1235-1244.

6. Pham TV, Murkin AS, Moynihan MM, et al. Mechanism-based inactivator of isocitrate lyases 1 and 2 from Mycobacterium tuberculosis. Proc Natl Acad Sci U S A, 2017, 114(29): 7617-7622.

7. Ryan A, Polycarpou E, Lack NA, et al. Investigation of the mycobacterial enzyme HsaD as a potential novel target for anti-tubercular agents using a fragment-based drug design approach. Br J Pharmacol, 2017, 174(14): 2209-2224.

8. Smith LJ, Bochkareva A, Rolfe MD, et al. Cmr is a redox-responsive regulator of DosR that contributes to M. tuberculosis virulence. Nucleic Acids Res, 2017, 45(11): 6600-6612.

9. Kang SM, Kim DH, Lee KY, et al. Functional details of the Mycobacterium tuberculosis VapBC26 toxin-antitoxin system based on a structural study: insights into unique binding and antibiotic peptides. Nucleic Acids Res, 2017, 45(14): 8564-8580.

10. Kudhair BK, Hounslow AM, Rolfe MD, et al. Structure of a Wbl protein and implications for NO sensing by M. tuberculosis. Nat Commun, 2017, 8(1): 2280.

11. Ma Z, Strickland KT, Cherne MD, et al. The Rv2633c protein of Mycobacterium tuberculosis is a non-heme di-iron catalase with a possible role in defenses against oxidative stress. J Biol Chem, 2018, 293(5): 1590-1595.

12. Choi HG, Choi S, Back YW, et al. Rv2299c, a novel dendritic cell-activating antigen of Mycobacterium tuberculosis, fused-ESAT-6 subunit vaccine confers improved and durable protection against the hypervirulent strain HN878 in mice. Oncotarget, 2017, 8(12): 19947-19967.

13. Verma R, Pinto SM, Patil AH, et al. Quantitative proteomic and phosphoproteomic analysis of H37Ra and H37Rv strains of Mycobacterium tuberculosis. J Proteome Res, 2017, 16(4): 1632-1645.

第五章　结核病免疫学

摘要：国际上，结核病免疫学机制在 2017 年取得了一些进展，详细阐述了在设计合理的结核疫苗或宿主导向治疗时应考虑 Vγ2Vδ2 T 细胞亚群的作用，提出外周 DCs 亚群可能会成为活动性肺结核的有效生物标记，首次发现了记忆样 NK 细胞可长期存活，以 IL-21 依赖性方式扩增，在针对细菌的疫苗诱导的保护性免疫中发挥作用，解释了免疫学机制在新型疫苗研发中的作用。此外，对于结核病涉及的不同免疫应答、细胞因子及其他免疫分子在结核病中的作用也均提出了一些新的机制。

关键词：固有免疫；适应性免疫；巨噬细胞；T 淋巴细胞；细胞因子

结核病是由结核分枝杆菌（*Mycobacterium tuberculosis*，*M. tb*）感染引起的传染病，是我国三大传染性疾病之一。目前唯一用于预防结核病的疫苗——卡介苗，对于成人结核病的预防效果不佳，近一个世纪无有效的新型结核疫苗；HIV/AIDS、结核并发糖尿病、耐药结核病等因素，使得结核病的防控形势十分严峻。无论是结核疫苗研发，还是对于 HIV /AIDS、糖尿病、耐药结核病等控制，都需要对于结核病相关免疫学有更深入的研究。

一、固有免疫应答

固有免疫发生过程中有多种免疫细胞的参与，其中也包括 T 细胞中的个别亚群。γδT 细胞表达由 γ 和 δ 链构成的 T 细胞抗原识别受体，由于其抗原识别谱较窄，其功能上属于固有免疫细胞的范畴。在人体，最重要的 γδT 细胞是 Vγ2Vδ2 T 细胞亚群，这群细胞识别磷酸抗原，仅存在于人类和非人类的灵长类动物。尽管发现 γδT 细胞已有 30 多年，但还没有确切的研究证据表明 Vγ2Vδ2 T 细胞亚群对结核分枝杆菌和其他感染的保护作用。Qaqish 等[1]研究者利用过继性细胞转移的方式证明了 Vγ2Vδ2 T 细胞亚群在灵长类动物的肺结核（TB）模型中的保护作用。结果发现，Vγ2Vδ2 T 细胞亚群过继转移后表现为中央型/效应性记忆细胞表型并具有效应功能，包括产生抗结核细胞因子和抑制胞内结核菌的作用。这些细胞也表现为 CXCR3/CCR5/LFA-1/组织定居表型，稳定转移到呼吸道，在过继转移后 6 小时至 7 天仍可检测到它们。有趣的是，接受大剂量结核分枝杆菌感染 1 周和 3 周时，与接受外周淋巴细胞或生理盐水输注的对照组相比，接受 Vγ2Vδ2 T 细胞过继转移的测试组猕猴的肺部及肺外器官的结核杆菌量显著降低。同样的，接受 Vγ2Vδ2 T 细胞过继转移的测试组猕猴结核病理反应降低，病变主要控制在右肺尾叶的感染部位，没有或较少有结核扩散到其他肺叶、脾脏或肝/肾；相反，对照组显示广泛的结核播散。因此，作者认为，在设计合理的结核疫苗或宿主靶向治疗时应考虑 Vγ2Vδ2 T 细胞亚群的作用。

树突状细胞（DCs）在肺结核免疫应答中发挥重要作用，但是，在活动性肺结核（APT）病人外周血中 DCs 亚群的表型特征目前还不清楚。Lu 等[2]发现 APT 中全部 DCs 的绝对数量（tDC），髓源性 Dcs（mDC）和浆细胞源性 DC（pDC）比健康对照（HCs）降低。下降的 DCs，尤其是 pDC，似乎可作为 APT 诊断的有用标志。DC 的数量与延长/复杂的结核病、ATD 治疗效果及淋巴细胞的免疫反应相关，表现为复发的患者较新诊断的患者相比，其 tDC 较高而 pDC 较低。APT 患者显示 mDCs 高表达 CD83 和 CCR7，但 pDC 显示 CD83 和 CCR7 表达低。而且，相比 HCs，APT 患者 DCs 表达 HLA-DR 和 CD80 较低而 CD86 较高，而 APT 和 HCs 之间 DCs 亚群的抗原摄取能力并无差别。因此作者认为 APT 患者外周 DCs 亚群可能会成为 APT 的有效生物标记。

NK 一直以来被认为是一种固有免疫细胞，但最近的研究提示 NK 细胞也可分辨抗原，记忆性 NK 细胞可扩增并发挥抗病毒保护作用。但很少有关于记忆性 NK 细胞扩增及其抗细菌感染和疫苗诱导的保护性免疫应答的作用机制研究。Venkatasubramanian 等[3]研究者利用小鼠结核分枝杆菌感染模型，发现 BCG 免疫后可形成分泌 IFN-γ 的 $CD3^-NKp46^+CD27^+KLRG1^+$记忆样 NK 细胞，这群细胞在结核分枝杆菌感染后可扩增并发挥保护性作用。利用抗体，短期干扰 RNA 与基因缺失小鼠，发现记忆样 NK 细胞的扩增依赖于 IL-21。$NKp46^-CD27^+KLRG1^+$ NK 细胞在结核潜伏感染者体内以 IL-21 依赖的方式扩增。该研究首次发现了记忆样 NK 细胞可长期存活，以 IL-21 依赖性方式扩增，在针对细菌的疫苗诱导的保护性免疫中发挥作用。

除发挥保护性作用外，结核感染引起的先天性炎症免疫反应也可导致组织破坏，引起发病和死亡。单核细胞分泌基质金属蛋白酶（MMPs），在局部组织破坏和空洞形成中起关键作用。整合素信号可能调节肺结核患者单核细胞在细胞外基质（ECM）黏附过程中 MMPs 的分泌。黏附到Ⅰ型胶原和纤维连接蛋白的结核分枝杆菌刺激的单核细胞，导致 MMP-1 基因的表达增加。结核杆菌刺激上调单核细胞整合素 αvβ3 的表达，进而上调 MMP-1、10 分泌，增加对 ECM 的黏附。从而导致增加单核细胞的聚集和胶原酶的活性从而导致炎性组织损伤[4]。

肺结核的一个主要的标志是形成缺氧坏死性肉芽肿，肉芽肿崩解后，释放结核菌。缺氧坏死性肉芽肿与疾病的严重程度相关，也是形成耐药结核菌的因素。然而，机体中促进形成缺氧性结核肉芽肿的免疫应答因素还不清楚。Domingo 等[5]利用小鼠结核感染模型，发现结核菌损失的毒力因子，如酚醛糖脂，可减少促炎性细胞因子 IL-17（简称 IL-17A）的产生。IL-17 的产生通过限制转录因子缺氧诱导因子 1α（HIF1α）的表达从而负向调节缺氧性结核肉芽肿的形成。在结核病人，HIF1α mRNA 表达上升。通过人类基因分型和相关分析，作者发现 IL-17 基因启动子（-197G/G）单核苷酸多态性 rs2275913 与 IL-17 产生水平下降相关。因此，作者发现了 IL-17 在限制缺氧坏死性肉芽肿的发展和降低结核严重程度中的潜在的新的作用。

髓源性抑制细胞（MDSCs）被认为在结核感染过程中发挥抑制 T 细胞应答的作用。T 细胞在抗结核免疫中发挥重要作用，是 IFN-γ 的主要来源。然而，在结核感染过程中 IFN-γ 对于 MDSCs 的作用尚不完全清楚。Zhan 等[6]研究发现，MDSCs 水平和肺结核进展显著相关，提示其可作为结核病诊断或治疗的一个潜在的标记，在体外实验中，GM-CSF 和 IL-6 可促进外周血单个核细胞（PBMC）分化为功能性 $CD33^+HLA\ DR^{low}$ MDSC 样细胞，经 IFN-处理后，MDSCs 抑制 T 细胞的作用减弱，MDSCs 的抑制作用依赖于程序性死亡/程序性死亡 ligand-2（PD1 和 PD-L2）通路和细胞间的直接接触。IFN-γ 通过抑制 PD-1 PD-L2 通过削弱 MDSCs 免疫抑制活性，表明 IFN-γ 和 MDSC 扩增之间存在负反馈环路。因此作者认为其发现了 IFN-γ 削弱 MDSCs 抑制功能的新机制，通过 IFN-γ 来拮抗 MDSCs 的抑制功能可以增强抗结核免疫应答。

二、适应性免疫应答

DCs 等抗原提呈细胞将抗原加工后将优势抗原表位提呈给 T 淋巴细胞，T 细胞激活后增殖、分化成效应性 T 细胞发挥效应功能。应答结束后，绝大部分效应性 T 细胞凋亡，极少数效应性 T 细胞存活下来，分化为寿命较长的记忆性 T 细胞，在再次感染中发挥重要保护作用，也是大多数疫苗发挥作用的重要机制。因此，大多数新型疫苗研发的效果评价都以记忆性 T 细胞的频率和功能为主要指标。

$CD4^{+}$T 细胞对于抗结核保护性免疫作用来说非常关键。然而至今为止，用于加强结核特异性 $CD4^{+}$T 细胞的结核候选疫苗基本无保护作用。研究者分别在结核感染的小鼠及疫苗免疫的人群（包括有和无结核感染）中检测了针对目前两种最常用的结核疫苗抗原成分，ESAT-6 和 Ag85B 的 $CD4^{+}$T 细胞应答。结果表明，无论在小鼠还是人体，结核感染导致 ESAT-6 特异性 T 细胞分化程度均高于 Ag85B 特异性 T 细胞。而这两种 T 细胞亚群控制小鼠肺部结核菌的能力都有限，但原因截然相反：在持续感染时，由于抗原表达量的下降限制了 Ag85B 特异性 T 细胞的扩增；而慢性抗原刺激则导致 ESAT-6 特异性 T 细胞功能耗竭。上述研究提示，由于结核感染的不同阶段所表达的抗原谱不同，为了使得识别这些不同抗原的 T 细胞的保护作用最大化，应采取不同的疫苗策略[7]。

具有结核病史的个体再次发病的可能性高于一般正常人，但机制还不明确，其中一种解释是由于之前的发病引起针对结核分枝杆菌的有效免疫应答水平下降。作者利用 IFNγ ELISPOT 和胞内细胞因子染色的方法研究了成人和青少年队列中 T 细胞识别的抗原表位。结果发现，6 年内具有结核病史的结核感染个体（PostTB）识别“2 型”T 细胞表位水平比没有结核病史的个体要低 10 倍。与之相比，二者识别“1 型表位”的水平基本相同。不同的表位识别能力并非由于相应 T 细胞结合 HLA 类分子水平，记忆表型或基因表达的差异。“PostTB”敏感性“2 型”表位序列与人类微生物群细菌的同源性显著高于“1 型”表位序列。因此，对于那些有结核病史的个体，其对于与人类微生物群具有同源性的结核分枝杆菌表位 T 细胞应答的优先损失可能反映了抗生素对结核病治疗的长期影响[8]。

被活化后，$CD4^{+}$T 细胞需要迁移到肺部与感染的巨噬细胞相互作用才能发挥抗结核保护作用。在小鼠，欠分化的 $CXCR3^{+}$ $CD4^{+}$ T 细胞迁移至肺部并抑制结核菌生长，然而，$CX3CR1^{+}$终末分化 Th1 细胞在血管聚集，并不能控制肺部感染。研究者检测了猕猴初次感染结核菌后 $CD4^{+}$T 细胞分化以及其向肺部的迁移。在暴露 21～28 天后，结核特异性 $CD4^{+}$T 细胞同时出现于呼吸道和血液中，表明刚刚启动的效应细胞进入循环后迅速聚集到肺部。肉芽肿中结核特异性 $CD4^{+}$T 细胞表现为组织实质的 $CXCR3^{+}CX3CR1^{-}PD^{-}1hiCTLA\text{-}4^{+}$表型。然而，多数肉芽肿 $CD4^{+}$T 细胞也被发现位于淋巴细胞袖套和髓系细胞核心。利用血管内染色方法，发现基本所有结核特异性 $CD4^{+}$T 细胞都在血管内皮外深入实质。因此，不太可能出现，初次感染后，终末分化引起的肺部归巢缺陷会限制 $CD4^{+}$T 细胞向肉芽肿的迁移。然而，肉芽肿中病灶定位的缺陷则可能对于结核感染中 T 细胞介导免疫构成巨大障碍[9]。

结核分枝杆菌利用多种机制逃避宿主的免疫应答，抑制效应性 $CD4^{+}$T 细胞应答就是其中的一种方式。TCR 信号可被结核分枝杆菌细胞膜成分抑制，如脂聚糖和脂阿拉伯甘露糖状，但目前对于脂聚糖如何从感染的巨噬细胞到达 T 细胞还是未知。研究者发现，结核分枝杆菌和受感染的巨噬细胞所产生的膜囊可抑制 $CD4^+T$ 细胞的活化，减少 IL-2 的产生并降低 T 细胞增殖水平。流式细胞术和免疫印迹结果证实，结核分枝杆菌 - 衍生细菌囊泡（BVs）产生的脂聚糖被传递给 T 细胞，并抑制 T 细胞的应答。BVs 刺激 $CD4^+T$ 细胞后诱导表达 GRAIL，这是 T 细胞无能的标志；再次刺激后，这些 T 细胞增殖能力下降，证实了这些 T 细胞处于无能状态。此外，当 T 细胞在体外与感染的巨噬细胞共同培养，或从结核分枝感染感染的小鼠肺部分离出来后，均有脂阿拉伯甘露聚糖的表达，表明在体内脂阿拉伯甘露聚糖可被转移至 T 细胞。这些研究提示了结核分枝杆菌脂聚糖调控 $CD4^+T$ 细胞的新机制，即通过结核分枝杆菌所产生或感染的巨噬细胞释放的 BVs 发挥作用。这些脂聚糖被转移给 T 细胞，抑制 T 细胞应答，为结核菌免疫逃避提供了新机制[10]。

T 细胞在免疫系统中发挥重要作用，但当其过度暴露于特定抗原，其功能会衰减。这种状态通常被称为耗竭，T 细胞耗竭表现为增殖水平和细胞因子分泌等功能下降。在部分肿瘤和慢性感染如结核中已发现 T 细胞的耗竭。在慢性结核分枝杆菌感染时，T 细胞可能表现为功能耗竭的表型并表现为进展性 IL-2，IFN-γ 和 TNF-α 分泌水平的下降。在某些肿瘤和慢性感染模型中，可通过所谓的“检查点”抑制剂来封闭耗竭表型，从而控制肿瘤并促进有效免疫应答。然而，在结核杆菌感染时，T 细胞耗竭的结果却并不明确。因此，有必要在分子水平进行试验来检测并解释“检查点”对于慢性结核感染结局的作用，这对于研发新的针对慢性结核新型治疗方式来讲具有指导作用。已有研究表明在慢性结核感染时，TLR-2 信号可恢复耗竭性 CD4Th1 细胞的功能。而且，封闭 PD-1 可恢复 T 细胞的功能。但还需要进一步研究，在慢性结核感染固有及适应性免疫应答过程中，其他的细胞表面的及分泌性分子的作用，从而阻止 $CD4^+$ 和 $CD8^+T$ 细胞的功能耗竭。进而，就发病机制而言，是否正是因为其 T 细胞发生功能耗竭，潜伏感染者中的 10%～15% 人群才发展为活动性结核患者？就治疗而言，通过药物治疗阻断抑制性信号通路将可能是一种有潜力的治疗结核病人的手段[11]。

目前认为结核菌特异性可分泌 IFN-γ 的 CD4+Th1 细胞对于抗结核保护作用来说是比逊的，在一些研究中，保护性与多功能性结核特异性 Th1 亚群相关，如，可同时分泌 Ⅰ 型细胞因子的 Th1 细胞。然而，结核特异性 Th1 细胞及其多功能性亚群在结核发病过程中的作用还不明确，肺结核的特点是疾病表现的多样性。为了研究结核发病过程中结核特异性 Th1 细胞应答的作用，Panteleev 等[12]作者分析了 Th1 及其他免疫细胞与特定临床表现之间的相关性，如肺结核破坏程度，排菌水平，疾病的严重程度，临床表现形式，和肺结核病理综合参数“提米卡 X 线评分”。与健康的结核菌暴露组对照相比，结核病人（TBP）并未表现出外周血中结核菌特异性分泌细胞因子的 $CD4^+T$ 细胞的缺陷，而两组之间的细胞多功能性存在差别，TBP 表现为更多的双功能性 $TNF\text{-}\alpha^+IFN\text{-}\gamma^+IL\text{-}2^-$ 淋巴细胞。不同结核类型结核严重程度与结核特异性细胞因子分泌细胞及细胞多功能性并不相关。但是，几种结核的临床表现与白细胞数量、淋巴细胞百分比和绝对数、分段或带状中性粒细胞密切相关。因此作者认为，不同结核病的临床表现可能由不同机制所驱动；循环中定量参数和多功能性结核特异性 $CD4^+$ 细胞区分结核病的严重程度中作用很小；粒细胞和淋巴细胞系的改变是结核发病的重要因素。导致这些变化的机制及其在结核病中的具体作用尚待确定，但可能涉及人体造血系统的变化。

有关可同时产生多种细胞因子的多功能 T 细胞在结核感染及疫苗效果评价中的研究已有很多，Lewinsohn 等[13]综述了近来相关的研究，作者发现在动物模型和人体研究，BCG 和几种结核候选疫苗都可诱导多功能性 $CD4^+T$ 细胞,但是,虽然有大量小鼠研究中支持多功能性 CD4+T 细胞与疫苗诱导保护作用相关,也有部分小鼠和人体试验并没有发现这群细胞应答与保护性相关。因此,作者认为,多功能性 $CD4^+T$ 细胞并不一定与保护性相关,还要结合细胞的分化阶段,组织归巢潜能及长期存活能力等因素综合考虑,需要更为深入复杂的设计研究。

众所周知,HIV 感染会增加结核发病的风险。Day 等[14]对比分析了成人潜伏感染结核者中感染 HIV 及未感染 HIV 者结核特异性 $CD4^+T$ 细胞的频率、表型和功能特征,发现在 HIV 感染者中,可分泌细胞因子的结核特异性 $CD4^+T$ 细胞频率较低,尤其是 $IFN\text{-}\gamma^+IL\text{-}2^-TNF\text{-}\alpha^+CD4^+T$ 细胞下降尤为显著。此外,HIV 感染者结核特异性 $CD4^+T$ 细胞表达 Ki67 水平更高,表明这些细胞在体内刚刚激活或发生变化。与未感染者相比,HIV 感染者结核特异性 $CD4^+T$ 细胞体外增殖能力下降,而且,在体外试验中,HIV 感染与结核特异性抗原诱导的 $CD4^+T$ 细胞凋亡水平升高相关,这可能是 HIV 感染者结核特异性 $CD4^+T$ 细胞增殖水平下降的机制。上述数据表明,HIV 感染增加了结核潜伏感染者发展为活动性结核病的风险,也为了解结核潜伏感染者中结核抗原特异性 $CD4^+T$ 细胞免疫功能提供新的线索。

三、细胞因子及其他免疫分子

在结核感染及发病过程中,众多细胞因子及免疫分子构成复杂的网络,共同参与并发挥调控作用。$CD4^+$ T 细胞和多种细胞因子,如 Th1 型细胞因子 IFN-γ,对于控制感染非常关键。然而,有关其控制机制还并不完全清楚。可诱导的 NO 合成酶(iNOS)是其中一种控制结核菌的关键性 IFN-γ 的靶基因。虽然 iNOS 产生的 NO 被认为对于结核菌有直接杀菌作用,但作为一种信号分子,人们对于 NO 在结核感染中的作用还知之甚少。研究者发现,在结核感染过程中,iNOS 广泛调控巨噬细胞转录组,激活抗菌通路同时也限制炎性因子的产生。转录因子缺氧诱导因子-1α(HIF-1α)刚被发现是一种 IFN-γ 介导的控制结核菌感染的关键分子。HIF-1α 需要通过 NO 发挥功能,HIF-1α 和 iNOS 通过一个正反馈循环相连接,增强巨噬细胞激活程度,而且,NO 抑制 NF-κB 的功能从而阻止过度炎性反应。因此,NO 激活强抗菌活性同时也限制损伤性炎症。因此,IFN-γ 信号强度对于不至于形成过度组织损伤的有效免疫应答来说很重要,而 NO 则是一种维护这种平衡的关键分子[15]。

免疫抑制细胞因子 IL-10,已被证明能抑制 Th1 细胞对结核分枝杆菌的应答。然而,结核分枝杆菌感染过程中 IL-10 的关键细胞来源仍然未知。利用 IL-10 报告小鼠,研究者发现,结核分枝杆菌感染后的前 14 天,肺部表达 IL-10 的主要细胞是 $Ly6C^+$ 单核细胞。然而,感染 21 天之后,出现了大量表达 IL-10 的 T 细胞。值得一提的是,与完全分泌 IL-10 的小鼠相比,缺乏 T 细胞来源的 IL-10 的小鼠,而非单核细胞来源的 IL-10 的小鼠,在结核慢性感染时肺细菌量明显减少,这说明 T 细胞来源的 IL-10 在结核易感性中的作用。$CD4^+$ 和 $CD8^+T$ 细胞均表达 IL-10,表达高水平的 CD44 和 T-bet,在体外刺激后可同时产生 IFN-γ 和 IL-10。此外,结核杆菌感染时,$CD4^+T$ 细胞 IL-10 的表达部分受 IL-27 和 I 型 IFN 信号的调控。该研究表明,尽管在结核分枝杆菌感染过程中,IL-10 有多种免疫来源,活化 T 细胞分泌的 IL-10 诱导的结核易感性的主要来源[16]。

IL-23 和 IL-2 可显著协同扩增结核潜伏感染者磷酸抗原特异性 Vγ2Vδ2 T 细胞。IL-23 通过 STAT3 诱导 Vγ2Vδ2 T 细胞扩增,这种作用在结核病人表现为选择性缺失。TB 引起的

IL-23 信号的缺失伴随 STAT3 磷酸化水平下降。而 STAT3 的下降与结核病人 Vγ2Vδ2 T 细胞 hsa-miR-337-3p 和 hsa-miR-125b-5p 的显著上升相关。通过 miRNA 沉默下调 hsa-miR-337-3p 和 hsa-miR-125b-5p 可改善 IL-23 介导的 Vγ2Vδ2 T 细胞扩增并恢复这些细胞分泌抗结核细胞因子的能力。提示，结核病可选择性降低某种细胞因子，诱导 T 细胞对相应细胞因子的耗竭[17]。

Warsinske 等[18]通过实验和计算机模型研究了在结核肉芽肿形成过程中相关分子、细胞及组织动力学的改变，结果表明，TGF-β1 是在结核肉芽肿形成过程中发挥抑制细胞毒性 T 细胞效应功能的主要分子，去除 TGF-b1 可引起细菌清除和病灶杀菌过程的加速，此外，还确定了 TGF-b1 和 IL-10 调节 T 细胞及巨噬细胞功能的新的机制，研究提示，提高细胞毒性 T 细胞的效应功能可监督肉芽肿中细菌的清除速度，从而能成为治疗结核的新的潜在靶标。

炎性小体是细胞内的一类多蛋白复合物，它能够在感受外界信号刺激后激活半胱天冬酶-1(caspase-1)。Wawrocki 等[19]综述了炎症小体在结核菌诱导的免疫应答过程中发挥的作用。有效的固有及适应性免疫应答高度依赖于促炎因子的产生，在这个过程中炎性小体发挥关键作用。小鼠基因敲除 IL-18、IL-1β 或 IL-1 Ⅰ型受体(IL-1R1)后，对结核菌的易感性增加。Caspase-1 负责裂解 IL-1β 和 IL-18 前体。炎性小体激活后，触发 IL-1β 和 IL-18 多方面的功能，是发挥抗结核有效炎性反应的先决条件，而分别由 NLRP3 和 AIM2 作为传感器蛋白的两种炎性小体在其中发挥关键作用。深入研究结核菌感染时炎性小体激活的分子机制，及相应结核菌的逃逸机制，对于研究更有效的抗结核治疗方式非常有利。

Pires 等[20]研究表明，结核杆菌可调控宿主巨噬细胞溶酶体组织蛋白酶，导致酶活性下降，从而有利于于病原体的存活。结核感染过程中，miR-106b-5p 等 miRNAs 可被结核菌特异性上调，以保障结核菌在巨噬细胞内存活，而 miR-106b-5p 失去功能后，T 细胞激活及杀菌作用增强，说明调控 miR-106b-5p 可作为抗结核菌感染中宿主治疗的潜在靶标。

临床上从结核分枝杆菌感染者体内分离的菌株株属于 W-北京谱系的越来越普遍，其与耐药性相关，并在动物模型中造成严重的免疫病理学改变。因此，对于迅速出现的结核分枝杆菌，如 W-北京谱系，确定可介导保护作用的免疫机制非常重要。IL-22 是 IL-10 家族的一种细胞因子，在黏膜表面既发挥保护作用也具有病理作用。目前为止，数据表明，IL-22 基因敲除小鼠对于吸入性感染低毒力株结核分枝杆菌易感性并未增加。研究者利用 W-北京谱系菌株中的一种，HN878，来分析 IL-22 通路的免疫功能。在小鼠感染模型中，结核分枝杆菌 HN878 以 TLR2 依赖性方式刺激 IL-22 的分泌，在慢性感染阶段发挥免疫保护作用。而且，IL-22 依赖的通路在上皮细胞和巨噬细胞均介导保护作用。这对于研究 IL-22 在新兴结核菌感染中 IL-22 的作用提供了新的思路[21]。

绝大多数结核分枝杆菌慢性感染个体中，抗菌免疫是保护性的，但如不能适当调控则也可对机体有害。树突状细胞(DC)C 型凝集素免疫受体(DCIR)，一种维持 DC 平衡的重要成分，对于调控肺部炎症和结核菌载量都是必需的。DCIR 在结核分枝杆菌感染的潜伏性和活动性结核的非人灵长类动物肺部病灶大量表达。在小鼠，DCIR 缺陷可减弱 DCs 中 STAT1 介导的 I 型 IFN 信号，导致 IL-12 产生增加促进 T 细胞向 Th1 细胞的分化。因此，DCIR 缺陷小鼠比野生型小鼠可更好地控制结核分枝杆菌，但也会发生更强的炎症反应，肺部 TNF 和 iNOS 增加。上述研究表明，C 型凝集素通过维持 DCs 中 I 型 IFN 信号，在调控感染诱导的炎症和控制病原体二者之间的平衡中发挥重要作用[22]。

TLR2 在宿主抗慢性结核分枝杆菌感染的过程中发挥关键作用，然而，哪种细胞类型在这个应答过程中发挥主要作用还不清楚。作者研究了非造血细胞和造血细胞上 TLR2 在慢性结核分枝杆菌感染小鼠中的作用。感染后 8 周，与野生型→野生型嵌合体小鼠相比，*TLR2* 基因敲除(TLR2KO)→骨髓嵌合体小鼠菌量增加，伴随淋巴细胞和单个核细胞无序聚集，广泛肺部免疫病理性改变。造血细胞缺乏 TLR2 的嵌合体小鼠(TLR2KO→WT)菌量和肺部免疫病理表现与 TLR2KO 小鼠类似。相反，非造血细胞缺乏 TLR2 的嵌合体小鼠(WT→TLR2KO)肉芽肿炎症表现比野生型小鼠明显减少。虽然后者小鼠没有表现出肺部细菌控制水平的改善，但在引流淋巴结、脾脏和肝脏细菌负荷显著下降。表明 TLR2 介导的造血细胞应答有助于控制肺部细菌和肉芽肿完整性，然而非造血细胞 TLR2 信号可部分促进肉芽肿炎症和细菌扩散[23]。

(李丽　王雅果　常蕴青　毕利军)

参考文献

1. Qaqish A, Huang D, Chen CY, et al. Adoptive transfer of phosphoantigen-specific γδ T cell subset attenuates Mycobacterium tuberculosis infection in nonhuman primates. J Immunol, 2017, 198(12): 4753-4763.
2. Lu YB, Xiao DQ, Liang KD, et al. Profiling dendritic cell subsets in the patients with active pulmonary tuberculosis. Mol Immunol, 2017, 91: 86-96.
3. Venkatasubramanian S, Cheekatla S, Paidipally P, et al. IL-21-dependent expansion of memory-like NK cells enhances protective immune responses against Mycobacterium tuberculosis. Mucosal Immunol, 2017, 10(4): 1031-1042.
4. Brilha S, Wysoczanski R, Whittington AM, et al. Monocyte adhesion, migration, and extracellular matrix breakdown are regulated by Integrin αVβ3 in Mycobacterium tuberculosis infection. J Immunol, 2017, 199(3): 982-991.
5. Domingo-Gonzalez R, Das S, Griffiths KL et al. Interleukin-17 limits hypoxia-inducible factor 1α and development of hypoxic granulomas during tuberculosis. JCI Insight, 2017, 2(19): 92973.
6. Zhan X, Hu S, Wu Y et al. IFN-γ decreased the suppressive function of CD33+HLA-DRlow myeloid cells through down-regulation of PD-1/PD-L2 signaling pathway. Mol Immunol, 2018, 94: 107-120.
7. Moguche AO, Musvosvi M, Penn-Nicholson A, et al. Antigen availability shapes T cell differentiation and function during Tuberculosis. Cell Host Microbe, 2017, 21(6): 695-706.
8. Scriba TJ, Carpenter C, Pro SC, et al. Differential recognition of *M. tb*-specific epitopes as a function of tuberculosis disease history. Am J Respir Crit Care Med, 2017, 196(6): 772-781.
9. Kauffman KD, Sallin MA, Sakai S, et al. Defective positioning in granulomas but not lung-homing limits CD4 T-cell interactions with Mycobacterium tuberculosis-infected macrophages in rhesus macaques. Mucosal Immunol, 2017. [Epub ahead of print]
10. Athman JJ, Sande OJ, Groft SG, et al. Mycobacterium tuberculosis MembraneVesicles inhibit T cell activation. J Immunol, 2017, 198(5): 2028-2037.
11. Khan N, Vidyarthi A, Amir M, et al. T-cell exhaustion intuberculosis: pitfalls and prospects. Crit Rev Microbiol, 2017, 43(2): 133-141.
12. Panteleev AV, Nikitina IY, Burmistrova IA, et al. Severe Tuberculosis in humans correlates best with neutrophil abundance and lymphocyte deficiency and does not correlate with antigen-specific CD4 T-cell response. Front

Immunol,2017,8:963.

13. Lewinsohn DA, Lewinsohn DM, Scriba TJ. Polyfunctional CD4+ T cells as targets for Tuberculosis vaccination. Front Immunol, 2017, 8: 1262.
14. Day CL, Abrahams DA, Harris LD, et al. HIV-1 infection is associated with depletion and functional impairment of Mycobacterium tuberculosis-specific CD4 T cells in individuals with latent Tuberculosis infection. J Immunol, 2017, 199(6): 2069-2080.
15. Braverman J, Stanley SA. Nitric oxide modulates macrophage responses to Mycobacterium tuberculosis infection through activation of HIF-1α and repression of NF-κB. J Immunol, 2017, 199(5): 1805-1816.
16. Moreira-Teixeira L, Redford PS, Stavropoulos E, et al. T Cell-Derived IL-10 impairs host resistance to Mycobacterium tuberculosis infection. J Immunol, 2017, 199(2): 613-623.
17. Shen H, Gu J, Xiao H, et al. Selective Destruction of interleukin 23-induced expansion of a major antigen-specific γδ T-cell subset in patients with tuberculosis. J Infect Dis, 2017, 215(3): 420-430.
18. Warsinske HC, Pienaar E, Linderman JJ, et al. Deletion of TGF-β1 increases bacterial clearance by cytotoxic T cells in a tuberculosis granuloma model. Front Immunol, 2017, 8: 1843.
19. Wawrocki S, Druszczynska M. Inflammasomes in mycobacterium tuberculosis-driven immunity. Can J Infect Dis Med Microbiol, 2017, 2017: 2309478.
20. Pires D, Bernard EM, Pombo JP, et al. Mycobacterium tuberculosis modulates miR-106b-5p to control cathepsin S expression resulting in higher pathogen survival and poor T-cell activation. Front Immunol, 2017, 8: 1819.
21. Treerat P, Prince O, Cruz-Lagunas A, et al. Novel role for IL-22 in protection duringchronic Mycobacterium tuberculosis HN878 infection. Mucosal Immunol, 2017, 10(4): 1069-1081.
22. Troegeler A, Mercier I, Cougoule C, et al. C-type lectinreceptor DCIR modulates immunity to tuberculosis by sustaining type I interferon signaling in dendritic cells. Proc Natl AcadSci U S A, 2017, 114(4): E540-E549.
23. Konowich J, Gopalakrishnan A, Dietzold J, et al. Divergent functions of TLR2 on hematopoietic and nonhematopoietic cells during chronic mycobacterium tuberculosis infection. J Immunol, 2017, 198(2): 741-748.

下篇　结核病临床

第一章　结核病细菌学诊断

摘要:涂片镜检在结核病的早期诊断中一直发挥着重要作用,LED 荧光显微镜法、TBDx 自动数码镜检系统均提高了传统涂片镜检的诊断效率。新型改良罗氏培养基大大提高了敏感度和特异度。快速诊断结核分枝杆菌的药物敏感性对于结核病的防控具有重要价值。由于所用药物敏感性试验的方法不同以及各地区流行菌株不同,世界各地结核分枝杆菌的耐药性报道不一。

关键词:结核分枝杆菌;涂片;培养;药敏试验

结核病的诊断和耐药诊断对于结核病的防控十分重要,随着技术进步试验方法的改进可进一步提高诊断效率。然而,涂片镜检、结核分枝杆菌培养仍然是结核病诊断的重要方法。

一、涂片镜检

由于 LED 显微镜相对简单和便宜,WHO 推荐涂片镜检查抗酸菌时使用 LED 荧光显微镜(LED-FM)代替传统显微镜;近年来 WHO 又推荐了一项新技术 Xpert MTB/RIF 以改进结核病的诊断。这两种技术检测时间均较短,可以当天报告结果,Gelalcha 等[1]评估了这两种技术在诊断结核病中的效率。共纳入了 362 份晨痰标本,以培养为金标准 LED-FM 和 Xpert 的敏感度、特异度、阳性预测值和阴性预测值分别为 77.8%、100%、100%、96% 和 93.3%、98%、97.5%、98.9%。结果显示 Xpert 的诊断效率较 LED-FM 高,但 LED-FM 的敏感度高于最近常被系统综述引用的敏感度。Nabeta 等[2]评估了 TBDx 自动数码镜检系统诊断肺结核的可行性。共纳入 539 例疑似肺结核患者,以培养为金标准 TBDx 的敏感度为 62.2%,特异度为 90.7%。当 TBDx 阳性时再进行 Xpert 检测,TBDx 的分类检测特异度可达 100%且敏感度保持不变。尽管 TBDx 的诊断效率并未达到经验丰富专家的水平但要高于普通专家。在不具备分子诊断技术的实验室,TBDx 作为分类诊断方法可达到较好的特异度,但与单独使用 Xpert 相比可能会漏诊 1/3 的患者。患者的依从性对于结核病的治疗成功十分重要,Kidenya 等[3]研究了坦桑尼亚西北地区肺结核患者治疗 2 个月时涂片镜检查抗酸菌的效率和结核病患者的依从性。共纳入 331 例涂片阳性初治肺结核患者,其中 31.7%为 HIV 阳性。抗结核治疗 2 个月时 10.9%仍是涂片阳性,抗结核治疗 5 个月时所有患者均涂片阴性。治疗2个月时患者依从性较差者有16.9%。可见,在坦桑尼亚西北地区多于2/3的涂片阳性患者的治疗强化期被错误的延迟了1个月,这将增加治疗费用和药物毒性,影响患者的依从性。

涂片镜检在结核病的早期诊断中一直发挥着重要作用,但涂片镜检亟需价格便宜效率高的方法,LED荧光显微镜法、TBDx自动数码镜检系统均提高了传统涂片镜检的诊断效率。

二、培养

（一）非痰标本对结核病的诊断价值

由于在儿童中不易获得标本或者呼吸道分泌物中菌量较少,导致各种诊断方法的敏感度均不够理想。Walters等[4]评估了使用粪便培养*M. tb*对胸腔结核的诊断效率。共纳入188例儿童患者(年龄中位数为14.4个月,15.4%为HIV阳性),去污染处理后粪便的污染率仍高达41.5%。去除污染菌株后,在确诊结核病患儿中粪便培养的敏感度为24.0%而Xpert的敏感度为33.33%,此外粪便培养在93例非确诊结核病患儿中1.1%为阳性。可见粪便培养诊断儿童胸腔结核的敏感度较低,若能通过改进样本处理程序降低污染率可更客观的评价该方法。在结核病高负担地区*M. tb*是急性社区获得性肺炎的重要病原。Moore等[6]评估了与1份诱导痰或胃液标本相比2份诱导痰诊断肺结核的增量价值。在906例疑似患儿中3.0%*M. tb*培养阳性。在12例检测了≥2份诱导痰培养阳性的肺结核患儿中,33.3%第1份诱导痰检测为阴性。在同时检测胃液和诱导痰标本的患儿的头对头比较中,1份胃液标本的诊断率(1.9%)与1份诱导痰标本的诊断率(1.2%)相似,而且2份胃液标本的诊断率(3.3%)与2份诱导痰标本的诊断率(1.7%)相似。通过检测诱导痰和胃液共有19例患儿*M. tb*培养阳性,其中诱导痰标本检测到42.1%。可见在急性社区获得性肺炎患儿中联合检测2份诱导痰和胃液标本可提高*M. tb*的检出率。Aslam等[6]评估了在不能咳痰的成年结核病患者中胃液标本诊断肺结核的价值。900,885份和877份胃液分别进行了涂片、Xpert和培养检测,诊断率分别为23.6%、30.3%和24.9%。在313例确诊患者中,Xpert的敏感度(82.8%)显著高于涂片(61.0%)和培养(67.8%)。可见,在不能咳痰的患者中胃液查*M. tb*可有助于结核病诊断。

（二）培养方法的改进

准确、省时、廉价的培养方法对于结核病的确诊非常重要,Nambiar等[7]评估了Mycotube(一种新型改良罗氏培养基)在*M. tb*培养中的价值。共纳入207份初治结核病患者的痰和肺外标本,以MGIT960培养为金标准,Mycotube的敏感度为85.8%,特异度为97.8%。Mycotube、MGIT960培养、罗氏培养基(本地采购)和罗氏培养基(bioMérieux,法国)的平均报阳时间分别为17.4、14.5、28.1和16.5天。可见,Mycotube在*M. tb*培养中的价值与传统罗氏培养基相似,而且Mycotube不需特殊实验室设备,价格是MGIT960的1/3,因此可用于结核病的诊断。Kim等[8]报道了一种应用磁泳免疫检测法(magnetophoretic immunoassay,MPI)在液体培养中早期检测*M. tb*生长的方法。MPI为使用两种纳米微粒检测培养滤液中的CFP-10抗原。共纳入90份痰或肺泡灌洗液标本,与MGIT960系统相比,MPI的敏感度、特异度、阳性预测值和阴性预测值分别为88.4%、80.9%、80.9%和88.4%。此外MPI可以区分*M. tb*和NTM,而NTM在MGIT960系统中会报告假阳性。MPI平均报阳时间要显著短于传统的液体培养和固体培养。所以MPI在结核病的早期诊断中具有重要价值。

（三）标本收集方法对检测结果的影响

实验室检测技术的诊断效率很大部分取决于送检痰标本的质量，Datta 等[9]比较了不同痰标本的收集方法对结核病诊断效率的影响并做了 meta 分析。共纳入 23 篇报道包含 8967 例患者 19252 份痰标本，收集即时痰是主要的参考标准。合并痰标本可提高涂片镜检（*OR* 1.6，95%*CI* 1.3～1.9，$P<0.0001$）和培养（*OR* 1.7，95%*CI* 1.2～2.4，$P=0.01$）的诊断效率。收集痰之前给予患者指导可提高涂片镜检的诊断效率（*OR* 1.6，95%*CI* 1.3～2.0，$P<0.001$）。收集晨痰并不能显著提高涂片镜检（*OR* 1.5，95%*CI* 0.9～2.6，$P=0.2$）和培养（*OR* 1.4，95%*CI* 0.9～2.4，$P=0.2$）的诊断效率。网络 meta 分析进一步确证了该结果，可通过合并痰标本或收集即时痰时指导患者留取标本提高结核病的诊断效率。

对于不易获得呼吸道标本的患者，取多份诱导痰或胃液标本可提高 *M. tb* 检出率，但粪便污染率太高。培养方法的改进更有利于结核病的早期、准确诊断。而且合并痰标本或收集即时痰时指导患者留取标本可提高结核病的诊断效率。

三、药物敏感试验

（一）药物敏感试验方法的改进

快速诊断 *M. tb* 的药物敏感性对于结核病的防控非常重要，Adami 等[10]评估了一种更加快速、廉价的直接使用 MGIT 培养管中报阳的细菌进行药敏试验的方法。共纳入 94 株 MGIT 培养管中报阳的菌株，这些菌株一方面根据 MGIT 药敏试验说明书进行操作，即 MGIT 培养管中报阳的细菌再转接培养一次且在系统报阳 5 天内完成药敏试验；同时这些菌株还采用了改进的方法进行药敏试验，即直接使用系统报阳 5 天以上的 MGIT 培养管中的细菌进行药敏试验。药敏结果一致的菌株有 81%，Sm、INH、RIF 和 EMB 的药敏结果在两种方法间的一致率分别为 92.0%、98.9%、97.7%和 95.5%。有 6 株菌在说明书推荐的方法中未培养成功，其中有 3 株为耐药菌株。可见对于 MGIT 培养管中报阳的菌株不经过转接直接开展药敏试验，结果可靠，还节约了成本和时间。PZA 在结核病治疗中发挥重要作用，WHO 推荐采用 MGIT 960 系统的药敏试验检测 PZA 的药物敏感性，但有些研究表明由于受接种量影响，该表型药敏试验方法也会报告一些假阳性结果。Mustazzolu 等[11]报道罗马的国家级参比实验室将 PZAMGIT 960 系统的药敏试验方法进行了改进，即报阳 1～2 天内的 MGIT 培养管涡旋 30 秒后，静置 20～30 分钟。然后吸取 1ml 上清，其中 0.5ml 接种于含 100 μg/ml PZA 的培养管中，另外 0.5ml 上清用生理盐水 1∶10 稀释后，吸取 0.5ml 稀释液接种于不含 PZA 的培养管中作生长对照。MGIT 培养管中的细菌优先用于 PZA 药敏试验，剩余的细菌再做其他药物的药敏试验。改进后的药敏试验方法可将 PZA 耐药假阳性率从 4.7%降至 1.2%。Lavania 等[12]研究了应用生物安全痰浓缩方法处理的痰涂片直接检测 *M. tb* 利福平耐药的准确性。共纳入 87 份痰培养阳性标本，所有标本均进行涂片、液体培养，DNA 提取，*IS6110* 和 *rpoB* PCR 扩增，*rpoB* 基因测序。结果显示，在 *M. tb* 检测阳性率方面生物安全涂片法较直接涂片法提高 5%，所有标本均 *IS6110* 和 *rpoB* PCR 扩增阳性。*rpoB* 基因测序结果显示 34%的标本为 RIF 耐药，生物安全涂片法 *rpoB* 基因测序结果与 RIF 表型药敏结果 100%一致。该结果显示生物安全涂片法既可解决痰标本运输的生物安全问题，又可通过 DNA 测序检测 RIF 耐药。

（二）临床耐药情况分析

近年来WHO推荐一种治疗MDR-TB的“短程”方案即“孟加拉国方案”，强化期(4~6个月)包含Km、Mox、Pto、Cfz、PZA、高剂量INH和EMB，巩固期(5个月)包含Mox、Cfz、PZA和EMB。Dalcolmo等[13]报道了2000—2015年巴西MDR-TB对“短程”方案中药物的耐药谱。耐药率从高到低依次为PZA(50.0%)，氟喹诺酮类(34.4%)，EMB(32.9%)，Eto(28.9%)，Km(11.9%)和Amk(12.9%)。与2000—2010年相比2011—2015年下列药物的耐药率显著下降：PZA(51.5%对46.7%，P=0.01)，EMB(37.9%对28.3%，P<0.001)和Eto(29.7%对19.1%；P=0.01)；而氟喹诺酮类药物的耐药率从30%上升至34.9%，但差异无统计学意义。对于“短程”方案中的药物2000—2010年1319株MDR-TB做了PZA、EMB和Eto的药敏试验，其中11.4%对3种药物耐药。氟喹诺酮类药物的耐药率为30%，Km为22.2%，Amk为15.9%。在2011—2015年，PZA的耐药率为46.7%，EMB为28.3%，氟喹诺酮类为34.9%，Amk为12.6%，Km为11.6%。Ennassiri等[14]首次报道了摩洛哥XDR-TB的流行情况，155株MDR-TB中2.6%为XDR-TB，11.6%为pre-XDR-TB。莫桑比克是全球结核病高负担国家之一，仅在2007—2008年做了一次全国性的耐药调查，Valencia等[15]基于实验室确诊病例报道了莫桑比克南部结核病的耐药情况。结果显示对一线抗结核药物总耐药率为15.9%，Sm耐药率为4.0%，INH为10.1%，RIF为6.2%，EMB为3.6%和PZA为1.1%。MDR-TB耐药率为5.0%，在初治和复治患者中分别为3.8%和13.2%。在初治和复治患者中INH单耐率分别为4.6%和2.6%。具有抗结核治疗史是MDR-TB的危险因素(*OR* 4.3，95%*CI* 1.3~14.1)。Javaid等[16]报道了巴基斯坦复治结核病患者对一线和二线抗结核药物的耐药情况，53.1%复治患者对所有的一线药物敏感，46.9%至少耐一种一线药物，24.3%为MDR-TB。MDR-TB中47.0%对Ofx耐药，0.4%为XDR-TB。Onyedum等[17]对尼日利亚结核病的耐药情况进行了系统综述和Meta分析。共纳入34个调查涉及8002例成年结核病患者，其中初治患者2982例，复治患者5020例。任一药物耐药率在初治和复治患者中分别为32.0%和53.0%。初治和复治患者中MDR-TB分别为6.0%和32.0%。Eufrasio等[18]报道了葡萄牙科英布拉区2000—2011年肺结核患者对一线抗结核药物的耐药情况。在339株菌株中17.1%对至少一种一线抗结核药物耐药。INH、RIF、EMB、PZA和Sm在初治和复治患者中的耐药率分别为7.8%和29%、0.6%和12.9%、1%和6.5%、1%和9.7%、11.4%和25.8%。总耐药率在2006年为32.3%，在2009年达到最高88.5%。2006年INH和RIF耐药率达最高分别为19.4%和6.5%；EMB耐药率在2011年达最高为10%，PZA耐药率在2003年达最高为8.6%，Sm耐药率在2006年达最高为29%，MDR-TB在2006年达最高为6.9%。PZA在非MDR-TB和MDR-TB中的耐药率分别为0.9%和50%。耐药结核的形势日益严峻，由于新药研发耗时耗钱，一些已上市的具有抗分枝杆菌活性的药物逐渐引起专家的注意。Cavanaugh等[19]采用刃天青微孔稀释法测定了217株MDR-TB(153株为治疗前分离株和64株为治疗过程中分离株)的MIC值。结果显示，抗结核治疗前MDR-TB分离株的MIC_{50}和MIC_{90}(mg/L)分别为复方磺胺甲噁唑片(复方新诺明)0.2/4，0.4/8；甲氟喹8，8；甲硫哒嗪4，8；Cfz 0.25，0.5；阿莫西林/克拉维酸16/8，32/16；美罗培南/克拉维酸1/2.5，8/2.5；硝唑尼特16，16；Lzd 0.25，0.25和羟基保泰松40，60。抗结核治疗前后MDR-TB分离株的MIC未发生变化。大部分药物均显示出对*M. tb*具有较好的抗菌效果。当MIC值与这些药物在人体中的药物动力学/药效学数据进行比较，复方磺胺甲噁唑、美罗培南/克拉维酸、

Lzd、Cfz 和硝唑尼特比较有临床应用前景，值得进一步做临床试验验证。

Chien 等[20]报道了尿道结核中氟喹诺酮类的耐药率和外排泵抑制剂对 Mfx 耐药的影响，在 47 例尿道结核中 51.1%对 Ofx 耐药，46.8%对 Mfx 耐药，在 22 株 Mfx 耐药的菌株中 86.4%为低水平耐药（MIC=1.0~2.0 mg/L）。患者之前暴露过氟喹诺酮类较未暴露者 Mfx 的耐药率要高（63.6%对 32.0%；$P=0.03$）。3 株 Mfx 高水平耐药（MIC ≥ 4.0mg/L）菌株均在 *gyrA* 或 *gyrB* 基因发生了突变；而在 19 株 Mfx 低水平耐药菌株中仅 5.3% *gyrA* 基因发生了突变。19 株 Mfx 低水平耐药菌株中 84.2%为外排泵抑制剂应答者，而 3 株 Mfx 高水平耐药菌株均不是外排泵抑制剂应答者。可见约有一半（46.8%）尿道结核对 Mfx 耐药，对于大部分低水平耐药菌株外排泵抑制剂还是有效的。

Mai 等[21]报道了越南胡志明市 TB/HIV 共感染患者中 *M. tb* 的耐药情况和菌株特点。结果显示，42.0%菌株对任一药物耐药，8.5%为 MDR-TB。Sm 耐药率为 40.0%占任一药物耐药菌株的 95.2%，100%MDR-TB 对 Sm 耐药。未发现 RIF 单耐菌株。在 RIF 耐药菌株中 88.9%在 *rpo*B 基因的 81bp RRDR 区存在突变。INH 耐药菌株 88.2%发生 *kat*G 基因的 Ser315Thr 突变。这些 *M. tb* 的基因型主要为北京基因谱系（49.0%）和东非印度谱系（35.0%）。在印度 MDR-TB 的耐压率近年来保存平稳，但在儿童中 pre-XDR 和 XDR-TB 的数量却在持续上升，Shah 等[22]报道了印度孟买地区儿童结核耐药率和耐药谱的变化情况。儿童结核的总耐药率为 6.6%，从 2010 年前的 5.6%上升到了 2010 年后的 7%（$P=0.40$）。10.4%患儿的诊断是基于与耐药结核患者有密切接触史。总体上氟喹诺酮类的耐药率从 2010 年前的 39.1%上升到了 2010 年后的 93.7%（$P=0.0001$），Mfx 耐药率从 39.1%上升到 46%（$P=0.0018$），Ofx 耐药率从 30.4%上升到 47.6%（$P=0.14$）。Eto 耐药率从 26.1%上升到 49.2%（$P=0.04$），氨基糖苷类耐药率从 4.3%上升到 19%（$P=0.17$），而 Amk（0 对 9.5%）和 Km（4.3%对 9.5%）的耐药率变化不大。一线抗结核药物和对氨基水杨酸耐药率基本保持不变。Mansoori 等[23]报道了 WHO 东地中海区域 *M. tb* 的耐药情况，共纳入了 176 株培养阳性初治患者，其中 1 例为 MDR，18 例对任一药物耐药。对链霉素和异烟肼的耐药率分别为 8.5%和 2.8%。不同年龄段间耐药率差异有统计学意义：1~24 岁对 25~45 岁（$P=0.033$），25~45 岁对>65 岁（$P=0.010$），46~65 岁 对>65 岁（$P=0.050$）。6 例（33.33%）对任一药物耐药的患者为波斯人。Huy 等[24]报道了越南 260 株 *M. tb* 对 PZA 的耐药状况，结果表明 *M. tb* 中 *pnc*A 基因的总突变率为 38.1%，但在 MDR-TB 中 *pnc*A 基因的突变率高于 72%。共检测到 71 种 *pnc*A 基因的突变类型，其中 55 种以往已被报道，并且 50 种与 PZA 耐药相关。在 16 种新报道的 *pnc*A 基因突变类型中，14 种可能与 PZA 耐药相关。基因型结果显示 PZA 耐药可出现在任何簇和家族中，尽管在北京家族的菌株中 *pnc*A 基因的突变率最高（47.7%）。可见在越南的临床菌株中 PZA 耐药相关 *pnc*A 基因的突变率较高。

（三）药物间的联合作用

Maltempe 等[25]报道了 Lzd 和 RIF 在体外对 *M. tb* 的联合抗菌作用。时间杀菌曲线试验结果显示，在 H37Rv 和敏感菌株中在抑菌浓度之下单独使用 Lzd 的杀菌效果很差。单独使用 RIF 时显示出浓度依赖性杀菌活性，并且与药物暴露时间强烈相关。在参考菌株和敏感菌株中 Lzd 和 RIF 联合使用显示出抑菌活性，而在 RIF 耐药菌株中并未显示出增强的杀菌活性。因此，仍需体内和体外试验进一步评价 Lzd 和 RIF 对 *M. tb* 的联合抗菌作用。

（四）其他

Ngabonziza 等[26]报道了撒哈拉以南非洲地区 RIF 耐药患者对 PZA 的耐药情况。共纳入 2014—2015 年 623 株 RIF 耐药菌株，结果显示 54%的 RIF 耐药菌株存在 *pncA* 基因突变，而且氟喹诺酮类药物耐药菌株（但对注射类药物不耐药，也不是 XDR）更易发生 PZA 耐药。*pncA* 基因突变的突变谱较广泛。该结果与以往的研究结果类似，在西非和中非有一多半的 RIF 耐药菌株同时对 PZA 耐药。异质性耐药可能会影响结核病的准确诊断和有效治疗，对培养阳性的 *M. tb* 进行转接或传代以保存菌株，在结核病诊断中是普遍采用的方法。Metcalfe 等[27]采用新一代测序技术对具有异质性耐药的 17 株 RIF 单耐，41 株 pre-XDR，3 株 XDR-TB 菌株进行测序，研究 *M. tb* 传代对异质性耐药的影响。结果显示，在所分析的耐药决定区域耐药亚群发生了重要的动态变化，包括 8 株菌株传代后其耐药谱在至少一种药物中从耐药转变成了敏感，而令人惊奇的是一些与耐药相关的变异体会在传代过程中被选择出来。

试验方法的改进可节约成本、缩短时间、提高特异性，有利于结核病的早期、快速、准确诊断。由于所用药物敏感性试验的方法不同以及各地区流行菌株不同，各研究报道间的耐药率有一定差别，但结核病耐药形势依然严峻。

（王桂荣　常蕴青）

参考文献

1. Gelalcha AG, Kebede A, Mamo H. Light-emitting diode fluorescent microscopy and Xpert MTB/RIF(R) assay for diagnosis of pulmonary tuberculosis among patients attending Ambo hospital, west-central Ethiopia. BMC Infect Dis, 2017, 17(1): 613.
2. Nabeta P, Havumaki J, Ha DT, et al. Feasibility of the TBDx automated digital microscopy system for the diagnosis of pulmonary tuberculosis. PLoS One, 2017, 12(3): e0173092.
3. Kidenya BR, Mshana SE, Gerwing-Adima L, et al. Drug adherence and efficacy of smear microscopy in the diagnosis of pulmonary tuberculosis after 2 months of medication in North-western Tanzania. Int J Infect Dis, 2017, 63: 43-47.
4. Walters E, Demers AM, van der Zalm MM, et al. Stool culture for the diagnosis of pulmonary tuberculosis in children. J Clin Microbiol, 2017, 55(12): 3355-3365.
5. Moore DP, Higdon MM, Hammitt LL, et al. The incremental value of repeated induced sputum and gastric aspirate samples for the diagnosis of pulmonary Tuberculosis in young children with acute community-acquired pneumonia. Clin Infect Dis, 2017, 64(suppl_3): S309-S316.
6. Aslam W, Tahseen S, Schomotzer C, et al. Gastric specimens for diagnosing tuberculosis in adults unable to expectorate in Rawalpindi, Pakistan. Public Health Action, 2017, 7(2): 141-146.
7. Nambiar R, Chatellier S, Bereksi N, et al. Evaluation of Mycotube, a modified version of Lowenstein-Jensen(LJ) medium, for efficient recovery of Mycobacterium tuberculosis(MTB). Eur J Clin Microbiol Infect Dis, 2017, 36(10): 1981-1988.
8. Kim J, Lee KS, Kim EB, et al. Early detection of the growth of Mycobacterium tuberculosis using magnetophoretic immunoassay in liquid culture. Biosens Bioelectron, 2017, 96: 68-76.
9. Datta S, Shah L, Gilman RH, et al. Comparison of sputum collection methods for tuberculosis diagnosis: a systematic review and pairwise and network meta-analysis. Lancet Glob Health, 2017, 5(8): e760-e771.

10. Adami AG, Gallo JF, Pinhata JM, et al. Modified protocol for drug susceptibility testing of MGIT cultures of Mycobacterium tuberculosis by the MGIT 960. Diagn Microbiol Infect Dis, 2017, 87(2): 108-111.
11. Mustazzolu A, Iacobino A, Giannoni F, et al. Improved bactec MGIT 960 pyrazinamide Test decreases detection of false Mycobacterium tuberculosis pyrazinamide resistance. J Clin Microbiol, 2017, 55(12): 3552-3553.
12. Lavania S, Anthwal D, Bhalla M, et al. Direct detection of Mycobacterium tuberculosis rifampin resistance in bio-safe stained sputum smears. PLoS One, 2017, 12(12): e0189149.
13. Dalcolmo M, Gayoso R, Sotgiu G, et al. Resistance profile of drugs composing the "shorter" regimen for multi-drug-resistant tuberculosis in Brazil, 2000-2015. Eur Respir J, 2017, 49(4): 1602309.
14. Ennassiri W, Jaouhari S, Cherki W, et al. Extensively drug-resistant tuberculosis in Morocco. J Glob Antimicrob Resist, 2017, 11: 75-80.
15. Valencia S, Respeito D, Blanco S, et al. Tuberculosis drug resistance in Southern Mozambique: results of a population-level survey in the district of Manhica. Int J Tuberc Lung Dis, 2017, 21(4): 446-451.
16. Javaid A, Hasan R, Zafar A, et al. Pattern of first- and second-line drug resistance among pulmonary tuberculosis retreatment cases in Pakistan. Int J Tuberc Lung Dis, 2017, 21(3): 303-308.
17. Onyedum CC, Alobu I, Ukwaja KN. Prevalence of drug-resistant tuberculosis in Nigeria: A systematic review and meta-analysis. PLoS One, 2017, 12(7): e0180996.
18. Eufrásio R, Alcobia M, Correia L. Pulmonary tuberculosis: Resistance pattern to first line anti-tuberculosis drugs in the Coimbra District, 2000-2011. Rev Port Pneumol(2006), 2017, 23(5): 300-302.
19. Cavanaugh JS, Jou R, Wu MH, et al. Susceptibilities of MDR Mycobacterium tuberculosis isolates to unconventional drugs compared with their reported pharmacokinetic/pharmacodynamic parameters. J Antimicrob Chemother, 2017, 72(6): 1678-1687.
20. Chien JY, Yu CJ, Hsueh PR. High incidence of fluoroquinolone resistance and effect of efflux pump inhibitors on moxifloxacin resistance among Mycobacterium tuberculosis isolates causing urinary tract infection in Taiwan. Int J Antimicrob Agents, 2017, 50(3): 491-495.
21. Mai TQ, Van Anh NT, Hien NT, et al. Drug resistance and Mycobacterium tuberculosis strain diversity in TB/HIV co-infected patients in Ho Chi Minh city, Vietnam. J Glob Antimicrob Resist, 2017, 10: 154-160.
22. Shah I, Shah F. Changing prevalence and resistance patterns in children with drug-resistant tuberculosis in Mumbai. Paediatr Int Child Health, 2017, 37(2): 135-138.
23. Mansoori N, Douraghi M, Rajabloo AA, et al. Mycobacterium tuberculosis Complex Drug Resistance in a High Tuberculosis Incidence Area from the WHO Eastern Mediterranean Region. J Pharm Pharm Sci, 2017, 20(1): 428-434.
24. Huy NQ, Lucie C, Hoa TTT, et al. Molecular analysis of pyrazinamide resistance in Mycobacterium tuberculosis in Vietnam highlights the high rate of pyrazinamide resistance-associated mutations in clinical isolates. Emerg Microbes Infect, 2017, 6(10): e86.
25. Maltempe FG, Caleffi-Ferracioli KR, do Amaral RCR, et al. Activity of rifampicin and linezolid combination in Mycobacterium tuberculosis. Tuberculosis(Edinb), 2017, 104: 24-29.
26. Ngabonziza JCS, Diallo AB, Tagliani E, et al. Half of rifampicin-resistant Mycobacterium tuberculosis complex isolated from tuberculosis patients in Sub-Saharan Africa have concomitant resistance to pyrazinamide. PLoS One, 2017, 12(10): e0187211.
27. Metcalfe JZ, Streicher E, Theron G, et al. Mycobacterium tuberculosis subculture results in loss of potentially clinically relevant heteroresistance. Antimicrob Agents Chemother, 2017, 12(10): e0187211.

第二章　结核病影像学诊断

摘要：2017 年国际学者对结核病的研究主要包括：①CT 在结核病诊断中的应用：特征相胸部 CT 表现有助于鉴别无 HIV 感染的原发性 MDR-TB 和药物敏感的肺结核；总结归纳糖尿病肺结核的典型 CT 特征；总结不同年龄段儿童的肺结核 CT 典型征象；HRCT 是评估免疫受损患者的临床结核感染的影像检查方法，通常是发现结核感染的首要线索；研究分析肺结核与 BMI 相关性及其原因。肺外结核的 CT 诊断：回顾分析胸壁病变和结核并发症的影像学表现；发现淋巴结坏死和梳样征在腹部 CT 鉴别 CD 和 ITB 中具有最高的诊断正确率；从肾实质病变、尿路病变及生殖系统病变分析 MDCTU 图像的特点。非结核分枝杆菌肺病的 CT 诊断：回顾分析猿分枝杆菌肺病最常见的 CT 特征性表现；研究 NTM 肺病及肺结核的鉴别诊断。②PET/CT 在结核病诊断中的应用：研究利用最大标准摄取值 SUVmax 鉴别肺癌和肺结核；对比研究 PET-CT 及 PET-MR 检查在肺结核诊断的应用；FDG PET-CT 能早期发现结核病变。③MRI 在结核病诊断中的应用：总结归纳脑室内结核的 MRI 特征；研究发现 CT 在发现肺结节方面优于 MRI，在发现小儿结核相关的肺和纵隔病变中 MRI 和 CT 仍然显示较高的一致性；磁共振成像可以清楚地定义 TS 和 BS 之间的不同特征，应作为脊柱感染性病变的首选检查方法。

关键词：肺结核；肺外结核；非结核分枝杆菌肺病；颅脑；淋巴结；艾滋病；CT；磁共振成像；正电子发射计算机断层成像

结核病是世界性公共卫生问题，在免疫功能低下患者等高危人群中尤为突出。影像学在结核病的诊断和治疗中起着举足轻重的作用。

一、CT 在结核病诊断中的应用

（一）肺结核的 CT 诊断

胸部 CT 影像学主要用于危险程度的分层和评估无症状的活动性病变。由于症状隐匿和非特异性，医生需要持续关注基于危险因素而高度怀疑肺结核的病人。放射医生可以通过影像检查辅助诊断[1]。

原发 MDR-TB 正在成为全球性的公共卫生威胁而越来越被关注。Li 等[2]回顾性分析了 89 例原发性 MDR-TB 患者，同时 89 例药物敏感的肺结核患者作为对照组。所有患者的 HIV 结果均为阴性。比较两组患者的临床及胸部 CT 的病变表现，性别及糖尿病的发病率在两组患者间无显著差异。原发 MDR-TB 患者的平均年龄小于药物敏感组（39.0<47.5，$P=0.005$），而肺内空洞性结节或团块的发生率高于药物敏感组，支气管扩张的发生率远高于药物敏感组。肺内钙化、较大结节及钙化淋巴结多见于药物敏感组。作者认为，这些特征性的胸部 CT 表现有助于鉴别无 HIV 感染的原发性 MDR-TB 和药物敏感的肺结核。

目前为止，糖尿病患者肺结核患病率增加引起了广泛深入的研究，Kim 等[3]对 100 例糖尿病肺结核患者的胸部 CT 表现进行了评估。并按糖尿病患病时间≥10 年或<10 年分为两

组,结果发现双肺病变(比值比,[OR]=2.39,P=0.003),全部肺叶受累(OR=2.79,P=0.013)及淋巴结肿大(OR=1.98,P=0.022)多见于糖尿病肺结核患者,而糖尿病不同病程的CT影像学表现无差异。熟悉糖尿病肺结核的这些典型CT特征可能有助于提示糖尿病患者肺结核的及时诊断。

目前全球结核病发病率呈上升趋势,特别值得注意的是儿童是结核病发病的高危人群。Tomà等[4]分析了255例中的217例肺结核患儿(85%),5岁以下患儿146例(2岁以下76例),5岁以上患儿71例(10岁以上41例)。青春期和青少年肺结核常见于肺尖主要表现为空洞病变。而婴幼儿和学龄前儿童肺结核特征表现为淋巴结肿大和肺实变。21例淋巴结肿大而未见支气管淋巴管渗出的患儿中,16/21例中CT发现了Ghon小结,而胸部X线未发现Ghon小结。作者认为,放射医师应充分认识肺结核的典型表现以利早期诊断。

在实质器官移植术后的患者中,肺结核的发病率比正常人群高20倍。HRCT是评估免疫受损患者的临床结核感染的影像检查方法,通常是发现结核感染的首要线索。而截至目前,罕有报道肝移植术后肺结核患者的HRCT表现,Neto等[5]回顾了19例肝移植术后肺结核患者的HRCT表现。患者年龄范围23~65岁,平均年龄为57岁,所有肺结核患者均由支气管肺泡灌洗、痰及肺活检中结核菌检测证实。肺结核发生于移植后7~153天(平均79天)。主要的HRCT表现为空洞和小叶中心结节,树芽征(79%)、纵隔淋巴结肿大(10.4%)、磨玻璃密度影和肺实变(5.2%)以及粟粒性结节(5.2%),未发现有胸腔积液。空洞及小叶中心树芽结节多见于上叶,而磨玻璃密度及肺实变以中叶、舌叶为主。而作者认为无论肝移植术后免疫抑制治疗的状态如何,此类肺结核患者最常见的HRCT表现为空洞病变和小叶中心树芽结节,而粟粒性肺结节较少见。

人们传统上一直认为营养状况与肺结核发病有明显关系。体重指数(BMI,体重和身高平方之比)和结核病的相关性最先被希波克拉底发现。Casha等[6]发现存在于肺结核与BMI较强相关性并不见于肺外结核,说明低BMI患者更易罹患肺结核,可能是由于低BMI的年轻男性中15%有先天性肺尖肺大疱,而胸腔前后径变窄时胸膜顶的应力增高40倍。这表明已存在的肺内空腔易于使肺结核复燃,而不是目前认为的病灶复燃以后形成空洞。而结核和原发性自发性气胸同时发生的相对常见的发病率亦支持这一假设。同时也间接解释了继发性肺结核常见于下叶背段的而传统认为受重力和氧张力影响不应见于下叶。而低剂量CT可用于肺结核病高风险人群筛查发现亚临床肺尖肺大疱的低BMI患者。

(二)肺外结核的CT诊断

结核病是当今社会重大的公共卫生问题,而五分之一的结核病患者为肺外结核。肺外结核最常见的发病部位为淋巴结、腹膜、回盲部、肝脾、泌尿生殖系统、中枢神经系统以及骨肌系统,多系统受累亦常见。Gambhir等[7]认为,目前活检和结核菌培养仍是诊断结核病的金标准。熟悉肺外结核的影像学发现有助于早期诊断、治疗和对病人进行治疗监测。

虽然孤立性胸壁结核整体发病率较低,但免疫低下人群的发病率呈上升趋势,是临床医师在诊断中面临的一个重要挑战。Boruah等[8]回顾性研究了21例(男15例,女6例)孤立性胸壁结核而同时无肺结核或脊柱结核患者的影像表现,结果表现为多部位受累(n=21,100%)最常见的胸壁脓肿形成,而骨性胸廓中最常见受累的是肋骨。骨质硬化者11例(52.4%),骨膜反应10例(47.6%),死骨形成5例(23.8%)。CT等断层影像不仅可以精确定位病灶、确定胸壁脓肿的范围,有助于发现典型的骨性病变,鉴别肺或胸膜病变所致的化脓性骨髓炎。作者认为，CT 断层影像获得包含软组织和骨性病变。充分认识胸壁病变和结核并发症的影像学表现，有助于诊断和评估患者对后续治疗的反应。

腹部计算机断层扫描（CT）可以无创性显示胃肠道影像并评估肠外情况，以利于克罗恩病（CD）肠结核（ITB）的鉴别诊断。Kedia 等[9]复习相关文献，认识到二者的主要特征有梳样征、淋巴结坏死、肠壁不均匀增厚、跳跃性病变、纤维脂肪组织增生、肠壁分层、回盲部、长段性及左结肠受累。统计这些征象的特异性、敏感性、阴性率、阳性率和诊断比值比。应用异质性和偏倚评估和进行敏感性分析的研究比较常规腹部 CT 表现与 CT 小肠造影（CTE）。在作者分析的 6 组研究中（4 组 CTE，1 组腹部常规 CT，1 组 CTE+常规腹部 CT）包括 417 例 CD 和 195 例 ITB。淋巴结坏死对于诊断 ITB 诊断准确率最高（敏感性 23%，特异性 100%，DOR30.2），而梳样征对于诊断 CD 的诊断准确率最高（敏感性 82%，特异性 81%，DOR21.5），跳跃征（敏感性 86%，特异性 74%，DOR16.5）仅次于梳样征。敏感性分析显示，除肠壁不均匀增厚以外的其他征象，诊断正确率相似。淋巴结坏死和梳样征在腹部 CT 鉴别 CD 和 ITB 中具有最高的诊断正确率。

泌尿系结核（UGTB）是肺外结核中最常见的，是肾实质及尿路坏死性炎症所致肾功能降低的重要因素。过去主要是通过静脉肾盂造影（IVU）对尿路排泄进行研究，进而了解泌尿系结核的放射学表现。而现在随着多排螺旋 CT 的应用，CT 尿路成像（CTU）已经取代了 IVU。多层螺旋 CT 尿路成像（MDCTU）应用了图像重组［如多平面重组（MPR）和最大密度投影（MIP）］，提高了评估肾脏及尿路病变的能力。Gaudiano 等[10]回顾性分析了 17 例由细菌学证实的 UGTB 患者的 MDCTU 图像。分别从肾实质病变、尿路病变及生殖系统病变分析 MDCTU 图像的特点。作者认为 UGTB 需要和许多其他泌尿系病变鉴别诊断，而 MDCTU 应用 MPR、MIP 以及曲面重组图像可以显示许多特征性的表现，如：肾乳头破坏、肾盏溃疡、肾盏积水、漏斗硬化及自截肾等，并应用上述病理表现进行鉴别诊断，希望 MDCTU 技术能得到广泛应用。

（三）非结核分枝杆菌肺病的 CT 诊断

非结核分枝杆菌（NTM）是指结核杆菌及麻风分枝杆菌以外的所有分枝杆菌，也称为环境分枝杆菌。非结核分枝杆菌病是指人类感染非结核分枝杆菌所引起相关组织或脏器的病变。NTM 属条件致病菌，包括一组超过 150 种的致病菌。NTM 肺病近年来的发病率及病死率均有上升趋势。所以肺结核与肺结核分枝杆菌肺病的鉴别诊断非常重要，而 CT 发挥了重要作用。

猿分枝杆菌感染是一种罕见的 NTM 感染。在许多地区都有发现，但最常见于南美国家及西亚国家区域。目前罕有关于猿分枝杆菌肺病的研究结果。Baghizadeh 等[11]回顾性分析了 34 例猿分枝杆菌肺感染患者的表现。所有病例均按照美国胸科协会的相关指南诊断。患者年龄 63±14.54 岁，52.9%为男性。患者的主要症状为咳嗽（91.2%）、咳痰（76.5%）。41.2%的患者有结核感染史（14/34），38.2%的患者有心脏疾患（13/34），35.3%患有糖尿病（12/34）。而最常见的 CT 表现为肺结节（100%）和支气管扩张（85.29%）。按严重程度分级 I 度支气管扩张最为常见。其他主要表现有树芽征（88.2%），肺实变（52.94%）、肺叶纤维化及肺容量减小（67.6%）。病变分布没有区域优势。作者认为，猿分枝杆菌肺病最常见的 CT 特征性表现为肺结节和支气管扩张。

尽管 NTM 肺病的发病率和流行范围在人群中各不相同，但都倾向于随时间而增加。

NTM 肺病的临床及放射学表现类似于结核病,但治疗方案则与之不同。因此,鉴别 NTM 肺病及肺结核显得非常重要。Kim 等[12]回顾性分析了 128 例 NTM 肺病患者(男性 79 例,女性 49 例)的胸部 CT 表现,选取相应年龄及性别的 128 例肺结核患者作为对照。所有患者痰菌培养均为阳性。对肺内最大空洞及相关因素进行评估。结果 NTM 肺病患者空洞壁显著较结核患者更薄(6.9±4mm vs 10.9±6mm, $P<0.001$),更均匀(厚度比,2.6±1 vs 3.7±2, $P<0.001$)。NTM 肺病空洞旁邻近胸膜增厚亦显著厚于肺结核空洞($P<0.001$)。而多元分析显示,邻近胸膜增厚为具有代表性的空洞表现中仅有的显著因素(比值比[OR]=6.49; $P<0.001$)。而边界不清的树芽结节,(OR, 8.82; $P<0.001$),非空洞结节的数量(≥10mm)(OR, 0.72; $P=0.003$),以及右肺上叶支气管扩张(OR, 5.3; $P=0.002$)等其他表现是多元分析中 NTM 肺病的显著相关因素。作者认为 NTM 肺病中最大的空洞通常较结核病空洞更薄、更均匀。当空洞伴有邻近胸膜增厚、边界不清的树芽结节、较少的≥10mm 非空洞结节,上述 CT 表现高度提示为 NTM 肺病而非肺结核。

二、PET/CT 在结核病诊断中的应用

结核病在世界范围内仍是患者死亡的主要原因之一,虽然大多数暴露的人仅患有无症状潜伏性肺结核,但他们患有传染性活动性肺结核的风险增加。肺结核的影像学特征和临床症状是非特异性的,且与肺癌相似,一些典型的表现如厚壁空洞和 FDG 高摄取都可见于肺癌和肺结核。因此对这两种疾病的准确诊断仍是临床上的一个诊断难题。

应用 PET-CT 准确诊断肺结核是一个巨大的临床挑战。Lang 等[13]分析了肺结核患者的临床及放射学表现,并与肺癌患者比较。在肺结核患者中,所有病变在胸部-CT 上都显示可疑恶性,在 PET-CT 上最大标准摄取值 SUV_{max} 介于 2.65~10.9 之间。与肺癌患者比较,肺结核相关因素为年龄<60 岁(82% vs. 46%, $P=0.03$),男性(77% vs. 51%, $P=0.025$),患糖尿病(55% vs. 16%, $P<0.01$),边缘毛刺(82% vs. 44%, $P=0.002$)及低 SUV_{max}($P=0.036$)。区别肺结核和肺癌的最优截断水平为 SUV_{max} 8.45。其敏感性和特异性分别为 63.0% 和 88.9%。作者认为,此项研究提供了一种鉴别肺癌和肺结核的方法。并且应该认识到某些类似于肺癌的患者也应考虑到肺结核的可能性、准确诊断肺结核可以避免不必要的手术,降低患者的卫生成本。

PET-CT 目前可应用于发现肺结核病变,并有助于相关临床研究。但临床研究中治疗过程中患者所受辐射剂量正在受到关注。Thomas 等[14]研究了 10 例肺结核患者的 PET-CT 及 PET-MR 检查,并对二者进行了比较。所有患者均有微生物学证实为肺结核,应用 F-18FDG 检查。10 例中 5 例接受了 PET-MR 检查后接受了 PET-CT 检查。其余 5 例患者先进行 PET-CT 检查后接受了 PET-MR 检查。先检查 PET-MR 时,PET 扫描开始于注射后(66.7±14.4)分钟(先 PET-CT 时 117.2 ± 5.6 分钟),后接受 PET-MR 检查时于 92.4±7.6 分钟扫描(后 PET-CT 时,61.1 ± 3.9 分钟)。采用视觉评估发现病变并测定 SUV 值。肺结核病变的 CT 值与 MR 中组织的磁共振衰减校正比较。结果 PET MR 发现 108 处结核病变,PET-CT 发现 112 处病变。对 50 处两种检查中都发现的病变进行 SUV 分析,PET-MR 的平均 SUV 及最大 SUV(SUV_{mean}: 2.6±1.4; SUV_{max}: 4.3±2.5)显著小于 PET-CT(SUV_{mean}: 3.5 ± 1.5; SUV_{max}: 5.3 ± 2.4)。作者认为,PET-MR 在发现肺结核病变中的作用可与 PET-CT 相比。而 PET-MR 的 SUV 值显著较低。Dixon 衰减校正低估肺结核病变的线性衰减系数,从而导致 SUV

值低于 PET-CT。然而，使用 PET-MR 来测量肺结核病变的反应来评估对治疗的反应不大可能受到这些量化差异的影响。

淋巴结结核在肺外结核中占有相当大的比重。周围性淋巴结结核无明显症状，起病隐匿，早期诊断、定性诊断困难。以往文献中缺乏对应用^{18}F-FDG 在 PET-CT 的淋巴结结核诊断价值的研究。Lefebvre 等[15]回顾性研究了 2004—2014 年中 18 例淋巴结结核病人的表现。记录患者两次 FDG PET-CT 检查结果（间隔大于 6 个月），在治疗开始和结束阶段评估 FDG PET-CT 对淋巴结结核的价值，应用线性混合效应模型进行统计学分析。18 例病人中包括 13 例播散淋巴结结核和 5 例局灶性淋巴结结核。5 例患者进行首次检查时引导下进行了活检，9 例患者在检查中发现了未知的肺外结核灶。FDG PET-CT 随访分析中 9/18 例患者（全部治愈）中可见完整的代谢反应，7/18 例有部分反应（5 例治愈）2/18 例无反应（均未治愈）。半定量分析基于^{18}F-FDG 衰减的标准最大摄取值（SUV_{max}），能正确预测 14/18 例治疗的完全反应。作者认为，FDG PET-CT 能早期发现结核病变，并有助于制定治疗方案。SUV_{max}是检测治疗反应性的有力工具。

三、MRI 在结核病诊断中的应用

中枢神经系统病变是结核感染中较严重的一种形式。根据累及部位可分为颅内结核和椎管内结核。颅内结核包括脑实质内结核和脑膜结核。而脑室内结核较罕见。既往报道脑室内结核特征的文献非常有限。Li 等[16]分析了过去 3 年中，10 例病人（男性 6 例，女性 4 例，平均年龄 39 岁）确诊为脑室内结核病例的 MRI 特征，其中 4 例有肺结核或结核性胸膜炎病史。结果在 MRI 中，3 例表现为室管膜炎，伴有脑室内壁室管膜的增强。1 例表现为脉络膜神经炎，伴有明显水肿和脉络膜的显著增强。1 例为脑室内结核瘤，伴有脑室内结节影。2 例为室管膜炎合并脉络膜炎。3 例为脑室内结核瘤合并脉络膜炎。4 例有脑积水表现。所有病人接受鞘内注射异烟肼和地塞米松，并进行多联抗结核治疗。所有患者临床恢复良好，仅有 1 例因脑梗死而进展为偏瘫。疗程结束后 8 位患者进行复查，所有病灶显示减小或消失，除 1 例病人显示脑室系统分离。作者认为，脑室内结核的 MRI 特征包括：室管膜强化、肿胀，脉络膜强化和脑室内结核瘤。鞘内注射异烟肼和地塞米松，并进行多联化疗对脑室内结核疗效较好。

小儿肺结核的发病率占全球结核病总数的 10%～15%，目前仍然是儿童死亡率最高的 10 种疾病之一。由于临床表现和放射学表现不具有特异性，故而早期诊断较为困难。虽然近年来 MRI 技术发展迅速，但罕有关于 MRI 对小儿肺结核适用性及可行性的研究。Sodhi 等[17]分析了 40 例结核患儿的胸片、CT 及 MRI 的表现，分析 MRI 的敏感性、特异性、阳性预测值、阴性预测值。结果 MRI 在发现纵隔肺门淋巴结肿大、胸腔积液和肺内空洞中作用与 CT 相似，敏感性和特异性均为 100%。同时 MRI 对于肺结节的敏感性为 88.2%特异性为 95.7%，肺实变的敏感性为 100%特异性为 92.9%，κ 检验显示 MR 和 CT 的一致性极高（κ：0.8～1）。作者认为尽管 CT 在发现肺结节方面优于 MRI，在发现小儿结核相关的肺和纵隔病变中 MRI 和 CT 仍然显示较高的一致性。MRI 又有助于鉴别和随诊肺结核患儿使其免遭辐射暴露。

布鲁司杆菌脊柱炎（BS）和结核（TS）都是脊柱感染性病变的常见病因。如未能进行早期诊断和治疗都会引起脊柱变形和永久的神经损害。而由于临床及放射学表现不同，鉴别不同类型的脊柱炎是一种挑战。尽管以往文献报道脊柱感染较多,但鲜有结果。Gao 等[18]收集了 18 例脊柱结核(TS)及 26 例布鲁司杆菌脊柱炎(BS)病例,整理并分析其 MRI 表现,应用 χ^2 检验进行统计学分析。以 $P<0.05$ 有统计学意义。结果显示,BS 和 TS 的 MRI 表现有显著差异:①延韧带下蔓延 3 个及以上椎体水平[TS 54%(7/13) vs. BS 8%(1/12)];②韧带下蔓延少于 3 个椎体水平[23%(3/13) vs. 58%(7/12)];③胸椎受累[50%(9/18) vs. 4%(1/26)]和腰椎受累[22%(4/18) vs. 77%(20/26)];④椎间盘 T2WI 上异常信号[33%(7/21) vs. 85%(30/35)];⑤正中矢状面压脂像上点状高信号[14%(7/50) vs. 50%(31/62)] 扇形高信号[0%(0/50) vs. 23%(14/62)];⑥脊柱后凸[22%(11/50) vs. 3%(2/62)];⑦椎体塌陷[42%(21/50) vs. 2%(1/62)];⑧椎间盘周围骨质破坏[22%(11/50) vs. 44%(27/62)];⑨腰大肌脓肿[6%(3/50) vs. 0%(0/62)]。作者认为,磁共振成像是一种敏感的成像技术,可以清楚地定义 TS 和 BS 之间的不同特征,MRI 应作为脊柱感染性病变的首选检查方法。

(侯代伦　邢志珩　吕岩　房坤)

参考文献

1. Nachiappan AC, Rahbar K, Shi X, et al. Pulmonary Tuberculosis: Role of Radiology in Diagnosis and Management. Radiographics, 2017, 37(1): 52-72.
2. Li D, Wei H, Chen B, et al. Primary multidrug-resistant tuberculosis versus drug-sensitive tuberculosis in non-HIV-infected patients: Comparisons of CT findings. Plos One, 2017, 12(6): e0176354.
3. Kim J, Lee IJ, Kim JH. CT findings of pulmonary tuberculosis and tuberculous pleurisy in diabetes mellitus patients. Diagn Interv Radiol, 2017, 23(2): 112-117.
4. Tomà P, Lancella L, Menchini L, et al. Radiological patterns of childhood thoracic tuberculosis in a developed country: a single institution's experience on 217/255 cases. Radiol Med, 2017, 122(1): 22-34.
5. Schuhmacher NR, Giacomelli IL, Schuller NC, et al. High-resolution CT findings of pulmonary tuberculosis in liver transplant patients. Clin Radiol, 2017, 72(10): 899.e9-899.e14.
6. Casha AR, Scarci M. The link between tuberculosis and body mass index. J Thorac Dis, 2017, 9(3): E301-E303.
7. Gambhir S, Ravina M, Rangan K, et al. Imaging in Extrapulmonary Tuberculosis. Int J Infect Dis, 2017, 56: 237-247.
8. Boruah D K, Sanyal S, Sharma B K, et al. Role of Cross Sectional Imaging in Isolated Chest Wall Tuberculosis. J Clin Diagn Res, 2017, 11(1): TC01-TC06.
9. Kedia S, Sharma R, Sreenivas V, et al. Accuracy of computed tomographic features in differentiating intestinal tuberculosis from Crohn's disease: a systematic review with meta-analysis. Intest Res, 2017, 15(2): 149-159.
10. Gaudiano C, Tadolini M, Busato F, et al. Multidetector CT urography in urogenital tuberculosis: use of reformatted images for the assessment of the radiological findings. A pictorial essay. Abdom Radiol(NY), 2017, 42(9): 2314-2324.
11. Baghizadeh A, Mehrian P, Farnia P. Computed Tomography Findings of Pulmonary Mycobacterium simiae Infection. Can Respir J, 2017, 2017: 6913564.
12. Kim C, Park S H, Sang Y O, et al. Comparison of chest CT findings in nontuberculous mycobacterial diseases vs. Mycobacterium tuberculosis lung disease in HIV-negative patients with cavities. Plos One, 2017, 12(3): e0174240.

13. Lang S,Sun J,Wang X,et al.Asymptomatic pulmonary tuberculosis mimicking lung cancer on imaging:A retrospective study.Exp Ther Med,2017,14(3):2180-2188.

14. Thomas BA,Molton JS,Leek F,et al.A comparison of 18F-FDG PET/MR with PET/CT in pulmonary tuberculosis.Nucl Med Commun,2017,38(11):971-978.

15. Lefebvre N,Argemi X,Meyer N,et al.Clinical usefulness of(18)F-FDG PET/CT for initial staging and assessment of treatment efficacy in patients with lymph node tuberculosis.Nucl Med Biol,2017,50:17-24.

16. Li D,Lv P,Lv Y,et al.Magnetic resonance imaging characteristics and treatment aspects of ventricular tuberculosis in adult patients.Acta Radiol,2017,58(1):91-97.

17. Sodhi KS,Sharma M,Saxena AK,et al.MRI in Thoracic Tuberculosis of Children.Indian J Pediatr,2017,84(9):670-676.

18. Gao M,Sun J,Jiang Z et al.Comparison of Tuberculous and Brucellar Spondylitis on Magnetic Resonance Image.Spine,2017,42(2):113-121.

第三章　结核病免疫学诊断

摘要：近年来，γ-干扰素释放试验作为潜伏结核感染筛查最新方法以来，已被推荐替代结核菌素试验作为潜伏结核感染检测的实验室检测方法。近来，对 γ-干扰素释放试验在 HIV 感染、儿童、老年等特殊人群的结核病筛查作用及对活动性结核及肺外结核的辅助诊断价值均有了进一步的评价。QFT-Plus 等新型 IGRA 技术的诊断价值也开始被研究者评估。此外，IL-1Ra、IL-6、IP-10、IFN-γ、IL-2、MIP-3α、IL-13、IL-17A、IL-5 等新型生物标志物在结核病免疫学诊断中的研究也进一步深化进展。支气管肺泡灌洗液（BAL）和胸膜液等血液标本以外的生物标志物探究也有了很大的进展，其主要在活动性肺结核及肺外结核的诊断及鉴别诊断中发挥作用。

关键词：γ-干扰素释放试验；抗原；细胞因子；QFT-Plus

近 1 年来，结核病的免疫学诊断方面取得了不少进展。γ-干扰素释放试验在潜伏结核感染和辅助诊断结核病方面的研究逐步深入。QFT-Plus 等新型 IGRA 技术的诊断价值也开始被研究者评估。IL-1Ra、IL-6、IP-10、IFN-γ、IL-2、MIP-3α、IL-13、IL-17A、IL-5 等新型生物标志物在结核病免疫学知道的研究也取得不少的进展。

一、γ-干扰素释放试验

γ-干扰素释放试验（IGRA）是诊断潜伏结核感染的试验，目前国际上有 QFC-G（Quantiferon TB Gold）（第二代为 Quantiferon TB Gold In Tube，QFT-GIT）与 T-SPOT 试剂盒。

（一）诊断潜伏结核感染

近年来，γ-干扰素释放试验在潜伏结核感染方面的优势有了进一步的探究。Lempp 等[1]评估了 QFT-GIT 特异性，比较了 QuantiFERON ® -TB（QFT-GIT）和结核菌素皮肤试验（TST）美国海军新兵测试中结果不一致的关联因素。在完成 TST 和 QFT-GIT 的 792 例受试者中，42 例（5.3%）TST 硬结≥10mm，23 例（2.9%）硬结≥15mm，14 例（1.8%）QFT-GIT 阳性，5 例（0.6%不确定 QFT-GIT 结果）。在完成 TST 和确定 QFT-GIT 结果的 787 例受试者中，510 例（64.8%）感染风险较低，277 例（35.2%）风险增加，无结核病。在 510 例低危患者（推测未感染）中，使用 15mm 临界值估计 TST 特异性为 99.0%（95%*CI*：98.2%～99.9%）和 QFT-GIT 特异性 98.8%（95%*CI* 97.9%～99.8%），差异无统计学意义（$P>0.99$）。大多数患者在感染风险增加的新兵中是 TST 阳性，QFT-GIT 阴性，结果不一致。在 TST≥15mm 但 QFT-GIT 结果阴性不一致的 18 名新兵中，14 名（78%）的风险增加。结果显示 QFT-GIT 和 TST 特异性均很高，差异无统计学意义。TST 硬结≥15mm 而 QFT-GIT 阴性结果不一致的受试者多在结核病患病率高的国家出生，需引起人们关注。

Tanabe 等[2]则比较 2 种 IGRA 诊断试验 QFT-GIT 和 T-SPOT 筛查结核潜伏感染的情况。研究筛选了潜在结核病的健康工作者（HCWs）654 例，进行了 QFT-GIT 和 T-SPOT 检测筛查结核病。对两个测试的结果直接比较发现 QFT-GIT，T-SPOT 和 QFT-GIT 和（或）T-SPOT 方法以 0.35 IU / ml(QFT-GIT)和 6 个斑点数(T-SPOT)为临界值,在 654 个健康工作者的阳性病例为 19 个(2.9%),28 个(4.3%)和 33 个(5.0%),排除 4 例不确定结果后,有 14 个一致阳性(2.2%),618 个一致阴性(95.1%)和 18 个不一致(2.8%)结果。两个试验的一致性为 97.2%(κ=0.595)。当以 0.35 IU/ ml(QFT-GIT)和 8 个斑点(T-SPOT)为临界点,共有 11 个一致阳性(1.7%),626 个一致阴性(96.3%)和 13 个不一致(2.0%)结果,达 98.0%(κ=0.618)。当使用 QFT-GIT(0.1~0.35IU / ml)和 T-SPOT(5~7 个点)的边界标准时,共有 11 个一致阳性(1.7%),11 个一致边界(1.7%),586 个一致性阴性(90.2%),为 42 例不一致(6.5%)结果,两种方法之间达 93.5%(κ=0.538)。结论当使用标准临界值时,两个 IGRAs 试验方法在日本 HCWs 结核筛查中的一致性为中高。主要显示不一致的结果,大多在临界区域。

由此可见,γ-干扰素释放试验在诊断潜伏结核感染方面的优势进一步得到证实。

（二）辅助诊断活动性结核病

Telisinghe 等[3]调查了新型 γ-干扰素释放测定(IGRA)试验 QuantiFERON ® -TB Gold Plus(QFT-Plus)对于活动性肺结核诊断的敏感性。研究在赞比亚结核诊所开展,于 2015 年 6 月至 2016 年 3 月期间招募连续涂片或 Xpert ® M. TB / RIF 阳性成人(年龄 18 岁)肺结核患者。使用 QFT-Plus 测试计算敏感度并使用逻辑回归,探讨与阳性 QFT-Plus 结果相关的因素。结果显示 108 例患者(中位年龄 32 岁,四分位数范围 27~38;男性 73%,HIV 阳性 63%),90 例为 QFT-Plus 阳性,11 例为阴性,7 例为不确定结果;敏感度为 83%(95%*CI* 75~90)。艾滋病毒状况敏感性无差异(HIV 阳性 85%,95%*CI* 75~93;n=68 对 HIV 阴性 80%,95%*CI* 64~91;n=40;P=0.59)。在仅调整年龄的模型中,CD4 细胞计数<100/μl(OR 0.15,95%*CI* 0.02~0.96;P=0.05)和体重指数<18.5kg / m^2(*OR* 0.27,95%*CI* 0.08~0.91;P=0.02)与 QFT-Plus 阳性率降低有关。结论显示 QFT-Plus 的敏感性与结核菌素皮肤试验和其他 IGRAs 检测方法的灵敏度相似。虽然整体敏感度不受艾滋病毒感染状态的影响,但具有严重免疫抑制的 HIV 患者的 QFT-Plus 敏感性较低。

Overton 等[4]则分别在结核病高流行和低流行地区回顾性比较了 HIV 感染人群中 TST 和 T-SPOT. TB2 种检测方法诊断活动性结核病(TB)或潜伏性结核感染(LTBI)的情况。研究者检索了 1966 年到 2017 年 1 月的 MEDLINE 数据库,其中 32 个研究中包括 4856 个 HIV 受试者符合纳入标准。14 项研究比较了在结核低患病率地区 IGRAs 和 TST 诊断潜伏性结核感染(LTBI)的情况,结果具有相似的反应性。在 HIV 感染的活动性结核患者中,IGRAs 则比 TST 阳性率更高。TST 和 IGRAs 结果都受到 CD4 T 细胞免疫缺陷的影响。作者认为,没有有力的证据来支持在感染艾滋病病毒的受试者中诊断活动性结核病或 LTBI 时,IGRA 优于 TST。

Hofland 等[5]评估了 ELISpot 试验在疑似肺结核患者的支气管肺泡灌洗液(BAL)和胸膜液中诊断活动性结核病(TB)的阳性预测值(PPV)。研究显示 BAL ELISpot 阳性患者(n=40)的结核病患者的 PPV 为 64.9%,ESAT-6 组为 82.6%,CFP-10 组为 71.4%。对于 BAL 和血液 γ-干扰素反应之间的比例。胸膜液 ELISpot 阳性患者(n=16),结核病患者 PPV 为 85.7%,ESAT-6 组为 91.7%,CFP-10 组为 93.3%。本研究描述了现实临床实践中 BAL 和胸膜液用于诊断活动性结核病使用 ELISpot 检测法的 PPV。结果表明使用血液外标本和全身性 γ-干扰素试验之间的比例的临界值>1.0 时可能增加 ELISpot 的 PPV。

Park 等[6]监测了抗结核病治疗前后的γ-干扰素释放测定的定性和定量结果。考虑到干扰素γ释放测定(IGRAs)在对抗结核病(TB)治疗反应的监测中的有用性是有争议的。研究者比较了相同的活动性结核病患者抗结核治疗前后两个 IGRAs 的结果。选择了用一线药物治疗抗结核治疗前后重复的 QuantiFERON-TB Gold(QFN-Gold, Cellestis Limited)和 T-SPOT. TB(Oxford Immunotec)测定的活动性结核病患者。两种测试均在抗结核治疗开始前或抗结核治疗开始后 1 周内和治疗完成后进行。研究中共纳入 33 例活动性结核病患者。在 QFN-Gold 测试中,在基线时,23 例(70%)是早期分泌的抗原靶标 6-kDa 蛋白 6(ESAT-6)或培养滤液蛋白 10(CFP-10)阳性。在 T-SPOT 检测中,基线时,31 例(94%)为 ESAT-6 或 CFP-10 阳性。大多数患者在抗结核治疗后仍保持测试阳性。尽管两个试验中γ-干扰素释放反应的变化都非常大,但在 T-SPOT. TB 试验中,ESAT-6 和 CFP-10 分别有 27 和 24 个斑点形成计数的平均下降($P<0.05$)。试验得出结论:虽然样本量较小且随访时间较短,仍能看到抗结核治疗后 T-SPOT 的定量结果呈显著下降。

Choi 等[7]探讨了应用 QFT-GIT 诊断活动性结核脊椎骨髓炎的效能。研究回顾性纳入 2010 年 1 月至 2016 年 7 月疑似结核椎体骨髓炎患者,使用 QFT-GIT 来测量对 ESAT-6,CFP-10 和 TB7. 7 的 IFN-γ 应答。结果显示,141 例入选患者中 32 例(23%)为确诊为结核病,(1%)为临床诊断结核病,93 例(66%)为非结核病。QFT-GIT 对结核椎体骨髓炎的总体敏感性,特异性,阳性预测值,阴性预测值,阳性结果的似然比和阴性结果的似然比分别为 91%、75%~95%、50%、95%、2. 59、0. 14。作者认为,QFT-GIT 可能是诊断结核性脊椎骨髓炎有用的辅助检查方法,且阴性检查结果可能对排除活动性结核性脊椎骨髓炎有帮助。

二、其他生物标志物

1. IFN-γ、IL-2　Movahedi 等[8]探讨了 IFN-γ 和 IL-2 对 ESAT-6/CFP-10 和重组 AlaDH 融合抗原在活动性结核感染与结核潜伏感染鉴别诊断中的意义。通过 PCR 和克隆方法制备重组 L-丙氨酸脱氢酶(AlaDH)抗原,在用 ELISPOT 对γ-干扰素(IFN-γ)和 IL-2 的应答中评估了 AlaDH 与 ESAT-6 / CFP-10 的诊断特征并评估其区分 ATB 与 LTBI 的价值。研究人群($n=99$)分为 3 组:初治活动性 TB($n=33$),家庭接触($n=33$)的个体和对照组($n=33$)。结果显示对 ESAT-6 / CFP-10(P=0. 81)和 AlaDH($P=0.18$)的 IFN-γ 反应显示 LTBI 与活动性 TB 患者之间没有显著性差异。测定的两组之间对 ESAT-6/CFP-10 的 IL-2 反应结果相同,而在 LTBI 中观察到对 AlaDH 的 IL-2 反应的显著高于活性 TB。根据 ROC 曲线分析,研究得出通过对 AlaDH 的 IL-2 反应,275 SFC 的临界值显示 75. 8%的灵敏度和 78. 8%的特异性,可以通过对 AlaDH 的 IL-2 反应区分 LTBI 与活动性 TB。

Nausch 等[9]对活动性结核病儿童($n=21$)结核病接触儿童($n=15$)和无 LTBI 的儿童($n=12$)进行 QuantiFERON® 检测管内上清液的多重细胞因子表达分析,进一步确定其敏感性和特异性。结果显示在分析的 21 个初始细胞因子中,IFN-γ 和 6 个其他细胞因子[IL-2,诱导蛋白 10(IP-10),IL-13,IL-1α,TNF-α 和粒细胞-巨噬细胞集落刺激因子(GM-CSF)]在结核病患儿和 LTBI 患儿中均高于非感染对照组。IFN-γ 和 IL-2 的敏感性和特异性相似,但其余细胞因子较低。包括 IP-10 在内的一系列细胞因子在非结核感染儿童中表均现出结核分枝杆菌抗原诱导的特异性表达。没有一个细胞因子在结核病患儿和 LTBI 患儿之间表达有差异性。本研究结论 IGRA 细胞因子不能用以区分活动性结核病患儿和 LTBI 患儿。但在此项研究中,IFN-γ 和 IL-2 在诊断结核分枝杆菌感染方面表现出相当的能力。

最近研究已经描述了骨髓来源的抑制细胞(MDSC)抑制结核病中的保护性 T 细胞应答。T 细胞在结核分枝杆菌的免疫中起重要作用,是 IFN-γ 的主要生产者。然而,IFN-γ 对结核病患者 MDSCs 的影响尚不完全清楚。Zhan 等[10]的研究表明,MDSC 水平与结核病进展之间存在显著的相关性,提示 MDSCs 可能成为诊断或治疗结核病的潜在标志物。用 GM-csf 和 IL-6 培养促进外周血单核细胞(PBMC)分化成功能性 CD33+HLA-DRlow MDSC 样细胞。受 IFN-γ 培养的 CD33 + HLA-DRlow MDSC 对减少包括 IFN-γ 产生在内的 T 细胞应答具有较小的抑制潜力。进一步的研究显示 CD33+HLA-DRlow MDSC 的抑制功能依赖于程序性死亡-1/程序性死亡-1 配体-2(PD1 / PD-L2)途径并且需要直接的细胞 - 细胞接触。IFN-γ 通过抑制 PD-1/PD-L2 途径抑制 CD33+HLA-DRlow MDSCs 的免疫抑制活性,表明 IFN-γ 与功能性 MDSC 扩增之间存在负反馈环。研究揭示了 IFN-γ 降低 MDSCs 抑制功能的新机制,提示 IFN-γ 拮抗 MDSCs 抑制功能可增强对结核感染的免疫应答。

2. MIP-3α、IL-13、IL-17A、IL-5、IFN-γ、IL-9 和 IL-1β　IL-17 是由 Th-17 细胞所分泌,可能在募集中性粒细胞及肉芽肿形成中发挥作用,并对于淋巴细胞向肺局部的迁移至关重要。Yu 等[11]通过 meta 分析进一步研究了白细胞介素-17(IL-17)基因多态性与结核病易感性(TB)的关系。选择了包括 4961 例结核病患者和 5435 名健康对照者的 11 篇文章。鉴定了 4 个多态性位点:IL-17A rs22275913、rs3748067、rs3819024 和 IL-17F rs763780。其研究结果提示 IL-17A rs3748067 的 TT 基因型可能是亚洲人结核病的危险因素,A 等位基因,以及 rs2275913 多态性的 AG 和 AA + AG 基因型,可能对高加索人的结核病有保护作用。

Kamakia 等[12]探讨了通过识别潜在的免疫生物标志物来区分活动性 TB 与 LTBI。研究选择了肯尼亚内罗毕的 19 例活动性结核病患者,8 例 TB 阴性个体(对照)和 16 例 LTBI 非人类免疫缺陷病毒感染个体进行了横断面研究。标本来自 QuantiFERON®-TB Gold In-Tube 试验的多余上清液用于 Th17 的 Milliplex 检测来测量免疫分析物。结果显示 LTBI 组的总抗原特异性反应高于活动性 TB 患者和对照组。IL-17F,巨噬细胞炎症蛋白 3α(MIP-3α),IL-13,IL-17A,IL-5,γ-干扰素(IFN-γ),IL-9,IL-1β 和 IL-2 在 LTBI 和活动性 TB 患者组存在显著差异。曲线分析显示出这些分析物的良好鉴别能力。这些发现表明除了 IFN-γ 之外,IL-17F,MIP-3α,IL-13,IL-17A,IL-5,IL-9,IL-1β 和 IL-2 可以识别并区分 TB 感染状态。

3. IL-6,IL-21,TNF-α,IL-1α 和 IP-10　Lundtoft 等[13]通过检测活动性肺结核与 HIV 共同感染患儿的 QFT 上清液中的多种细胞因子浓度,探讨了细胞因子可用于提高 IGRA 诊断敏感性的问题。该研究考虑到 IFN-γ 释放试验(IGRAs)通常对结核病儿童产生假阴性或不确定的结果。而 HIV 共感染可能通过损害 T 细胞 IFN-γ 表达而降低 IGRAs 的敏感性,故 QuantiFERON®(QFT)上清液中替代细胞因子的测定可以规避 IFN-γ 依赖性,并可提高 QFT 敏感性。本研究纳入加纳的 HIV(n=25)或无 HIV(n=24)的结核病患儿(0~16 岁),使用细胞计数珠阵列(CBA)测量 49 例患儿 QFT 上清液中的 18 种细胞因子浓度。29%的儿童显示出阳性的 IFN-γ 检测结果,5 种细胞因子即 IL-6、IL-21、TNF-α、IL-1α 和 IP-10 检出结核分枝杆菌感染,IL-6 敏感度显著提高(59%)。增加年龄和艾滋病毒共同感染与细胞因子诱导减少有关,特别是 IL-21 和 IP-10 在 HIV 共同感染儿童结核病中较少。联合细胞因子分析可增加阳性的比例,四细胞因子子集(即 IL-6、IL-21、IFN-γ、IL-1α)可正确预测 78%的结核病儿童。研究表示 IFN-γ 和替代细胞因子的综合评估改善了结核病儿童的 IGRA 敏感性。

4. IL-1β,IL-2,IL-6,TNF-α 和 IFNγ　Sharma 等[14]评估了细胞因子在结核性脑膜炎的发病机制中的重要作用。研究检测结核性脑膜炎(TBM)患者血清和脑脊髓液(CSF)中促炎细胞因子的水平,并确定它们是否与疾病严重程度相关。方法为纳入 146 例印度三级保健中心 TBM 患者(90 例确定 TBM;56 例可能的 TBM),在 TBM 患者和健康志愿者($n=99$)的血清($n=146$)和 CSF($n=140$)之间比较各种促炎细胞因子(IL-1β、IL-2、IL-6、TNF-α 和 IFNγ)水平。这些水平与 TBM 患者的各种临床,放射和 CSF 参数相关。结果提示与对照组相比,TBM 患者各种细胞因子(IL-2、IL-4、IL-6、IL-1β、IFN-γ 和 TNF-α)的血清和 CSF 水平均显著升高。发现:①TBM 的发病阶段和各种细胞因子(血清 IL-6 和 CSF IFN-γ 除外)之间存在显著的相关性;②CSF 中高水平的 TNF-α、IL-4 和 IL-1β 伴发严重脑积水;③CSF 高水平的 IL1β 和 IFN-γ 在 MRI 上存在渗出物;④血清和 CSF 的所有细胞因子的水平升高往往预后不良;⑤血清和 CSF 中高水平 IL-4 和 IL1β,在 MRI 脑上存在梗死。研究提示促炎细胞因子在 TBM 的发病机理中起重要作用,对疾病的严重程度的判断发挥最大作用。

5. IL-1Ra　Nouhin 等[15]调查了单核细胞/巨噬细胞活化标志物是否能预测 TB-IRIS 发生,以及是否可以通过抗结核治疗进行调控。研究从 127 例艾滋病毒/ TB 共同感染的成年人中获得了冷冻血浆,用于抗反转录病毒治疗,入组了 CAMELIA 试验,其中 36 例发生了 TB-IRIS。在抗 TB 治疗开始(基线),抗结核治疗 8 周后和 TB-IRIS 时间后,分别测量 IL-1Ra、sCD14 和 sCD163 的浓度。结果显示:在基线时,TB-IRIS 和非 IRIS 患者的 IL-1Ra 和 sCD14 浓度相似。sCD163 浓度虽然在 TB-IRIS 患者中显著较高,但在多变量分析中并未与 TB-IRIS 发生相关。在 TB-IRIS 时,患者显示较高浓度的 IL-1Ra($P=0.002$)和 sCD14($P<0.001$)。最明显的结果是抗结核治疗 8 周后 IL-1Ra 明显下降(中位数减少:-63%($P<0.0001$)。研究得出结论:测试的生物标志物均与 TB-IRIS 发生无相关性。然而,重复测量 IL-1Ra 有助于 TB-IRIS 的诊断。IL-1Ra 在治疗中的显著降低,表明 IL-1Ra 可能是 HIV 感染患者抗结核治疗反应监测的生物标志物。

6. IL-12　Tan 等[16]报道了 rhIL-2 治疗耐多药结核病的临床和免疫学效果。在中国东部 14 个中心进行的一项随机对照试验中评估了 18 个月内联合 rhIL-2 注射液和标准化疗方案的有效性和安全性。从 2009 年 1—7 月 2016 年共有 271 例 MDR-TB 患者入组,随访分为两组,研究组 142 例,对照组 129 例。比较两组患者的临床疗效,安全性和免疫活性(Th1、Th17、Treg、IFN-γ、IL-17)经过 24 个月的随访,IL-2 组的治愈率显著高于对照组(56%对 36%,$P<0.01$)。IL-2 组 3 个月内结核分枝杆菌清除率(痰液阴性)率显著高于对照组(74%对 59%,$P<0.05$),无不良反应。rhIL-2 治疗后 PBMCs 中 Th1 细胞数量增加,Th17 细胞和调节性 T 细胞(Treg)细胞减少,IL-17A、ROR-γt 和 Foxp3 mRNA 表达水平下降,IFN-γmRNA 水平升高。因此,在更短的时间内 rhIL-2 联合方案实现了高转化率和成功率,并且改善了 Th1/Th17 免疫应答,MDR-TB 患者没有出现安全性问题。

7. 蛋白质　Zhou 等[17]探讨了以 ORFeome 为基础的用于鉴定结核分枝杆菌潜伏感染的血清学诊断生物标志物。研究使用了高通量谷胱甘肽 S 转移酶(GST)融合技术来表达来自结核潜伏感染的超过 409 个结核蛋白质和血清,健康个体用于审查这些 GST-TB 融合蛋白。在 409 个结核蛋白中,63 个反应血清阳性,定义了潜伏性结核分枝杆菌的免疫-FeFeome。在免疫 ORFeome 内,稀有目标主要是潜伏期相关蛋白和分泌蛋白,而优先识别的抗原往往是跨膜蛋白。六种新型高反应性抗原有可能将 LTBI 与活动性结核病和健康个体区分开来。

通过分析各种组合来选择多抗原组合组。使用 94 份存档的血清样品组来验证多重抗原组合的诊断性能，其灵敏度为 66.1%（95%*CI* 52.9～77.4），特异性为 87.5%（95%*CI* 70.1～95.1）。这些结果提供了适用于开发 LTBI 血清诊断工具的新型结核蛋白的免疫原性的实验证据。

Xiao 等[18]针对结核分枝杆菌蛋白的 IgA 应答探讨了 IgA 反应目标脂蛋白（ZLppZ）潜在的临床效用。研究采用自制的 ELISA 方法测定了结核病患者（$n=125$）、LTBI 个体（$n=92$）、健康对照（HC）（$n=165$），以及接受抗结核治疗的结核病患者（$n=9$）的 IgA 反应目标脂蛋白 Z。通过使用 ELISPOT 测定来检测由 LppZ 和 *M. tb* 特异性 ESAT-6 或 CFP-10 触发的 PBMC 的抗原特异性 IFN-γ 释放。发现 TB 患者的 LppZ 特异性 IgA 水平显著高于 HC（$P<0.0001$）；与抗 TB 治疗前相比，抗结核治疗 2 个月后，LppZ 特异性 IgA 水平显著降低（$P=0.0297$），直到治疗结束时保持低水平；肺结核患者表现出明显高于肺外 TB 患者的 LppZ 特异性 IgA 值（$P=0.0296$）；LppZ 特异性 IgA 值与响应于 LppZ 释放的 IFN-γ 的量呈负相关（$r=-0.5806$，$P=0.0002$）；LTBI 个体的 LppZ 特异性 IgA 水平也高于 HC（$P<0.0001$）。研究显示，结核分枝杆菌和 LTBI 人群的 LppZ 特异性 IgA 应答高于对照组，说明 *M. tb* 感染对 LppZ 具有高免疫反应性。虽然该检测方法在血清学诊断中独立应用的效率不够，但是 LppZ 特异性 IgA 可能成为 TB 和 LTBI 筛查改进的补充生物标志物。

8. CA125　Mikačić等[19]探讨了肿瘤标志物 CA125 在活动性肺结核诊断中的应用。一项研究分析了 2008 年 11 月至 2009 年 5 月莫斯塔尔大学医院住院的 220 例患者血清样本中的 CA125 水平。其中 40 例患有肺结核。统计分析显示，患有活动性结核病的患者中 CA125 的敏感性为 75%，特异性为（68%），阳性预测值为 12%。这项研究的结果显示血清肿瘤标志物 CA125 的增加存在于活动性肺结核以及肺癌患者中。

在普遍肯定 INF-γ 作为诊断结核病最有价值的细胞因子的同时，其他生物标志物如 IL-1Ra、IL-6、IP-10、IL-2、MIP-3α、IL-13、IL-17A、IL-5 等标志物等也逐渐受到重视，越来越多的新型的生物标志物将受到人们的关注，且将逐渐用于结核潜伏感染、活动性结核病、肺外结核、特殊人群结核等各方面的免疫学诊断及鉴别诊断，且有望成为反应结核感染状态、评估病情发展阶段及监视治疗效果的有效辅助手段。

（陈禹　陈雪融　陈效友　赵珍珍　常蕴青　唐神结）

参考文献

1. Lempp JM, Zajdowicz MJ, Hankinson AL, et al. Assessment of the QuantiFERON-TB Gold In-Tube test for the detection of Mycobacterium tuberculosis infection in United States Navy recruits. PloS One, 2017, 12(5): e0177752.
2. Tanabe M, Nakamura A, Arai A, et al. The direct comparison of two interferon-gamma release assays in the tuberculosis screening of Japanese Healthcare Workers. Intern Med, 2017, 56(7): 773-779.
3. Telisinghe L, Amofa-sekyi M, Maluzi K, et al. The sensitivity of the QuantiFERON®-TB Gold Plus assay in Zambian adults with active tuberculosis. Int J Tuberc Lung Dis, 2017, 21(6): 690-696.
4. Overton k, Varma R, Post JJ. Comparison of interferon-γ release assays and the tuberculin skin test for diagnosis of tuberculosis in human immunodeficiency virus: a systematic review. Tuberc Respir Dis(Seoul), 2018, 81(1): 59-72.

5. Hofland RW, Thijsen SF, van Lindert AS, et al. Positive predictive value of ELISpot in BAL and pleural fluid from patients with suspected pulmonary tuberculosis. Infect Dis (Lond), 2017, 49(5): 347-355.

6. Park IN, Shim TS. Qualitative and quantitative results of interferon-γ release assays for monitoring the response to anti-tuberculosis treatment. Korean J Intern Med, 2017, 32(2): 302-308.

7. Choi S, Jung KH, Son HJ, et al. Diagnostic usefulness of the QuantiFERON-TB gold in-tube test (QFT-GIT) for tuberculous vertebral osteomyelitis. Infectious Dis (Lond), 2017: 1-6.

8. Movahedi B, Mokarram P, Hemmati M, et al. IFN-γ and IL-2 Responses to Recombinant AlaDH against ESAT-6/CFP-10 Fusion Antigens in the Diagnosis of Latent versus Active Tuberculosis Infection. Iran J Med Sci, 2017, 42(3): 275-283.

9. Nausch N, Lundtoft C, Schulz G, et al. Multiple cytokines for the detection of Mycobacterium tuberculosis infection in children with tuberculosis. Int J Tuberc Lung Dis, 2017, 21(3): 270-277.

10. Zhan X, Hu S, Wu Y, et al. IFN-γ decreased the suppressive function of CD33+HLA-DRlow myeloid cells through down-regulation of PD-1/PD-L2 signaling pathway. Mol lmmunol, 2018, 94: 107-120.

11. Yu ZG, Wang BZ, Li J, et al. Association between interleukin-17 genetic polymorphisms and tuberculosis susceptibility: An updated meta-analysis. Int J Tuberc Lung Dis, 2017, 21(12): 1307-1313.

12. Kamakia R, Kiazyk S, Waruk J, et al. Potential biomarkers associated with discrimination between latent and active pulmonary tuberculosis. Int J Tuberc Lung Dis, 2017, 21(3): 278-285.

13. Lundtoft C, Awuah AA, Nausch N, et al. Alternative Quantiferon cytokines for diagnosis of children with active tuberculosis and HIV co-infection in Ghana. Med Microbiol Immunol, 2017, 206(2): 259-265.

14. Sharma S, Goyal MK, Sharma K, et al. Cytokines do play a role in pathogenesis of tuberculous meningitis: A prospective study from a tertiary care center in India. J Neurol Sci, 2017, 379: 131-136.

15. Nouhin J, Pean P, Madec Y, et al. Interleukin-1 receptor antagonist, a biomarker of response to anti-TB treatment in HIV/TB co-infected patients. J Infect, 2017, 74(5): 456-465.

16. Tan Q, Min R, Dai GQ, et al. Clinical and immunological effects of rhIL-2 therapy in Eastern Chinese patients with multidrug-resistant tuberculosis. Sci Rep, 2017, 7(1): 17854.

17. Zhou F, Xu X, Wu S, et al. ORFeome-based identification of biomarkers for serodiagnosis of Mycobacterium tuberculosis latent infection. BMC Infect Dis, 2017, 17(1): 793.

18. Xiao JN, Xiong Y, Chen Y, et al. Determination of Lipoprotein Z-Specific IgA in Tuberculosis and Latent Tuberculosis Infection. Front Cell Infect Microbiol, 2017, 7: 495.

19. Mikačić M, Vasilj I, Vasilj M, et al. Tumor marker CA 125 in the diagnosis of active pulmonary tuberculosis-a study of adults in Mostar, B&H. Psychiatr Danub, 2017, 29(Suppl 4): 841-844.

第四章　结核病分子生物学诊断

摘要：WHO推荐使用新的快速诊断检测工具和更短、更便宜的治疗方案，以加快检测和改善耐多药结核病的治疗情况。2017年，国际上对于结核病快速诊断的研究仍集中于Xpert MTB/RIF、环介导恒温扩增技术、熔解曲线技术、基因芯片技术、线性探针技术及测序技术。此外，寻找新的宿主生物标志物也会为结核病快速诊断提供新的靶点。

关键词：分子生物学；诊断；结核分枝杆菌；Xpert MTB/RIF；环介导恒温扩增技术；熔解曲线技术；基因芯片；线性探针技术；测序技术

一、病原菌分子生物学诊断

1. Xpert MTB/RIF 技术　2017年，Xpert MTB/RIF技术用于诊断结核病仍然是国际结核病诊断领域的热点之一，研究主要集中在肺外结核和结核病低发地区诊断的准确性。Wen等[1]利用meta分析的方法检测了Xpert MTB/RIF技术在骨关节结核诊断中的准确性，12项研究表明Xpert MTB/RIF技术在诊断骨关节结核的敏感度和特异度分别81%和83%，在检测利福平的耐药性中具有高的灵敏度和特异性（灵敏度和特异性分别为89%和96%）。Kumar等[2]研究结果表明Xpert MTB/RIF技术对肠结核诊断的敏感性、特异性、阳性预测值和阴性预测值分别为8.1%，100%，100%和64.2%。Rice等[3]研究评估了Xpert MTB/RIF技术在肺结核低发地区其技术的准确性，将Xpert MTB/RIF技术结果与涂片抗酸镜检、分枝杆菌培养和表型药物敏感性试验（DST）进行了比较。751例痰标本中，134例（17.8%）为结核分枝杆菌培养阳性，2例（1.5%）为耐多药，Xpert MTB/RIF检测技术的灵敏度和特异度分别为89.6%和97.2%，对于利福平耐药检测，Xpert MTB/RIF检测技术的灵敏度和特异度分别为100%和98.3%，结果表明Xpert MTB/RIF技术在肺结核低发地区也能对结核分枝杆菌及利福平耐药作出较准确的检测，与肺结核高发地区检测结果比较一致，尤其对于菌阴肺结核患者具有较好的检出率，同时能将结核分枝杆菌复合群与非典型结核分枝杆菌区分开来。Yu等[4]首次应用Xpert MTB/RIF检测技术检测了30例疑似结核性心包炎的患者心包组织标本，以组织病理学作为标准，Xpert MTB/RIF检测技术的敏感性、特异性、阳性预测值和阴性预测值分别是78.6%、70.6%、92.3%和100%，表明Xpert MTB/RIF在诊断结核性心包炎时是一种较合适的诊断方法。综上，Xpert MTB/RIF除了对于肺结核诊断具有较好的诊断价值以外，对于肺外结核（包括肠结核、结核性胸膜炎等）也可以为临床提供很好的诊断依据。

2017年，Xpert MTB/RIF技术进行了创新和改进。Xpert MTB/RIF Ultra（简称Ultra）应运而生。相对于Xpert MTB/RIF（简称Xpert），Ultra在技术原理和应用效果方面有了较大改变。虽然两者都使用的是半定量半巢式PCR技术，检测时间较短，但是Ultra采用的是高分辨率熔解技术，用时更短；同时检测IS6110和IS1081两个高拷贝数的核酸插入序列，使得检测结核的敏感性提高10倍以上，而且能够较好的检测数混合感染。Chakravorty等[5]研究显示：对于结核分枝杆菌标准株H37Rv而言，Ultra的结核菌检测限为15.6个/ml，远低于

Xpert MTB/RIF 的 112. 6 个/ml。Ultra 在检测痰菌时的总敏感性为 87. 5%，其中对涂片阴性样品的敏感性为 78. 9%；而 Xpert 在检测痰菌时的总敏感性为 81%，其中对涂片阴性样品的敏感性为 66. 1%。而两者的特异性都达到 98. 7%。该技术的缺点是仍然存在很少的假阳性和假阴性结果。其中有两种导致耐药性产生的沉默突变因无法检测出而表现出假阴性。

尽管 Ultra 的敏感性提高，但特异性降低了。为了探索这一改变对不同地域人群的临床意义，Kendall 等[6]对来自南非艾滋病毒诊所，印度结核病中心和中国的初级保健诊所的 10 万例疑似肺结核患者进行了一项模拟队列研究。印度结核病中心的研究估算表明，每 1000 例患者中，用 Ultra 代替 Xpert 查痰可以避免 0. 5 例结核病患者死亡，增加 18 次不必要的治疗——导致的结果是相较于 Xpert，Ultra 每避免一个患者死亡会增加 38（中位数比）次不必要的治疗。在结核病死亡率高的南非艾滋病毒诊所的研究则表明，Ultra 的敏感性提高带来的好处是很明显的：每避免一个结核病患者死亡所增加的不必要治疗减少到了 7 次。而中国初级保健诊所的研究数据不尽如人意，避免一个结核病患者死亡会增加 372 次不必要的治疗。由此可见，与 Xpert 相比，在不同地域，Ultra 诊断成人肺结核的临床影响或许是不同的。Ultra 的使用需要更细致、更具体的实施方法，优先考虑结核病和 HIV 最为流行的人群。

2. 环介导恒温扩增技术　在 2016 年 1 月，WHO 通过网络研讨会发布了 GDG 审查 TB-LAMP 检测技术的最新数据报告。报告指出环介导等温扩增（LAMP）法是一种独特的 DNA 恒温扩增方式，并利用仪器可肉眼观测结果，同时 LAMP 方法已被用于检测疟疾和一些被忽视的热带疾病。在肺结核诊断领域，TB-LAMP 检测技术对于实验室要求较低，仅需实验室的基础设施，其次对于生物安全要求又较低，为此可作为一种快速的即时检测方法替代目前的痰涂片镜检诊断肺结核。文中确定了 TB-LAMP 可作为在所有痰涂片镜检的替代测试方法使用，并适用于感染艾滋病毒患者和感染结核病分枝杆菌的成年人，同时比较了 TB-LAMP 与 Xpert MTB/RIF 两者对于 TB-LAMP 肺结核诊断的准确性，同年 7 月世界卫生组织发布了"The use of loop-mediated isothermal amplification（TB-LAMP）for the diagnosis of pulmonary tuberculosis"报告，报告中详细介绍了 WHO 从 2012 年开始对 TB-LAMP 检测技术进行了 20 次研究横跨 17 个国家的样本筛查实验。上述都表明 TB-LAMP 检测技术目前在结核病快速检测领域具有较好的应用前景。2017 年，对于 TB-LAMP 检测技术在结核诊断方面的应用研究主要有以下一些。

Sun 等[7]对 200 例疑似结核性脑膜炎患者的脑脊液进行涂片镜检、液体培养，实时荧光定量聚合酶链反应和 TB-LAMP 检测。最终被确诊为结核性脑膜炎的患者为 172 例，其中涂片镜检，液体培养，实时荧光定量聚合酶链反应和 LAMP 检测的灵敏度分别为为 2. 91%（5/172），12. 79%（22/172），43. 02%例（74/172）和 34. 30%（59/172）。TB-LAMP 检测技术的灵敏度显著高于涂片镜检和液体培养。TB-LAMP 的灵敏度与实时荧光定量 PCR 无统计学差异。TB-LAMP 检测的特异性、阳性预测值和阴性预测值分别为 92. 86%（26/28）、97. 37%（74/76）和 20. 97%（26/124）。TB-LAMP 及实时荧光定量 PCR 在结核性脑膜炎诊断方面的一致性为 88. 5%（177/200）。与液体培养之间的一致性为 71%（142/200）。所有的方法中，TB-LAMP 具有很高的灵敏度、特异性和阳性预测值。

Bhirud 等[8]选取 891 份临床诊断或疑似肺结核患者的痰标本进行涂片镜检，其中对涂片阳性的患者标本进行了线性探针检测，对涂片阴性患者的标本进行了固体培养，共有 177 例样本进行液体培养和 TB-LAMP 检测。对 548 例痰标本进行线性探针检测，其中 520 例为涂片阳性样本，28 例为涂片阴性且培养阳性样本，耐多药结核的检出率为 32.64%。同涂片镜检相比较，TB-LAMP 检测的敏感性、特异性、阳性预测值和阴性预测值分别为 98.96%、95%、96%和 98.70%。同培养相比较，TB-LAMP 检测的敏感性、特异性、阳性预测值和阴性预测值分别为 98.94%、96.34%、96.90%和 98.75%。同线性探针相比较，TB-LAMP 检测的敏感性和阳性预测值分别为 98.97%和 96%。

Gelaw 等[9]对 78 例肺结核患者痰液标本进行分析，TB-LAMP 检测的灵敏度和特异性分别为 75%和 98%，对涂阴患者检测的灵敏度和特异度分别为 33.3%和 100%。同涂片镜检相比较，TB-LAMP 检测的敏感性为 67.8%，特异性为 100%。

3. 熔解曲线技术　耐药结核病的快速诊断对于及时开展有效的抗生素治疗和预防耐药菌株的传播至关重要。对于资源有限的环境来说，开发低成本，快速可靠的方法检测耐药结核病是迫在眉睫的。

Bentaleb 等[10]研究利用一种基于质粒的定量聚合酶链式反应-高分辨率熔解曲线技术（qPCR-HRM）检测来自摩洛哥患者的利福平耐药结核分枝杆菌菌株相关的突变情况。本研究使用了包含 4 个突变位点（S531L、S531W、H526Y 和 D516V）和一个利福平抗性决定区（RRDR）的野生型序列的五种重组质粒作为对照，筛选 45 株利福平耐药和 22 株利福平敏感的 *M. tb* 分离株。结果显示与利福平药敏试验（DST）相比，qPCR-HRM 分析的敏感性和特异性分别为 88.8%和 100%。qPCR-HRM 和 DNA 测序结果一致性为 100%。

Anthwal 等[11]应用高分辨率熔解曲线分析（HRM）技术检测痰标本中耐多药结核的情况，同时对 HRM 检测技术进行了评价。该研究首次对 25 株耐多药临床分离株中进行了验证。以 DNA 测序作为金标准，应用 HRM 技术检测 99 例培养阳性的痰涂片样本，其中包括 84 个涂阴痰标本。分别检测到 11 例利福平耐药和 21 例异烟肼耐药。通过测序发现，有 6 例样本为耐多药结核株，其中一个未被 HRM 技术检测到。在痰涂片阴性标本中，HRM 检测技术敏感性分别为 89%（95% *CI*，52%～100%），85%（95% *CI* 62%～97%），100%（95% *CI* 74%～100%）。在痰涂片阳性的标本中，HRM 检测技术敏感性均为 100%。上述这些检测的特异性均为 100%。同时检测了 99 例标本中的 5 例样本，测序技术和 HRM 的一致性从 97%到 100%。综上所述，对于耐多药结核患者，尤其是痰涂片检测阴性的患者，探针熔解曲线技术（HRM）是一种快速且成本较合适的检测方法。

4. 基因芯片技术　结核分枝杆菌生长缓慢，分裂一代需 15～20 小时，传统比例法药敏试验成熟可靠，但需要时间为 1 个月，时间长不能满足临床需要，而 DNA 微阵列芯片技术全程只需 4 小时，该技术可直接检测痰标本及其他临床标本。同时该技术通过检测利福平耐药相关基因 *rpoB*、异烟肼耐药相关耐药基因 *KatG*、*inhA* 基因启动子的野生型及突变型来判断是否耐药。Tang 等[12]利用 DNA 微阵列芯片方法分别检测了结核分枝杆菌利福平和异烟肼的耐药性。本研究收集了苏州大学附属传染病医院的 42 例肺结核患者痰标本，应用 DNA 微阵列芯片与传统的绝对浓度法进行检测，DNA 微阵列芯片方法检测利福平耐药的敏感性和特异性分别为 92.8%和 93.8%，检测异烟肼敏感性和特异性分别为 66.7%和 81%。其中结核分枝杆菌中利福平的耐药突变位点多数集中于 *rpoB-RRDR* 526，531，而异烟肼的耐药突变位点多集中于 *KatG*315。笔者认为用 DNA 微阵列芯片法检测结核分枝杆菌利福平和异烟肼的耐药基因突变位点 *rpoB* 和 *KatG*，可以作为一种快速、准确、批量的检测方法在临床应用推广。这对于控制结核病流行非常具有价值。

5. 线性探针技术　结核分枝杆菌的耐药性是结核病临床治疗过程中遇到的巨大难题，目前仅有25%的耐多药结核病(MDR-TB)病例得到了临床诊断。线性探针测定(LPA)能够快速检测结核分枝杆菌复合群并进行利福平和异烟肼的药物敏感性测试。第一代产品 *M. tb* DRplus V1 已经在 2008 年被 WHO 认可，目前新一代的 LPA 已经陆续开发研制，包括 Hain 基因型 *M. tb* DRplus V1，*M. tb* DRplus V2 和 Nipro NTM + MDRTB。Driesen 等[13]利用 PZA-LPA2 技术检测 87 株结核分枝杆菌分离株对吡嗪酰胺的耐药性，与测序相比，包括或者不包括异质性耐药结果的一致性分别为 97.6%(80/82)或 94.3%(82/87)，此项研究中有 8.5%(5/59)检测失败。在有效的检测数据中，同测序结果相比较，此项检测的敏感性为 100%(14/14)，特异性也为 100%(7/7)。Singh 等[14]应用线性探针技术对 572 例涂阴结核病患者的耐药性进行检测，并且与 MGIT960 液体培养及药敏结果进行比较。排除 14 例非结核分枝杆菌感染患者，此技术对结核分枝杆菌复合群的阳性检出率为 38.2%(213/558)，与 MGT960 液体药敏相比较的敏感性和特异性分别为 68.4%和 89.3%。综合各项参考标准后，此项技术对结核病诊断的敏感性为 71.5%，特异性为 100%。对利福平耐药性检测的敏感性和特异性分别为 100%和 99.24%，对异烟肼耐药性检测的敏感性和特异性分别为 97.62%和 98.55%。

Nathavitharana 等[15]研究线性探针技术对结核病患者的诊断效能，并对相关文献结果进行了 meta 分析。在纳入的 74 项独立研究中，对利福平检测(21225 个样本)的敏感性和特异性分别为 96.7%(95.6%~97.5%)和 98.8%(98.2%~99.2%)；对异烟肼检测(20 954 个样本)的敏感性和特异性分别为 90.2%(88.2%~91.9%)和 99.2%(98.7%~99.5%)。

Havumaki 等[16]对两种线性探针 REBA *M. tb* MDR 和 Hain *M. tb* DR plus 的检测效果进行了比较。对于异烟肼耐药性的检测，Hain *M. tb* DR plus 的灵敏度为 89%(95%*CI* 83.8%~93%)，特异性为 99.4%(95%*CI* 96.9%~100%)，而 REBA *M. tb* MDR 的敏感性为 92%(95%*CI* 87.3%~95.4%)，特异性为 92.6%(95%*CI* 87.6%~96%)。对于利福平耐药性的检测，Hain *M. tb* DR plus 的敏感度为 90.2%(95%*CI* 84.8%~94.2%)，特异性为 98.5%(95%*CI* 95.7%~99.7%)，而 REBA *M. tb* MDR 的敏感度较低，为 72.4%(95%*CI* 65.1%~78.9%)，特异性为 98%(95%*CI* 95%~99.5%)。对于耐多药结核病检测，Hain *M. tb* DR plus 的敏感度和特异性分别为 93.4%(95%*CI* 88.2%~96.2%)和 96.2%(95%*CI* 88.2%~96.8%)，REBA *M. tb* MDR 的敏感度和特异性分别为 75.7%(95% *CI* 68%~82.2%)和 92%(95% *CI* 88.2%~94.9%)。

Meaza 等[17]应用线性探针 2.0 技术对直接涂片阳性痰样品进行了检测，其敏感性、特异性、阳性预测值和阴性预测值分别为 96.4%、100%、100%和 96.9%。对涂片阴性样本检测的敏感性、特异性、阳性预测值和阴性预测值分别为 77.8%、97.2%、82.4%和 97.2%。对于耐多药结核病检测的检出率为 100%。

6. 测序技术　国际上的很多研究人员从多个方面探讨了全基因组测序(WGS)在临床感染疾病中的应用，大家一致认为可以利用 WGS 进行结核病的诊断，耐药类型分析。Senghore 等[18]应用全基因组测序对尼日利亚西南部结核病多重耐药性的进化和传播进行了研究，结果发现大多数结核分枝杆菌分离株属于欧美裔谱系中的喀麦隆进化枝。系统发育分析显示，这一进化枝在该地区正在克隆扩增，并表明它参与了敏感和多重耐药性结核病的社区传播。由于喀麦隆进化枝分离物对氟喹诺酮药物的耐药性，五名重新治疗的患者被

pre-XDR 菌株感染。一些患者在治疗过程中细菌分离株发生基因组变化，可能导致药物敏感性降低。

Nimmo 等[19]通过全基因组测序技术对痰标本中结核分枝杆菌耐药性进行快速检测。研究中报道的病例为一例 29 岁的尼日利亚女性结核病患者，经过 Xpert 和 Hain 检测确定为 *ropB* 基因和 *inhA* 基因突变，此结果与药敏检测利福平和异烟肼耐药是一致的，并且进一步研究发现可能存在对氟喹诺酮耐药。全基因组测序技术直接检测痰标本，发现存在 *inhA* 基因突变，这与药敏检测结果是一致的，并且进一步确定了不存在氟喹诺酮耐药。因此，在治疗中及时终止了异烟肼的应用，给予 18 个月氟喹诺酮的治疗，患者一直没有复发。

二、宿主生物标志物变化

以往的研究表明，一些 microRNA 在结核患者中的表达会发生显著上调或下调，可能成为结核病的诊断依据，2017 年在 microRNA 对耐多药结核、结核感染的调控机制方面的研究均取得一定进展。Wagh 等[20]评估了结核病和耐多药结核病患者血清中选定的 miRNAs 水平，并对患者治疗后血清中的 miRNAs 水平进行了分析。血清中 miR-16 和 miR-155 表达水平在结核感染方面可能作为替代标志物，其在耐多药肺结核的治疗方面也取得一定的进展。Guo 等[21]研究表明，BCG 感染巨噬细胞导致 mir-144-3p 表达增加，其目标相关基因（*atg4a*）抑制自噬和抗菌反应卡介苗。过度的 mir-144-3p 显著降低 mRNA 和 atg4a 蛋白水平，抑制 RAW264.7 细胞自噬体的形成和增加卡介苗胞内存活率。Alipoor 等[22]研究表明，MicroRNAs（miRNAs）可以转移的外来体的细胞和组织之间的生物信息，可以作为许多疾病的潜在生物标志物。该研究明晰了卡介苗感染可导致 miR-1224、miR-1293、miR-425 等一些 miRNA 对外泌体的释放，并预测其靶向代谢和产生能量相关。Cui 等[23]研究了血浆 miRNAs 表达与空洞型肺结核的关系。通过高通量测序确定了 29 个差异表达的 miRNAs 在血浆结核病患者与健康对照组的不同。此外，qRT-PCR 也分析验证 mir-769-5p、mir-320a 和 mir-22-3p 在结核病患者中的表达显著低于健康对照组。

总之，国际上结核病的分子生物学多项技术在原有基础上取得了一定的进展，使得原有技术得以加强和改善，使之更加灵敏且应用范围更广。

（孙炳奇　孙照刚　常蕴青　唐神结）

参考文献

1. Wen H, Li P, Ma H, et al. Diagnostic accuracy of Xpert MTB/RIF assay for musculoskeletal tuberculosis: a meta-analysis. Infect Drug Resist, 2017, 10: 299-305.
2. Kumar S, Bopanna S, Kedia S, et al. Evaluation of Xpert MTB/RIF assay performance in the diagnosis of abdominal tuberculosis. Intest Res, 2017, 15(2): 187-194.
3. Rice JP, Seifert M, Moser KS, et al. Performance of the Xpert MTB/RIF assay for the diagnosis of pulmonary tuberculosis and rifampin resistance in a low-incidence, high-resource setting. PloS One, 2017, 12(10): e0186139.
4. Yu G, Ye B, Chen D, et al. Comparison between the diagnostic validities of Xpert MTB/RIF and interferon-γ release assays for tuberculous pericarditis using pericardial tissue. PLoS One, 2017, 12(12): e0188704.
5. Chakravorty S, Simmons AM, Rowneki M, et al. The new Xpert MTB/RIF Ultra: improving detection of Mycobacterium tuberculosis and resistance to rifampin in an assay suitable for point-of-care testing. MBio, 2017, 8(4):

e00812- e00817.

6. Kendall EA, Schumacher SG, Denkinger CM, et al. Estimated clinical impact of the Xpert MTB/RIF Ultra cartridge for diagnosis of pulmonary tuberculosis: A modeling study. PLoS Med, 2017, 14(12): e1002472.
7. Sun WW, Sun Q, Yan LP, et al. The application of IS6110-baced loop-mediated isothermal amplification (LAMP) in the early diagnosis of tuberculous meningitis. Oncotarget, 2017, 8(34): 57537-57542.
8. Bhirud P, Joshi A, Hirani N, et al. Rapid laboratory diagnosis of pulmonary tuberculosis. Int J Mycobacteriol, 2017, 6(3): 296-301.
9. Gelaw B, Shiferaw Y, Alemayehu M, et al. Comparison of loop-mediated isothermal amplification assay and smear microscopy with culture for the diagnostic accuracy of tuberculosis. BMC Infect Dis, 2017, 17(1): 79.
10. Bentaleb EM, Messaoudi MD, Abid M, et al. Plasmid-based high-resolution melting analysis for accurate detection of rpoB mutations in Mycobacterium tuberculosis isolates from Moroccan patients. BMC Infect Dis, 2017, 17(1): 548.
11. Anthwal D, Gupta RK, Bhalla M, et al. Direct detection of rifampin and isoniazid resistance in sputum samples from Tuberculosis patients by high-resolution melt curve analysis. J Clin Microbiol, 2017, 55(6): 1755-1766.
12. Tang P, Wang X, Shen X, et al. Use of DNA microarray chips for the rapid detection of Mycobacterium tuberculosis resistance to rifampicin and isoniazid. Exp Ther Med, 2017, 13(5): 2332-2338.
13. Driesen M, Kondo Y, de Jong BC, et al. Evaluation of a novel line probe assay to detect resistance to pyrazinamide, a key drug used for tuberculosis treatment. Clin Microbiol Infect, 2018, 24(1): 60-64.
14. Singh BK, Sharma SK, Sharma R, et al. Diagnostic utility of a line probe assay for multidrug resistant-TB in smear-negative pulmonary tuberculosis. PloS One, 2017, 12(8): e0182988.
15. Nathavitharana RR, Cudahy PG, Schumacher SG, et al. Accuracy of line probe assays for the diagnosis of pulmonary and multidrug-resistant tuberculosis: a systematic review and meta-analysis. Eur Respir J, 2017, 49(1): 1601075.
16. Havumaki J, Hillemann D, Ismail N, et al. Comparative accuracy of the REBA MTB MDR and Hain MTB DRplus line probe assays for the detection of multidrug-resistant tuberculosis: A multicenter, non-inferiority study. PloS One, 2017, 12(3): e0173804.
17. Meaza A, Kebede A, Yaregal Z, et al. Evaluation of genotype MTB DR plus VER 2.0 line probe assay for the detection of MDR-TB in smear positive and negative sputum samples. BMC Infect Dis, 2017, 17(1): 280.
18. Senghore M, Otu J, Witney A, et al. Whole-genome sequencing illuminates the evolution and spread of multidrug-resistant tuberculosis in Southwest Nigeria. PloS One, 2017, 12(9): e0184510.
19. Nimmo C, Doyle R, Burgess C, et al. Rapid identification of a Mycobacterium tuberculosis full genetic drug resistance profile through whole genome sequencing directly from sputum. Int J Infect Dis, 2017, 62: 44-46.
20. Wagh V, Urhekar A, Modi D. Levels of microRNA miR-16 and miR-155 are altered in serum of patients with tuberculosis and associate with responses to therapy. Tuberculosis (Edinb), 2017, 102: 24-30.
21. Guo L, Zhou L, Gao Q, et al. MicroRNA-144-3p inhibits autophagy activation and enhances Bacillus Calmette-Guérin infection by targeting ATG4a in RAW264.7 macrophage cells. PloS One, 2017, 12(6): e0179772.
22. Alipoor SD, Mortaz E, Tabarsi P, et al. Bovis Bacillus Calmette-Guerin (BCG) infection induces exosomal miRNA release by human macrophages. J Transl Med, 2017, 15(1): 105.
23. Cui JY, Liang HW, Pan XL, et al. Characterization of a novel panel of plasma microRNAs that discriminates between Mycobacterium tuberculosis infection and healthy individuals. PloS One, 2017, 12(9): e0184113.

第五章　结核病介入学诊断

摘要：介入诊断是辅助诊断结核病的重要手段之一。2017年在介入诊断方面国外也有数篇指南性方面的文件发表。近1年来，随着支气管镜检查、B超或CT引导下经皮肺穿刺活检术以及胸（腹）腔镜技术在结核病诊断中的广泛应用，极大提高了疑难病例病理标本的获取率，同时为结核病的诊断提供了帮助。研究发现，超声内镜引导下的经支气管针吸活检（EBUS-TBNA）及超声内镜支气管镜引导下细针抽吸活检（BEUS-FNA）是侵入性操作风险最小、明确成人纵隔淋巴结肿大病因的有效方式，值得临床推广。EBUS-TBNA联合冲洗液TB-PCR检测可以提高胸内结核性淋巴结炎的诊断率。此外，CT引导下经皮肺穿刺活检术（CT-TTNA）及支气管内超声引导下经支气管活检（rEBUS-TBB）均是诊断肺部外周病变的安全有效的方法，同时，肺外组织的细针穿刺细胞学联合PCR检测提高了疾病的诊断率，值得临床借鉴与推广。

关键词：指南；结核病；支气管结核；支气管镜；EBUS-TBNA；EUS-FNA；胸腔镜；经皮肺穿刺活检术

2017年，随着介入诊断新技术的广泛开展，国际上欧洲心血管介入放射学会、欧洲呼吸学会发布了经皮肺穿刺活检指南、小儿介入性支气管镜检查的声明，为临床实践提供了具体的行业标准，此外，结合细菌学、病理学、分子学等手段对气管镜标本的检测有很多报道，EBUS-TBNA、EUS-FNA、胸腔镜、腹腔镜及经皮肺穿刺活检术等技术的发展均为结核诊断提供了更多依据。

一、2017年发布的指南性文件

欧洲心血管介入放射学会（CIRSE）在2017年发布了经皮肺穿刺活检指南[1]。详细介绍了术前影像学评估、适应证、禁忌证、患者准备、出血风险及纠正凝血功能障碍、知情、操作期间的用药、体位、消毒、仪器、穿刺针、穿刺步骤、标本处理、术后护理、随访等，总结认为，经皮肺穿刺适用于多种临床条件，安全性高，其技术方法的有效性已被广泛证实，需要根据患者及团队的情况紧密合作，在精准医学时代的个性化条件下，影像引导下的经皮肺穿刺活检将不断改进以满足未来病人的需要。

儿童支气管镜检查已成为急慢性肺部疾病日益重要的辅助诊断治疗工具。2017年12月欧洲呼吸学会发表了对小儿介入性支气管镜检查的声明[2]，介绍了当前最新的证据和临床实践。对于儿童全肺灌洗，经支气管和支气管内活检，经支气管内超声引导针吸、异物取出、球囊扩张和闭塞术、激光辅助程序，使用气道支架，显微电动吸切术、冷冻治疗、内镜插管，药物应用等证据和临床应用进行了描述，但认为该领域发表的证据不足，并指出了未来的研究方向。还认为经支气管活检（Transbronchial biopsy，TBB），在有经验的医师可以达到50%的诊断率，而且耐受性好，术后恢复比胸腔镜或开胸肺活检更快，主要不良反应是肺过度膨胀，严重的低氧血症，无法纠正的凝血功能障碍，囊性纤维化及需要正压通气。对

EBUS-TBNA 在儿童患者中的应用,认为其有助于减少进一步的有创操作,但小儿气管对穿刺针的大小有限制,需要专业的培训。对硬质气管的应用也做了总结。对球囊扩张、激光辅助气管镜手术、气管支架的使用、显微电动吸切器(microdebriders)等进行了描述和总结,值得我们学习。

二、普通气管镜

为探讨支气管镜检查在多发性气管支气管结节中的诊断价值。An 等[3]回顾性分析 87 例行支气管镜检查发现多发性气管支气管结节患者的临床资料,55 例有明确病理诊断的患者中,16 例(29%)诊断为结核性肉芽肿;23 例(41.8%)诊断为恶性疾病;12 例(21.8%)诊断为骨化性气管支气管病;2 例(3.6%)确诊为结节病;1 例(1.8%)诊断为淋巴瘤,1 例(1.8%)诊断为真菌感染。余 32 例诊断为慢性炎症。作者认为,通过支气管镜检查发现的多发性结节病变,其主要原因是肿瘤和结核。

支气管镜术后痰 *M. tb* DRplus 线性探针与抗酸杆菌涂片在菌阴肺结核的诊断中有重要价值。Farah 等[4]回顾性分析行支气管镜检查的 383 例患者中,选出痰涂片镜检阴性或痰量稀少的 154 例疑似结核患者,11 例抗酸杆菌涂片阳性和 34 例结核分枝杆菌培养阳性。*M. tb* DR plus 线性探针检测结核分枝杆菌 23/34 例,敏感性和特异性分别为 67.6%和 85%(P<0.001),而抗酸杆菌涂片镜检分别为 32.4%和 100%(P<0.001)。所有涂阳病人(11 例)进行 *M. tb* DRplus 线性探针检测,表型药敏试验和对异烟肼和利福平耐药性之间无差异。发现两例耐多药结核病患者。作者认为 *M. tb* DRplus 线性探针检测比抗酸杆菌涂片镜检更快速准确地诊断结核,且检测对异烟肼和利福平耐药的准确性较高。

下肺野结核(LLF TB)是肺结核的不典型表现(TB),为了探讨支气管冲洗基因 Xpert MTB/RIF 检查与传统诊断技术在下肺野结核的诊断价值,Patil 等[5]进行了前瞻性观察性研究,最终纳入 2600 例患者,300 例 LLF TB(11.53%)患者,女性占 66.66%,男性占 33.34%,咳嗽占 93%,发热占 83%,气短占 72%,厌食占 91%,体重减轻占 84%,影像学显示累及右下肺的占 84%,左下肺受累的仅占 16%。在本研究的下肺野结核患者中,行常规痰抗酸杆菌涂片检查(AFB)诊断 57 例(20.66%),行诱导痰抗酸杆菌涂片检查诊断 80 例(28%)。在 170 例 LLF TB 患者中,60 例患者行常规痰与诱导痰抗酸杆菌检查,155 例(91.17%)患者行支气管镜引导下肺泡灌洗液(BAL)抗酸杆菌涂片与基因 Xpert MTB/RIF 检查,两组结果对比,差异有统计学意义(P<0.000 01)。合并人类免疫缺陷病毒(HIV)感染的 36 例(12%),合并糖尿病的 64 例(21.33%),合并慢性肾疾病的 22 例(7.33%),有合并症的患者对治疗结果有显著影响。在 300 例 LLF TB 病例的研究中,60 例合并进展性肺炎(NRP),支气管镜引导下支气管冲洗抗酸杆菌涂片诊断 18 例(42%),支气管镜引导下支气管肺泡灌洗液基因 Xpert MTB/RIF 诊断 58 例(96.66%),两组结果相比,P<0.000 01,差异有显著统计学意义。作者认为,支气管镜引导的诊断技术对于 LLF TB 的确诊具有优越、敏感、可靠的特性,支气管冲洗基因 Xpert MTB/RIF 检查被认为是诊断结核病的最好方法,为了取得成功的治疗结果,应常规使用。

Giti 等[6]探讨了支气管镜下细胞学检查对非肿瘤性肺病的诊断价值。作者回顾性分析 100 例支气管冲洗和毛刷细胞学检查结果阴性,但经其病史、体格检查、临床和病理学资料确诊的病例。其中男性 60 例,女性 40 例,平均年龄 57 岁。肺癌 31 例,出现假阴性的原因为

8 例筛查错误(其中 2 例腺癌,2 例鳞状细胞癌,1 例小细胞癌,1 例转移性乳腺癌,2 例低分化非小细胞癌)、5 例细胞数量少、4 例涂片不满意和 3 例固定不佳、3 例提示非典型细胞、剩余的 8 例涂片满意,但没有恶性肿瘤的细胞学标志。23 例肺结核患者,其中 16 例表现为急慢性炎症,6 例涂片可见干酪样坏死和钙化,4 例退行性改变,涂片提示巨细胞 4 例,细胞增生 4 例,其余 2 例支气管细胞学检查正常。肺炎 19 例,哮喘 7 例,活检肉芽肿性炎症 4 例,结节病 4 例,类风湿关节炎 3 例,包虫囊肿 3 例,间质性肺疾病 2 例,心力衰竭 2 例,系统性红斑狼疮 1 例,肺栓塞 1 例,终末期肾病 1 例。作者认为,支气管镜引导下冲洗及毛刷细胞学检查应认真仔细,在细胞学检查阴性的情况下,必须结合病史、影像学和活检标本的病理学检查,才能明确诊断。

围生期肺结核是一种罕见的疾病,由于免疫系统的不成熟,新生儿极易患结核病,故该病死亡率高,诊断也很困难,为了探讨支气管镜检查在围生期肺结核的诊断价值,Ferreras 等[7]回顾性分析了 4 例围生期婴儿肺结核的临床特点,持续的呼吸道症状,对常规抗生素治疗反应欠佳,特别是具有明确结核接触史等流行病学风险,最终依据支气管镜检查 BAL 抗酸杆菌涂片或培养阳性而确诊。因此,作者认为,对于围生期肺结核支气管镜检查可作为诊断的有用工具。

儿童结核病患者中 46%为原发型肺结核,其中支气管结核是儿童原发型肺结核的最常见并发症。由于其临床表现缺乏特异性,导致该病诊断困难,容易误诊漏诊。因此,支气管镜检查在儿童支气管结核的诊断中发挥着重要的作用。Jiao 等[8]回顾性分析 157 例行支气管镜检查的儿童支气管结核(endobronchial tuberculosis,EBTB)患者,入选患者的中位年龄为 3.4 岁,5 岁以下的患者占 73.2%。最常见的受累支气管为右中叶支气管(49/228,21.5%),其次分别为左上叶支气管(41/228,18%),右上叶支气管(41/228,18%),右主支气管(35/228,15.4%)。小于五岁的儿童累及多个支气管病变的风险更高($P=0.044$),比值比为 2.313(95%*CI* 1.009~5.299)。在行支气管镜检查之前,只有 16 例(10.2%)高度怀疑 EBTB,而诊断为不合并 EBTB 的单纯肺结核的患者占 69.4%,误诊为肺炎或异物吸入的占 20.4%。本研究认为,五岁以下的儿童患 EBTB 并且病变累及多个支气管的风险更高,儿童 EBTB 最常见的亚型为肿瘤型,病变多累及右支气管系统。对于疑似患者,尽早行可弯曲支气管镜检查,可明确支气管病变,并提高儿童 EBTB 的诊断率。

Kawamoto 等[9]报道了一例 71 岁老年患者,因大咯血致急性呼吸衰竭入院,既往有肺结核、COPD 病史,胸部 CT 提示右上肺空洞中疑似真菌球阴影,经支气管镜直视检查证实在陈旧性肺结核病灶的基础上胸部动脉瘤导致的血块和搏动性动脉瘤,经导管动脉栓塞治疗后,动脉瘤消失。该报道是支气管镜技术在诊断应用方面的延伸。

三、气管镜检测新技术

1. 超声内镜引导下的经支气管针吸活检(EBUS-TBNA)及超声内镜支气管镜引导细针抽吸活检(BEUS-FNA)是侵入性操作最小、评估成人纵隔淋巴结肿大的有效方式。Sánchez 等[10]对 43 例 HIV 感染并伴纵隔淋巴结肿大的患者进行了一项观察性、回顾性、横断面的描述性研究,结果发现,所有类型标本的总诊断率为 90.7%(39/43);支气管肺泡灌洗液(bronchoalveolar lavage,BAL)的诊断率为 50%(21),经支气管活组织检查(transbronchial biopsy,TBB)为 61.9%(26),EBUS-TBNA 为 60.5%(26)。BAL 联合 TBB 为 69.8%(30);用 BAL 联合 EBUS-TBNA 为 86%(37),TBB 联合 EBUS-TBNA 为 88.4%(38)。EBUS-TBNA 联合 TBB 诊断准确率最高达 97.7%。作者认为,针对结核感染这种最常见的疾病来说,EBUS-TBNA 比 BAL 具有更高的诊断准确率,而对于恶性肿瘤,EBUS-TBNA 和 TBB 都是有用的,EBUS-TBNA 是创伤小的侵入性检查。同样,Dixit 等[11]回顾性分析 144 例经超声引导下细针穿刺抽吸细胞学检查(fine needle aspiration cytology,FNAC)或组织活检纵隔肿块患者的临床资料。其中 139 例获得了组织学标本,93 例(67%)为肿瘤性质,32 例为非肿瘤性质(23%),14 例(10%)不能确定病变性质。在纵隔肿瘤病变中,转移癌(37.4%)是最常见的肿瘤性病变,其次是非霍奇金淋巴瘤(12.2%)、霍奇金淋巴瘤(7.1%)、胸腺病变(3.5%)。而在非肿瘤性质的病变中,结核是最常见的病变(20.1%)。本研究中,通过 FNAC 或纵隔病变穿刺活检使精确诊断达 89.9%,操作相关死亡率为零,并发症大多轻微,胸痛占 24.5%、少量气胸占 13.6%(需要胸腔闭式引流的占 1.4%),咯血占 9.3%。作者认为,纵隔病变以肿瘤病变居多,转移性癌是最常见的原因,其次是结核,超声引导下针吸细胞学检查或组织活检准确率高,耐受性良好,且无严重并发症,值得临床应用。

2. 超声内镜引导下针吸穿刺(EUS-FNA)是获取组织标本的常用诊断方法。Rana 等[12]回顾性分析 16 例行 EUS-FNA 脾脏局灶性病灶的患者中,13 例应用 22G 针,2 例应用 25G 针,1 例应用 19G 细针。所有患者均有腹痛症状,6 例有发热症状。8 例表现为局灶性低回声病灶,8 例表现为局灶性囊性病变,病灶的范围在 0.8~10cm。所有患者均穿刺成功。其中,6 例诊断为结核病,2 例诊断为结节病,5 例诊断为脾假性囊肿,3 例诊断为单纯性脾囊肿。1 例脾假性囊肿患者细针穿刺 7 天后假性动脉瘤破裂致脾动脉大出血,余无其他并发症出现。该研究认为,超声内镜引导下细针穿刺脾脏局灶性病灶,即使很小的病灶,也能获取标本供细胞学检测,并且是一种安全的诊断方式。同样,Nasa 等[13]报道了 1 例 48 岁女性,以持续低热伴体重减轻为主要表现,胸腹部 CT 扫描显示脾脏多发低密度影。其他器官均未见明确原发感染病灶。超声内镜引导下细针穿刺脾脏病理显示上皮样肉芽肿,中心有干酪样变及大量郎汉斯巨细胞,支持结核病诊断。给予一线抗结核药(HRZE)2 个月后随访,患者体温逐渐下降,抗结核治疗有效,符合结核改变。结合本例,作者认为,孤立性脾结核临床罕见,但超声内镜引导下细针穿刺脾脏获取病理学证据是本例诊断成功的关键。

由于眼内结核没有特异的临床表现,眼液样本不易取材,因此,结核性葡萄膜炎的诊断一直是临床面临的一大挑战。Deepa 等[14]进行了前瞻性研究,纳入 30 例疑似结核性葡萄膜炎的患者,其中前葡萄膜炎 4 例、扁平部睫状体炎 7 例、玻璃体炎 8 例、血管炎 7 例,脉络膜炎 2 例,全葡萄膜炎 1 例和视网膜静脉阻塞 1 例。探讨超声内镜引导下细针穿刺淋巴结细胞学(EUS-FNAC)检查对于疑似结核性葡萄膜炎患者的诊断价值。纵隔淋巴结经食管穿刺,外周及腹主动脉淋巴结经胃和十二指肠穿刺进行研究。结果显示,19 例为淋巴结肉芽肿,8 例为非坏死性淋巴结肉芽肿,前两种病理改变均提示结核,3 例为反应性淋巴结增生,作者认为 EUS-FNAC 的应用是诊断结核性葡萄膜炎的新的辅助手段之一。

胰周淋巴结结核或胰管结核罕见报道,Arai 等[15]超声内镜引导下细针抽吸联合 PCR 检测对 1 例胰腺淋巴结结核病例进行了回顾性分析,PET CT 显示左锁骨上淋巴结及胰周代谢增高。左锁骨上淋巴结穿刺活检病理提示结核性淋巴结炎,超声内镜引导下细针抽吸胰周病变联合 PCR 检测结核也呈阳性。作者认为,超声内镜引导下细针抽吸联合 PCR 检测是本例成功诊断胰腺淋巴结结核的重要证据。

3. EBUS-TBNA 冲洗液 TB-PCR 检测可以提高胸内结核性淋巴结炎的诊断率。Boonsarngsuk 等[16]回顾性分析 102 例接受 EBUS-TBNA 进行胸内淋巴结病的诊断性评价，EBUS-TBNA 的标本行细胞病理学检查，穿刺冲洗液常规行抗酸杆菌（AFB）涂片、结核分枝杆菌培养及 TB-PCR 检测。结果 102 例患者中，有 16 例诊断为胸内结核性淋巴结炎，EBUS-TBNA 冲洗液 TB-PCR 检测的敏感性、特异性、阳性预测值、阴性预测值分别为 56.2%、100%、100%、92.5%。以 ROC 曲线下面积（AUC）作为诊断效能的评估指标，TB-PCR、结核分枝杆菌培养、AFB 涂片、细胞病理学结果坏死性肉芽肿性炎症的出现分别为 0.78、0.75、0.56 和 0.72，表明 TB-PCR 具有最高的 AUC。结核分枝杆菌培养、细胞病理学结果坏死性肉芽肿性炎症的出现联合 TB-PCR，提供最佳的诊断效能（其敏感性、特异性、阳性预测值、阴性预测值和 AUC 分别为 75%、100%、100%、95.6%和 0.88）。作者认为 EBUS-TBNA 冲洗液 TB-PCR 有助于胸内结核性淋巴结炎的诊断，TB-PCR 联合结核分枝杆菌培养和细胞病理学结果能够改进诊断效能。

4. 电磁导航支气管镜（ENB）是一种用于诊断周围型肺小病灶（SPPLs）的新技术，为了探讨其在亚洲人群中 SPPLs 诊断的准确率及有效率，Gu 等[17]在上海肺科医院胸外科招募 78 例接受 ENB 诊断后手术切除 SPPLs 的患者，并进行随访。结果表明，78 例接受 ENB 的患者中有 84 个 SPPLs，其中 4 例患者有多个 SPPLs。81 例均成功地达病灶部分并取组织活检，平均 ENB 导航时间 10.8 分钟，无死亡病例，仅有 2 例出现并发症（1 例出血，1 例气胸）。SPPLs 平均活检直径为 19mm，从传感器探头到焦点的距离为 8mm，81 例 ENB 与组织病理学检查结果一致（37 例肺癌、41 例非肺癌），ENB 的灵敏度达 92.9%。作者认为，ENB 对于亚洲人群 SPPLs 的取样及诊断是准确且高效的手段，诊断中成功率较高。

四、内科胸腔镜或胸腔镜

尽管目前指南推荐，胸腔闭式活组织检查应被胸腔镜活检所取代，但在资源有限的地区中还难以达到。Rajawat 等[18]采用横断面调查的方法观察了 250 例胸膜炎患者，所有患者均行胸腔积液生化学、微生物学及细胞学检查，其中 59 例初次化验即被确诊的病例被排除，其余 191 例患者需要 Abrams 胸膜活检针行胸膜闭式活检，其中 123 例（64.40%）在第一次胸膜活检中确诊，其余 68 例，有 22 例二次胸膜活检而确诊，诊断率为 59.9%，胸膜活检共确诊了 136 例（71.20%）患者。通过胸膜活检而确定的诊断最常见的是恶性肿瘤，其次是结核。作者认为，胸膜闭式活检与胸腔镜活检对于胸腔积液的诊断率相当。由于胸膜闭式活检诊断率良好、成本低、易操作、并发症率低，应常规应用于渗出性淋巴细胞性胸腔积液患者的诊断，尤其是对于基础设施和胸腔镜技术缺乏、资源有限的地区更值得推荐。

由于结核的高流行率，内科胸腔镜已经成为诊断渗出性胸腔积液的手段。Thomas 等[19]回顾性分析了卡塔尔的 407 例行胸腔镜检查患者的临床资料，探讨其安全性并确定胸腔积液原因。结果表明，结核是卡塔尔渗出性胸腔积液最常见的病因，占全部病因的 84.5%。约 85%的患者为年轻男性（平均年龄 33±12.1 岁），内科胸腔镜对于结核性胸腔积液诊断率达 91.4%，而恶性胸腔积液仅占 5.2%。只有 1.2%的病例发生轻微出血，没有观察到与手术有关的死亡率。因此，作者认为，内科胸腔镜是非常安全的工具，结核性胸膜炎是迄今为止卡塔尔最常见的渗出性胸腔积液的病因，起始选择胸腔闭合针穿刺活检是安全的、简单的、低成本的诊断渗出性胸腔积液的方法。

五、经皮穿刺技术

CT 引导下经皮肺穿刺活检术（CT-TTNA）是一种获取肺部外周病变组织的微创手术，支气管内超声引导下经支气管活检（rEBUS-TBB）是其替代手术。Zhang 等[20]回顾性分析 513 例行 rEBUS-TBB 或 CT-TTNA 患者的临床资料，比较两种方法阳性诊断率、并发症发生率及其影响因素。CT-TTNA 组阳性诊断率和并发症发生率均显著高于 rEBUS-TBB 组，rEBUS-TBB 组在较大病灶（>2cm）比较小病灶（≤2cm）表现出更高的阳性诊断率，病灶接近胸壁较远离胸壁的阳性诊断率低，但在不同的肺段没有显著的差异；而在 CT-TTNA 组，较大病灶与较小的病灶的阳性诊断率没有显著的不同，但在不同的肺段则有显著的差异，病灶接近胸壁较远离胸壁的气胸发生率低；在 rEBUS-TBB 组，病灶探查、活检成功率为 87.4%，较大病灶及有支气管征的探查率检出率高于较小病灶及无支气管征的，而病灶接近胸壁的检出率高于病灶远离胸壁的。因此，作者认为，CT-TTNA 和 rEBUS-TBB 均是诊断肺部外周病变的安全有效的方法，CT-TTNA 的诊断阳性率高于 rEBUS-TBB，其气胸发生率亦高于 rEBUS-TBB，CT-TTNA 可用于接近胸壁的较小病灶的诊断，而 rEBUS-TBB 则用于远离胸壁的较大病灶或有支气管征病灶的诊断。

六、细针穿刺术

由于细针穿刺细胞学检查（FNAC）或组织病理活检的证据有可能出现假阳性，所以对于外周淋巴结结核患儿的诊断常常是一个挑战，为了探讨聚合酶链反应（PCR）在疑似外周淋巴结结核患儿的诊断价值，Gupta 等[21]对 45 例疑似外周淋巴结结核患儿进行了横断面研究，细针穿刺标本分别进行细胞学检测、改良罗氏结核菌培养及实时 PCR 检测，并分析比较其诊断价值。结果，细胞学检查的敏感性和特异性为 38.5%和 87.5%，实时 PCR 的敏感性和特异性分别为 84.6%和 81.3%。32 例细胞学诊断显示反应性淋巴结增生，53%的病例 PCR 和结核菌培养为阳性，两种方法显示有明显的相关性。作者认为，实时 PCR 检测有助于诊断外周淋巴结结核患儿，也有助于细针穿刺细胞学检测漏诊患儿的诊断。

结核累及甲状腺临床十分罕见，Kiran[22]报道了一例以甲状腺冷脓肿为表现的播散性结核，探讨了细针穿刺细胞学检测（FNA）在甲状腺结核中的诊断价值。作者认为，FNA 有助于甲状腺结核的诊断，强调了联合穿刺病理组织 Xpert TB PCR 对于结核的快速诊断有显著意义。早期诊断和适当的抗结核治疗能防止不必要的手术。

结核感染是导致亚洲人群慢性肉芽肿性附睾-睾丸炎的主要原因，为探讨细针穿刺在慢性肉芽肿性附睾-睾丸炎的诊断价值。Uma 等[23]回顾性分析 40 例行细针穿刺（FNA）的肉芽肿性或结核性附睾-睾丸炎患者。其中，17 例穿刺涂片示上皮样细胞肉芽肿伴干酪样坏死；19 例仅表现为肉芽肿；4 例仅表现为干酪样坏死；15 例找到抗酸杆菌。15 例细胞学诊断为结核性附睾-睾丸炎；6 例诊断为结核性肉芽肿性炎，19 例诊断为肉芽肿性炎。作者认为，FNA 可能有助于结核性附睾-睾丸炎的诊断，并且可以使大量病人避免不必要的睾丸切除术。附睾病变在临床上很少见，为了探讨附睾结节的形态学改变及细针穿刺活检（FNAB）在附睾结节的早期诊断中价值。Bharti 等[24]回顾性分析 70 例附睾结节行细针穿刺学检查的病理学结果，发现其中 60 例细胞学穿刺检查结果有助于诊断，病变诊断为结核 16 例

(22.85%)、精液囊肿 12 例(17.14%)、良性囊性病变 8 例(11.42%)、包裹性积液 8 例(11.42%)、急性化脓性病灶 6 例(8.57%)、丝虫病 4 例(5.71%)、慢性附睾炎 3 例(4.28%)、结节性筋膜炎 1 例(1.42%)、表皮包涵囊肿 1 例(1.42%)、囊性腺瘤样瘤 1 例(1.42%),有 10 例不能确诊。结果提示,细针穿刺细胞学检查在附睾结节的诊断率达 86%,附睾感染性病变比肿瘤性病变更常见,而且附睾感染性病变的患者对治疗反应良好。

纵观 2017 年,国际介入诊断方面取得了长足的进步,最为显著的是国际学术组织发布了经皮肺穿刺活检指南和小儿介入性支气管镜检查的声明,不仅值得借鉴和学习,同时也为临床实践制定了具体的行业标准。国际同道在气管镜联合细菌学、病理学及分子学检查等方面提供了许多报道,此外,EBUS-TBNA、EUS-FNA、胸腔镜、腹腔镜、肺外组织的细针穿刺细胞学检测等技术在辅助诊断结核病方面也提供了更多证据,这些对于今后的工作均有明确的指导意义,值得学习。

（沙巍　常蕴青　刘一典）

参考文献

1. Veltri A,Bargellini I,Giorgi L,et al.CIRSE Guidelines on Percutaneous Needle Biopsy(PNB).Cardiovasc Intervent Radiol,2017,40(10):1501-1513.
2. Eber E,Antón-Pacheco JL,de Blic J,et al.ERS statement:interventional bronchoscopy in children.Eur Respir J,2017,50:1700901.
3. An J,Yang HP,Hu CP,et al.Multinodule abnormalities of the tracheobronchus:bronchoscopy findings and clinical diagnosis.Clin Respir J,2017,11(4):440-447.
4. Idrees F,Irfan M,Jabeen K,et al.Diagnostic performance of genoType® MTBDRplus line probe assay in bronchoalveolar lavage for pulmonary tuberculosis diagnosis in sputum scarce and smear-negative patients.Int J Mycobacteriol,2017,6(2):122-126.
5. Patil S,Narwade S,Mirza M.Bronchial wash Gene Xpert MTB/RIF in lower lung field tuberculosis:sensitive,superior,and rapid in comparison with conventional diagnostic techniques.J Transl Int Med,2017,5(3):174-181.
6. Giti R,Hosseinzadeh M.Efficacy of bronchial washing and brushing cytology in the diagnosis of non-neoplastic lung diseases.Acta Med Iran,2017,55(10):636-641.
7. Ferreras-Antolin L,Caro-Aguilera P,Perez-Ruiz E,et al.Perinatal tuberculosis:tuberculosis:is it a forgotten disease? Pediatr Infect Dis J,2018,37(3):e81-e83.
8. Jiao AX,Sun L,Liu F,et al.Characteristics and clinical role of bronchoscopy in diagnosis of childhood endobronchial tuberculosis.World J Pediatr,2017,13(6):599-603.
9. Kawamoto H,Suzuki M,Shiozawa A,et al.Massive hemoptysis with a Fungus ball-like shadow in an old Tuberculosis cavity that was shown to be a clot by bronchoscopy.Intern Med,2018,57(3):377-381.
10. Sánchez-Cabral O,Martínez-Mendoza D,Fernandez-Bussy S,et al.Usefulness of endobronchial ultrasound in patients with human immunodeficiency virus infection and mediastinal lymphadenopathy. Respiration,2017,93(6):424-429.
11. Dixit R,Shah N,Goyal M,et al.Diagnostic evaluation of mediastinal lesions:Analysis of 144 cases.Lung India,2017,34(4):341-348.
12. Rana SS,Sharma V,Sharma R,et al.Safety and utility of endoscopic ultrasound-guided fine-needle aspiration of focal splenic lesions:a retrospective analysis.Ann Gastroenterol,2017,30(5):559-563.

13. Nasa M, Choudhary NS, Guleria M, et al. Isolated splenic tuberculosis diagnosed by endoscopic ultrasound-guided fine needle aspiration. Indian J Tuberc, 2017, 64(2):134-135.
14. Sharma D, Agarwal M, Singla V, et al. Role of endoscopic ultrasound in the management of Tubercular uveitis. Ocul Immunol Inflamm, 2017, 20:1-8.
15. Arai J, Kitamura K, Yamamiya A, et al. Peripancreatic tuberculous lymphadenitis diagnosed via endoscopic ultrasound-guided fine-needle aspiration and polymerase chain reaction. Intern Med, 2017, 56(9):1049-1052.
16. Boonsarngsuk V, Saengsri S, Santanirand P. Endobronchial ultrasound-guided transbronchial needle aspiration rinse fluid polymerase chain reaction in the diagnosis of intrathoracic tuberculous lymphadenitis. Infect Dis (Lond), 2017, 49(3):193-199.
17. Gu Y, Chen S, Shi J, et al. The introduction of electromagnetic navigation bronchoscopy for the diagnosis of small pulmonary peripheral lesions in an Asian population. J Thorac Dis, 2017, 9(9):2959-2965.
18. Rajawat GS, Batra S, Takhar RP, et al. Diagnostic yield and safety of closed needle pleural biopsy in exudative pleural effusion. Avicenna J Med, 2017, 7(3):121-124.
19. Thomas M, Ibrahim WH, Raza T, et al. Medical thoracoscopy for exudative pleural effusion: an eight-year experience from a country with a young population. BMC Pulm Med, 2017, 17(1):151.
20. Zhang Q, Zhang S, Xu X, et al. Value of radial probe endobronchial ultrasound-guided transbronchial biopsy and computer tomography-guided transthoracic needle aspiration in the diagnosis of peripheral pulmonary lesions. Medicine (Baltimore), 2017, 96(34):e7843.
21. Gupta V, Bhake A. Molecular diagnosis of tubercular lymphadenopathy from fine-needle aspirates in pediatric patients. Acta Cytol, 2017, 61(3):173-178.
22. Dv K, Gunasekaran K, Mishra AK, et al. Disseminated tuberculosis presenting as cold abscess of the thyroid gland-a case report. Oxf Med Case Reports, 2017, 9:159-161.
23. Handa U, Kundu R, Raghubanshi G, et al. Granulomatous epididymo-orchitis: diagnosis by fine needle aspiration. Trop Doct, 2018, 48(1):17-20.
24. Bharti JN, Dey B, Bhattacharya J, et al. Cytomorphological spectrum of epididymal nodules: an institution's experience. Cytojournal, 2017, 14:26.

第六章　结核病病理学诊断

摘要：病理学诊断是结核病确诊的重要途径，尤其在菌阴肺结核、肺外结核病等疑难性和特殊部位结核病的诊断中起到决定性作用。越来越多的分子检测技术和试剂盒应用于石蜡包埋标本的结核病诊断中，对提高结核病的诊断准确性及与其他疾病尤其是非结核分枝杆菌病的鉴别诊断有很大帮助。结核病与非结核分枝杆菌病具有极其相似的组织形态学特征，仅靠形态学观察和特殊染色查找抗酸杆菌不能明确诊断，两者的鉴别诊断问题是病理医师面临的新的挑战。HIV 与 *M. tb* 双重感染的诊断和治疗面临着严峻的挑战。HIV 合并分枝杆菌感染导致特殊的病理组织学改变也引起了病理学者的关注。

关键词：结核病；非结核分枝杆菌病；HIV；病理诊断；分子病理

病理学诊断是结核病确诊的重要依据。2017 年在国际上，结核病病理学主要进展在疑难性和特殊部位结核病的诊断与鉴别诊断、结核病与非结核分枝杆菌病的鉴别诊断、HIV 合并分枝杆菌感染病理学诊断等方面。

一、结核病传统病理学诊断

主要依据组织形态学观察的传统病理学诊断在疑难性结核病，尤其是肺外结核病、特殊部位结核病的诊断中仍发挥着极其重要的作用。Dixit 等[1]报道了一腮腺结核的病例。患者是 38 岁女性，以右侧耳前区域出现进行性肿大的无痛实性包块 6 个月就诊。否认任何外伤史、咽喉痛史，没有其他任何症状。常规血液检测及胸部 X 线检查正常。颈部超声和增强 CT 扫描显示右侧腮腺弥漫肿大，腮腺区 4cm×6cm 大小肿块，相对固定。细针穿刺细胞学(fine needle aspiration cytology，FNAC)显示有大量慢性炎症细胞，淋巴细胞、组织细胞以及上皮样细胞形成肉芽肿结构，个别多核巨细胞混杂在干酪样坏死背景中，提示结核；结核菌素皮肤试验也显示出强阳性，72 小时出现 38mm 大小硬结伴水疱。抗结核治疗 3 周时，病变大小变化不明显，而在第 5 个月的抗结核治疗结束时，患者耳前肿块完全消失。该病例随访 1 年未复发。提示临床，对于腮腺出现的慢性包块，即使没有其他部位结核的证据，也应注意排除结核性腮腺炎的诊断，早期穿刺行病理学检查，可以明确诊断，单纯药物治疗也可以取得很好的治疗效果。

爱尔兰 Zia 等[2]报道了该国第一例垂体结核瘤病例。患者为 41 岁女性，以额颞部疼痛 3 周，伴恶心、呕吐 3 天就诊。患者月经周期规律，无盗汗、体重减轻等表现。神经系统检查显示嗜睡和颈项强直，无局部神经系统体征。脑部 MRI 显示鞍区团块，外周强化而中央区域不强化。包块从鞍区扩展，压迫、推挤视交叉，并侵入右侧海绵窦。胸部 X 线和胸部 CT 没有证据显示肺结核。该患者行腰穿脑脊液检查显示淋巴细胞性脑膜炎，脑脊液抗酸染色和结核分枝杆菌培养均为阴性；聚合酶链结核分枝杆菌检测也呈阴性。患者手术经蝶窦入路切除鞍上区包块，包块大体呈垂体腺瘤样外观，实性、质硬。病理组织学显示干酪性肉芽肿性疾病，符合结核。在发达国家，垂体结核瘤罕见，垂体腺瘤及其他类型肿瘤是鞍区占位性病变的更常见原因。但随着艾滋病人的增加以及耐药结核菌株的增加,颅内结核在发达国家的发病率也呈上升趋势,颅内结核也应列入颅内占位的鉴别诊断疾病。经脑脊液诊断颅内结核阳性率低,病理形态学诊断在颅内结核病的诊断至关重要。

二、结核病分子病理学诊断

分枝杆菌培养作为结核病诊断的金标准,即耗时,且受样本特性影响敏感度差异较大。此外,当临床没有怀疑结核时,往往没有采集用作培养的样本,唯一的材料是石蜡包埋组织(formalin fixed paraffin-embedded,FFPE)。以基于核酸扩增技术的分子生物学检测方法检测结核分枝杆菌复合群(Mycobaterium tuberculosis complex,MTBC)显著提高了敏感性,缩短了诊断时间。然而,传统观念认为这些方法在石蜡包埋标本的检测敏感度和特异度较低。

为了评估两种核酸扩增方法 FT-*M. tb* 和 *M. tb* DRplus 在石蜡包埋组织标本检测结核分枝杆菌的检测效率,Moure 等[3]对 17 例不同部位的具有肉芽肿结构特征的石蜡包埋标本进行 FT-*M. tb* 和 *M. tb* DRplus 检测(关节 1 例、脑 1 例、子宫内膜 1 例、肝脏 1 例、骨 1 例、胸膜 1 例、喉 1 例、肠 2 例、肺 2 例、淋巴结活检 6 例),以临床诊断和病理组织学特征作为金标准,评估两种方法的诊断效率。结果显示,所有纳入的 17 例石蜡包埋标本中,10 例临床确诊为结核,7 例除外结核。10 例临床确诊结核病例中,6 例 FT-*M. tb* 和 *M. tb* DRplus 两种方法检测均为阳性,两种方法的敏感度和特异度分别为 60% 和 71.4%,60% 和 85.7%。

Schaumburg 等[4]评估了 GenoType *M. tb* DRplus 线性探针技术在组织石蜡包埋标本检测结核分枝杆菌和利福平、异烟肼耐药的检测效力。研究共纳入组织学样本 14 例,所有标本萋尼氏抗酸染色阳性或经 MYCO Direct 1.7 检测到结核分枝杆菌特异基因序列。所有样本提取 DNA,其中 11 例可评估样本,以 GenoType *M. tb* DRplus 线性探针技术检测结核分枝杆菌和利福平和异烟肼耐药;同时对 12 例可获得新鲜标本的样本进行结核分枝杆菌培养和药敏试验,以评估 GenoType *M. tb* DRplus 线性探针技术与作为金标准的结核分枝杆菌培养和药敏试验的一致性。结果显示:11 例样本均对利福平敏感,1 例异烟肼耐药;12 例培养标本的中位培养时间 15.5 天,其中 4 例未生长。GenoType *M. tb* DRplus 线探针法与细菌培养产生不一致结果的五例如下:结核分枝杆菌生长而 GenoType *M. tb* DRplus 技术检测阴性或不可评估 2 例;3 例 GenoType *M. tb* DRplus 检测到结核分枝杆菌而培养未见结核菌生长。总之,从 FFPE 标本的 DNA 可用于 GenoType *M. tb* DRplus 检测,对异烟肼和利福平耐药性的检测可指导临床选择最好的抗结核治疗方案。

Xpert MTB/RIF 技术是以半巢式实时 PCR 技术为基础的快速全自动核酸扩增检测技术,Xpert MTB/RIF 技术集标本处理、DNA 提取、核酸扩增、结核分枝杆菌特异核酸检测以及以利福平耐药基因 *rpo*B 突变检测于一体,可在 2 小时内完成结核分枝杆菌检测和利福平耐药检测。该技术广泛应用于痰、脑脊液、胸腔积液、心包积液等液态标本,在 FFPE 标本的应用罕有报道。Polepole 等[5]评估了 Xpert MTB/RIF 技术在石蜡包埋标本(FFPE)诊断肺外结核病和利福平耐药的准确性。研究共纳入 100 例临床怀疑结核的石蜡包埋标本(包括淋巴结 64 例、男性生殖道病变 10 例、腹部病变 8 例、女性生殖系统病变 5 例、乳腺组织 5 例、滑膜组织 4 例、皮肤 2 例、舌部病变 2 例、甲状腺 1 例),进行 Xpert MTB/RIF 和 PCR 技术检测结核分枝杆菌特异基因序列 IS6110,同时进行萋尼氏抗酸染色(Ziehl-Neelsen,ZN)抗酸染色,以病理组织学诊断作为金标准。结果显示,66%的样本有结核感染的组织学证据;在 8%的病例中，抗酸染色呈阳性，Xpert MTB/RIF 阳性率 25%。以组织学为金标准，其敏感性和特异性如下：在淋巴组织的 Xpert MTB/RIF 检测准确率为 41%，不明显优于萋尼氏抗酸染色或 PCR 检测；在非淋巴组织中，PCR 检测的灵敏度为 82%，显著高于 Xpert MTB/RIF 检测（P=0.004）。Xpert MTB/RIF 检测到三例利福平耐药。Xpert MTB/RIF 检测可能为结核病常规 FFPE 组织诊断的一个有用的工具。

分子生物学技术可作为石蜡包埋标本检测结核分枝杆菌的有效手段，特别是当没有样品可供培养时，分子生物学技术显得尤为重要。

三、结核病与非结核分枝杆菌病的病理诊断

非结核分枝杆菌（non-tuberculous mycobacterial，NTM）是结核分枝杆菌复合群及麻风以外的分枝杆菌。NTM 在自然环境中无处不在，已经确定的 NTM 超过 140 种。他们可以引起广泛的感染，肺部感染最常见，占 65%~90%。越来越多的证据表明，NTM 肺部疾病的发病率和相关的住院率都呈上升趋势。NTM 在有残留病变的肺结核或支气管扩张患者的呼吸道定植，以及诊断 NTM 肺病是目前存在的重要临床问题[6]。

分枝杆菌肺病的两种主要形式是结核病与 NTM 肺病，后者被越来越多地确认为临床上显著肺部感染的原因。NTM 肺病最常见由鸟分枝杆菌复合群引起，以前被认为鸟-胞内分枝杆菌复合群。堪萨斯、偶然、龟等也可导致肺部疾病，但较鸟分枝杆菌复合群少见。随着临床对 NTM 肺病认识的逐渐增加，NTM 肺病的诊断也引起了病理医生的关注。大多数病理医生熟悉结核病的镜下特征：肉芽肿病变以及特殊染色查到抗酸杆菌（AFB）。然而，“干酪性肉芽肿”病变发现抗酸杆菌诊断结核病这一证据有时存在误诊。这种现象归因于许多国家的结核病患病率高，以及对 NTM 肺病的组织学形态特征不熟悉。

Jain 等[7]通过对实际病例的病理诊断分析，展示了肺结核与 NTM 肺病之间组织学特征的重叠性，证实结核分枝杆菌和非结核分枝杆菌无法根据组织反应或抗酸染色的细菌形态可靠地鉴别，AFB 真实身份的确定，需要分枝杆菌培养或分子生物学方法。结核病最常见的组织学特征为坏死性肉芽肿性炎症，病变由一个中央坏死区，周围上皮样细胞，肉芽肿边缘可见朗汉斯巨细胞，其多核巨细胞的细胞核在外围形成马蹄形分布。NTM 肺病的病理学改变可以仅表现为组织细胞聚集，而无肉芽肿形成；也可以为坏死性肉芽肿病变，而坏死多为含较多核碎的坏死，也可以为富含中性粒细胞的化脓性坏死，还可伴有类似韦格纳肉芽肿的血管炎。朗格汉斯巨细胞不具有特异性，因其可以出现在几乎所有类型的肉芽肿性感染。传统的教学强调“干酪样坏死”作为结核病的病理特点。大体上，这种坏死是“干酪样”，但它的镜下表现从未明确定义。显微镜下，肺结核的坏死可以有多种表现：粉红色坏死、富含核碎片的坏死、富含中性粒细胞的化脓性坏死。这种对“干酪样坏死”的传统强调，使许多临床医生和病理学家认为“干酪性肉芽肿”是结核的代名词。然而，组织学研究表明，组织胞质菌病、球孢子菌病等感染后均可引起与结核病相同的坏死性肉芽肿病理改变。同样，“干酪”坏死性肉芽肿也可以出现在 NTM 肺病。因此，在做镜下描述时，Jain 建议以“坏死性”肉芽肿（necrotizing granulomas）替代“干酪样”肉芽肿（caseating granulomas），以避免提示坏死的形态为结核病特有。

总之，结核病与 NTN 的鉴别诊断值得病理医师关注，仅靠形态学特征和特殊染色查找抗酸杆菌不能明确诊断，分枝杆菌培养和分子生物学方法是确诊结核病、鉴别诊断 NTM 的

重要手段。

四、HIV 合并分枝杆菌感染的病理诊断

分枝杆菌作为机会致病菌,显著增加了 HIV 感染患者的病死率。HIV 感染和 *M. tb* 感染是全球两大公共卫生问题,由于 HIV 感染并发结核病患者临床表现不典型、实验室检查阳性率低、影像学表现无特异性,从而导致诊断困难,延误病情。此外,HIV 感染并发结核病并非两种病原体感染的简单叠加,而是相互影响、相互促进,两者均引起机体的细胞免疫功能受损,故 HIV 感染并发结核病不能将其作为两种单独的疾病对待,因此,HIV 与 *M. tb* 双重感染的诊断和治疗面临着严峻的挑战。HIV 合并分枝杆菌感染引起特殊的病理组织学改变也引起了病理学者的关注。Procop[8]对报道 HIV 感染合并分枝杆菌感染的相关文章进行了汇总分析,HIV 感染者在感染初期或接受抗反转录病毒治疗病情控制良好时,*M. tb* 感染与免疫功能正常的宿主一样,形成坏死性肉芽肿,内可见少量的分枝杆菌。而艾滋病患者则不同,其无法形成典型的肉芽肿,中性粒细胞和巨噬细胞是其免疫反应的主要细胞,可以见到大量的嗜酸性坏死、中性粒细胞核碎,组织细胞内和细胞外均可见到大量的分枝杆菌。鸟分枝杆菌是 HIV 感染者最常见非结核分枝杆菌机会性病原体,此外,其他一些非结核分枝杆菌,堪萨斯、嗜血分枝杆菌等也被认为是 HIV 感染者的机会性病原体。AIDS 患者合并分枝杆菌感染,多数不能形成典型的肉芽肿反应,其炎症反应包括脓肿形成、颗粒状嗜酸性坏死伴中性粒细胞核碎、簇状上皮样组织细胞、混合炎细胞浸润、肉芽肿合并淋巴细胞或中性粒细胞浸润等。

五、结核病发病机制相关病理学研究

结核病复发是短程治疗的障碍。富含脂质的细胞,被认为在结核病复发过程中可能发挥了重要作用。美国学者 Baron 等[9]改良了一种无创、免标记光谱技术-波长调制光谱技术(wavelength modulated raman,WMR),联合荧光检测(尼罗红染色)可以对结核分枝杆菌的细胞状态进行检测。这种方法可以鉴别单个脂质丰富的“休眠”(lipid rich,LR)细胞和脂质缺乏的“非休眠”(lipid poor,LP)细胞,并且有较高敏感性和特异性。他们将此应用于实验感染的豚鼠肺冷冻切片,区分两种细胞类型,结果显示 LR 表型在感染组织中占优势。这是了解复发的病理学的重要一步,支持结核病复发可能是由含脂质包涵体的结核杆菌细胞引起这一假说。

据 WHO 最新统计数据显示,在全球范围内,结核病男女比例为 1.7[10],但男性偏高发的深层原因仍不明确。Dibbern 等[11]的研究以结核分枝杆菌(*M. tb*)气溶胶感染结核病小鼠模型 C57BL/6 小鼠,发现雄性小鼠感染后出现症状时间早于雌性小鼠,且疾病进展迅速,雄性小鼠的发病率和死亡率均高于雌性小鼠。对感染后 5 个月的小鼠肺组织病理改变观察发现,肉芽肿病变数量和质量在性别间有显著差异。在雌性小鼠,观察到典型病变,包括淋巴细胞聚集作为核心结构包绕特征性泡沫状巨噬细胞。而雄性小鼠肺组织聚集的淋巴细胞灶明显小于雌性小鼠,定量分析显示整体肺组织损害面积有性别差异,雄性小鼠淋巴细胞聚集率与病变面积之比明显减少,表明免疫细胞聚集及空间分布在性别间是有差异的。分枝杆菌感染主要与泡沫样巨噬细胞有关,在雄性小鼠更容易查到菌,雄性小鼠载菌量增加。对病变组织以免疫组化方法检测诱导型一氧化氮合酶(inducible nitric oxid synthase,iNOS)的表

达，结果显示在雄性小鼠 iNOS 的表达更弥漫、更丰富，而雌性小鼠表达较离散，多局限于淋巴浸润周围区域。对组织学切片定量分析证实 iNOS 在雄性小鼠表达显著高于雌性小鼠。这些数据表明，雄性小鼠的免疫反应失调，产生更严重的炎症反应，导致更严重的肺部病理损害，以致死亡率增加。全面了解结核病的性别差异，有助于开发预测工具或宿主导向治疗，在评估疫苗和其他免疫干预手段的有效性方面也有重要意义。

（车南颖　穆晶）

参考文献

1. Dixit R, Gokhroo A, Verma S, et al. Parotid gland tuberculosis. Int J Mycobacteriol, 2017, 6(3): 318-320.
2. Zia-Ul-Hussnain HM, Farrell M, Looby S, et al. tuberculoma: a rare cause of sellar mass. Ir J Med Sci, 2017. [Epub ahead of print]
3. Moure Z. The role of molecular techniques for the detection of Mycobacterium tuberculosis complex in paraffin-embedded biopsies. Appl Immunohistochem Mol Morphol, 2017. [Epub ahead of print]
4. Schaumburg F, Peters G, Wardelmann E, et al. Evaluation of genotype MTB DRplus by use of extracted DNA from formalin-fixed paraffin-embedded specimens. J Clin Microbiol, 2017, 55(11): 3300-3302.
5. Polepole P, Kabwe M, Kasonde M, et al. Performance of the Xpert MTB/RIF assay in the diagnosis of tuberculosis in formalin-fixed, paraffin-embedded tissues. Int J Mycobacteriol, 2017, 6(1): 87-93.
6. Porvaznik I, Solovič I, Mokrý J. Non-tuberculous mycobacteria: classification, diagnostics, and therapy. Adv Exp Med Biol, 2017, 944: 19-25.
7. Jain D, Ghosh S, Teixeira L, et al. Pathology of pulmonary tuberculosis and non-tuberculous mycobacterial lung disease: facts, misconceptions, and practical tips for pathologists. Semin Diagn Pathol, 2017, 34(6): 518-529.
8. Procop GW. HIV and mycobacteria. Semin Diagn Pathol, 2017, 34(4): 332-339.
9. Baron VO, Chen M, Clark SO, et al. Label-free optical vibrational spectroscopy to detect the metabolic state of M. tuberculosis cells at the site of disease. Sci Rep, 2017, 7(1): 9844.
10. World Healh Organization. Global tuberculosis report 2017. Geneva: World Healh Organization, 2017.
11. Dibbern J, Eggers L, Schneider BE. Sex differences in the C57BL/6 model of Mycobacterium tuberculosis infection. Sci Rep, 2017, 7(1): 10957.

第七章　抗结核新药与新方案

摘要：2017年，抗结核新药的临床研究主要集中在贝达喹啉、氯法齐明、β-内酰胺类等，以及对世界各地的许多植物物种以及海洋生物和真菌的挖掘及提取、研究，取得了一定的成绩。关于药物的替换和重新组合、缩短疗程、改变服用方法等新方案的研究也取得了不少进展。还有一些科学家为结核潜伏感染研究更适合的方案、开发更有效而毒性较小的药物治疗进行了大量的临床研究。

关键词：抗结核新药；贝达喹啉；氯法齐明；β 内酰胺类；天然产物；新方案；短疗程；氟喹诺酮类；利福喷丁；大观霉素酰胺；结核潜伏感染

耐药结核病尤其是耐多药结核(multidrug-resistant tuberculosis，MDR-TB)/广泛耐药结核病(extensively drug-resistant tuberculosis，XDR-TB)目前在全球范围内均出现了治疗上的瓶颈，因耐药性的出现，抗结核新药的研发仍极为重要。新上市的抗结核新药贝达喹啉和德拉马尼已被WHO归为第5组药物，科学家们对其及氯法齐明、β-内酰胺类等其他第5组药物的疗效、安全性、剂量、疗程以及与其他抗结核药物的相互作用、合理组合等问题在临床进行了大量的观察、探索。而由于常规抗结核药物的不足及耐药，科学家们广泛探索，世界各地的许多植物物种以及海洋生物和真菌也逐渐被挖掘及提取、研究以治疗结核病。本文将“第5组药物”及“天然产物”都归类到“新药”中。同时，关于药物的替换和重新组合、缩短疗程、改变服用方法等新方案的研究也如火如荼地在进行；还有一些科学家为结核潜伏感染研究更适合的方案、开发更有效、毒性较小的药物治疗进行了大量的临床研究。现将2017年上述抗结核新药及新方案的相关报道总结如下。

一、抗结核新药

1. Q203　抗结核新药的研发迫切需要新的创新方法，从识别新的目标到发现新的化学支架。最近，分枝杆菌中的能量代谢，特别是氧化磷酸化途径已经成为微生物学研究的强烈对象，并成为抗结核药物发现的新靶点。Bald等[1]综述讨论了抑制能量代谢的关键特征和潜在应用，以寻求发现有效的新型和灭菌药物组合来防治结核病。新型抗结核药物干扰氧化磷酸化途径中的元素，在治疗休眠或潜伏性分枝杆菌感染方面具有很高的活性，有望缩短肺结核化疗的时间。ATP合成酶抑制剂贝达喹啉和针对细胞色素bc1复合物的候选药物Q203的发现突出了这种新的靶向途径的核心重要性。作者认为，靶向氧化磷酸化途径元素的药物组合可能导致对药物敏感和耐多药结核病的全新方案。

2. 6氰基类似物　Tong等[2]发现贝达喹啉的6-氰基类似物具有较少亲脂性的特点，可能是更安全的应用与抗结核的二芳基喹啉类药物。作者团队制备了一些贝达喹啉的结构环类似物，并对它们的抗结核分枝杆菌活性(MIC90)进行了评估，以期它们可能作为较少亲脂的第二代化合物应用。先前有研究观察到一系列6-氰基类似物显示药效与药物亲脂性之间呈正相关。与这一趋势相反，我们发现6-氰基类似物亲脂性的显著降低，而对MIC值只有适度的影响,表明这种结构换将是我们寻找有效和安全的类似物的一种有用的工具。

3. 贝达喹啉　贝达喹啉是抗结核新药,也是第一个二芳基喹啉类药物,它表现出优异的抗结核疗效,但在高剂量下诱导磷脂病,具有较长的终末消除半衰期(由于其高亲脂性),并显示有效的 hERG 通道抑制,导致临床 QT 间期延长。贝达喹啉已在多个国家被批准用于治疗 MDR-TB,推荐使用 24 周,但在临床试验之外,用这种药物治疗的患者数据很少,Guglielmetti 等[3]收集此类患者信息并进行了报道:从 2011 年 1 月 1 日至 2013 年 12 月 31 日开始治疗的并接受贝达喹啉治疗≥30 天的所有 MDR-TB 患者均被纳入研究者的多中心观察性队列中。在 45 个 MDR-TB 患者中,53%的分离菌株同时对氟喹诺酮类药物和二线注射剂药物耐药,38%只对其中一种耐药。贝达喹啉的中位治疗持续时间为 361 天,33 例(73%)患者接受了长时间(>190 天)的贝达喹啉治疗。总体而言,36 例患者(80%)获得良好疗效,5 例失访,3 例死亡,1 例失败并获得对贝达喹啉的耐药性;没有发生复发的病例。观察医生分别在 60%和 18%的患者中记录了严重和重度的不良事件,在 11%的患者中记录了 QT 间期>500ms 的值,但是没有发生心律失常或有症状的心脏副作用;QT 间期延长后,2 例患者停用了贝达喹啉;在接受标准治疗和延长的贝达喹啉治疗的患者中,观察到结局或不良事件发生率差异无统计学意义。研究者认为含贝达喹啉方案在很大比例的患者中获得了良好的效果,在这个队列中,延长的贝达喹啉治疗总体耐受性良好。

Achar 等[4]描述了 27 例<18 岁的儿童和青少年在耐多药结核病治疗期间接受了贝达喹啉的治疗反应和不良反应。这些患者均来自南非,塔吉克斯坦和乌兹别克斯坦的无国界医生组织支持的结核病治疗方案项目。2014 年 11 月至 2017 年 1 月期间,共有 27 例儿童和青少年使用含有贝达喹啉的方案,年龄中位数 16 岁(10~17 岁),其中 15 例(56%)是女孩,平均体重为 50(35~76)kg,没有病人 HIV 阳性;1 例男性患者有胸内淋巴结结核,26 例肺结核,17 例(63%)患者分枝杆菌培养明确诊断,19 例(70%)患者基线痰抗酸杆菌涂片呈阳性,1 例男孩伴有脊髓结核性骨髓炎;大多数患者(18 /27,67%)为 XDR-TB,有 6 例(22%)患者为 MDR-TB,3 例(11%)患者为 pre-XDR-TB。对于没有分枝杆菌培养阳性的 10 例患者,药敏从病史中推测。因此,对于所有的患者来说,使用贝达喹啉的决定是基于确定的或预先确定的广泛耐药导致不能建立有效的治疗方案,很大一部分患者因对二线药物耐药导致频繁地使用第五类药物如利奈唑胺(26/27,96%)和氯法齐明(26/27,96%),部分患者甚至静脉使用亚胺培南(4/27,15%)。所以尽管担心联合使用贝达喹啉和莫西沙星的潜在心脏毒性,综合判断仍认为有 6 例(22%)孩子是需要联合使用的,这 6 例孩子中有 5 例在他们的治疗方案中还接受了氯法齐明。除了 1 例患者外所有人都接受了建议成人的给药剂量(贝达喹啉 400mg/d,共 2 周;然后 200mg/次,每周 3 次,共 22 周)。有一例 10 岁女孩(体重 35kg)在巩固阶段接受了 300mg/d 的剂量(根据专家意见推荐)。完成治疗的 20 例儿童和青少年使用贝达喹啉治疗的平均持续时间是 172 天;所有患者定期(每周或更频繁)进行心电图监测,根据美国国家癌症研究所常见的不良事件通用终止标准 4. 03 版来定义心脏毒性。5 例患者有 3 级或 4 级的 QT 间期延长:其中 2 名接受了贝达喹啉、氯法齐明和莫西沙星,3 名接受了贝达喹啉和氯法齐明。4 名患者的 QT 间期较基线延长>60ms:其中 2 例发生在治疗的第 1 个月中,1 例在治疗 3 个月后,1 例在治疗 6 个月后;所有 4 例患者在电解质稳定后在 1 个月内改善,且不需要停药。在联合莫西沙星和氯法齐明治疗的前 6 个月中,有 1 例 青少年确定了反复的>500ms 的 QT 间期延长,并且调整电解质后显示疗效欠佳,在停止使用这些药物后,

QT 间期恢复正常。在使用贝达喹啉期间，没有患者出现由 QT 间期延长导致的症状。截至 2017 年 2 月 24 日，23 例坚持治疗且资料完全的患者中，培养均为阴性，在这 23 个患者中有 14 个基线培养是阳性的；这提示这个队列的患者没有提示治疗失败的临床迹象。作者认为在治疗方案有限的情况下，可考虑使用贝达喹啉治疗儿童和青少年的耐多药结核病。

Borisov 等[5]通过在五大洲 25 个中心和 15 个国家进行的大型回顾性观察性研究，评估含贝达喹啉方案的治疗 MDR-TB 和 XDR-TB 的安全性和有效性。研究对象为 428 例培养阳性确诊的 MDT-TB 病例（男性占 61.5%，HIV 阳性占 22.1%，45.6%为 XDR-TB），MDR-TB 患者入院天数的中位数为 179（IQR 92～280）天，接触贝达喹啉中位数 168（IQR 86～180）天。治疗方案包括利奈唑胺，莫西沙星、氯法齐明和碳青霉烯类药物（分别为 82.0%、58.4%、52.6%和 15.3%）。结果显示：3061 天的痰涂片和痰培养转阴率分别为 63.6%和 30.1%、6061 天的为 81.1%和 56.7%、9061 天为 85.5%和 80.5%，治疗结束时分别为 88.7%和 91.2%；痰涂片和培养转阴的中位数为 34（IQR 30～60）天和 60（IQR 33～90）天。在完成治疗的 247 例培养阳性确诊的耐多药结核病病例中，71.3%取得治疗成功（痊愈 62.4%，完成治疗 8.9%），13.4%死亡，7.3%失访，7.7%失败，5.8%因贝达喹啉的不良事件而中断，1 个心电图异常的病例死亡，考虑可能与非贝那喹相关。作者认为在不同的非试验条件下，含贝达喹啉的方案可实现了较高的转阴率和治疗成功率。

Jang 等[6]的研究则为贝达喹啉治疗完全耐药结核（totally drug-resistant tuberculosis，TDR-TB）提供了线索。TDR-TB 是指结核分枝杆菌显示对所有一线和二线药物耐药。作者使用创新的盘式琼脂糖通道系统，通过图像处理软件分析在不同浓度的贝达喹啉培养条件下单个结核杆菌细胞的时间推移图像以确定最小抑制浓度（minimum inhibitory concentrations，MIC）。结果发现贝达喹啉可抑制 TDR-TB 结核分枝杆菌菌株的生长，其 MIC 值范围为 0.125～0.5mg/L。该研究的结果表明，美国食品和药物管理局新批准的贝达喹啉可能为 TDR-TB 提供治疗方案。

Jaspard 等[7]报道了贝达喹啉和利奈唑胺在 1 例 XDR-TB 的孕妇中的联合使用情况。2008 年，33 岁的格鲁吉亚女性被诊断为 MDR-TB，她接受了包括乙胺丁醇、吡嗪酰胺、环丝氨酸、对氨基水杨酸（para-ami-nosalicylic acid，PAS）和卡那霉素的 7 药联合方案 18 个月。2012 年又复发，并接受了不同的药物（吡嗪酰胺、环丝氨酸、对氨基水杨酸、阿莫西林/克拉维酸、卷曲霉素、左氧氟沙星和丙硫异烟胺），疗程相同。2014 年，她又复发了，且还有一次培养为 XDR-TB 菌株，并接受了吡嗪酰胺、环丝氨酸、对氨基水杨酸、阿莫西林/克拉维酸、卷曲霉素、左氧氟沙星、丙硫异烟胺、克拉霉素和氯法齐明，联合治疗 4 个月后痰培养仍然是阳性，她于是转去法国治疗。当她到达 PitiéSalpêtrière 医院时，她已经怀孕 31 周，自从怀孕以来她没有接受任何 MDR-TB 的药物治疗。她的身体状况良好，除了 6 年以上的慢性咳嗽外没有其他临床症状，也没有体重减轻；胎儿没有异常。她的痰涂片提示痰中含有>100 个抗酸杆菌，培养阳性的结核分枝杆菌菌株表现出对异烟肼、利福平、氟喹诺酮（低水平耐药）、乙胺丁醇、乙硫异烟胺和氨基糖苷类药物耐药，但是对环丝氨酸、对氨基水杨酸、贝达喹啉和利奈唑胺敏感，计算机断层扫描在左上肺显示一个大空洞。根据患者耐药情况，她在怀孕 36 周时给予以下药物治疗方案：贝达喹啉、利奈唑胺（600mg/d）、对氨基水杨酸、环丝氨酸和左氧氟沙星。致畸参考中心（法国巴黎）和贝达喹啉生产商批准这个方案，因为胎儿没有主要副作用。每周监测胎儿状况。患者在 39 周生下一个健康的女孩，因母亲痰中的抗酸杆菌阳性生产后就立即与母亲分开。我们对胎盘的分枝杆菌检查是阴性的。新生儿接受了3次洗胃，收集生物标本进行进一步的结核病检测，这些样品的抗酸染色和分枝杆菌培养都是阴性的，她的结核菌素皮试结果阴性，胸部X线片和心脏超声检查结果没有异常，她也没有QT间期延长或肝炎。经过24个月的治疗和肺部手术后，患者的结核病得到缓解。孩子2岁时表现正常，并没有结核病或任何临床疾病的迹象，特别是那些神经和心脏疾病。作者认为，这份报告表明患XDR-TB的孕妇在孕晚期3月可以接受贝达喹啉和利奈唑胺的联合治疗方案，没有明显的药物不良反应；二线药物显示对孕妇是安全的，可以在部分怀孕的MDR-TB患者中考虑使用。事实上，在秘鲁的一项研究中已经发现，患MDR-TB的非妊娠妇女和孕妇使用二线抗结核药物治疗时，疗效比较没有发现统计学差异，对这些接受治疗的孕妇所生孩子的长期随访也肯定了怀孕期间使用二线抗结核药物的安全性。

Lu等[8]评估了在高负担国家使用贝达喹啉治疗MDR-TB的健康结果。这项研究的目的是在选定的高负担国家爱沙尼亚、俄罗斯、南非、秘鲁、中国、菲律宾和印度，评估在MDR-TB的治疗方案中添加贝达喹啉的健康结果和影响。这项研究调整了现有的马尔可夫模型来估计健康结果和对当前MDR-TB治疗方案中添加贝达喹啉的总体医疗成本的影响。我们先进行了价格门槛分析以确定贝达喹啉的成本效益范围。在所有被分析的国家中，与背景治疗方案（background regimen，BR）相比，添加贝达喹啉导致残疾调整生命年（disability-adjusted life years，DALYs）的减少，和总体医疗保健成本（不包括治疗获得成本）降低；在所有被分析的国家中，与BR单独相比，在BR中添加贝达喹啉可以节省医疗保健费用，其中俄罗斯（1.94亿美元）和南非（4300万美元）的预期影响最大；在爱沙尼亚、俄罗斯、秘鲁、南非和中国（高收入和中高收入国家），贝达喹啉的成本效益为23 904美元至203 492美元，菲律宾和印度（中低收入国家）为6996美元至20 323美元；然而这些具有成本效益的价格并不一定能解决人们对购买力的担忧。

4. 德拉马尼　Shibata等[9]研究大鼠对抗结核新药德拉马尼的吸收、分布和排泄。方法为在给予大鼠单次口服德拉马尼302mg/kg后，研究德拉马尼的放射性物质的吸收，分布和排泄。结果发现在雄性和雌性大鼠中，血液和所有组织中的放射性物质在给药后8或24小时达到峰值水平，之后缓慢下降。与血浆相比，放射性物质在时间至最大浓度时的肺组织中要高3~5倍；此外，放射性物质广泛分布于各种组织，包括中枢神经系统、眼球、胎盘和胎儿，表明德拉马尼渗透脑、视网膜和胎盘血液屏障。给药后16小时，几乎所有组织的放射性物质均高于血浆；放射性物质也被转移到哺乳期大鼠的乳汁中。大约6%和92%的放射性物质分别在尿液和粪便中排泄，表明吸收的放射性物质主要通过胆道途径排泄。雄性和雌性大鼠在蜕膜中的吸收，分布和排泄没有显著差异。药代动力学结果表明，德拉马尼被广泛分布到肺和各种组织中，持续时间延长，预计浓度可有效地靶向结核菌。这些数据表明，除了之前在肺结核中显示的功效之外，德拉马尼可能是治疗肺外结核的有效治疗方法。

Atif等[10]综述了德拉马尼在耐药结核病中的应用。作者总结认为除了之前在肺结核中表现出的功效外，德拉马尼可能是治疗额外肺结核的有效治疗方法；德拉马尼治疗6个月，联合优化的方案可以改善患者的预后，减少MDR-TB和XDR-TB患者的死亡率和发病率。

Hewison等[11]回顾性研究了6个月疗程的德拉马尼在MDR-TB患者中的治疗反应。研究收集了2015年2月6日至2016年2月29日期间，来自7个国家的53例接受了德拉马尼治疗的MDR-TB患者，其中，大多数患者之前曾接受过二线药物治疗（48/53，90.6%），

60.4%(32/53)MDR-TB 治疗失败,80.4%(41/51)表现出对二线抗结核药物的耐药性,88.9%(40/45)有广泛的肺部疾病。结果显示:14 例患者共报告 31 例 SAE(26.4%),最常见的是肝毒性(5)、电解质失衡(5)和 QT 间期延长(3)。最频繁的报告的因素有结核病(6)、肝炎感染(6)以及非抗结核药物,包括抗反转录病毒药物(8),与结核病可能的关系有 80.6%(25/31)的不良事件,其中 58.6%(18/31)可能与德拉马尼有关系。7 例死亡的原因报告是晚期结核病(2)、未经治疗的 HIV 患者的脑炎(1)、创伤性气胸(1)、HIV 感染者败血症(1)、呼吸衰竭有关的终末期肝炎(1),以及不明原因的猝死(1);最可能与抗结核药物有关系的不良反应有 2 例,1 例肝炎患者和 1 例肝硬化,由于肝毒性所有药物都被永久中止。在基线培养阳性的患者中,使用德拉马尼后 67.6%(25/37)6 个月的痰培养转阴。治疗 6 个月时,73.6%(39/53)的患者好转,13.2%(7/53)死亡,7.5%(4/53)仍然存在培养阳性,3.8%(2/53)失访,1.9%(1/53)因严重不良事件被宣布为治疗失败。单变量分析显示与不良治疗结局有关的因素是年龄>35 岁(*OR* 5.62,95%*CI* 1.47~21.57;*P* =0.012)、丙型肝炎感染(*OR* 7.78,95%*CI* 1.45~41.78;*P* =0.017);痰抗酸染色涂片阳性(*OR* 5.21,95%*CI* 1.35~20.06;*P* =0.016)和血清白蛋白<34 g/L(*OR* 7.14,95%*CI* 1.6~33.3;*P* =0.010)。作者认为这些初步结果表明 MDR-TB 患者对德拉马尼的耐受性和在 6 个月时的治疗反应是良好的。

德拉马尼和贝达喹啉越来越多地用于治疗 MDR-TB 和 XDR-TB,由于缺乏证据,WHO 建议在特定条件下使用于成年人,德拉马尼仅在 6 岁以下的儿童中推荐使用。目前还没有系统评价这两个新药在儿童使用的有效性,安全性和耐受性。D'Ambrosio 等[12]对德拉马尼和贝达喹啉治疗儿童 MDR-TB 和 XDR-TB 做了系统评价。作者使用 PubMed 和 Embase 在 2016 年 12 月 31 日前搜索所有相关的英文手稿(不包括社论和评论),96 份手稿中有 3 份符合纳入标准。其中一项研究报告了 19 个 M/XDR-TB 儿童的证据,其中 16 个免费使用德拉马尼治疗(13 个治疗后达到了持续的痰菌阴转)。另两项研究报道了用含贝达喹啉的方案治疗并治愈的第一例儿童病例的细节。包括儿童在内的 8 项试验也被检索到。尽管研究中使用的方法是严格的,但结果却受到文献中关于在儿童中使用新的抗结核物缺乏研究的限制。总之,在儿科患者中使用德拉马尼和贝达喹啉需要更多的证据。

而对于德拉马尼和贝达喹啉的联合使用,WHO 基于缺乏证据,也是建议在特定条件下使用,而不是结合使用;目前也还没有系统评价来评价联合使用德拉马尼和贝达喹啉的有效性、安全性和耐受性。Migliori 等[13]对联合使用德拉马尼和贝达喹啉治疗 MDR-TB 和 XDR-TB 做了一系统评价。作者使用 PubMed 在 2016 年 12 月 23 日前搜索所有相关的英文手稿(不包括社论和评论),在检索的 75 篇手稿中,有三篇符合纳入标准。检索的研究报告了两个 XDR-TB 患者经德拉马尼和贝达喹啉联合治疗病观察 6 个月后实现了持续的痰涂片和痰培养转阴;另一个案例经历了短暂的贝达喹啉后再引入德拉马尼重新开始治疗,在从第 5 周至第 17 周 QT 间期短暂地无症状延长后,随后降至低于 500ms 阈值。当然,我们需要更多的证据来证明联合使用德拉马尼和贝达喹啉的安全性和有效性。

Maryandyshev 等[14]报道了 5 例 XDR-TB 患者同时服用贝达喹啉和德拉马尼的经验;结果发现 1 例治愈、3 例培养转阴、2 例持续治疗及持续痰培养阳性、1 例改变治疗方案;其中 1 人死于呼吸功能不全;2 例患者 QT 间期延长,无心律失常发生。作者认为对于选择有限的患者,使用这种联合疗法是合理的。

5. 氯法齐明 尽管氯法齐明已在多个国家用于治疗 MDR-TB，但其有效性和安全性尚不完全清楚。Dalcolmo 等[15]进行了一项回顾性观察性研究来评估其有效性、安全性以及巴西群众中氯法齐明的耐受性，研究通过比较接受氯法齐明治疗方案的患者与未接受氯法齐明治疗方案的患者的治疗结果来评估氯法齐明的疗效，通过描述氯法齐明归因的不良事件来评估氯法齐明的安全性。研究中总共 1446 例患者接受了含有氯法齐明的方案治疗，1096 例接受含有吡嗪酰胺的方案治疗。尽管使用氯吡齐嗪治疗的患者与吡嗪酰胺治疗组相比，两组治疗成功率相似（60.9%对 64.6%；$P=0.054$），氯法齐明治疗组比吡嗪酰胺治疗组表现出更高的结核病死亡率（21.7%对 10.9%），但失败率较低（5.4%对 8.7%），失访率也更低（10.0%对 13.8%）。当比较使用含氯法齐明治疗方案的患者与不使用含氯法齐明治疗方案的患者的不良事件时，未发现相关差异。然而，副作用的发生率低于既往报道（胃肠道反应 10.5%、色素沉着过多 50.2%、神经障碍 9%~13%）。

而 Valetti 等[16]使用纳米多孔二氧化硅颗粒（nanoporous silica particles，NSPs）重新包装氯法齐明胶囊，结果发现 NSPs 稳定了氯法齐明的非晶状态（储存稳定性>6 个月），并且显著增加了模拟胃液中药物的溶解度（高达 20 倍），具有不同的溶解动力学，取决于所用的 NSP。NSP 包封的氯法齐明基本上增强了通过模型肠细胞层的渗透，在结核分枝杆菌感染的巨噬细胞中实现了有效的抗菌浓度。作者认为针对适用于口服抗结核药物制剂的不同适应证，对经批准的上市药物进行翻新用来抗耐药结核病是有希望的。

Cholo 等[17]综述了氯法齐明与贝达喹啉的相似性和差异性，特别是抗分枝杆菌作用的分子机制，靶向静止代谢活性生物体，对耐药结核病临床治疗的疗效、耐药机制、药效学、药代动力学和不良事件。作者认为这些是"重新使用"的分子代吩嗪类药物氯法齐明与最近批准的二芳基喹啉药物贝达喹啉，尽管在结构上不同，但这两种亲脂性试剂具有阳离子两亲性质，使得它们能靶向和灭活结核分枝杆菌外膜中的必需离子转运蛋白；贝达喹啉主要目标是关键的呼吸链酶 F1/F0-ATPase，而氯法齐明的选择性较差，显然抑制了这几个目标，这可能是对这种药物产生耐药性极低的基础。

6. β-内酰胺类 Gurumurthy 等[18]通过全血杀菌活性（whole-blood bactericidal activity，WBA）试验来验证法罗培南对结核分枝杆菌的体外活性。方法：将健康志愿者随机分配阿莫西林/克拉维酸（500/125 mg）（$n=8$）、利福平（10mg/kg）（$n=14$）或组合（利福平+法罗培南+阿莫西林/克拉维酸）中的单次口服剂量法罗培南（600mg）（$n=14$），在给药后 8 小时抽取血液，使用 LC-串联 MS 测量药物水平。通过用结核分枝杆菌接种血液样品测量 WBA，并在 72 小时后估计细菌集落的变化。结果发现当单独使用时，法罗培南对结核分枝杆菌无效，可能是由于相对于 MIC 的血浆水平不足。然而，它与利福平有一定的协同作用，可能值得进一步的临床试验。

7. 药物组合 所谓"第 5 组"二线药物作为抗 MDR-TB 方案的一部分被广泛争议。Fox 等[19]因此进行了一项单独的荟萃分析来评估几种原"第 5 组"药物同时使用的有效性，包括阿莫西林/克拉维酸、氨硫脲、大环内酯类、利奈唑胺、氯法齐明和特立齐酮。数据来自 31 个公开发表的 MDR-TB 治疗队列研究。主要将治疗成功与失败，复发或死亡的综合结果进行比较。在纳入的 9282 名患者中，2191 人接受了至少一种"第 5 组"药物。结果发现患者使用氯法齐明、阿莫西林/克拉维酸或大环内酯类抗生素后治疗成功率没有任何改善，而当选择那些完全没有使用"第 5 组"药物治疗的试验来与之匹配对照时，研究者发现氨硫脲的治疗成功率增加(*OR* 2.6,95%*CI* 1.1~6.1)。

8. 天然产物　近年来,由于常规抗结核药物的不足及耐药,科学家们广泛探索,世界各地的许多植物物种以及海洋生物和真菌逐渐被挖掘及提取、研究以治疗结核病。除了抗分枝杆菌活性外,天然产物可用于辅助治疗,以改善常规抗分枝杆菌疗法的功效,减少其不良反应,并由于分枝杆菌的遗传可塑性和环境适应性而逆转分枝杆菌多药耐药性。最重要的是,天然产品也可以作为开发的模板新的支架药物,代表了几乎无限的活性成分来源。Sharifi-Rad 等[20]总结了近年来全球范围内研究的各种天然产品,包括:①亚洲传统医学用于治疗结核病的药用植物,共记录了 84 种植物,共有 44 个植物家系。最有代表性的是豆科(8种)、唇形科(6 种)和菊科(4 种);②非洲传统医学用于治疗结核病的药用植物,共 222 种植物,属于 71 科,种类最多的家族是豆科(28 种)和菊科(20 种)。一些临床试验有表明各种中草药配方可以增强免疫系统,减少不良事件观察与常规 TB 化疗,提高整体生活质量,降低痰培养中的 *M. tb* 水平。然而,接受中医药联合化疗的受试者复发率相似,虽然不良事件的发生率是较低。这些数据表明,中药草药可以提高整体水平结核病的治疗和康复。无论如何,粗天然产物提取物是数百种不同的复杂混合物、使用后可能具有协同作用的化合物。因此,发现和发展新的产品涉及从复合物中分离、纯化和鉴定目标化合物。最重要的是,即使在临床前和临床研究中仍有一些天然产物被研究,远远没有达到其作为抗结核药物的功效和安全性的有效性,因此,根据循证方法,急需更高水平的随机临床试验。

二、新方案

1. 短疗程　对于敏感结核,曾报道有多个试验采用莫西沙星或加替沙星组成超短程化疗方案,希望能把 6 个月的疗程缩短为 4 个月,但均因为增加了复发风险而失败。然而对耐多药结核的短程治疗仍然是个热门话题。

Ahmad 等[21]通过汇总医学数据库中发表的研究和专家咨询获得未发表的研究的数据,进行了总体数据荟萃分析,评估标准化的较短疗程的耐多药结核病(MDR-TB)方案的有效性和安全性,以确定 9~12 个月的耐多药结核病治疗方案(包括二线注射剂、加替沙星/莫西沙星、苯磺酰胺、氯法齐明、异烟肼、吡嗪酰胺和乙胺丁醇)治疗不成功的危险因素。该荟萃分析包括了五项研究,其中确诊耐多药结核病(98.4%)或利福平耐药结核病(1.6%)的 1279 例(62.2%)个体中有 796 例,以前没有接触过二线药物,适合较短的治疗方案。这 796 名参与者中有 669 名治疗成果(83.0%,95%*CI* 71.9%~90.3%)。在三项研究中($n=497$)发现,失败/复发与氟喹诺酮耐药(*OR* 46,95% *CI* 8~273)、吡嗪酰胺耐药、(*OR* 8,95%*CI* 2~38)及治疗第二月末培养阴转(*OR* 7,95%*CI* 3~202)等相关。两名参与者获得广泛的耐药性。四项研究报道了 304 例(18.1%)参与者中 55 例 3~4 级不良事件。作者得出结论:较短的治疗方案可有效治疗耐多药结核病,然而,对于选择较少的患者来说,如果按照标准的抗结核方案又没有对关键药物的药敏试验,治疗成功率是不确定的。

2. 间歇给药方式　间歇性方案在结核病治疗中占有操作上的优势,但其功效受到质疑。Johnston 等[22]搜索汇总 2008 年 6 月至 2016 年 3 月期间报道一线肺结核治疗的随机对照试验(RCT)进行系统评价和荟萃分析,以评估不同间歇给药方案在初治肺结核治疗中的疗效。方法:比较 4 种给药方案(全程每天 1 次;全程每周 3 次;强化期每天 1 次,巩固期每周 3 次;强化期每天 1 次,巩固期每周 2 次)的失败率、复发率和获得性耐药率(acquired drug

resistance，ADR）。研究共纳入 56 个 RCTs、110 个组。结果显示“每周 3 次”治疗组（6.8；95%*CI* 3.8～9.9）和“巩固期每周 2 次”治疗组（7.3；95%*CI* 3.5～11.1）的复发率显著高于“每天 1 次”治疗组（2.5；95%*CI* 1.8～3.2；$P<0.01$）。荟萃回归分析也显示，“每周 3 次”治疗组的复发率（2.2%；95%*CI* 1.2～4.0）、失败率（3.7%，95%*CI* 1.1～12.6）和 ADR（10.0；95%*CI* 2.1～46.7）以及“巩固期每周 2 次”治疗组的失败率（3.0；95%*CI* 1.0～8.8）均较“每天 1 次”治疗组为高。作者得出结论：与每日治疗相比，整个治疗期间每周 3 次给药或巩固期每周 2 次给药似乎具有较差的微生物治疗结果。

3. 个体化治疗　Bastos 等[23]对近期 MDR-TB 治疗相关的研究进行评估及系统综述，共确定了 74 项研究，17 494 例患者，XDR-TB 患者综合治疗成功率为 26%，MDR-TB 患者为 60%。治疗参数如数量或持续时间和单个药物与改善 6 个月的痰菌阴转率或治疗结束的结果无相关性。然而，接受个体化治疗的耐多药结核病患者的成功率高于接受标准化方案的患者（64%对 52%；$P<0.001$）。

4. 含氟喹诺酮类方案　既往的回顾性和体外研究表明，使用新一代氟喹诺酮类药物可能降低耐药性结核病患者的死亡风险并改善其治疗转归，还包括对氟喹诺酮的耐药性。荟萃分析结果是混合的，也很少有研究前瞻性地验证这种结论。故 Seifert 等[24]对印度、摩尔多瓦和南非的耐药结核高发地区的医院和诊所筛选出 834 例结核分枝杆菌感染患者进行了一项前瞻性队列研究，校正与治疗结果不良相关的风险因素后，使用 Cox 比例风险回归模型来评估新一代氟喹诺酮（莫西沙星或左氧氟沙星）使用与患者死亡率之间的关系。结果显示：校正表型耐药性、低 BMI（<18.5）、HIV 感染和研究地点等风险因素后，接受新一代氟喹诺酮治疗的受试者与未接受任何氟喹诺酮治疗或仅用早期一代氟喹诺酮类药物相比死亡风险减半（*HR* 0.46，95% *CI* 0.26～0.80）。结论：使用新一代氟喹诺酮在我们的队列研究中显著降低患者死亡风险，提示如果由于对早期一代氟喹诺酮的耐药性而从治疗方案中去除新一代氟喹诺酮可能会增加死亡风险；进一步的研究应该评估新一代氟喹诺酮类药物分别对第一代氟喹诺酮耐药和不耐药患者的有效性。

Naidoo 等[25]综述讨论了莫西沙星在药物敏感性结核病中的应用，并探讨莫西沙星的药代动力学、药效学、药物与利福霉素的相互作用及结核病治疗结局的影响。作者认为虽然目前的证据不支持使用莫西沙星治疗药物敏感性肺结核的方案，但对于不能耐受标准一线药物治疗或异烟肼单药治疗的患者，建议使用莫西沙星。有证据表明，用于治疗肺结核的莫西沙星标准剂量 400mg 在某些患者中可能不是最理想的，将导致更严重的肺结核治疗结果和出现耐药性。此外，与利福霉素联合用于治疗敏感性结核病时，药物相互作用将导致莫西沙星血药浓度降低达 31%，但这种相互作用的临床相关性尚不清楚。莫西沙星表现出广泛的个体间药代动力学变异性，可能需要更高剂量的莫西沙星来达到改善临床结果所需的药物暴露。我们需要进一步的研究来确定提出的更高剂量的安全性和临床验证的莫西沙星药物暴露与改善肺结核治疗结果相关的目标。

5. 含利福喷丁方案　利福喷丁是具有缩短治疗时间潜力的高活性抗结核药物，然而，暴露-反应关系和最大杀菌活性所需的剂量尚未确定。Savic 等[26]使用参与治疗试验的 657 例肺结核患者的药代动力学/药效学数据来比较利福喷丁（$n=405$）与利福平（$n=252$）各自作为巩固期治疗部分的疗效。用非线性混合效应建模进行群体药代动力学/药效学分析发现，稳定的痰菌阴转需要 4 个月的治疗时间；利福喷丁暴露在合并 HIV 感染者、黑人、男性或禁食患者中更低。利福喷丁暴露、肺部大空洞和地理区域都是结核杆菌液体培养转阴时间的独立影响因素。利福喷丁 1200mg/d 可能达到最大治疗效果,但肺部大空洞的患者即使在高利福喷丁剂量下也对治疗反应较差。

三、潜伏结核感染的治疗

治疗潜伏结核感染(latent tuberculosis infection,LTBI),特别是对于高危人群如 HIV 感染者,是控制疾病的可行战略,因为结核分枝杆菌只能从发展为活动性肺结核的患者中传播。目前用于治疗潜伏结核感染的药物治疗方案需要患者的高度依从性,通常需要定期(一般是每天)服用抗菌药物长达 9 个月,此外,这些药物可能引起严重的肝毒性等不良反应。为了满足世卫组织规定的目标,研究更适合的方案、开发更有效、毒性较小的药物治疗潜伏感染是必要的。

1. 短疗程　RCT 显示了最新的 LTBI 方案,每周 12 次剂量的直接观察到的,与 9 个月的异烟肼(9H)一样有效,具有更高的完成率(82%对 69%):然而,在常规保健设施中尚未评估 3HP。Sandul 等[27]采用 16 例美国方案接受 3 个月异烟肼和利福喷丁(3HP)的 LTBI 患者的观察性队列用于评估治疗完成、ADR 以及与治疗停药有关的因素。结果:3288 例患者符合 3HP 标准,2867 例(87.2%)完成治疗。2~17 岁儿童完成率最高,为 94.5%(155/164)。无家可归患者完成率为 81.2%(147/181)。1174 例(35.7%)患者报告 ADRs,其中 891 例(76.0%)完成治疗。结论:在常规保健设置中,3HP 的完成总体比临床试验报告的比例高,广泛使用 3HP 进行 LTBI 治疗可以加速美国结核病的消除。

2. LTBI 治疗新药研究　科学家们认为异柠檬酸裂合酶(isocitrate lyase,ICL)抑制剂可以被认为是结核潜伏感染的潜在治疗剂,因为它对细菌的存活至关重要存活,而人类不具有这种酶。Bhusal 等[28]对此进行了综述,ICL 在结核分枝杆菌持续感染的生存期间起着重要的作用,包括为单脂肪酸甚至是链脂肪酸和胆固醇的代谢提供产生能量的碳源。ICL 也与结核菌抗结核药物耐药性的发展有关,虽然这个过程的机制尚未完全了解。ICL1 和 ICL2 是 ICL 的两种异构体,进一步研究了解两种异构体在不同感染阶段的作用可以促进更有效的治疗。通过开发异构体特异性的 ICL1 和 ICL2 抑制剂作为化学探针不失为一种比遗传操作如基因敲除更温和的策略,近年对 ICL1 的结构和催化机制的详细了解已启动了一些 ICL1 抑制剂的发展,现有的 ICL 抑制剂是模拟物的天然底物,酶保持在封闭的结构中,就如所观察到的 ICL1 的抑制剂结合结构。但是,目前的一个障碍是缺乏关于 ICL2 的结构信息,因为重组 ICL2 被发现是不稳定的;替代 ICL2 构建体的设计可以增强重组酶的稳定性,但需要进一步补充研究。总之,靶向异柠檬酸裂合酶是用于治疗潜伏结核感染的有吸引力的抑制目标,值得进一步探索研究。

3. MDR-LTBI 治疗　与传染性 MDR-TB 接触后,假设潜在结核感染患者的证据建议缺乏,因为公布的数据包括小型观察性研究。治疗 MDR-LTBI 的患者的结核病发病率未知。Marks 等[29]对公布的研究进行了系统评估,以分析结核病发病率,治疗完成和停药以及成本效益。作者认为与 LTBI 的联系有效地被治疗,如果他们是一种药物,其耐多药结核病菌株易感。选择了比较治疗与非治疗结果的研究,并进行荟萃分析来估计 TB 发生率及其 95%*CI* 的相对风险。从符合纳入标准的 21 篇文章中抽取了数据。6 篇文章介绍了接受治疗的患者与未接受 MDR-LTBI 治疗的患者相比的结果;10 个呈现治疗接触的结果,而仅针对未经治疗的接触者提出了5项结果。使用5项比较研究的数据，估计MDR-TB发病率下降90%（9%～99%）。作者发现，由于服用含吡嗪酰胺的方案的人的不良反应，治疗停药率高。氟喹诺酮/乙胺丁醇联合方案的成本效益最大。很少有研究符合纳入标准，所以结果应该谨慎解释。治疗MDR-LTBI的结核病发病风险降低，表明有效预防MDR-TB的进展，并确认成本效益。然而，含有吡嗪酰胺的MDR-LTBI方案常常导致治疗由于不良反应而停药。

综上，无论是已上市、即将上市以及临床前期等新药和一些已上市对结核菌有一定活性的其他种类药物，都必须经过更多的临床研究来进一步证实有效性、安全性，并进一步改进用法，寻找最适组合，以期提高对结核病患者的治疗效果、缩短疗程及减少药物不良反应。

（贝承丽　姚岚　付亮　谭守勇　唐神结）

参考文献

1. Bald D, Villellas C, Ping L, et al. Targeting energy metabolism in mycobacterium tuberculosis, a new paradigm in antimycobacterial drug discovery. Mbio, 2017, 8(2): e00272-17.
2. Tong A, Choi P, Blaser A, et al. 6-cyano analogues of Bedaquiline as less lipophilic and potentially safer diarylquinolines for tuberculosis. ACS Med Chem Lett, 2017, 8(10): 1019-1024.
3. Guglielmetti L, Jaspard M, Le DD, et al. Long-term outcome and safety of prolonged bedaquiline treatment for multidrug-resistant tuberculosis. Eur Respir J, 2017, 49(3): e1601799.
4. Achar J, Hewison C, Cavalheiro A P, et al. Off-label use of bedaquiline in children and adolescents with multidrug-Resistant tuberculosis. Emerg Infect Dis, 2017, 23(10): 1711-1713.
5. Borisov S E, Dheda K, Enwerem M, et al. Effectiveness and safety of bedaquiline-containing regimens in the treatment of MDR- and XDR-TB: a multicentre study. Eur Respir J, 2017, 49(5): e100387.
6. Jang JC, Jung YG, Choi J, et al. Bedaquiline susceptibility test for totally drug-resistant tuberculosis Mycobacterium tuberculosis. J Microbiol, 2017, 55(6): 483-487.
7. Jaspard M, Elefantamoura E, Melonio I, et al. Bedaquiline and linezolid for extensively drug-resistant tuberculosis in pregnant woman. Emerg Infect Dis, 2017, 23(10): 1731-1732.
8. Lu X, Smare C, Kambili C, et al. Health outcomes of bedaquiline in the treatment of multidrug-resistant tuberculosis in selected high burden countries. BMC Health Serv Res, 2017, 17(1): 87.
9. Shibata M, Shimokawa Y, Sasahara K, et al. Absorption, distribution, and excretion of the anti-tuberculosis drug delamanid in rats: Extensive tissue distribution suggests potential therapeutic value for extrapulmonary tuberculosis. Biopharm Drug Dispos, 2017, 38(4): 301-312.
10. Atif M, Maroof M, Yadav S, et al. Delamanid-A ray of hope for drug resistant tuberculosis. Respiratory Medicine, 2017, 2(3): 66-68.
11. Hewison C, Ferlazzo G, Avaliani Z, et al. Six-month response to delamanid treatment in MDR-TB patients. Emerg Infect Dis, 2017, 23(10): 1746-1748.
12. D'Ambrosio L, Centis R, Tiberi S, et al. Delamanid and bedaquiline to treat multidrug-resistant and extensively drug-resistant tuberculosis in children: a systematic review. J Thorac Dis, 2017, 9(7): 2093-2101.
13. Migliori G B, Pontali E, Sotgiu G, et al. Combined use of delamanid and bedaquiline to treat multidrug-resistant and extensively drug-resistant tuberculosis: a systematic review. Int J Mol Sci, 2017, 18(2): e341.
14. Maryandyshev A, Pontali E, Tiberi S, et al. Bedaquiline and delamanid combination treatment of 5 patients with pulmonary extensively drug-resistant tuberculosis. Emerg Infect Dis, 2017, 23(10): 1718-1721.
15. Dalcolmo M, Gayoso R, Sotgiu G, et al. Effectiveness and safety of clofazimine in multidrug-resistant

tuberculosis:a nationwide report from Brazil.Eur Respir J,2017,49(3):1602445.

16. Valetti S,Xia X,Costa-Gouveia J,et al.Clofazimine encapsulation in nanoporous silica particles for the oral treatment of antibiotic-resistant Mycobacterium tuberculosis infections.Nanomedicine(Lond),2017,12(8):831-844.

17. Cholo MC,Mothiba MT,Fourie B,et al.Mechanisms of action and therapeutic efficacies of the lipophilic antimycobacterial agents clofazimine and bedaquiline.J Antimicrob Chemother,2017,72(2):338-353.

18. Gurumurthy M,Verma R,Naftalin CM,et al.Activity of faropenem with and without rifampicin against mycobacterium tuberculosis:evaluation in a whole-blood bactericidal activity trial.J Antimicrob Chemother,2017,72(7):2012-2019.

19. Fox GJ,Benedetti A,Cox H,et al.Group 5 drugs for multidrug-resistant tuberculosis:individual patient data meta-analysis.Eur Respir J,2017,49(1):e1600993.

20. Sharifi-Rad J,Salehi B,Stojanović-Radić ZZ,et al.Medicinal plants used in the treatment of tuberculosis-Ethnobotanical and ethnopharmacological approaches.Biotechnol Adv,2017,8(17):e30077.

21. Ahmad KF,Mah S,Du CP,et al.Effectiveness and safety of standardised shorter regimens for multidrug-resistant tuberculosis:individual patient data and aggregate data meta-analyses.Eur Respir J,2017,50(1):e1700061.

22. Johnston JC,Campbell JR,Menzies D.Effect of intermittency on treatment outcomes in pulmonary tuberculosis:an updated systematic review and meta-analysis.Clin Infect Dis,2017,64(9):1211-1220.

23. Bastos ML,Lan Z,Menzies D.An updated systematic review and meta-analysis for treatment of multidrug-resistant tuberculosis.Eur Respir J,2017,49(3):e1600803.

24. Seifert M,Georghiou SB,Garfein RS,et al.Impact of fluoroquinolone use on mortality among a cohort of suspected drug-resistant tuberculosis patients.Clin Infect Dis,2017,65(5):772-778.

25. Naidoo A,Naidoo K,Mcilleron H,et al.A Review of moxifloxacin for the treatment of drug-susceptible tuberculosis.J Clin Pharamacol,2017,57(11):1369-1386.

26. Savic R M,Weiner M,Mac Kenzie W R,et al.Defining the optimal dose of rifapentine for pulmonary tuberculosis:exposure-response relations from two phase 2 clinical Trials.Clin Pharmacol Ther,2017,102(2):321-331.

27. Robertson G T,Scherman M S,Bruhn D F,et al.Spectinamides are effective partner agents for the treatment of tuberculosis in multiple mouse infection models.J Antimicrob Chemother,2017,72(3):770-777.

28. Sandul A L,Nwana N,Holcombe JM,et al.High rate of treatment completion in program settings with 12-dose weekly isoniazid and rifapentine(3HP)for latent mycobacterium tuberculosis infection.Clin Infect Dis,2017,30(10):1093.

29. Marks SM,Mase SR,Bamrah MS.Systematic review,meta-analysis,and cost effectiveness of treatment of latent tuberculosis infection to reduce progression to multidrug-resistant tuberculosis.Clin Infect Dis,2017,64(12):1670-1677.

第八章　结核病的免疫治疗及治疗性疫苗

摘要:结核病的免疫治疗方面,国际上继续深入进行宿主导向治疗的探索,诸如左旋咪唑、维生素 D_3 的临床研究,以及将纳米技术应用到结核病的免疫治疗的研发中。在治疗性疫苗方面,进行了各种新型的 DNA 疫苗、亚单位疫苗、BCG 加强疫苗及重组 BCG 疫苗的研究,在开发新型的结核菌抗原及 T 细胞抗原表位方面进行了全新的尝试,为今后结核病疫苗的研制提供了许多重要的实验依据。

关键词:免疫治疗;治疗性疫苗;宿主导向治疗;HDT;亚单位疫苗;DNA 疫苗;BCG

2017 年,国际上深入进行了宿主导向治疗(host-directed therapy,HDT)的研究,再次提出纳米技术用于结核病的免疫治疗,在 DNA 疫苗、亚单位疫苗、重组 BCG 疫苗、BCG 加强疫苗等疫苗的研究方面进行了较多创新性、有效的研究。现分别介绍如下:

一、免疫治疗

(一)宿主导向治疗

HDT 的概念近两年提出,HDT 是未来结核病有效的免疫治疗方法之一,尤其是针对耐多药、广泛耐药的肺结核患者。HDT 的理念是通过研究找到一系列方法来提高宿主抵抗结核菌(Mycobacterium tuberculosis,*M. tb*)的免疫保护能力,且其作为辅助治疗能提高结核病的化疗效果。来自东非坦桑尼亚的一项研究,Nagu 等[1]提出提高结核病人抗 EB 病毒或巨细胞病毒的细胞免疫反应可能和抗结核疗效有关,若患者抗 EB 病毒(EBV)和巨细胞病毒(CMV)免疫反应存在缺陷,则可能促进结核病的进展。研究检测了肺结核患者外周血单核细胞(PBMC)对抗 EBV 及 CMV 抗原的细胞免疫反应,并随访了患者的抗结核疗效,验证了该假说。因此提出 CMV 和 EBV 抗原可能是宿主适应性免疫应答的内在标记且有望成为 HDT 治疗靶标之一。

Mahon 等[2]提出应该拓宽思路,将研究肿瘤调节免疫的治疗靶点用于结核病的 HDT 治疗中来是有潜在的可能性的。美国一项研究,Gupta 等[3]使用地尼白介素抑制患者免疫细胞消耗的方法作为 HDT 方法之一,增加宿主免疫效应机制可作为结核病治疗的重要辅助手段,作者在小鼠急性 TB 感染模型中评估了地尼白介素的活性,分析了小鼠肺和脾组织的细胞组成和细菌负荷量,研究表明地尼白介素增强小鼠模型抗 TB 方案的治疗效果,治疗有效的原因可能是结核病人 Treg 细胞和骨髓源性抑制细胞(MDSC)被消耗,辅助使用地尼白介素和抑制细胞消耗的免疫疗法可望成为 HDT 治疗 TB 的手段之一。

印度的一项研究,Shamkuwar 等[4]将左旋咪唑用于新诊断肺结核的短程标准化疗的辅助治疗,在初治涂阳肺结核患者中进行为期 21 个月的随机、双盲、安慰剂对照的临床试验,50 例患者随机分为两组,一组口服左旋咪唑 100mg/d,另一组安慰剂对照,每日顿服,每周使用 3 次,观察 2 个月。结果发现抗结核化疗 1 周后,在左旋咪唑组有 11 例患者的痰涂片阴转,安慰剂组仅 3 例阴转;3 周后,治疗组所有患者痰涂片阴转,安慰剂组仅 14 例阴转;2 个月后，治疗组24例患者放射学检查改善，对照组11例改善，同时观察到治疗组肺结核患者空洞好转速度加快。因此，左旋咪唑可作为免疫调节剂，具有缩短疗程的功效。

（二）维生素 D_3 的辅助治疗

严格意义上维生素 D_3 辅助治疗结核病当属于HDT治疗策略之一，最近国际上进行了多项使用维生素 D_3 辅助肺结核的临床研究，由于常规剂量维生素 D_3 的剂量不足、参与者的维生素D高基线状态使得其疗效受到限制。Ganmaa等[5]报道一项维生素 D_3 辅助治疗肺结核的随机对照临床试验。共纳入390例肺结核患者，随机分为2组：维生素 D_3 干预组199例及安慰剂组200例。结果表明整体人群的统计结果给予额外补充维生素D3并不能显著缩短痰培养转阴时间，但在具有维生素D受体（rs4334089，rs11568820）及和25-羟维生素D-1α羟化酶（rs4646536）的单核苷酸多态性特征的人群中补充维生素D3则可加速痰培养阴转。

另一项研究，Mourik等[6]进行了维生素 D_3 辅助治疗结核病的动物实验，采用异烟肼、利福平、吡嗪酰胺单独作用13周或联合免疫制剂（全反式维甲酸，1，25（OH）$_2$ 维生素 D_3 和α-半乳糖），结果显示免疫治疗剂的添加与治疗5周后细菌负荷降低有关，且明显减少停止治疗后疾病的复发。该小鼠肺结核模型中证明了三种经临床批准的药物组成的免疫疗法可以改善抗结核的疗效。

（三）纳米技术

纳米技术是另一个比较瞩目的研究技术，以纳米技术为先导的药物转运方法与传统方法相比具有更多的优势，能够提高药物的转运，使药物分子均匀分散到靶部位、维持并控制药物分子的释放、减少不良反应，主要目的是形成新型的药物转运系统、减少给药次数、提高病人对化疗的依从性、缩短治疗时间，不同类型的纳米载体在药物输送系统上具有广泛的前景。纳米粒是一类固态胶体颗粒，粒径小于1μm，用作药物运载工具。为了达到治疗的目的，药物可以共价嵌合到纳米颗粒的表面或内部。纳米颗粒由可降解的聚合物组成，包括人工合成物（聚乳酸等）、天然聚合物（明胶、白蛋白等）以及固体脂质。包括口服类纳米载体类药物、气道给药的吸入式的纳米颗粒、纳米药物的静脉制剂、脂质体载体、微乳载体、固体脂质纳米粒、类脂质体、海藻酸盐载体等[7]。

印度Tousif等[8]进行了一项使用姜黄素纳米颗粒治疗异烟肼预防性治疗后结核病复发或再感染的研究，尽管姜黄素被认为是一种特效药，但由于其肠道吸收能力差，代谢迅速，易被机体快速清除，故其潜在的生物利用度受到限制。该研究开发了一种简单的一步法生产200nm大小的姜黄素纳米颗粒，与常规姜黄素相比，在小鼠中产生了五倍的生物利用度。姜黄素纳米颗粒极大地减少了小鼠治疗过程中由抗结核抗生素引起的肝毒素，姜黄素纳米颗粒与抗结核药物联合使用，可极大地降低了结核病再复发和再感染的风险，姜黄素纳米颗粒还能明显减少生物体耐药性产生的可能。因此，姜黄素纳米颗粒作为辅助治疗剂可以提高生物利用度，对结核病和其他疾病的治疗有一定的益处。

（四）其他新型免疫治疗

除了HDT及纳米新技术，国际上仍然在尝试新型免疫治疗结核病的方法，植物免疫调节剂immunoxel，是一种药用植物的酒精/水溶液制成的舌下蜂蜜含片，Batbold等[9]开展了Immunoxel蜂蜜含片作为一种辅助治疗结核病的双盲和安慰剂对照组1∶1的随机Ⅲ期临床试验，共269例肺结核患者纳入研究，随机分成两组，137例治疗组给予舌下蜂蜜含片，对照组 132 例给予传统的抗结核化疗加安慰剂含片。结果显示 Immunoxel 组治疗 1 个月的痰涂片阴转率 65. 9%，而对照组仅 25. 2%；治疗组体重增加平均 2kg，对照组仅 0. 6kg，肝功能测试表明 Immunoxel 可以减少化疗引起的肝脏毒性反应，研究证明 immunoxel 含片便宜、安全、疗效佳，可作为结核病患者化疗的免疫辅助治疗。

另一项新型的研究，Sudjarwo 等[10]使用特异性鸡卵黄免疫球蛋白（IgY）作为辅助 *M. tb* 感染的治疗研究。IgY 是一种 7S 免疫球蛋白，存在于免疫后母鸡的卵黄中，先给产卵的母鸡免疫注射 *M. tb* 抗原，收集鸡蛋，4℃储存，将蛋黄和蛋清分离，然后通过 PEG-6000（聚乙二醇）多次萃取和硫酸铵纯化步骤得到纯化的 IgY 抗体。结果发现免疫 2 周后，IgY 的浓度升高，免疫 4 周后，浓度达到最高，免疫 6 周后，IgY 的浓度开始下降。研究证明蛋黄由于可产生大量的结核抗原特异的 IgY 抗体，可作为 *M. tb* 感染后的免疫辅助治疗方法之一。

二、治疗性疫苗

治疗性疫苗用于治疗结核潜伏感染及活动性结核病，目前有几个候选疫苗正处于临床试验阶段。治疗性疫苗研究分为 DNA 疫苗、亚单位疫苗、重组 BCG 疫苗、BCG 加强疫苗、表达新型抗原的疫苗研究、使用呼吸道黏膜用药及使用信息工程技术进行研发的疫苗。

（一）DNA 疫苗

考虑到疫苗接种后可能产生的免疫变态反应对宿主的免疫损伤作用，van Zyl-Smit 等[11]评估 AERAS-402 疫苗三种剂量使用的安全性及免疫原性，该疫苗使用灭活、复制缺陷的腺病毒 35 作为载体，表达三种分枝杆菌抗原，研究纳入南非 HIV 阴性的成人活动性肺结核 72 例，为结核病治愈患者的Ⅱ期随机、安慰剂对照、双盲、剂量递增的临床试验，安全性终点包括临床评估、呼气流量曲线、肺弥散功能、影像学阅片等，研究结果表明未发生明显的短暂的、剂量相关的不良反应，因此得出结论 AERAS-402 候选 TB 疫苗给曾患结核病或活动性结核病接种后可诱导强烈的免疫反应，且较安全。

另一项治疗性疫苗，Okada 等[12]开发以耐多药肺结核作为研究对象准备进行临床前研究及临床试验，用一种新型的 DNA 疫苗（HVJ-E / HSP65 DNA + IL-12 DNA），该 DNA 疫苗表达结核热休克蛋白 65（HSP65）和 IL-12，通过日本仙台病毒（HVJ）的包膜传递。在小鼠动物实验中发现小鼠肝脏结核分枝杆菌数量减少，通过猴子的安全药理学研究和毒理学动物实验，达到了检测 DNA 疫苗的 GMP 水平，因此准备进行临床前研究。

*M. tb*72F 是由 *M. tb*32（Rv0125）和 *M. tb*39（Rv1196）的开放阅读框的 C 基及 N 基末端构成的重组疫苗，该疫苗能在体内诱导比这两个基因更强的免疫保护效应，有一项研究通过上述基因位点的 PCR 扩增、限制性核酸内切酶和 T4 连接酶的作用、克隆到质粒转化到仓鼠中，最后成功构建了 *M. tb*72F DNA 质粒构建，其有望成为有效的候选疫苗[13]。

（二）亚单位疫苗

Nabavinia 等[14]使用一种多重亚单位 BCG 强化疫苗，称为 GamTBvac。该疫苗是由 *M. tb* 抗原融合蛋白（Ag85A 和 ESAT6-CFP10）通过葡聚糖结合域固定在葡聚糖上，并且与佐剂 DEAE-葡聚糖、CpG 寡脱氧核苷酸（TLR9 激动剂）等相结合。以基因 *H37RV* 基因组为模板，PCR 扩增 *Ag85A* 和 *ESAT6-CFP10* 基因，插入 pET28a 质粒载体中，将疫苗皮下注射小鼠，观察重组疫苗免疫保护效果，结果表明在通过尾静脉、气溶胶注射方式感染 H37Rv 的小鼠和豚鼠模型中，GamTBvac 具有很强的免疫原性和免疫保护效果，可作为 BCG 加强的候选疫苗。

关于 MVA85A 疫苗，曾经研究较瞩目，在接种效果评价不佳的结果发表后近年来关注度在减弱，2017 年发表一项临床研究，Tkachuk 等[15]对 BCG 接种过的青少年中探讨曼氏血吸虫感染对 MVA85A 疫苗免疫原性的影响。研究在乌干达进行，结果表明免疫后 Ag85A 的特异性细胞反应明显增加，但感染组和未感染组之间没有差异，即能证明无论血吸虫感染组和还是未感染组 MVA85A 疫苗均能发挥免疫效应，不受干扰，使用安全。

Ag85 复合体是一种能引起较强免疫反应的 *M. tb* 抗原，是一种分泌性抗原，其复合物包括 Ag85A，Ag85B 和 Ag85C，基于 Ag85 的生物学、免疫致病性等特点，近年来由 Ag85 参与的 11 种候选疫苗（包括亚单位疫苗、DNA 疫苗、重组疫苗）已进入临床试验，还有一些在临床前试验和开发阶段。目前许多重要的疫苗表达抗原均为 Ag85 复合体之一，足以证明该 *M. tb* 抗原在结核病疫苗研究中的重要地位[16]。

另一新型的 TB 候选疫苗 H4：IC31（AERAS-404）就是由表达 H4 抗原（*M. tb* 分泌性抗原 Ag85B 和 TB10.4）及佐剂 IC31（由阳离子抗菌肽和 TLR9 配体组成）组成，Norrby 等[17]进行了该候选疫苗的安全性和免疫原性的临床试验，在芬兰和瑞典进行，为随机、双盲、安慰剂对照的Ⅱ期临床试验，以接种过 BCG 的健康成年人作为研究对象，纳入治疗组 106 例，H4 抗原从低到高分 4 个剂量，佐剂 3 个剂量。结果表明 H4：IC31 疫苗具有良好的耐受性及安全性，可诱导抗原特异性 $CD4^{+}$ T 细胞的增殖和细胞因子的产生，且能持续较长时间。对接种过 BCG 疫苗的健康人能产生较强的免疫保护效应。

Choi 等[18]表明 Rv2299c，一种新的树突状细胞激活抗原，与 ESAT-6 构成的亚单位疫苗能提高小鼠对高毒力 *M. tb* 株感染的保护作用。Rv2299c-ESAT-6 融合蛋白疫苗具有良好的免疫反应性，小鼠按 BCG 初免/Rv2299c-ESAT-6 融合蛋白疫苗加强方案接种疫苗，然后用临床分离的有毒结核分枝杆菌 HN878 攻击，肺组织的细菌负荷数量降低，病理学结果进一步证实了 Rv2299c-ESAT-6 融合蛋白疫苗的功效，研究表明 Rv2299c 在多期 TB 疫苗设计中是个效果极好的候选抗原。

（三）BCG 重组疫苗

最近，Gröschel 等[19]表明感染到人体中的 *M. tb* 能被胞质中的核苷酸传感器所识别，因此为合理性疫苗的设计开辟了新的途径。BCG 的一个主要特征就是 ESX-1 分泌系统的缺失，*M. tb* 的毒力与致病性与其特殊的蛋白分泌系统有关，这个分泌系统最近被命名为Ⅶ型分泌系统或 ESX 分泌系统，包含 ESX-1、ESX-2、ESX-3、ESX-4 和 ESX-5 五个相互独立的分系统，其中 ESX-1 系统是 *M. tb* 最重要的蛋白分泌系统，负责细菌入侵宿主细胞和调控机体的防御系统，与细菌的毒力密切相关，是被研究的最多的一个分泌系统。该项研究构建了重组 BCG 疫苗，即让 BCG 表达海分枝杆菌的 ESX-1 系统，结果发现，rBCG（BCG：：ESX-1Mmar）可以诱导保护性细胞因子的分泌、$CD8^{+}$ T 细胞和多功能 $CD4^{+}$ Th1 的比例增加，该重组疫苗 BCG：：ESX-1MMAR 可能起到更有效的保护作用。

（四）BCG 加强疫苗

Rao 等[20]对 *M. tb* 蛋白抗原 Rv0447c，Rv2957 和 Rv2958c 在稳定性的乳化吡喃葡萄糖基脂佐剂（GLA-SE）存在或缺乏的情况下对 BCG 疫苗效应的加强能力进行了评估。研究表明小鼠在接种 BCG 疫苗及含有 GLA-SE 佐剂的 *M. tb* 蛋白后，脾细胞中的 IFN-γ 和 IL-2 的表达量增加，当不含 GLA-SE 佐剂时，接种 BCG 疫苗和 *M. tb* 抗原蛋白的小鼠在气溶胶攻击 6 到 12 周后却能更好地控制肺结核的发生，当小鼠加强接种含有 GLA-SE 佐剂的疫苗时，肺组织中则显示更多的含菌量。因此，在 BCG 加强疫苗的选择及佐剂使用方面，该研究给予很好的提示。

M. tb VAC 是一种缺乏 2 个与毒力相关的基因 phoP 和 fadD26 的活性减毒分枝杆菌疫苗，在临床前的研究显示 *M. tb* VAC 在不同的结核病动物模型中表现出良好的安全性和有效性。英国 Clark 等[21]在一项豚鼠的动物实验中，使用减毒活 *M. tb* 疫苗 *M. tb* VAC 作为 BCG 的加强或者初免的比较研究，结果证明 BCG 初免后给予 *M. tb* VAC 加强接种方案的开发将能有效提高宿主的免疫保护效应的提高，该项研究对 BCG 广泛接种的人群具有非常重要的应用前景。

鉴于近年来研发的多价亚单位疫苗的临床前和临床研究，多价亚单位疫苗表达 *M. tb* 的复制阶段、潜伏期的饥饿、缺氧、复苏等基因，使用多种佐剂或纳米颗粒进行提高抗原的表达及药物转运，在体内可诱导多种免疫反应，且能增强卡介苗的免疫功能，减少细菌负荷，并提供有效的保护，防止 *M. tb* 感染，特别是潜伏期结核感染，因此 Khademi 等[22]提出多阶亚单位疫苗可作为一种 BCG 接种后的加强疫苗，来提高 BCG 的接种效果。

（五）表达新型 *M. tb* 抗原的疫苗研究

利用工程技术合成聚羟基脂肪酸脂生化珠（MBB）可展现中分枝杆菌抗原的特性，可在小鼠体内诱导明显的细胞介导的免疫反应，因此具备 TB 疫苗的研究潜能，Lee 等[23]将非致病性耻垢分枝杆菌工程化合成 MBB 或者 *M. tb* Ag85A 及 ESAT-6 抗原免疫化的 MBB（A：E-MBB），经过载体的构建及表达，最后成功构建的 MBB 及 A：E-MBB 分枝杆菌生化珠，由于可诱导较强的分枝杆菌特异的细胞免疫反应，因此可制成新型的 TB 候选疫苗之一。

为了设计新型、更加有效的 *M. tb* 抗原，使用计算机及生物信息分析设计以肽段为基础的亚单位疫苗，鉴定不同的 *M. tb* 85B 抗原 T 细胞表位，有研究使用 Vaxign 服务器来评估蛋白数据库中的所有 *M. tb* 抗原蛋白，发现 *M. tb* 分泌性抗原 Ag85b 在所评估的蛋白中具有最强的抗原性。使用识别 T 细胞表位的计算工具预测 Ag85b 的 181～195 位的氨基酸多肽，进一步分析表明，该表位与所有的 DRB1 和 MHC 分子的结合模式都是独特的，并且在结合位点上没有显示多态性。因此，Hossain 等[24]提出经过鉴定的多肽将可能产生以抗原表位为基础的有效的候选疫苗。

另一种新型的抗原研究方法，Shin 等[25]针对 *M. tb* 脂阿拉伯糖甘露聚糖（LAM）与杆状病毒共轭结合的模拟抗原表位研发有效疫苗。以抗 *M. tb* 脂阿拉伯糖甘露聚糖（LAM 抗原）单克隆抗体为靶分子，对随机噬菌体 12 肽库进行筛选，经 5 轮生物淘选后，选取 10 个单噬菌体进行测序分析，筛选出与抗体高度亲和的 2 个多肽序列，HSFKWLDSPRLR 和 SGVYKVAYDWQH，用匙孔血蓝蛋白（KLH）或杆状病毒（苜蓿银纹夜蛾核型多角体病毒 AcMNPV）与上述的 2 个多肽共轭结合，通过注射或滴鼻感染小鼠，筛选能抗体反应、推迟小鼠死亡率的多肽，因此通过抗 LAM 的模拟抗原表位与杆状病毒递送系统相结合，能有助于筛选到有效、新型的结核病疫苗抗原表位。

（六）黏膜给药的结核病疫苗

改变传统的结核病疫苗接种方式，将皮下或肌注方式改成黏膜给药是当今结核病疫苗研究的热点之一。美国学者提出疫苗通过黏膜途径可以诱导 Th17 细胞反应，对机体产生强有力的保护作用，抵抗 *M. tb* 的感染，然而通过已有的研究能诱导 Th17 免疫反应的黏膜佐剂如不耐热肠毒素和霍乱毒素具有生物毒性故阻碍其在人体中的安全应用。目前研究是在树突状细胞中能诱导形成 Th17 效应的佐剂进行了筛选，Ahmed 等[26]的最新研究表明单磷酰脂质 A(MPL)与壳聚糖结合使用时，有效且安全，可成为新型、安全的 TB 候选黏膜疫苗。

另一种新型的黏膜给药的疫苗研究，Yao 等[27]开发了一种人源化小鼠结核病模型(Hu 小鼠)系统，将新型的病毒载体结核病疫苗(AdHu5Ag85A)通过呼吸道黏膜径免疫 Hu 小鼠，发现该疫苗可激活 T 细胞，使肺的感染症状减轻，可模拟人类的 T 细胞依赖的免疫反应。因此提出在进行大规模昂贵的人体试验之前，可以用 Hu 小鼠来预测新型结核病疫苗的保护效果，加快全球结核病疫苗研制的步伐。

（七）其他新型的治疗性疫苗研究

美国芝加哥一项研究，Qaqish 等[28]使用 Vγ2Vδ2 T 细胞亚群，将其输注入 *M. tb* 感染灵长类动物体内，与输注生理盐水相比，输注 Vγ2Vδ2 T 细胞亚群的猕猴肺及肺外感染的 *M. tb* 菌量明显降低，且病灶仅局限在右肺下叶、未出现广泛的播散灶。同时输注后的 Vγ2Vδ2 T 细胞展现出中央或外周的记忆性 T 细胞及效应 T 细胞的功能，这些功能 T 细胞在输注后的 6 小时到 7 天都能检测到。该研究提示了 Vγ2Vδ2 T 细胞在未来的结核病疫苗的设计或 HDT 治疗中可能发挥重要的作用。

另一种新型的结核病候选疫苗在成年斑马鱼中进行了鉴定，Myllymäki 等[29]在海分枝杆菌感染成年斑马鱼模型中进行 DNA 结核疫苗的临床前筛查，共检测了 15 种代表分枝杆菌不同蛋白的 *M. tb* 抗原，包括复苏促进因子 Rpf，PE/PPE 蛋白家族成员等其他膜蛋白和代谢酶等，这些抗原被表达 GFP 融合蛋白，方便在体内进行表达检测，重组表达不同抗原的 DNA 疫苗接种斑马鱼，接种后 4 周腹腔感染海分枝杆菌，最后经过筛选对比，发现免疫 Rpf 抗原能显著提高斑马鱼抵抗高剂量海分枝杆菌感染的生存能力，Rpt 可能有望成为有效的候选 TB 疫苗抗原。另一项来自美国研究，King 等[30]使用酵母发酵平台“Tarmogen®”表达 *M. tb* Rv1738、Rv2032、Rv3130 和 Rv3841 融合蛋白多肽，该平台能将抗原提呈给 MHCI 类分子及 MHCII 类分子，刺激体内强烈的 Th1 及 Th17 的免疫效应，该种疫苗命名为“GI-19007”，小鼠的动物实验证明与单独使用 BCG 相比，接种 GI-19007 结合 BCG 疫苗，能减少肺的细菌负荷、改善病变程度、延长生存期，可作为未来的新型的治疗性候选疫苗之一。

Prados-Rosales 等[31]开发了荚膜多糖结合物与 *M. tb* 的荚膜阿拉伯甘露聚糖(AM)结合，然后与 *M. tb* 抗原 Ag85B 或炭疽保护性抗原(PA)结合，构成 Abg85b-AM 或 PA-AM 疫苗，先让小鼠在 H37RV 气溶胶攻击前产生 AM 特异性体液免疫。动物实验证明，无论是 Abg85b-AM 还是 PA-AM 免疫过的小鼠，都能引起 AM 特异性抗体反应，且肺组织和脾组织中细菌数量减少、小鼠寿命延长。因此，通过阿拉伯甘露聚糖共轭结合的疫苗，可阻止结核病的肺外播散。

总之，随着结核病免疫机制的深入研究，针对细菌和宿主设计的治疗性疫苗和免疫治疗已成为结核病治疗新的方向，必将为结核潜伏感染向活动性结核的早期干预以及靶向精准化治疗活动性结核及耐药结核病提供新的治疗方法。

（范琳　唐佩军　张立群　付亮　杜建）

参考文献

1. Nagu T, Aboud S, Rao M, et al. Strong anti-Epstein Barr virus (EBV) or cytomegalovirus (CMV) cellular immune responses predict survival and a favourable response to anti-tuberculosis therapy. Int J Infect Dis, 2017, 56: 136-139.
2. Mahon R N, Hafner R. Applying precision medicine and immunotherapy advances from oncology to host-directed theraies for infectious Diseases. Front Immunol, 2017, 8: 688.
3. Gupta S, Cheung L, Pokkali S, et al. Suppressor cell-depleting immunotherapy with denileukin diftitox is an effective host-directed therapy for tuberculosis. J Infect Dis, 2017, 215(12): 1883-1887.
4. Shamkuwar CA, Meshram SH, Mahakalkar SM. Levamisole as an adjuvant to short course therapy in newly diagnosed pulmonary tuberculosis Patients. Adv Biomed Res, 2017, 6: 37.
5. Ganmaa D, Munkhzul B, Fawzi W, et al. High-dose vitamin D3 during tuberculosis treatement in Mongolia. A randomized controlled trial. Am J Respir Crit Care Med, 2017, 196(5): 628-637.
6. Mourik BC, Leenen PJ, de Knegt G J, et al. Immunotherapy added to antibiotic treatment reduces relapse of disease in a mouse model of tuberculosis. Am J Respir Cell Mol Biol, 2017, 56(2): 233-241.
7. Nasiruddin M, Neyaz MK, Das S. Nanotechnology-based approach in tuberculosis treatment. Tuberc Res Treat, 2017, 2017: 4920209.
8. Tousif S, Singh DK, Mukherjee S, et al. Nanoparticle-formulated curcumin prevents posttherapeutic disease reactivation and reinfection with Mycobacterium tuberculosis following isoniazid therapy. Front Immunol, 2017, 8: 739.
9. Batbold U, Butov DO, Kutsyna GA, et al. Double-blind, placebo-controlled, 1 ∶ 1 randomized Phase Ⅲ clinical trial of immunoxel honey lozenges as an adjunct immunotherapy in 269 patients with pulmonary tuberculosis. Immunotherapy, 2017, 9(1): 13-24.
10. Sudjarwo SA, Eraiko K, Sudjarwo GW, et al. The potency of chicken egg yolk immunoglobulin (IgY) specific as immunotherapy to Mycobacterium tuberculosis infection. J Adv Pharm Technol Res, 2017, 8(3): 91-96.
11. van Zyl-Smit RN, Esmail A, Bateman ME, et al. Safety and immunogenicity of adenovirus 35 tuberculosis vaccine candidate in adults with active or previous tuberculosis. a randomized trial. Am J Respir Crit Care Med, 2017, 195(9): 1171-1180.
12. Okada M, Kita Y, Hashimoto S, et al. Preclinical study and clinical trial of a novel therapeutic vaccine against multi-drug resistant tuberculosis. Hum Vaccin Immunother, 2017, 13(2): 298-305.
13. Nabavinia MS, Ramezani M, Gholoobi A, et al. Construction of *M.tb*72F plasmid as a DNA vaccine candidate for Mycobacterium tuberculosis. Rep Biochem Mol Biol, 2017, 6(1): 95-101.
14. Tkachuk AP, Gushchin VA, Potapov VD, et al. Multi-subunit BCG booster vaccine GamTBvac: assessment of immunogenicity and protective efficacy in murine and guinea pig TB models. PLoS One, 2017, 12(4): e0176784.
15. Wajja A, Kizito D, Nassanga B, et al. The effect of current Schistosoma mansoni infection on the immunogenicity of a candidate TB vaccine, MVA85A, in BCG- vaccinated adolescents: An open-label trial. PLoS Negl Trop Dis, 2017, 11(5): e0005440.
16. Karbalaei Zadeh Babaki M, Soleimanpour S, Rezaee SA. Antigen 85 complex as a powerful Mycobacterium tuberculosis. immunogene: biology, immune-pathogenicity, applications in diagnosis, and vaccine design. Microb Pathog, 2017, 112: 20-29.
17. Norrby M, Vesikari T, Lindqvist L, et al. Safety and immunogenicity of the novel H4: IC31 tuberculosis vaccine candidate in BCG-vaccinated adults: Two phase I dose escalation trials. Vaccine, 2017, 35(12): 1652-1661.
18. Choi HG, Choi S, Back YW, et al. Rv2299c, a novel dendritic cell-activating antigen of Mycobacterium tubercu-

losis, fused-ESAT-6 subunit vaccine confers improved an-d durable protection against the hypervirulent strain HN878 in mice. Oncotarget, 2017, 8(12): 19947-19967.

19. Gröschel MI, Sayes F, Shin SJ, et al. Recombinant BCG expressing ESX-1 of Mycobacterium marinum combines low virulence with cytosolic immune signaling and improved TB protection. Cell Rep, 2017, 18(11): 2752-2765.
20. Rao M, Cadieux N, Fitzpatrick M, et al. Mycobacterium tuberculosis proteins involved in cell wall lipid biosynthesis improve BCG vaccine efficacy in a murine TB model. Int J Infect Dis, 2017, 56: 274-282.
21. Clark S, Lanni F, Marinova D, et al. Revaccination of guinea pigs with the live attenuated Mycobacterium tuberculosis vaccine MTB VAC impoves BCG's protection against tuberculosis. J Infect Dis, 2017, 216(5): 525-533.
22. Khademi F, Derakhshan M, Yousefi-Avarvand A, et al. Multi-stage subunit vaccines against Mycobacterium tuberculosis: an alternative to the BCG vaccine or a BCG-prime boost? Expert Rev Vaccines, 2018, 17(1): 31-44.
23. Lee JW, Parlane NA, Rehm BH, et al. Engineering mycobacteria for the production of self-assembling biopolyesters displaying mycobacterial antigens for use as a tuberculosis vaccine. Appl Environ Microbiol, 2017, 83(5) Pii: e02289-22816.
24. Hossain MS, Azad AK, Chowdhury PA, et al. Computational identification and characterization of a promiscuous T-cell epitope on the extracellular protein 85B of Mycobacterium spp. for peptide-based subunit vaccine design. Biomed Res Int, 2017, 2017: 4826030.
25. Shin HJ, Franco LH, Nair VR, et al. A baculovirus-conjugated mimotope vaccine targeting Mycobacterium tuberculosis lipoarabinomannan. PLoS One, 2017, 12(10): e0185945.
26. Ahmed M, Jiao H, Domingo-Gonzalez R, et al. Rationalized design of a mucosal vaccine protects against Mycobacterium tuberculosis challenge in mice. J Leukoc Biol, 2017, 101(6): 1373-1381.
27. Yao Y, Lai R, Afkhami S, et al. Enhancement of antituberculosis immunity in a humanized model system by a novel virus-vectored respiratory mucosal vaccine. J Infect Dis, 2017, 216(1): 135-145.
28. Qaqish A, Huang D, Chen CY, et al. Adoptive transfer of phosphoantigen-specific γδT cell subset attenuates Mycobacterium tuberculosis infection in nonhuman primates. J Immunol, 2017, 198(12): 4753-4763.
29. Myllymäki H, Niskanen M, Oksanen KE, et al. Identification of novel antigen candidates for a tuberculosis vaccine in the adult zebrafish. PLoS One, 2017, 12(7): e0181942.
30. King TH, Shanley CA, Guo Z, et al. GI-19007, a Novel saccharomyces cerevisiae-based therapeutic vaccine against tuberculosis. Clin Vaccine Immunol, 2017, 24(12) pii: e00245-17.
31. Prados-Rosales R, Carreño L, Cheng T, et al. Enhanced control of Mycobacterium tuberculosis extrapulmonary dissemination in mice by an arabinomannan-proteinconjugate vaccine. PLoS Pathog, 2017, 13(3): e1006250.

第九章　结核病的介入治疗

摘要:在全身抗结核化学治疗基础上,针对气管支气管结核的不同类型采用相应介入治疗措施。2017 年国外文献重点在于结核性等原因引起的中心气道狭窄的介入治疗,其中包括气道软化塌陷型狭窄。气道瘘、肺结核也是介入治疗涉及的疾病。

关键词:结核,气管支气管;结核,肺;结核,胸膜;支气管-胸膜瘘;气道瘘;气道狭窄;支气管镜;胸腔镜;介入治疗

2017 年,国外文献经呼吸内镜介入治疗气管支气管结核等良性气道狭窄、肺结核、结核性胸膜炎及气道-胸膜瘘等结核病报道如下。

一、气管支气管结核

在全身抗结核化学治疗基础上,针对气管支气管结核的不同类型采用不同介入治疗措施,重点在于中心气道狭窄的综合介入治疗。

(一)介入治疗概述

气管支气管结核(tracheal bronchial tuberculosis,TBTB)占肺结核患者的 10%~39%。它的定义是气管和支气管的结核感染。由于它的非特异性表现、起病隐匿和正常的胸部 X 线表现,10%~20%的患者延误诊断。支气管镜检查是诊断最明确的方法,为微生物和组织病理学诊断提供了足够的标本。气管支气管狭窄是 TBTB 最常见的长期并发症之一,导致严重的病例发生。据估计,90%的 TBTB 患者有一定程度的气管和或支气管狭窄。Pathak 等[1]综述了结核病的发病机制、症状、影像学、支气管镜发现、TBTB 的治疗以及气管支气管狭窄的治疗。经支气管镜介入治疗技术包括球囊扩张、球囊扩张后支架植入、激光消融、氩等离子凝固和冷冻治疗。经支气管镜介入治疗在很大程度上已经取代了手术切除和支气管重建术,后者在过去一直是标准治疗方式。

Siow 等[2]阐述了经支气管镜介入手段在气道结核介入诊断及治疗中的作用。支气管结核被定义为气管支气管树结核感染。确切的发病机制尚不清楚,它有一个异质性的临床病程。诊断需要临床医师根据临床症状和放射学特征高度疑诊。计算机断层扫描和支气管镜检查是评估的有用工具。治疗的目的是通过适当的抗结核治疗来根除结核杆菌。使用糖皮质激素对于预防气管支气管狭窄有争议。当发生严重狭窄时,采用支气管镜介入治疗或手术干预来恢复气道通畅。

(二)中心气道狭窄

气管、左右主支气管、右中间干支气管等中心气道狭窄多有结核感染、气道插管、外伤等原因引起,国内结核为首要病因,国外常见于气管插管、外伤后等,无论何种原因引起中心气道狭窄、梗阻,其基本处理原则均为经支气管镜立即开放气道,恢复通气功能。

Keshishyan 等[3]报道了支气管介入治疗技术在中央气道阻塞性感染(CAOI)中的作用。CAOI 是对当今医疗条件的一种挑战,它可能代表着一种先进复杂的持续感染过程。CAOI

的流行病学和病理生理学和发展机制都是未知的。这是由于文献中的稀疏数据主要包括病例报道和回顾性病例系列。CAOI 可以由结核、真菌、细菌、寄生虫和病毒感染引起。大多数 CAOI 患者可以通过临床诊断并具有胸部成像,可以表明中央气道阻塞。然而,支气管镜通常用于确诊并获得特定的诊断以指导特定的治疗。近年来,介入性肺肺脏病学技术(IP)已广泛应用,为治疗癌症、良性狭窄及其他疾病的中央气道疾病提供了微创方法。采用各种支气管镜介入治疗技术用于治疗中心气道梗阻(CAO),如机械削减术、支气管内激光治疗术、电灼术、氩等离子凝固术、冷冻治疗、气道支架植入。在 CAOI 患者中,治疗支气管镜的作用尚不明确,但文献中许多单独的报告将支气管镜干预与医学治疗结合为最初的治疗方法。本文以支气管镜介入治疗为例,描述了感染的病因、病变位置、支气管镜所见和支气管镜针对气道狭窄处理模式。

管插管狭窄是气管插管的并发症。气管内插管引起的气管狭窄的病理机制和危险因素尚不完全清楚。Su 等[4]探讨气管插管狭窄的危险因素,建立动物模型。方法:用内径 6.5~8.0 mm 气管插管进行插管,压力为 100~200mmHHg,24 小时充气。通过支气管镜和组织学检查评价气管壁的状态。该模型是通过使用一个 8.0mm 和在 24 小时内的 200mmHHg 而成功建立的。当压力保持不变时,较大的管壁会引起较大的气管壁面压力,对气管壁造成更严重的损伤。术后 2 周气管狭窄程度为 78%至 91%。组织学检查显示炎症细胞黏膜下浸润肉芽组织增生气管软骨破裂。以气管插管为例,建立了一种新型的气管狭窄动物模型,其组织病理学特征与气管插管狭窄的临床病例相似,过度的压力和过大的是气管插管狭窄的危险因素。

中央气道梗阻患者(CAO)需要支气管内介入治疗以缓解症状。Chen 等[5]报道使用支气管镜介入治疗的并发症和生存率的单中心经验。他们采用回顾性分析 2008—2015 年在一所大学医院的 614 例患者(464 例男性,150 例女性,平均年龄 60.2 岁),包括良性($n=133$)和恶性($n=481$)疾病,共接受 756 人次支气管内介入治疗。使用卡方检验对生存率进行比较。共有 583 例(95%)患者经支气管镜行介入治疗获得成功。4 例(0.7%)患者在手术后 24 小时内死亡,而主要的并发症为口腔异味($n=41$,6.7%)和医源性肺炎($n=24$,3.9%)。对 45 例良性及 60 例恶性患者,进行反复呼吸道阻塞介入治疗。肺癌、其他转移性癌症和食管癌患者术后的中位存活率分别为 166、228 和 86 天。在未手术的肺癌患者和中央气道梗阻患者经支气管镜介入治疗后和无中央气道梗阻患者比较,生存率差异无统计学意义($P=0.101$)。经支气管镜介入治疗是一种安全有效的手术方法。

无论是永久的还是暂时的解决气道通畅方案,气道内套管是日常临床常用的。它既可用于良性病变也可用于恶性病变,Huang 等[6]报道在暂时使用 Montgomery 套管治疗一例气管切开造瘘拔出气管套管后气管发生复杂狭窄患者。结论:Montgomery 套管使用于气管狭窄以及气管切开造瘘拔管患者。

麻醉在经支气管镜处理中心气道狭窄中起着关键作用。Bhardwaj 等[7]报道如下:严重和关键的中心气道阻塞造成的通风和(或)氧合可能会对介入性肺脏医师造成巨大的挑战。在中度镇静作用下行支气管镜气道操作时,以及在诱导全身麻醉的过程中,近总气道梗阻可迅速演变为致命的完全气道阻塞。虽然目前有一些介入肺部手术可以治疗极端情况下的临界气道阻塞,但在干预前应考虑心肺分流术,以维持在手术过程中适当的气体交换。如果阻塞气道损害功能是一个“单向阀门”，吸气时允许空气在其远端，但阻碍呼气时气流排出导致气体捕获，高胸腔内压力、张力性气胸，甚至心脏骤停，在这种情况下，经口气管插管与机械通气可能是致命的。

影像技术尤其是虚拟支气管镜技术在气道结核等引起的中心气道狭窄经支气管镜介入治疗中可指导诊断及治疗措施选择。为了描述中心气道病变的影像学特征，比较病理学和虚拟内镜检查结果相关性。提出一种示意和实际的诊断方法，Barnes 等[8]重点研究了多探测器计算机断层扫描（MDCT）的发现。Barnes 等[8]回顾了胸外科病理学数据库和中央气道病理相关文献，选择最佳案例来说明每种疾病的主要特征。所有病例均采用 MDCT。在必要时获得了多平面和体积再现重建。用专用软件对 CT 进行了虚拟内镜检查。结果发现，影响中央气道的病理条件是一组异质的疾病。局灶性改变包括良性肿瘤、恶性肿瘤和非肿瘤性疾病。弥漫性异常分为两种，一种是引起扩张的，另一种是引起狭窄的和气管支气管软化的。直接支气管镜（DB）可视中心气道黏膜层，DB 是一种重要的诊断和治疗武器。然而，DB 评估深层或邻近组织是不可能的。MDCT 和后处理技术如虚拟支气管镜（VB）可对气道壁进行了极好的评价。结论：本综述呈现了中心气道病变的临床、病理和放射学特征的完整谱。将疾病分为弥漫性和局灶性病变有助于缩小鉴别诊断范围；结节性局灶病变更倾向于肿瘤；局灶性狭窄病灶更倾向于炎症；后壁波及是弥漫性狭窄主要特征。

良性和恶性疾病患者导致的中央气道梗阻（CAO）严重影响患者生存。及时发现 CAO 并及时介入治疗对改善这些患者的症状和生活质量至关重要。本研究的目的是评估中央气道阻塞的早期影像学报告及其对患者预后的影响。Harris 等[9]回顾性分析了 2013 年 8 月—2014 年 9 月合并 CAO 患者进行经支气管镜介入治疗病历资料。3 名研究人员各自回顾分析了在 16 个不同的医学和影像学中心进行的 42 份正式放射学报告中的 14 份。患者特征以连续性变量的平均值、中位数、标准差形式，以及分类变量的频率和相对频率形式报告。结果发现，在 42 例接受了支气管镜检查并进行了介入治疗干预中，只有 30 例患者具有放射学提示 CAO。符合率 71.4%（95% *CI* 56.7～83.3%），不符合率 28.6%（95% *CI* 16.7%～43.3%）。31%CT 扫描提示 CAO 而单纯放射学报告没有提及。从 CT 影像到支气管镜检查的中位时间明显长于放射科医师未报告时间（21 天、10 天，$P=0.011$）。大多数患者术后病情好转，两组间无显著差异。结论：影像学报告未描述主要气道阻塞导致了经支气管镜气道介入治疗的显著延迟。

（三）介入治疗具体措施

1. 球囊扩张术 球囊扩张术是包括结核在内的良性气道狭窄介入治疗首选措施，扩张狭窄气道并维持气道开放是治疗根本策略。

支气管镜下球囊扩张术（BBD）是治疗支气管狭窄的常见策略。然而，扩张气管时，在常规每个球囊充盈周期（3～5 分钟）中，没有机械通气情况下，扩张气管是不可能实现的。Fang 等[10]报道了两例 BBD 治疗气管狭窄的经验，缩短了时间（10 秒或 1 分钟），间歇换气，观察术后患者体格检查和肺功能。第一例治疗后，咳嗽、呼吸困难症状消退，肺部喘鸣体征明显减少，气道明显扩张，肺功能改善。病例 2，胸闷、呼吸短促症状在治疗后也减轻。中间干支气管气管狭窄扩张好转，但右主支气管狭窄略有改善。2 例患者随访 1 年未发生再狭窄。提示：在 BBD 中进行的改良对于治疗结核病引起的气管狭窄是安全有效的，但手术对大量患者的远期疗效仍有待观察。

气管支气管狭窄是支气管结核的常见并发症。尽管有抗结核和类固醇治疗,支气管狭窄的发展通常是不可逆的,需要通过支气管镜或手术治疗来恢复气道通畅。Faisal 等[11]报道使用球囊扩张术和局部应用丝裂霉素 C 成功恢复气道通畅的病例,24 岁的女性患者,2007 年和 2013 年分别患肺结核和喉部结核,并出现了恶化的呼吸困难和喘鸣。左肺完全不张,双上叶气管和左主支气管狭窄。患者接受了成功的支气管镜球囊扩张术和手工硬管扩张术,在狭窄的气道切面上使用局部丝裂霉素 C。在 20 周后,用连续球囊扩张术和局部丝裂霉素 C 应用于左主支气管狭窄,进行第二次支气管镜干预。这些干预措施导致显著的临床和放射学改善。结论:球囊扩张术和局部丝裂霉素可用于结核性气管支气管狭窄患者,避免气道支架植入和侵入性手术干预。

尽管在最初肺结核时杀灭了结核分枝杆菌,支气管结核仍是导致气管支气管树的周围气道狭窄危险因素。它们往往以耐药支气管哮喘出现,或给紧急气道处理提出挑战。Seevaunnamtum 等[12]报道了一例 25 岁的女性患者,新诊断为支气管哮喘,既往肺结核病史并完成治疗。突然出现声音嘶哑 6 个月,呼吸困难和呼吸窘迫 3 天。由于有抵抗力的支气管痉挛,尝试了为了保证呼吸道的安全,导致了难以预料的插管和通气。随后的调查证实诊断为支气管结核,并成功地与抗结核控制气管狭窄,如抗结核药物、皮质类固醇和反复的支气管球囊扩张术。这种情况下强调因支气管结核引起的插管和通气困难的不寻常原因,需要医学和外科的干预来改善这种状况。

2. 冷冻术　冷冻术是结核病介入治疗常用技术,按冷冻术式可分为冷冻消融(冻融)术、冷冻切除(冻切)术、冷冻喷雾(冻喷)术及冷冻取出(冻取)术。冷冻术并发症少发,但对血流动力学并发症不容忽视。

Chawke 等[13]报道了一例 76 岁的男性非吸烟而出现咳嗽和咯血患者,使用冷冻术等治疗情况。10 年前,该患者曾患右上肺空洞型肺结核并给予抗结核治疗。胸部 X 线片和随后的 CT 检查显示右上空洞内含有大量可疑的菌类。在镇静镇痛下行可弯曲支气管镜检查,显示了一个肿块阻塞了右上肺叶前段。随后,经支气管内冷冻术去除异常肿块。组织病理学分析显示,为丰富的真菌组织在形态上与曲霉属一致。空洞引流支气管肺泡灌洗(BAL)微生物培养分离的曲霉和金黄色葡萄球菌。患者开始服用抗真菌药物 posaconazole,并接受了氟氯青霉素抗感染治疗。3 个月后,重复胸 CT 无支气管阻塞,灌洗无曲霉属、金黄色葡萄球菌再次分离出。

为评估经可弯曲支气管镜冷冻摘取良性气道新生物的安全性和疗效。Chen 等[14]回顾性分析了 21 例气道良性肿瘤经冷摘取患者,观察并评估临床症状缓解及并发症发生情况。所有患者都是良性肿瘤,均使用冷冻摘取。术后发现,12 例患者的治疗完全有效,且 7 例显著改善,2 例中度改善,随访无复发。总之,冷冻摘取技术是治疗气道肿瘤的一种经济、可行、安全、有效的方法。

Mulcahey 等[15]报道了一种新型、可控及一致的体内液氮(LN_2)低温喷雾装置 Metered Cryospray™(MCS)。尽管 MCS 有很多潜在的临床适应证,但该报道重点是关注液氮控制及喷射输送所产生的圆周效果,以适应消融气道或食管内病变。

有关皮肤和肠胃学文献报道显示用液氮处理皮肤和黏膜病变的方法在研究中得到了广泛的应用。直接喷雾冷冻治疗(SCT)适用于气道转移癌及食管癌前恶性病变。在气道良恶性病变治疗方面,一些学术研究显示直接喷雾冷冻治疗(SCT)术是一种安全、有效的治疗方法。它在门诊中进行，可以重复多次，没有不良反应。Chen 等[16]综述了目前使用 SCT 治疗支气管内病灶的文献，并介绍了他们自己在气道使用 SCT 的经验。使用适当的技术和气道通气对减轻气压伤的并发症是很重要的，因为在从液体到气态的转化过程中，氮的大量膨胀会使其并发症发生。他们也回顾了一些基础科学原理在使用冷冻疗法治疗不同组织的病变。结论：SCT 是临床和基础科学两方面进一步研究的潜在领域。

对气道病灶喷雾冷冻治疗（SCT）可有效缓解呼吸道阻塞的呼吸道症状，但有明显的术中血流动力学并发症。Pedoto 等[17]回顾性分析了在一个医疗机构使用 SCT 治疗阻塞性气道肿瘤的经验。方法：对与 SCT 相关的术中和术后血流动力学并发症进行回顾性分析并进行了统计学描述。结果：在 2009 年 6 月—2010 年 4 月，共对 28 例患者进行了 34 次治疗。年龄中位数为 60 岁（15～88 岁）。肿瘤特征：原发性肺癌 13 例（43%）、肺转移癌 11 例（50%）、食管癌 1 例（3%）、良性肺部病变 2 例（7%）。21 例肿瘤（75%）距隆嵴较远；14 例（50%）为>95%气道闭塞。治疗平均时长为 78 分钟（15～176 分钟）。11 个疗程（31%）导致严重低血压和（或）心动过缓，2 例患者需要心肺复苏术。1 例患者在手术中心脏骤停后死亡；第 2 例患者术前稳定，但在 SCT 24 小时内死亡。4 例患者需要再置管和短期机械通气。结论：气道内 SCT 可导致不可预测的危及生命的血流动力学改变。推测最有可能的原因是肺部静脉气体栓塞进入右心、冠状动脉和全身循环。虽然 SCT 可能比气道激光治疗有优势（如无火灾和快速止血），但需要进一步研究来探讨治疗获益与灾难性并发症的相对可能性。

3. 热消融术　热消融术是应用包括应用激光、高频电刀、亚等离子凝固、微波等不同发热方式来实现的。热消融消融近期疗效较好，但并发症值得重视。

光和光学技术对现代医学产生了深远的影响，许多激光和光学设备目前正在临床实践中用于评估健康和治疗疾病。近年来，生物医学光学技术的发展使得越来越复杂的技术得以应用，特别是将光子学与纳米技术、生物材料和基因工程结合在一起的技术。Yun 等[18]进行了综述，该综述回顾了光物质相互作用的基础，描述了光在成像、诊断、治疗和手术中的应用，概述了它们的临床应用，并讨论了新兴的基于光的技术的前景。

Tong 等[19]评估了钕钇铝石榴石（Nd：YAG）激光治疗术、氩等离子凝固（APC）术、高频电烙术和 CO_2 冷冻术 4 种常用消融技术的安全性和有效性。在比格犬的气管上进行的 4 种消融治疗，分别设置各自功率参数。气管壁的大体病理改变由支气管镜检查明确。由消融治疗引起的病灶内镜大体表现与组织病理学改变相对应。结果表明，冷冻治疗相对安全，而 APC 诱导的表面组织凝固性坏死。此外，Nd：YAG 激光治疗是最有效的技术，具有最大的穿透潜力。一般情况下，组织损伤随着应用时间的延长而加重，在恒定的功率或阻抗下。最安全的应用参数 Nd：YAG 激光为 20 W≤1 秒，高频电凝为 40 W≤3 秒，APC 为 40 W≤5 秒和冷冻术 100Ω≤120 秒。在最大时间，这些设置导致了相同的病理改变。消融后病灶在 3 周内修复痊愈。Nd：YAG 激光、APC、高频电凝和冷冻术应用于气道消融术，其应用的潜力和局限性均有不同。然而，当应用于功率或阻抗和持续时间的特定组合时，它们表现出相似的功效。

Kanchustambham 等[20]报道一例 68 岁经临床评估气道内有新生物阻塞右中下叶支气管患者，可弯曲支气管镜显示支气管腔内有明显的支气管病变，完全阻塞右中下叶支气管。针对气道内新生物，给予氩等离子体凝血（APC）在 30W 时、气体流量为 0. 8L/min 治疗。在康复室，患者被发现左睑下垂和左侧肢体无力。最初的头颅 CT 扫描和头颈部血管造影是正常的，但是在几个小时后的头部重复 CT 扫描发现右额顶叶出现低密度区提示明显梗死。磁共振脑扫描证实急性脑梗死。考虑到神经系统症状的发作与使用支气管镜的 APC 的直接时间关系，脑空气栓塞（CAE）被认为是导致患者急性卒中的原因。

4. 支架术　气道支架植入是治疗结核性等良恶性气管、中心气道狭窄最有效的方法之一。气道狭窄分为腔内生长型狭窄、腔外压迫型狭窄、管壁瘢痕型狭窄、管壁软化塌陷型（动力型）狭窄及混合性狭窄。良性气道狭窄支架选择依次推荐硅酮支架、覆膜支架、半覆膜支架等植入，除金属裸支架外均兼有气道瘘封堵功能，且为临时支架植入通常需要取出。生物学支架为临床介入治疗带来新的希望。

Ayub 等[21]综述了常用气道支架的选择和因此带来的结果。气道支架缓解中心气道阻塞及时有效。硅酮支架是世界上最常用的安全的气道支架。金属支架不断改进从最早的裸支架到各种新设计的覆盖支架。尽管有各种各样的支架材料和设计，但在支架技术的创新方面进展很小，而且还没有开发出理想的支架。然而，第一代可生物降解的气道支架是可用的，药物洗脱支架在研制中，3D 打印的定制气道支架可能是未来的方向。最后指出支架主要适应证：恶性气道疾病的外源性压迫和腔内转移病变；良性气道狭窄；气道瘘；肺移植术后吻合口狭窄并发症；儿科气道狭窄。

气管隆嵴附件气道狭窄梗阻、气道-食管瘘需要放置 Y 形支架。Sehgal 等[22]报道了放置 Dumon 硅酮支架多中心研究经验，还对气道硅酮支架的放置进行了综述。他们采用回顾性分析法对临床资料包括基础诊断、硅酮支架植入适应证、支架植入成功和随访进行了回顾性分析，还对 PubMed 数据库和 EMBASE 数据库关于硅酮支架报道进行了研究。结果发现：在研究中共放置了 27 个硅酮支架。研究人群（85.2%男性）的平均年龄（标准偏差）为 57.7 岁（13.5 岁）。支架放置于 77.8%的气道梗阻和 29.6%的气道-食管瘘患者。18 例患者气道阻塞程度为 3~4 级，18 例呼吸衰竭。支架在所有受试者中都被成功地应用。支架植入过程中未见死亡。大多数受试者在手术后症状迅速缓解。过多的分泌物和黏液是最常见的与支架相关的并发症，其次是肉芽组织的发展，本研究中有 9 例发生（338 例有气道阻塞和（或）气道-食管瘘）。Y 形硅酮支架植入最常见的并发症是由于支架移位而导致的气管支气管梗阻和因恶性肿瘤所致的气道-食管瘘。良性疾病需要支架植入的疾病包括气管插管狭窄、气道软化等。该支架植入成功率为 98%，只有一例死亡。肉芽组织的形成和黏着病是最常见的与支架相关的并发症。结论：放置硅胶支架是一种安全有效的方法，可以迅速缓解隆嵴附近呼吸道阻塞和气道阻塞等呼吸困难症状。

结核性气管支气管狭窄（post-tuberculosis bronchostenosis，PTBS）支架植入后常见并发症为治疗后再狭窄。然而，在成角支气管狭窄病例中，支架植入及移动常常遇到困难，因此导致支架移位、肉芽过度增殖及再狭窄。为适应气道成角狭窄，Tay 等[23]通过拼接及缝合设计了一种与传统支架不同的带角度支架。为考核该种支架性能，他们对 2004—2014 年在内镜中心做介入支气管镜检查的 283 例结核性气管支气管狭窄进行了回顾性分析，重点观察了支架植入期间的临床疗效。结果显示，经过中位数 26 个月的随访后，21 例患者中 7 例（33.3%）的支架成功取出。与传统直支架对照组比较，成角设计的支架治疗组患者的中位支架移动、最终取出时间均大于前者（392 天、86 天，$P<0.05$）。提示：成角支架对于成角的结核性气管支气管狭窄是一种可行的治疗方法，可减少并发症的发生，延长支架更换时间。

Hohenforst-Schmidt 等[24]报道了自食管逆行放置气道支架的经验。支架已用于治疗良恶性气道狭窄。在良性的情况下，首选硅支架，而金属的自膨胀支架更倾向于恶性疾病。一般来说，支架可以放置在不同的方向上，但在肺医学中，直到现在仅认为前序放置是合理的。一例63岁患者，168cm高，53kg重，患有慢性疾病。患者于1989年被诊断为乳头状甲状腺癌，经手术切除及放射治疗。在接下来的几年里，患上了食管狭窄。在食管的隔腔内，用带蒂的大网膜替代治疗瘘口，决定尝试支气管支架植入术。该手术塑形需要一个桥台和一个固定的连续气道取代气管口水平。一个Freitag支架（FS），11cm长，内径13mm，被成功地逆行进入气管，并完全桥接大瘘口。不幸的是，患者在几周后因肺部感染而死亡。在本病例报道中，提出了一种成功但不寻常的逆行支架植入的方法。

声门下狭窄是在声门（声带和环状软骨之间的区域）的气管腔的异常狭窄。由于气流的严重衰减，会引起严重的症状。Raman等[25]报道用纤维支气管镜方法治疗狭窄症，以减轻症状。选择2015年9月—2016年7月收治的39例患者中10例（其中女性8例）进行治疗，给予高频电刀联合球囊扩张术切割并扩张狭窄气道，随后给予糖皮质激素混悬液吸入。结果显示，大多数患者需要2次以上治疗，无一例超过4次治疗。胃食管反流是常见伴发疾病，未见并发症发生。提示：气管狭窄尤其是声门下狭窄是常见反复发作类型，鉴于其特殊性需要反复的联合球囊扩张术处理，球囊扩张术后糖皮质激素吸入疗法有助于症状控制及减少反复回缩治疗。

针对管壁软化塌陷型（动力型）狭窄，国外两组学者做了报道。López-Padilla等[26]报道，气管支气管软化（TBM）是一种远未被明确的支气管疾病，其治疗取决于由于气道严重动力障碍引起症状的严重程度。到目前为止，对于治疗方法没有达成共识，因此，最先进的技术应引起重视。治疗基础疾病是预防TBM进展的基础，然而，在严重的软化病例中，需要采取更积极的措施，如气道正压通气、支架植入及外科手术等。有报道，一旦发生严重的TBM，首选的治疗方法是气道支架。对于TBM应该使用哪种类型的支架，目前尚无共识。然而，迄今为止的证据支持硅胶支架，而非自膨胀金属支架，尽管硅酮支架有相当数量的并发症，如感染、粘液堵塞、移位和形成肉芽组织。可膨胀的金属支架一旦嵌入气道黏膜会引起一系列黏膜事件。此外，可膨胀的金属支架一旦被植入气道很难被取出。因此，可膨胀的金属支架在治疗良性大型气道疾病患者时应受到质疑。新的技术有生物降解支架、药物洗脱支架、3D打印定制支架等。Williams等[27]报道，气管软化塌陷是一种进行性呼吸道疾病，最终可导致完全气道阻塞。气管内支架是一种微创和可行的治疗这一医疗难题的方法。腔内支架大小选择依据吸气时气道最大膨胀时测量的气管最大直径。这个前瞻性的横断面研究的目的是比较使用荧光镜内部测量和CT评估的可变性，以利于气管腔直径的测量和随后支架大小的选择。17只健康的Beagles猎犬被麻醉并以20cmH_2O的正压通气，并进行荧光镜检查和CT扫描。3位读取器测量了荧光镜下和CT扫描气管最大直径。在8个预先确定的气管位置分别测定了气管背侧（高度）和外侧（宽）尺寸并分别取得3个单独测量值。采用线性混合模型分析了气管直径和支架尺寸（以最大气管直径+ 10%为基础）。与所有特定相对应位置的荧光镜检查相比，CT测量的气管腔直径较大。在比较模型时，荧光镜和CT支架的大小差异有统计学意义。与CT相比，荧光镜测量的气管直径整体变化（高度或宽度）更大，无论在观察组内部还是观察组之间。更大的气管直径和较低的测量变异性支持使用CT进行适当的支架选择，以减少针对患者的并发症发生。

麻醉在支架介入治疗中作用越来越重要。静脉体外膜肺氧合（VV ECMO）用于支持呼吸衰竭患者在不同手术过程中的气体交换。Park 等[28]经研究评估了 VV ECMO 在重症气道阻塞患者呼吸支持下经荧光支气管镜支架植入的可行性和安全性。他们回顾性分析了 17 例患者(14 例男性,3 例女性;年龄 30~82 岁,平均 63 岁),其中恶性($n=16$)或良性($n=1$)严重气道梗阻,在 VV ECMO 呼吸支持下,对气道梗阻进行了自我膨胀的金属支架(SEMS)植入术。结果显示,所有患者经荧光支气管镜支架植入术 100%成功,无手术相关并发症。在平均随访 83 天(10~367 天)期间,17 例患者之中 15 例(88.2%)显示临床改善并处于 Hugh-Jones 等级(从 4.7±0.4~3.1±0.9,$P<0.001$)。在 13 例患者中有 11 例(84.6%)气管造瘘之气管套管可以移除。在所有患者中均可终止体外膜肺氧合(ECMO)。与 ECMO、支架相关的并发症发生率分别为 11.7%($n=2$)和 29.4%($n=5$),均成功地通过后期干预措施进行了处理。VV ECMO 的适应证包括 13 例(76.5%)患者的机械通气故障,4 例(23.5%)患者的矫形手术。结论:严重呼吸道梗阻患者经荧光支气管镜支架植入术在 VV ECMO 呼吸支持下可顺利实施,尤其是在尽管有呼吸支持但仍出现呼吸窘迫情况下,尤其是不能仰卧位时。但是,标准化方法和具体适应证还需要进一步研究。

Grigg 等[29]报道了 2016 年欧洲呼吸学会国际会议的主要儿科支气管镜相关信息。会议期间发布了对全国进行支气管镜使用情况的综合调查结果,有 44 个欧洲国家的代表出席了会议。欧洲支气管镜最常见的适应证是慢性咳嗽、喘鸣以及异物吸入。相比之下,欧洲人在经支气管镜对狭窄支气管的支架植入术经验不多。事实上,SERIO 等研究显示“经支气管镜支架植入术不应作为首选措施”。7 例 0~13 岁患左主支气管狭窄不通畅患者经可膨胀金属球扩张治疗,平均随访 2.5(0.25~5)年均发生并发症。

对于气管支架,镁合金的生物降解能力是一个充满吸引力的发展未来,因为他们维持气道结构后逐渐被人体吸收降解,因可降低长期植入带来的炎症风险,防止重复手术取出植入的支架。Jang 等[30]进行了相关研究,在 Gamble's 溶液里测定碳酸氢盐离子(HCO_3^-)和黏蛋白对 AZ31 镁合金的腐蚀作用,使用浸泡和电化学测试系统地识别在体外环境下镁合金的生物降解动力学,模仿在气管上皮黏液表面可降解生物气道支架的发展。采用扫描电镜(SEM)、能量色散 X 射线光谱学(EDX)、X 射线衍射(XRD)等方法对浸没试验后的腐蚀产物进行了分析。利用电化学阻抗谱(EIS)来识别碳酸氢盐离子和黏蛋白对 AZ31 镁合金抗腐蚀性能变化的影响,并对其耐蚀性进行了时间变化。结果表明,在 Gamble's 溶液里碳酸氢盐离子加速了 AZ31 镁合金的溶解,而添加的黏液则延缓了腐蚀。本研究的实验数据旨在作为基础知识,预测 AZ31 镁合金在气道环境中的腐蚀行为,同时为未来的体内研究提供降解信息。

(四)气道回缩性再狭窄

气管支气管结核回缩型再狭窄是目前临床上面临的难题。成纤维细胞产生胶原蛋白是伤口愈合的关键,也是回缩型狭窄产生原因所在。Eslami 等[31]进行了基础研究,有几项研究表明,低水平激光治疗(LLLT)和蜂胶提取物可以刺激胶原蛋白 I 的产生。他们通过基础试验以评价低水平氦氖激光(632.8nm)和伊朗蜂胶提取物对人类牙龈成纤维细胞(HGF3-PI 53)所表达的胶原蛋白 I 基因表达的综合作用。人牙龈成纤维细胞培养分为六个实验后组:第一组:对照组,没有受到激光辐照和蜂胶提取物刺激;第二组:1.5 J/cm^2 激光辐射,第三组:0.15 J/cm^2 激光辐射;第四组:蜂胶提取物刺激;第五组:蜂胶提取物刺激和 1.5 J/cm^2 激光辐照;第六组:蜂胶提取刺激和 0.15 J/cm^2 激光辐照。实验一式三份。24 小时后提取总 RNA,进行 cDNA 合成。用 real time PCR 检测 I 型胶原 mRNA 表达。结果表明，G3（0.15J/cm^2）和 G1（对照组）比较，在胶原蛋白 I 型信使 RNA（mRNA）表达水平上有显著差异（$P < 0.05$）；辐照细胞显示胶原蛋白 I 基因 mRNA 表达增加 1.4 倍；该基因的表达在其他组中减少，差异具有统计学意义。提示：不同剂量的激光和蜂胶提取物可能导致胶原蛋白 I 基因表达的减少或增加。然而，这种效应应该在临床研究中得到研究。

二、肺结核

支气管镜等介入手段在菌阴肺结核、淋巴结结核及气道结核的诊断及鉴别诊断方面应用已在介入诊断章节中描述，单独针对肺结核介入治疗文献报道较少，重要笔墨洒在肺结核特殊临床类型-气道结核（详见气管支气管结核）。

结核病是世界范围内导致发病率和死亡率的主要原因之一[32]。早期诊断和治疗是预防结核分枝杆菌传播的关键。支气管镜检查可在肺结核诊断中起主要作用，特别是对怀疑结核而痰少或痰涂片阴性及支气管病变患者。经支气管镜针吸技术（TBNA）是一种准确、安全的方法，针对疑似肺门和纵隔淋巴结结核患者。气管支气管狭窄是支气管结核最严重的并发症。支气管镜技术比常规外科手术是更具有侵入损伤小的治疗方法，更适合于治疗结核相关气道狭窄。他们进行了一项非系统的研究，目的是综述支气管镜技术在结核病诊断和治疗中的应用科学文献，着重于三个主要的干预领域：支气管镜诊断涂菌阴性或无痰肺结核，支气管结核的诊断和治疗，胸内淋巴结结核的 TBNA 术。具体描述了经支气管肺泡灌洗、支气管冲洗和活检技术的诊断气管支气管和肺结核；此外，常规和超声引导的经支气管针穿刺诊断肺门和纵隔淋巴结结核病；最后，评估了经支气管镜治疗支气管结核及其并发症，重点研究气道膨胀技术（如球囊扩张术和气道支架植入术）和冷热消融术。

三、胸膜病变

结核性支气管胸膜瘘、结核性包裹性胸膜炎及脓胸等是呼吸内镜介入治疗重点所在。

持续空气泄漏（PAL）是肺切手术患者和严重肺实质疾病并气胸患者的严重并发症[33]，处理很复杂，也很具有挑战性。虽然闭式引流保守治疗和观察通常是有效的，但当保守治疗失败时需要其他的侵入性技术。长期以来，外科手术治疗和胸膜粘连术一直是 PAL 的常用治疗手段。最近，许多支气管镜手术被用于治疗不适合做手术或拒绝手术的 PAL 患者。这些技术包括经支气管镜使用的封堵剂、硬化剂和各种类型的植入装置。近来，已经开发出单向活瓣，可以放置在受影响气道中并改善不适合做手术的患者的漏气。未来对比试验应对经支气管镜技术治疗 PAL 的适应证、有效性和并发症等加以研究。

Keshishyan 等[34]对长期漏气的支气管胸膜瘘进行简明的讨论，并对经支气管镜瘘口封堵法进行了综述。支气管胸膜瘘（BPF）的长期漏气（PAL）是最常见的，但并不总是肺切除术的后遗症。当术后出现这种并发生，将关系到发病率和死亡率。手术闭合瘘口被认为是控制的瘘的最终方法，但许多患者的这种情况不适合首选手术。因此，几十年来，在有效的处理方法中内镜一直为临床所采用。大量的回顾性、小量的前瞻性支气管镜技术的成功应用已大量报道。一般来说，这些模式分为两种广泛的类别：封堵器的植入或化学封堵剂的应用。有关报道瘘口封堵成功率很高，但这些研究仅限于小尺寸的瘘口和试验多因素误差。经内镜封堵瘘口目前正在进行最系统的研究的是支气管内单项活瓣放置术。

Chan 等[35]报道 1 例 23 岁肺结核并右上叶支气管-食管瘘患者，利用一枚 12 cm 20Fr 可回收、全覆膜、自膨胀、金属支架植入治疗支气管食管瘘。随访 8 个月未见支架移位，支架被完整取出，气道瘘口完全闭合。

（丁卫民　付亮　蔡青山　李亮　唐神结）

参考文献

1. Pathak V, Shepherd R W, Shojaee S. Tracheobronchial tuberculosis. J Thorac Dis, 2016, 8(12): 3818-3825.
2. Siow WT, Lee P. Tracheobronchial tuberculosis: a clinical review. J Thorac Dis, 2017, 9(1): 71-77.
3. Keshishyan S, DeLorenzo L, Hammoud K, et al. Infections causing central airway obstruction: role of bronchoscopy in diagnosis and management. J Thorac Dis, 2017, 9(6): 1707-1724.
4. Su Z, Li S, Zhou Z, et al. A canine model of tracheal stenosis induced by cuffed endotracheal intubation. Sci Rep, 2017, 7: 45357.
5. Chen CH, Wu BR, Cheng W C, et al. Interventional pulmonology for patients with central airway obstruction: An 8-year institutional experience. Medicine (Baltimore), 2017, 96(2): e5612.
6. Huang H, Chen C, Bedi H, et al. Innovative use of a Montgomery cannula in the bronchoscopic management of tracheal stenosis and failed tracheostomy decannulation. Respir Med Case Rep, 2017, 22: 130-132.
7. Bhardwaj H, Awab A, Youness HA, et al. Stenting of critical tracheal stenosis with adjuvant cardio-pulmonary bypass. Lung India, 2017, 34(1): 79-81.
8. Barnes D, Chacoff JG, Benegas M, et al. Central airway pathology clinic features CT findings with pathologic and virtual endoscopy correlation. Insights Imaging, 2017, 8(2): 255-270.
9. Harris K, Alraiyes AH, Attwood K, et al. Reporting of central airway obstruction on radiology reports and impact on bronchoscopic airway interventions and patient outcomes. Ther Adv Respir Dis, 2016, 10(2): 105-112.
10. Fang Y, You XF, Sha W, et al. Bronchoscopic balloon dilatation for tuberculosis-associated tracheal stenosis: a two case report and a literature review. J Cardio Surgery, 2016, 11(21): 2-7.
11. Faisal M, Harun H, Hassan TM, et al. Treatment of multiple-level tracheobronchial stenosis secondary to endobronchial tuberculosis using bronchoscopic balloon dilatation with topical mitomycin-C. BMC Pulm Med, 2016, 16: 53.
12. Seevaunnamtum SP, Mohd Ariff Ghazali NA, Nazaruddin WM, et al. Case report: Unusual cause of difficulty in intubation and ventilation with asthmatic-like presentation of Endobronchial Tuberculosis. Respir Med Case Rep, 2017, 22: 292-294.
13. Chawke LJ, Hunt EB, Kennedy MP, et al. Post-tuberculosis mycetoma: bronchosocopic removal. Respirol Case Rep, 2017, 5(4): e00243.
14. Chen E, Wu F, Zhang J, et al. Cold snare resection for the treatment of benign airway lesions. Exp Biol Med (Maywood), 2017, 242(2): 148-152.
15. Mulcahey TI, Coad JE, Fan WL, et al. Metered Cryospray™: a novel uniform, controlled, and consistent in vivo application of liquid nitrogen cryogenic spray. Med Devices (Auckl), 2017, 10: 29-41.
16. Moore RF, Lile DJ, Abbas AE. Current status of spraycryotherapyfor airway disease. J Thorac Dis, 2017, 9(2): 122-129.
17. Pedoto A, Desiderio D, Amar D, et al. Hemodynamic instability following airway spraycryotherapy. Anesth Analg, 2016, 123(5): 1302-1306.
18. Yun S, Kwok S. Light in diagnosis, therapy and surgery. Nat Biomed Eng, 2017, 1: 0008.

19. Tong L,Zhang K,Huang H,et al.Comparison of the efficacy of four endobronchial ablation techniques in dogs. Exp Ther Med,2017,13(1):169-177.

20. Kanchustambham V,Reddy M,Saladi S,et al.Cerebral air embolism as possible cause of stroke during therapeutic endobronchial application of argon plasma coagulation.Cureus,2017,9(5):e1255.

21. Ayub A,MAl-Ayoubi A,Bhora FY.Stents for airway strictures:selection and results.J Thorac Dis,2017,9(2): S116-S121.

22. Sehga IS,Dhooria S,Madan K,et al.Placement of tracheobronchial silicone Y-stents:multicenter experience and systematic review of the literature.Lung India,2017,34(4):311-317.

23. Tay CK, Jeon BH, Kim H. Angulated stents-Anovel stent improvisation to manage difficult post-tuberculosis bronchial stenosis.ASAIO J,2017.[Epub ahead of print]

24. Hohenforst-Schmidt W,Zarogoulidis P,Steinheimer M,et al.A retrograde y-stenting of the trachea for treatment of mediastinal fistula in an unusual situation.Ther Clin Risk Manag,2017,13:655-661.

25. Raman T,Chatterjee K,Alzghoul BN,et al.A bronchoscopic approach to benign subglottic stenosis.SAGE Open Med Case Rep,2017,5:2050313X17713151.

26. López-Padilla D,García-Luján R,Maestu LP,et al.Tracheobronchomalacia treatment:how far have we come? J Thorac Dis,2016,8(12):3490-3493.

27. Williams JM,Krebs IA,Riedesel EA,et al.Comparison of Fluoroscopy and Computed Tomography for Tracheal Lumen Diameter Measurement and Determination of Intraluminal Stent Size in Healthy Dogs.Vet Radiol Ultrasound,2016,57(3):269-275.

28. Park JH,Shin JH,Kim KY,et al.Respiratory support with venovenous extracorporeal membrane oxygenation duringstentplacement for the palliation of critical airway obstruction:case series analysis.J Thorac Dis,2017,9(8):2599-2607.

29. Grigg J,Balfour-Lynn IM,Everard M,et al.Key paediatric messages from the 2016 European Respiratory Society International Congress.ERJ Open Res,2017,3(1):00127-2016.

30. Jang Y,Owuor D,Waterman J T,et al.Effect of mucin and bicarbonate ion on corrosion behavior of AZ31 magnesium alloy for airway stents.Materials(Basel),2014,7(8):5866-5882.

31. Eslami H,Motahari P,Safari E,et al.Evaluation effect of low level Helium-Neonlaserand Iranian propolis extract on Collagen Type I gene expression by human gingival fibroblasts:an in vitro study.Laser Ther,2017,26(2): 105-112.

32. Mondoni M,Repossi A,Carlucc P,et al.Bronchoscopic techniques in the management of patients with tuberculosis.Inter J Infect Dis,2017,64:27-37.

33. RLazarus D,Casal RF.Persistent air leaks:a review with an emphasis on bronchoscopic management.J Thorac Dis,2017,9(11):4660-4670.

34. Keshishyan S,Revelo AE,Epelbaum O.Bronchoscopic management of prolonged air leak.J Thorac Dis,2017,9(10):1034-1046.

35. Chan BY,Chan CK.Retrievable endoscopic stenting for tuberculous oesophagopleural fistula with empyema. Hong Kong Med J,2017,23(1):89-92.

第十章　结核病的外科治疗

摘要：近 1 年来，国际上结核病外科手术治疗取得了一些进展。外科手术在肺结核尤其耐多药结核病和广泛耐药结核病均获得了良好的治疗效果。有研究报道，肺移植术也可以用于结核性毁损肺患者，冲破了传统观念的禁锢。在脊柱结核及关节结核、腹腔结核等方面外科治疗也显示了一定的优越性。

关键词：结核病；外科；手术；耐药结核病；毁损肺；脊柱结核；腹腔结核

近 1 年来，国际上结核病外科手术治疗取得了一些进展，主要包括耐多药结核病、广泛耐药结核病、结核性毁损肺、脊柱结核及关节结核、腹腔结核等方面。

一、肺结核及胸膜结核的外科治疗

不少的耐药结核病患者需要外科手术治疗。为评估双侧耐多药（MDR）或者广泛耐药（XDR）性结核性空洞的外科治疗效果，Marfina 等[1]回顾性分析了 57 例痰培养阳性的两侧结核性空洞的 MDR 及 XDR 患者。男 44 例（77.2%），女 13 例（22.8%），年龄 18~61 岁。22 例（38.6%）为 MDR-TB，35 例（61.4%）为 XDR-TB。依据患者的病变范围及肺功能情况分为肺切除术、胸廓成形术及支气管单向瓣膜（endobronchial valve）植入术三种手术方式。根据药敏结果至少抗结核治疗 6 个月以后，手术首先在病灶广的那一侧施行，然后行对侧手术。共施行 121 次手术。22 例 MDR 患者中施行手术 42 次，平均 1.9 次/例，35 例 XDR 患者中施行手术 79 次，平均 2.3 次/例。术后第一年无患者死亡，2 例晚期死亡但是其中一例与肺结核无关。10 例出现术后并发症：支气管胸膜瘘 4 例，肺面持续漏气 3 例，呼吸功能衰竭 2 例，切口感染 1 例。术后第 1 个月 11 例（68.8%）MDR 患者及 15 例（45.5%）XDR 患者痰涂片阴转。在随后的 20~36 个月的随访中 21 例（95.5%）的 MDR-TB 患者和 23 例（65.7%）的 XDR-TB 患者痰结核菌培养阴性（$P=0.015$）。结论是对于合适的病例而言，施行外科手术治疗双侧空洞型 MDR-TB 及 XDR-TB 是一个良好的治疗手段，能改善这些患者的预后甚至可能治愈大多数患者。Roh 等[2]进行了一项纳入 1726 篇文献以及 6 项临床研究的荟萃分析，评估肺叶切除对于耐多药结核病患者是否有益。研究结果提示外科干预的 HR 为 0.68（95%*CI* 为 0.44~1.07），倾向于外科联合化疗治疗对于耐多药结核患者的生存更有利，但与单独使用化疗药物相比，并未出现显著的统计学差异。在分层分析后发现，不同的组别（空洞、切除范围、耐药情况、HIV 感染等）手术获益也不相同，因此未来对于手术策略的评估还需要更多的数据。尽管各组研究中的异质性问题带来了局限性，但这项结果仍显示了外科治疗的潜力。

Vashakidze 等[3]回顾性分析了 2014—2015 年在格鲁吉亚第比利斯手术治疗的 137 例结核病例（其中一般为耐多药或泛耐药结核），对患者的手术效果及结核病预后进行分析。研究对象中 70%为男性，相较女性而言，并发症更多，发病到救治的时间更短，在耐多药或泛耐药病例中，女性痰菌转阴时间更长，提示预后相对较差。研究者认为，患者的性别、病变部位、病理类型以及细菌类型都是手术干预肺结核患者的预后因素，迫切需要新的生物标记物或更好策略来评估手术风险。

尽管大多数国家将结核性毁损肺列为肺移植的禁忌证，但是随着2009年Chen双肺移植治疗MDR-TB的成功，这一禁忌被一些国家逐渐打破。Yeo等[4]报道了1例右全肺切除后再施行左肺移植的病例。该患者男性，37岁。1995年被诊断为肺结核并予抗结核治疗，1997年因为进展为MDR-TB而施行右上肺叶切除术，但是该患者依然进展为XDR-TB而于1998年施行右余肺切除术，术后痰菌阴转。2011年患者多次出现呼吸道反复感染，2013年以后病情加重已经在家里不能脱离呼吸机。胸部CT显示左肺纤维空洞及支气管扩张，心脏B超显示严重的肺动脉高压及右心功能不全。患者的痰菌检查为阴性。患者接受了肺移植方案后于2015年3月住院，20天后行左肺移植术，供者为一49岁男性，无结核感染证据。术后第二天脱离体外膜肺（ECMO），术后7个月脱离呼吸机。随访16个月无结核复发证据，呼吸困难症状缓解，生活质量改善。作者认为肺移植术可以安全运用于结核毁损肺患者。

尼日利亚的Salami等[5]报道了2014—2017年外科治疗结核病合并支气管扩张/空洞咯血的10例患者治疗经验，10例患者中6例进行了肺叶切除术，1例进行了双叶切除，3例进行了全肺切除，对患者的治疗结果，术后并发症进行了随访评估，最终9例患者术后恢复良好，1例因出血死亡，对于这些结果，作者认为患者进行手术的预后与术前的疾病控制程度以及是否有综合干预措施相关，建议未来将综合干预措施列入国家结核病防控策略中。

Sihoe等[6]的系统综述评价了手术处理在肺结核的诊断和治疗中的价值。作者在研究中认为，外科手术在肺结核治疗中的价值在于清除持续存在而内科干预效果不好的病变，尽可能减少药物难以穿透的坏死组织，减少机体细菌负担，近年来的关于手术处理耐药结核病的报道都肯定了手术对于结核化疗的辅助效果。对于手术的适应证需要比较严格的掌握，首先必须在影像学的明确需要切除的病灶范围；其次，手术不能替代药物治疗作为治愈手段；第三，术前肺功能需要仔细评估。作者对微创手术未来肺结核治疗中的作用持乐观态度。

开胸胸膜纤维板剥脱术是机化期（Ⅲ期）结核性脓胸的标准手术方式，随着微创理念的引入，一些合适的病例也正应用于电视胸腔镜（VATS）的治疗。Kumar等[7]报道了从2012年3月—2015年12月施行VATS剥脱纤维板治疗Ⅲ期结核性脓胸的经验。共计100例患者，男67例，女33例。90例在全胸腔镜下完成手术，平均手术时间（204±34.2）分钟，平均术中失血量（384±28）ml，平均留置胸腔引流管时间为7天。无围术期死亡，并发症发生率为33%，主要是肺面持续漏气。随访6个月90例患者肺完全复张，9例肋膈角胸膜轻微增厚，1例胸顶小残腔。结论是选择合适的病例进行VATS治疗结核性脓胸是可行的。

二、肺外结核的外科治疗

（一）脊柱及骨关节结核

Zhang等[8]通过6年左右的随访，评估了不同的手术路径（前路、后路、联合）对于腰椎结核的治疗效果差异，研究包括了137例成年患者（54例女，83例男），分别进行了不同路径的手术，术后进行创伤评分、影像学分析以及生存质量评分（包括ODI评分、VAS评分以及Macnab评分）。在创伤评分的结果中，联合路径的创伤最大，后路的创伤最小，前路手术造成的创伤也显著高于后路（评分74%±5.04对52%±5.45%），其他评估指标包括影像学愈合时间以及生存质量评分,三组都相仿。因此作者建议要限制前路手术的进行,认为后路手术安全且损害少。

Singh 等[9]回顾分析了印度脊髓损伤中心的 60 例脊椎结核患者通过后路手术后的治疗效果及安全性,通过临床随访,影像学分析以及生存质量评分(包括 ODI 评分、VAS 评分等)对研究对象的手术过程及效果进行评估,55 例患者在 6±1. 5 月的时间内出现了影像学、ODI 评分及 VAS 评分改善。作者认为后路途径进行的前方减压后方固定的手术方式安全有效。

(二)其他部位结核病

颅外动脉瘤不常见,主要继发于动脉粥样硬化、外伤及动脉内膜切除术,而感染所致则罕见。Kasangana 等[10]报道 1 例结核所致的颈总动脉瘤。该患者女性,55 岁,表现为右侧颈部肿块、吞咽困难和声音嘶哑。患者 2 个月前曾经被诊断为右侧颈部淋巴结结核并使用异烟肼、利福平、吡嗪酰胺和维生素 B_6 治疗。CT 显示了该假性动脉瘤的大小为 5cm×5cm。术中取右侧颈部切口并劈开部分胸骨,切除该动脉瘤后取 6cm 大隐静脉移植于颈总动脉的两断端。术后病理回报为动脉壁结核。术后 7 天出院且原方案抗结核 6 个月。术后患者吞咽困难症状完全缓解,声音嘶哑症状也在 1 年的随访中逐渐缓解。术后第 1、6、12 个月复查 B 超未发现重建血管扩张。作者指出该患者的颈部假性动脉瘤可能由原来的右颈部淋巴结结核直接侵犯颈总动脉引起,术前的抗结核治疗对手术成功起到了关键性作用。

Weledji 等[11]发表了系统综述,对目前腹腔结核手术治疗的地位进行了评价:在腹腔结核中,外科干预肠结核的适应证主要包括开放性肠穿孔、局限性肠穿孔合并脓肿或瘘管形成、腹腔大量出血、完全性肠梗阻以及对药物治疗无反应的不全性肠梗阻。除此以外,既往报道中对手术在腹腔结核中的应用价值评价不一致。目前的临床证据表明,外科治疗腹腔结核的价值有限,手术治疗腹腔结核的核心地位在于三个方面:病变旁路吻合术、局限性病灶的切除、保护性的肠管成型术。对于广泛性病变以及未得到控制的腹腔结核,即使被迫进行了手术干预,后遗症及并发症依旧很高。作者认为手术干预腹腔结核仍需要谨慎进行,未来需要修订更细致的处理策略。Noomene 等[12]回顾性分析了该院普外科 2005—2015 年 90 例诊断为腹部结核的病例。90 例患者,男 23 例,女 67 例,年龄 16~79 岁。确诊为结核性腹膜炎 56 例、腹腔淋巴结结核 12 例、肠结核 10 例、肝结核 4 例、胆囊结核 2 例和多腹腔脏器结核 6 例。所有患者的临床表现、生物化学检查及影像学表现仅仅能怀疑结核,最终需要腹腔镜探查或者由于急腹症手术探查获得病理标本而确诊。患者从出现症状到确诊时间为 9 天至 2 年,平均 92. 5 天。作者认为,尽管检查手段多种多样,但是腹部结核的诊断时间长而且困难,手术探查的地位无可替代。

结核病目前仍是世界上最顽固的传染病之一,药物治疗是最重要的治疗手段,但并不能完美解决结核病,外科在结核病领域从无到有,从弱到强,逐步得到了认可。脊椎骨关节结核的手术治疗已经成熟,安全性有效。耐药肺结核的手术治疗也越发成熟,此后可能会有更多的相关研究发表。结核外科手术联合药物治疗很可能是耐药肺结核未来的一种出路。

(宋言峥　刘旭晖　廖勇　王军　高文　许绍发)

参考文献

1. Marfina GU, Vladimirov KB, Avetisian AO, et al. Bilateral cavitary multidrug or extensively drug-resistant tuberculosis: role of surgery. Eur J Cardiothoracic Surg, 2018, 53(3): 618-624.
2. Roh HF, Kim J, Nam SH, et al. Pulmonary resection for patients with multidrug-resistant tuberculosis based on survival outcomes: a systematic review and meta-analysis. Eur J Cardiothorac Surg, 2017, 52(4): 673-678.
3. Vashakidze S, Despuig A, Gogishvili S, et al. Retrospective study of clinical and lesion characteristics of patients undergoing surgical treatment for Pulmonary Tuberculosis in Georgia, Int J Infect Dis, 2017, 56: 200-207.
4. Yeo HJ, Cho WH, Kim D, et al. Successful single-lung transplantation in a patient with a lung destroyed by tuberculosis. Ann Thorac Surg, 2017, 103(5): 397-399.
5. Salami MA, Sanusi AA, Adegboye VO. Current indications and outcome of pulmonary resections of tuberculosis complications in Ibadan, Nigeria. Med Princ Pract, 2017. [Epub ahead of print].
6. Sihoe A. Role of Surgery in the diagnosis and management of tuberculosis. Microbiol Spectr, 2017, 5(2). TNMI7-0043-2017.
7. Kumar A, Asaf BB, Lingaraju VC, et al. Thoracoscopic decortication of stage III tuberculous empyema is effective and safe in selected cases. Ann Thorac Surg, 2017, 104(5): 1688-1694.
8. Zhang QH, Guo Q, Guo C, et al. A medium-term follow-up of adult lumbar tuberculosis treating with 3 surgical approaches. Medicine, 2017, 96(45): e8574.
9. Singh S, Dawar H, Das K, et al. Functional and radiological outcomes of anterior decompression and posterior stabilization via posterior transpedicular approach in Thoracic and Thoracolumbar Pott's Disease: a retrospective study. Asian Spine J, 2017, 11(4): 618-626.
10. Kasangana K, Shih M, Saunders P, et al. Common carotid artery pseudoaneurysm secondary to Mycobacterium tuberculosis treated with resection and reconstruction with saphenous vein graft. J Vasc Surg Cases Innov Tech, 2017, 3(3): 192-195.
11. Weledji EP, Pokam BT. Abdominal tuberculosis: Is there a role for surgery? World J Gastrointest Surg, 2017, 9(8): 174-181.
12. Noomene R, Ouakaa A, Jouini R, et al. What remains to surgeons in the management of abdominal tuberculosis? A 10 years experience in an endemic area. Indian J Tuberc, 2017, 64(3): 167-172.

第十一章　耐药结核病的治疗

摘要：近1年来，国际上对耐药结核病治疗的研究较为活跃。对贝达喹啉治疗MDR-TB的研究发现，标准治疗时间组及延长治疗时间组之间的转归和不良反应差异无统计学意义，说明贝达喹啉延长治疗时间耐受性较好。对氟喹诺酮类治疗MDR-TB患者的研究发现，使用高代氟喹诺酮类治疗较使用低代氟喹诺酮类或不使用氟喹诺酮类药物相比，可以显著降低死亡率。尽管在接受氯法齐明治疗的患者和吡嗪酰胺治疗的患者中成功率是相似的，但使用氯法齐明治疗的患者失败率较低。

关键词：结核病；耐药；药物疗法

WHO在《2017年全球结核病报告》中指出，2016年对利福平耐药的患者新发60万人，其中49万人是耐多药结核病（MDR-TB），47%来自于印度、中国和俄罗斯[1]。利福平及耐多药结核病的治疗仍然是我们面临的主要问题之一。

一、治疗新方案

（一）含贝达喹啉的治疗新方案

贝达喹啉是近日内被批准用于耐多药结核病治疗的新药，推荐的治疗时间为24周，但这方面的报道较少。Guglielmetti等[2]进行了多中心观察性研究，入选从2011年1月1日—12月31日使用贝达喹啉>30天的耐多药结核病患者共45例，其中53%患者的菌株对氟喹诺酮及二线注射剂耐药，38%对其中一种耐药。贝达喹啉使用时间的中位数为361天，33例患者使用时间较长，均>190天。总体治疗转归来看，80%完成治疗，5例失访、3例死亡、1例失败，并对贝他奎琳产生获得性耐药，无1例复发，重度不良事件发生率60%，严重不良事件18%，11%出现QT间期延长，但不伴有心律失常和其他症状，其中3例停用贝达喹啉。标准治疗时间组及延长治疗时间组之间的转归和不良反应差异无统计学意义，说明贝达喹啉延长治疗时间耐受性较好。

Borisov等[3]对含贝达喹啉方案的安全性和有效性进行了多中心、大范围的回顾性评估，包含了5个大陆，15个国家的25个研究中心。428例经培养证实的耐多药患者进行了分析（61.5%的男性，22.15为HIV阳性，45.6%为广泛耐药结核）。治疗方案包括利奈唑胺、莫西沙星、氯法齐明和碳青霉烯类等。结果耐多药肺结核痰涂片和培养阴转率在30天分别为63.6%和30.1%，在60天为81.1%和56.7%，在90天为85.5%和80.5%，治疗结束时分别为88.7%和91.2%。涂片和培养阴转时间的中位数为34（60~60）天和60（33~90）天。结果在247例培养证实的耐多药肺结核患者中，71.3%例获得成功（治愈62.4%，完成治疗8.9%），死亡13.4%，失败7.3，脱落7.7%。5.8%患者因不良事件中断贝达喹啉。1例死亡病例，有心电图异常，可能与贝达喹啉无关。总之，含贝达喹啉方案在不同的非实验条件下达到较高的阴转率和成功率。

贝达喹啉在全球范围内的推进速度较慢，部分原因是考虑到大范围使用将很快导致其耐药。而对贝达喹啉的获得性耐药常见于广泛耐药结核病患者，这组患者不仅死亡率高，而且很多研究结果显示广泛耐药结核病患者急需给予贝达喹啉治疗。Kunkel 等[4]认为虽然存在获得性耐药的风险，但不能因此影响贝达喹啉的积极应用，原因：①对于广泛耐药患者给予包含贝达喹啉的治疗方案能有效防止其在社会的传播。②无论是政策原因导致无法使用贝达喹啉，还是贝达喹啉产生获得性耐药，对于这组患者来说，其治疗转归是一样的。③因为贝达喹啉及其他抗结核药物的耐药均是由于染色体突变造成的，所以广泛耐药患者使用该药并不会增加药物敏感患者及非广泛耐药的耐多药患者产生贝达喹啉耐药的风险。

（二）含氟喹诺酮的治疗方案

耐多药结核治疗指南 2016 版中，将氟喹诺酮类药物列为 A 组药物，包括高剂量左氧氟沙星、莫西沙星及加替沙星，可见对于耐多药结核治疗的重要性。以前的回顾性研究和体外研究表明，使用高代氟喹诺酮类药物可以降低耐药结核病患者的死亡率风险，提高其治疗效果，包括对单耐氟喹诺酮类药物患者。荟萃分析的结果好坏参半，很少有学者对这一关系进行前瞻性研究。Marva 等[5]进行了一项前瞻性队列研究，研究了 834 例结核分枝杆菌感染患者，这些患者来自印度、摩尔多瓦和南非，耐药结核病患病率很高的地区的定点医院和诊所。使用 Cox 比例风险回归模型来评估，经过调整与不良预后相关的风险因素后，研究使用高代氟喹诺酮（莫西沙星或左氧氟沙星）对患者死亡率的影响。在排除表型耐药、低 BMI（<18.5）、艾滋病毒感染状况和研究地点等因素后发现，在随访期间，使用高代氟喹诺酮类受试者较不接受任何氟喹诺酮类或仅使用低代氟喹诺酮类治疗的患者可以降低一半的死亡率。可以看出，在可疑耐药结核病患者中，在调整通常与预后不佳相关的风险因素后，使用高代氟喹诺酮类治疗较使用低代氟喹诺酮类或不使用氟喹诺酮类药物相比，可以显著降低死亡率，如果在因为有耐低代氟喹诺酮类证据的患者中去除高代喹诺酮类药物组成治疗方案可能会增加患者的死亡率。建议进一步的研究应评估高代氟喹诺酮类药物对存在或者不存在耐低代氟喹诺酮类药物的患者中的有效性。

莫西沙星对部分耐氟喹诺酮的结核分枝杆菌仍具有抗菌活性，但左氧氟沙星与莫西沙星对敏感结核菌具有相同的抗菌活性并具有更好的安全性，那么莫西沙星与左氧氟沙星在治疗广泛耐药结核病中的作用是否相同？Maitre 等[6]比较左氧氟沙星与莫西沙星对不同程度耐氟喹诺酮类的结核菌的体内抗菌活性。方法是将 BALB/c 小鼠感染 106 结核菌 H37Rv 和 3 个等基因突变体：*GyrA A90V*，*GyrB E540A* 和 *GyrB A543V*。以 50 或 100mg/kg 左氧氟沙星和 60 或 66mg/kg 莫西沙星治疗，每 6 小时口服给药一次，治疗 4 周。在小鼠中，左氧氟沙星 50 和 100mg/kg 每 6 小时一次和莫西沙星 60 和 66 mg/kg 每 6 小时一次相当于在人体中左氧氟沙星 750 和 1000mg/d、莫西沙星 400 和 800mg/d 的剂量，分别比较，结果发现，莫西沙星 60 和 66mg/kg 每 6 小时一次对 H37Rv 株（MIC 0.25 mg/L）突变体 *GyrB E540A* 和 *GyrB A543V*（MIC 0.5mg/L）有杀菌活性。对于突变的 *GyrA A90V*，莫西沙星 60mg/kg 每 6 小时一次（MIC 2mg/L）并没有阻止细菌的生长，66mg/kg 每 6 小时一次有抑菌活性。左氧氟沙星 50mg/kg 每 6 小时一次对 H37Rv（MIC 0.25mg/L）有杀菌活性，但对突变株均没有活性。左氧氟沙星 100mg/kg 每 6 小时一次对 H37Rv 和突变体 *GyrB E540A*（MIC 0.5mg/L）和 *GyrB A543V*（MIC 1mg/L）有杀菌活性，但对突变的 *GyrA A90V*（MIC 4mg/L）没有活性。所以，所有的突变株对氟喹诺酮的抗菌活性均有所下降，甚至包括表型检测为敏感的菌株。在小鼠体内，无论是对氟喹诺酮耐药还是敏感的结核菌株，高剂量左氧氟沙星抗菌活性均低于高剂量莫西沙星。

（三）含氯法齐明的治疗新方案

尽管氯法齐明已用于治疗耐多药结核病，但仍然缺乏关于其有效性和安全性的信息。Dalcolmo 等[7]在巴西进行了一项回顾性、观察性研究，将氯法齐明剂量 100mg/d（体重>45kg），作为标准化的耐多药结核病治疗方案中的一部分直到 2006 年（之后使用吡嗪酰胺）。所有耐多药结核病患者，包括在 Sistema de Informacao de Tratamentos（SITETB）的患者，分析了其个人电子登记册，通过比较接受氯法齐明治疗患者的治疗结果与不含氯法齐明治疗对照组患者的治疗结果，对氯法齐明的有效性进行评价。通过描述治疗组不良事件，对其安全性进行评价。共有 1446 例患者接受氯法齐明的治疗，1096 例采用吡嗪酰胺治疗。尽管在接受氯法齐明治疗和吡嗪酰胺治疗的患者中，成功率相似（880/1446，60.9%，对 708/1096，64.6%；$P=0.054$），氯法齐明治疗组的死亡率高于吡嗪酰胺治疗组（314/1446，21.7%，120/1096，10.95%），但失败的人数较少（78/1446，5.4%；95/1096，8.7%），失访率相似（144/1446，10.0%；151/1096，13.8%）。两组间不良事件发生率亦差异无统计学意义，而与之前的研究相比较，含氯法齐明治疗的患者的不良事件发生率有所降低。

（四）异烟肼耐药结核病治疗

Gegia 等[8]集中荟萃分析了以英语、法语或西班牙语发表的多个细菌学证实异烟肼耐药的结核病患者治疗（不包括耐多药及利福平耐药）的队列，共确定了 19 项队列研究和 33 个临床试验的 3744 例异烟肼耐药结核患者，结果异烟肼耐药患者治疗失败率或复发率为 15%（95% *CI* 12～18），获得性耐药率为 3.6%（5% *CI* 2～5）。使用世界卫生组织标准方案治疗耐异烟肼结核新发患者的治疗失败、复发和获得性多药耐药分别为 11%、10%和 8%。对于以前治疗过的患者，WHO 标准方案导致 6%治疗失败，复发率为 5%和 3%获得性耐多药。结论：用一线药物治疗异烟肼耐药结核病的结果不理想，需要更好的治疗方案。对新病例使用标准的经验性治疗方案可能促进耐多药结核病发生，特别是在异烟肼耐药率高的环境中。

（五）其他治疗方案及药物研究

有些报道用一线药物治疗异烟肼耐药患者效果欠佳。Gegia 等[9]对异烟肼耐药（不包括利福平）患者使用一线药物治疗的情况进行系统综述，选取包括随机临床试验和用英文、法文、西班牙文发表的队列研究，截止时间为 2015 年 3 月 31 日，治疗结果主要包括标准治疗方案治疗转归，其中治疗失败及复发均有细菌学依据。同时也分析了文章中药物敏感患者的治疗转归。共汇总 19 个队列研究和 33 个临床试验，3744 例异烟肼耐药患者和 19 012 例药物敏感患者。异烟肼耐药患者的合并治疗失败率、复发率分别为 15%（95% *CI* 12～18）、3.6%，药物敏感患者合并治疗失败率、复发率分别为 4%、0.6%。异烟肼原始耐药及获得性耐药患者中有 96%发展为获得性耐多药。使用 WHO 推荐的标准方案治疗初治异烟肼耐药的失败率、复发率及获得性耐多药率分别为 11%、10%、8%；治疗复治异烟肼耐药的失败率、复发率及获得性耐多药率分别为 6%、5%、3%；治疗药物敏感患者的失败率、复发率及获得性耐多药率分别为 1%、5%、0.3%。作者认为用一线药物治疗异烟肼耐药患者疗效欠佳，期待研究更为合理的方案，标准经验方案可能导致耐多药的产生及流行，尤其在异烟肼耐药率高的国家和地区。

Fox 等[10]对阿莫西林/克拉维酸、氨硫脲、大环内酯类、利奈唑胺、氯法齐明和特立齐酮等药物进行了荟萃分析，以评估这几种抗结核药物的有效性。共纳入 31 篇有关耐多药结核病治疗的详细研究报道，分析治疗成功率、失败率、死亡率。在9282例患者中，2191例接受了至少一种上述药物，通过多种统计学分析方法，作者未发现使用氯法齐明、阿莫西林/克拉维酸、大环内酯类能提高治疗成功率。有一个报道认为氨硫脲与治疗成功有关（*OR* 2.6，95% *CI* 1.1~6.1）。而Fox等是按照更新前耐多药治疗指南，上述药物仍属于第五组药物，在新版指南中，利奈唑胺、氯法齐明已作为二线核心药物进入C组，今后对此两种药物的研究会越来越多。

二、预后影响因素

Alene等[11]和湖南省通过基于互联网的结核病管理信息系统的耐多药结核病及广泛耐药结核病患者进行一项回顾性研究，共得到细菌学证实的481例患者，其中平均年龄为40岁，耐多药结核471例，广泛耐药结核10例，结果471例耐多药患者中治愈258例（57%），完成治疗16例（%）死亡13例（3%），治疗失败60例（13%），失访126例（27%）。10例广泛耐药结核病人中3例（30%）完成治疗，3例（30%）死亡，4例失访（40%）。氧氟沙星耐药是一个独立的疗效差的预测因子（*AHR* = 3.1；95% *CI* 1.5~6.3），和不利的（*AHR* = 1.7；95% *CI*1.07~2.9）治疗结果。认为，耐多药结核病及广泛耐药结核病治疗成功率低，氧氟沙星耐药是治疗效果不佳的独立预测因子。

快速分子诊断有限制的耐多药肺结核（MDR-TB）和广泛耐药结核病（XDR-TB）播散的巨大潜力。这些技术检测产生表型耐药性的结核分枝杆菌基因组的突变，其可能与治疗结果有关。Georghiou等[12]分析了451例患者及其临床分离株的临床、微生物学和测序数据，并在一项多国的观察性队列研究中进行了研究，以确定结核杆菌耐药突变与患者死亡率关系。对患者的临床特点和所有其他耐药突变调整后，*rrs 1401G*突变的存在与较高的患者死亡率相关（*OR* 5.72；95%*CI* 1.65~19.84）。对突变的进一步分析表明，排除其他多种因素，高度氟喹诺酮相关的突变检测（*OR* 3.99 95% 1.10~14.40）和卡那霉素（OR 5.47 95%*CI* 1.64~18.24）耐药也具有较高的患者死亡率显著相关。这些结果对分子诊断的解释有重要意义，比如确定患者在治疗过程中死亡率增加的风险。

三、儿童耐药结核病治疗新方案

Harausz等[13]综合文献和现有的指南，结合在儿童耐多药结核治疗管理方面有经验的专家意见，提供新药、新方案在儿童和青少年耐多药肺结核治疗临床应用指导。新的抗结核药物使用和新的治疗方案在成年人中已经得到越来越广泛的验证，疗效和安全性证据也较丰富，然而在儿童和青少年耐多药结核病患者中，这些药物的使用资料极少，不能很好地指导临床。

（一）含德拉马尼方案

德拉马尼的剂量应以体重为标准。≥13岁及体重≥35kg的儿童，推荐剂量为100mg每日两次口服。6~12岁及体重20~34kg的儿童，推荐剂量为50mg每日两次口服。德拉马尼的适应证：≥6岁及体重≥20kg的耐多药结核病儿童，因不能耐受而无法组成4个药物加吡嗪酰胺的方案或治疗失败风险极高。因儿童很难通过细菌学证实为耐多药，德拉马尼可用于已知有耐多药传染源或怀疑对二线药物耐药的儿童。另外，接受标准耐多药方案治疗的儿童，如不良反应严重必须停用某些药物时，可以用德拉马尼作为替代治疗。儿童患者比成人对二线药物的耐受性略好，但二线注射剂却很成问题，虽然目前没有资料支持德拉马尼可以常规性替代二线注射剂，但我们可以试着在耐多药结核病儿童选择这一治疗方法，避免听力丧失、每日用药导致的疼痛及住院。

（二）含贝达喹啉方案

贝达喹啉可用于≥12 岁和体重≥33kg 的儿童，适应证：耐多药患儿因耐药或耐受性差无法组成 4 种药物加吡嗪酰胺的方案；怀疑耐多药并存在符合上述情况的传染源；用标准耐多药方案治疗的儿童出现严重不良反应需停止某些药物可用贝达喹啉做替代治疗，但贝达喹啉不可单独加入一个已经失败的方案。<12 岁的儿童如符合上述适应证也可考虑应用贝达喹啉，但目前无儿童剂型，使用时如碾碎或与食物混合给药，可能会影响药物稳定性及生物利用度。故小儿使用贝达喹啉之前必须咨询有经验的儿科专家。使用前必须进行基线心电图检查以评估 QT 间期，禁忌证：基线 QT 间期大于 450ms 并无法用药物纠正，有心律失常或严重心脏病家族史。使用贝达喹啉期间，每月检查心电图及血钾。指南推荐贝达喹啉总疗程 24 周。

（三）含利奈唑胺方案

限制该药临床广泛使用的主要原因是药物毒性，特别是骨髓移植，成人的适当剂量还未确定。停药后骨髓移植可以逆转，而外周神经炎不一定能逆转。利奈唑胺用于治疗耐多药结核病儿童的报道揭示此药是有效的，但长疗程及高剂量使用所致的不良反应也有较多报道，如血液系统毒性和外周神经炎。WHO 推荐耐多药结核病儿童使用含利奈唑胺的治疗方案，作为其他核心二线药物，以组成至少含四种有效药物的方案，但必须严密监测临床不良反应。利奈唑胺能够很好地渗透血脑屏障，故可用于耐多药结核性脑膜炎的治疗。≥12 岁的剂量为 10mg/kg 每日两次，<12 岁的剂量为 10mg/kg 每日一次。严密监测以下不良反应：外周神经炎、贫血、血小板减少、乳酸酸中毒、视神经炎。利奈唑胺可以全程使用或在耐受的情况下使用，联合使用抗反转录病毒治疗是安全的。

（四）含氯法齐明方案

虽然关于儿童氯法齐名使用的证实研究报道，但其用于治疗麻风患儿已有丰富的经验。一项包括 422 例中国及印度的麻风儿童的临床试验充分说明氯法齐名的耐受性非常好，主要不良反应是 QT 间期延长和可逆性皮肤染色。WHO 把氯法齐名列入其他核心二线药物以组成至少含四种有效药物的治疗方案。氯法齐名的推荐剂量每日是 2~3mg/kg（每日最大剂量 100mg），但仅有有限的药代动力学研究支持这种用法。儿童给药必须每月复查心电图，尤其是几个影响 QT 间期的药物联合使用时。应告知患儿及家属有关皮肤颜色改变的问题可能将持续很久，氯法齐名可全程给药或者是耐受性好的情况下持续给药，与抗逆转率治疗药物联合使用安全可靠。

四、治疗新途径

Valetti 等[14]首次将氯法齐明装入纳米多孔二氧化硅颗粒中重新形成氯法方氨酸（NSPs），进行了治疗耐药结核（TB）感染的研究，主要研究了其固态特性及体外药物溶解性，研究 caco - 2 肠细胞的药物渗透性和结核菌抗菌活性。结果发现，NSPs 稳定了氯法齐明的非晶态框架>6 个月，可显著提高模拟胃的药物溶解度（高达 20 倍），增强了氯法齐明肠细胞层的渗透，在结核感染中可以使巨噬细胞内达到有效的抗菌浓度，从而可能提高氯法齐明治疗耐药结核的治愈率。并且有希望应用重新封装结核药物制造销售不同的适用的口服抗结核制剂,从而使耐多药结核病的治疗更加便捷。

（张青　刘一典　付亮　唐神结）

参考文献

1. World Health Organization.Global tuberculosis report 2017.WHO/HTM/TB/2017.23.Geneva:World Health Organization,2017.
2. Guglielmetti L,Jaspard M,Le Dû D,et al.Long-term outcome and safety of prolonged bedaquiline treatment for multidrug-resistant tuberculosis.Eur Respir J,2017,49(3):1601799.
3. Borisov SE,Dheda K,Enwerem M,et al.Effectiveness and safety of bedaquiline-containing regimens in the treatment of MDR- and XDR-TB:a multicentre study.Eur Respir J,2017,49(5):1700387.
4. Kunkel A,Furin J,Cohen T.Population implications of the use of bedaquiline in people with extensively drug-resistant tuberculosis:are fears of resistance justified?.Lancet Infect Dis,2017,17(12):e429-e433.
5. Seifert M, Georghiou SB, Garfein RS, et al. Impact of fluoroquinolone use on mortality among a cohort of suspected drug-resistant tuberculosis patients.Clin Infect Dis,2017,65(5):772-778.
6. Maitre T,Petitjean G,Chauffour A,et al.Are moxifloxacin and levofloxacin equally effective to treat XDR tuberculosis?.J Antimicrob Chemother,2017,72(8):2326-2333.
7. Dalcolmo M,Gayoso R,Sotgiu G,et al.Effectiveness and safety of clofazimine in multidrug-resistant tuberculosis:a nationwide report from Brazil.Eur Respir J,2017,49(3).pii:1602445.
8. Gegia M,Winters N,Benedetti A,et al.Treatment of isoniazid-resistant tuberculosis with first-line drugs:a systematic review and meta-analysis.Lancet Infect Dis,2016,17(2):223-234.
9. Gegia M,Winters N,Benedetti A,et al.Treatment of isoniazid-resistant tuberculosis with first-line drugs:a systematic review and meta-analysis.Lancet Infect Dis,2017,17(2):223-234.
10. Fox GJ,Benedetti A,Cox H,et al.Collaborative Group for Meta-Analysis of Individual Patient Data in MDR-TB. Group 5 drugs for multidrug-resistant tuberculosis:individual patient data meta-analysis.Eur Respir J,2017,49(1).pii:1600993.
11. Alene KA,Yi H,Viney K,et al.Treatment outcomes of patients with multidrug-resistant and extensively drug resistant tuberculosis in Hunan Province,China.Bmc Infect Diss,2017,17(1):573.
12. Georghiou SB,Seifert M,Catanzaro DG,et al.Increased tuberculosis patient mortality associated with mycobacterium tuberculosis mutations conferring resistance to second-line antituberculous drugs.J Clin Microbiol,2017,55(6):1928-1937
13. Harausz EP,Garcia-Prats AJ,Seddon JA,et al.Sentinel project on pediatric drug-resistant tuberculosis.New and repurposed drugs for pediatric multidrug-resistant tuberculosis. practice-based recommendations. Am J Respir Crit Care Med,2017,195(10):1300-1310.
14. Valetti S,Xia X,Costa-Gouveia J,et al.Clofazimine encapsulation in nanoporous silica particles for the oral treatment of antibiotic-resistant Mycobacterium tuberculosis infections. Nanomedicine(Lond),2017,12(8):831-844.

第十二章 特殊人群结核病的治疗

第一节 结核病合并 HIV 双重感染的治疗

摘要:近 1 年来,结核病合并人类免疫缺陷病毒(HIV)双重感染的治疗取得了较大进展。HIV 患者的预防性抗结核治疗、抗结核治疗(ATT)和抗反转录病毒治疗(ART)等均进行了研究。在治疗过程中应注意药物不良反应以及结核病相关免疫重建炎症综合征(TB-IRIS)。

关键词:艾滋病;结核病;抗结核治疗;抗病毒治疗;免疫重建炎症综合征

世界卫生组织于 2017 年 10 月 30 日发布的《全球结核病报告》指出,结核病是全球第九大致死疾病(传染病中排第一位,排名高于 HIV/AIDS)。2016 年,全球艾滋病毒阴性人群中有约 130 万患者因结核死亡(较 2000 年降低了 40 万),而艾滋病毒阳性人群中有 37.4 万人因结核病死亡。发病率方面在 2016 年约 1040 万新发结核病患者,其中 90%为成人;65%为男性;10%的人同时感染上了 HIV。在 2000 年到 2016 年间,结核病患者中(不含 HIV 感染)中抗结核治疗使得 4400 万人免于死亡;此外在 HIV 阳性的结核病人中,抗反转录病毒治疗(ART)联合抗结核治疗减少 900 万人的死亡[1]。*M. tb* 与 HIV 双重感染后的治疗包括抗结核治疗及抗 HIV 治疗,但抗结核药物和抗 HIV 的药物不良反应大,加之各种药物不良反应的叠加,存在部分药物之间相互拮抗,同时服用多种药物会降低患者的依从性,使得治疗难度加大,因此 HIV 与 *M. tb* 双重感染在治疗上需考虑多药服用依从性减低、多种药物毒副作用的叠加(肝损伤、胃肠反应、皮疹,神经精神改变等)、治疗时机的选择、药物之间相互作用以及结核相关性免疫重建炎症综合征(TB-IRIS)等因素。

一、HIV 感染者的预防性抗结核治疗

HIV 感染被公认为是结核病发病的危险因素,在 HIV 感染人群中,预防性抗涝治疗(IPT)可降低活动肺结核的发病率结核死亡率,尤其是在 PPD 阳性/T-SPOT 阳性人群中的预防效果更好。Zunza 等[2]对 HIV 阳性的儿童给予异烟肼预防活动性结核的 3 项临床研究进行 meta 分析及综述,最后得出在 HIV 阳性且未行 ART 治疗的儿童中,给予异烟肼预防性治疗能够降低活动性结核病的发病风险(*HR* 0.31,95% *CI* 0.11~0.87)及相应的死亡风险(*HR* 0.46,95% *CI* 0.22~0.95),且与安慰剂组相比,预防性的异烟肼并没有带来明显的不良反应;而在 ART 治疗的 HIV 阳性儿童中,预防性运用异烟肼治疗能否降低活动性的结核病风险(*RR* 0.76,95% *CI* 0.50~1.14)及死亡风险(*RR* 1.45,95% *CI* 0.78~2.72)却不得而知,异烟肼与 ART 合用引起的不良事件数增加,但与不用异烟肼预防组即空白对照组相比发生例数总体相似。Ashenafi 等[3]报道了埃塞俄比亚一项数据基于住院人群的回顾性研究,发现接受抗反转录病毒治疗(ART)的 HIV 病人加用异烟肼进行预防性治疗,结核发病率较非异烟肼治疗组要低(7.7%对 27.8%),并且该研究还显示在结核病流行地区,异烟肼预

防性治疗能显著降低结核病发病的相对风险（*RR* 0.31，95%*CI* 0.122~0.49）。Hakim 等[4]进行了一项四国开放性随机对照试验，纳入了 1805 例 HIV 病人（1733 例成人，72 例儿童/青少年）被随机分入强化预防组（906 例）及标准预防组（899 例），强化治疗方案被定义为预防性不间断服用磺胺甲嘧唑（复方新诺明）、12 周以上的异烟肼、12 周的氟喹诺酮，5 天的阿奇霉素及一次性的阿苯达唑片，标准治疗方案被定义为单用复方新诺明预防。入组的 HIV 病人 $CD4^{+}T$ 细胞数≤100/mm^3 时启动 ART。并对所有入组病人进行密切随访 48 周。并在治疗的第 24 周对两组进行 Kaplan-Meier 生存分析，发现强化预防组的死亡率比标准预防组低（8.9%vs 12.2%），两组间的风险比为 0.73（95%*CI* 0.55~0.98，*P*=0.03）。在第 48 周时强化组的死亡率为 11%（98/906），而标准组为 14.4%（127/899）两组间风险比为 0.76（95%*CI* 0.58~0.99；*P*=0.04），并且强化预防组结核发病率、隐球菌发病率、口腔/食管念珠菌病发病率、不明原因的死亡率及再入院率都要更低（*P*=0.02、*P*=0.01、*P*=0.02、*P*=0.03、*P*=0.03），且强化治疗组引起的严重不良反应或 4 级不良事件数与标准治疗组相比并无统计学差异（*P*=0.08，*P*=0.09），两组间 HIV 病毒抑制效率及 ART 的依从性也基本相似。

二、TB/HIV 患者的抗结核治疗

更新的 2017 版美国《成人和青少年人类免疫缺陷病毒感染者机会性感染防治指南》推荐 HIV 感染者结核病同非 HIV 感染者结核病一样首选 4 联一线初治方案（异烟肼+利福平+吡嗪酰胺+乙胺丁醇）。高度怀疑利福平耐药（伴或不伴其他耐药）初治可加用一种氟喹诺酮和一种氨基糖苷或卷曲霉素（推荐指数 BⅢ）。耐药患者用药要咨询结核病专科医师。抗结核治疗分为强化期和持续期，一般强化期为 2 个月，持续期为 4 个月，特殊病例需延长（肺结核，抗结核药物治疗 2 个月后仍培养阳性，延长治疗至 9 个月 BII；中枢神经系统结核 9~12 个月 BⅡ；骨关节结核 6~9 个月 BⅡ；其他部位结核 6 个月）。利福霉素在抗 TB 治疗中具有核心地位。利福霉素药物与部分抗病毒药物之间复杂的相互作用。其机制多源于利福霉素药物诱导某些基因表达，从而对抗病毒药代谢及转运产生影响。目前国内使用的基于依非韦伦的一线 cART 方案可首选利福平抗 TB（AⅡ），依非韦伦推荐剂量 600mg/d（BⅡ）。在选择基于奈韦拉平的一线 cART 方案时，如果病人已经使用利福平抗 TB 2 周以上则取消奈韦拉平诱导量，并且检测病毒载量。基于蛋白酶抑制剂（PIs）的 cART 建议使用利福布汀（BⅢ），因为利福布汀对细胞色素 P-450 3A4 诱导作用明显弱于利福平，因此其提高 PIs 血浆浓度和肝毒性作用小，但 PIs 可显著提高利福布汀血药浓度，产生毒副作用。有关利福布汀与 PIs 合用时的使用剂量存在争论，指南推荐 150mg/天，至少前 2 周是这个剂量（BIII），并且需要监测血药浓度。利福喷汀每周 1 次给药可显著增加 HIV 感染病人的耐药，故不用于 HIV 相关 TB 患者（AI）。其他抗病毒药物与抗 TB 药物之前相互作用经验不足[5]。

三、TB/HIV 患者的抗逆转录病毒治疗（ART）

由于 HIV 和 TB 双重感染，cART 要充分考虑到治疗的时机。先抗 TB 后抗 HIV 的序贯治疗不再推荐。虽然同时开始抗 HIV 和抗 TB 存在风险，但研究发现及早联合抗 TB 和抗 HIV 治疗预后好。Hu 等[6]报道了一篇关于应用因果效应模型探索启动抗反转录病毒治疗时机与生存时间关系的文章，其中纳入肯尼亚的 4903 例 HIV/TB 病人，最后发现当患者 $CD4^{+}T$ 细胞计数<200/mm^3 时也应该在接受抗结核治疗 8 周内开始启动 ART，若 8 周后再行

ART 治疗则显著增加了 1 年内的死亡率。对于 $CD4^+T$ 细胞 200~350/mm^3 的病人，早期启动抗病毒治疗仍有更低的 1 年死亡率，但没能给出具体的治疗时间点。Karo 等[7]报道了一项来自德国的多中心回顾性队列研究，该文章旨在评估 HIV 病人的生物标记物的变化（$CD4^+$、$CD8^+$、$CD4^+/CD8^+$、RNA）与结核发病的关系。该文章共分析了 10 671 例 HIV 感染的病人，最终有 139 例病人结核发病。其中在启动 ART 的头两年结核病的发病率最高（0.32~0.50%/y），通过协-多变量混合模型计算发现，启动 ART 病人中 $CD4^+T$ 细胞数上涨>33/mm^3 的病人更不易患结核病，在接受 ART 治疗 3 个月后 $CD4^+T$ 细胞>400/mm^3 的患者中有 65.6%未患结核病，而同一免疫状态下只有 11.3%最终发展为结核病。$CD8^+$细胞变化数，CD4/CD8 及 HIV RNA 载量与是否最终患结核病无统计学差异，且文章最后指出在 ART 治疗后 CD4+T 细胞计数恢复能力低下的这群病人中更应该强调结核病预防性治疗。Pathmanathan 等[8]对尼日利亚地区 2004—2012 年的 HIV 患者进行了一项回顾性队列研究，通过 Cox 比例风险模型对 3496 例接受 ART 成人 HIV 患者于结核病的发生率进行研究，其中 3350 例病人（95.8%）没有患结核病，启动 ART 后总的 TB 年发生率在 0.57%，其中 $CD4^+T$ 细胞<50/mm^3 病人的发病风险明显高于 $CD4^+T$ 细胞≥200/mm^3（AHR 校正风险率：4.2；95%*CI* 1.4~12.7），疑似结核但未行治疗的病人和之前患过结核病的病人更有可能发展成结核病（AHR：12.2，95%*CI* 4.5~33.5；AHR：17.6，95%*CI* 3.5~87.9）最后文章总结到在启动 ART 后的 HIV 病人中 TB 的发生率还是比较低，但仍需提高 TB 的筛查及诊断率，尤其是在启动 ART 的高风险 HIV 患者当中，强调了早期 ART 治疗和预防 TB 所带来的益处。

指南推荐[5]所有 HIV 合并 TB 均应 cART（AI），$CD4^+T$ 细胞计数<50/mm^3 者应于抗 TB 2 周内 cART，其他病人抗 TB 2~8 周 cART（AI）。已经 cART 的 TB 患者应立即抗 TB 治疗（AIII）。结核性脑膜炎患者开始 cART 时间的把握经验不足，尤其 CD4 低者更要慎重抉择。

四、TB/HIV 联合治疗中的药物不良反应

TB/HIV 在抗结核联合 ART 的治疗过程中出现的不良反应需要认真仔细地辨别，去除或替换引起不良反应的相关药物。Mcilleron 等[9]在南非进行了一项关于 HIV、结核病同时暴露的婴儿（母亲 HIV/TB 双重感染），使用利福平联合异烟肼（3HR）作为预防性治疗减少奈韦拉平血药浓度的研究，通过模型推算得出 HR 预防组（46 例）与无 TB 暴露风险组（118 例）相比，预防组婴儿血中奈韦拉平浓度要低 33%（95%*CI* 12%~50%），在 HR 预防组中，婴儿出生后第 7 天到第 35 天，奈韦拉平的血药浓度下降幅度近 30%，因此作者建议在母亲为 HIV/TB 共感染患者娩出的婴儿（尤其是哺乳中），3HR 方案会减低奈韦拉平的浓度，使得婴儿患 HIV 的风险大幅增加。基于 HIV 感染对肠道 Vinnard 等[10]设计了一项前瞻性队列研究，探索 HIV/TB 双重感染的病人中肠道损伤标记物、细菌移位及系统性免疫学激活与利福平生物利用度的相关性，通过非线性混合效应模型计算发现启动 ART 前及启动 ART 后的利福平生物利用度与肠道损伤标记物（I-FABP）、细菌移位（sCD14）及免疫激活（$CD38^+DR^+CD8^+$）无明显相关性。

五、结核病相关免疫重建炎症综合征

结核病相关免疫重建炎症综合征（TB-IRIS）是 HIV 相关 TB 诊治早期常见并发症，一般认为源于重建免疫系统在病变部位形成的针对结核分枝杆菌抗原的炎症反应，表现为局部

或全身过度炎症。TB-IRIS 分为矛盾型 TB-IRIS（paradoxical TB-IRIS）和暴露 TB-IRIS（unmasking TB-IRIS）。矛盾型 TB-IRIS 发生率 8%~43%，死亡率 3.2%，cART 1~4 周发生，持续 2~3 个月，个别持续数月至一年以上。危险因素包括 $CD4^{+}T$ 细胞计数<100 个/mm^3，播散性 TB 或肺外 TB，cART 过早（特别 TB 治疗 2 个月内 cART）。矛盾型 TB-IRIS 诊断依据：cART 不久，原抗 TB 治疗改善的 TB 再次加重，cART 抗病毒有效，除外其他因素引起的 TB 恶化。矛盾型 TB-IRIS 大多自限，少数可危及生命的反常 TB-IRIS 包括大的结核性脑脓肿或结核性脑膜炎，大量心包积液所致心脏压塞、呼吸衰竭、淋巴结肿大引起的气道梗阻、脾破裂。播散性 TB 肝脏 TB-IRIS 常见，可出现肝脏肿大及一些列消化道症状，有时很难 DILI 鉴别。

Nouhin 等[11]研究关于单核-巨噬细胞活化标记物能否预测 TB-IRIS 的发生及是否需要调整抗结核治疗的文章，其发现 TB-IRIS 与非 IRIS 病人相比，IL-1Ra 和 sCD14 的浓度在基线水平相似，sCD163 浓度在 TB-IRIS 的病人中明显更高，但通过多因素变量分析与 TB-IRIS 的发生率仍无相关性。出现 TB-IRIS 时，患者 IL-1Ra（$P=0.002$）、sCD14（$P<0.001$）的浓度更高。最震惊的结果是 8 周的抗 TB 治疗后，IL-1Ra 浓度显著降低（中位数下降：63%，$P<0.0001$），最后患者得出结论关于预测 TB-IRIS 的发生仍无可靠的生物学标记物，但是重复检测 IL-1Ra 的浓度有助于诊断 TB-IRIS。并且 IL-1Ra 下降程度可被用作在 HIV 患者中抗结核治疗应答的一种生物标记物。Walker 等[12]在南非开普敦进行了一项前瞻性队列研究，旨在探索基质金属蛋白酶（MMP）活化程度能否作为 HIV/TB 病人中免疫病理性损伤的生物学标记物。最后发现 MMP 活性在 HIV/TB 共感染与单独 HIV 感染的患者当中有差异，与单独 TB 感染的患者结果相一致性，HIV 感染能够降低 TB 病人肺的 MMP 浓度（痰标本），减少肺空洞发生率相一致，同时增加 PⅢNP（Ⅲ型前胶原氨基端肽）血浆浓度。并且发现在 TB-IRIS 出现前或开始阶段都会使得肺外的胞外基质代谢加快，可能与结核分枝杆菌抗原刺激中性粒细胞产生的 MMP-8 密切相关。最后体外实验证实了结核分枝杆菌诱导的基质降解可以被 MMP 的抑制剂多西环素所抑制。并提出胞外基质代谢的变化可作为 TB-IRIS 诊断要素，MMP 抑制剂的应用可能成为 TB-IRIS 预防和治疗的潜在策略。Silva 等[13]报道了一临床试验的纵向研究，探索通过分别用 PPD，ESAT-6 和 38kDa/CFP-10 行体外刺激，根据 IFN-γ 产生的数量来评估 HIV/TB 病人的特异性免疫应答情况，发现 PPD 和 38kDa/CFP-10 抗原刺激产生的 IFN-γ 数的敏感性更好。ESAT-6 抗原应答不佳（即使是在免疫恢复中的病人中），因此不应将其应用于 HIV/TB 免疫抑制病人的免疫应答指标。

六、其他辅助性治疗在 HIV/TB 患者中的应用

HIV/TB 共感染与高水平的氧化应激相关，一项关于旨在探索抗氧化剂应用能否使 HIV/TB 病人获益[14]。作者将 40 例 TB/HIV 双重感染的患者，50 例单 HIV 感染的患者分成 2 组，并同时给予维生素 A（5000IU）维生素 C（2600mg）1 个月，干预前后并对 2 组分别抽血检测 MDA（丙二醛）、CAT（过氧化氢酶）、SOD（超氧化物歧化酶）及 GSH（还原型谷胱甘肽）的水平变化，最后得出的结论 HIV/TB 病人与单独感染 HIV 病人似乎存在抗氧化能力低下，但外源性抗氧化剂的补充并不能使患者获益。

（黄威　付亮　卢水华　唐神结）

参考文献

1. World Health Organization.Global tuberculosis report 2015.Geneva:WHO;2015.
2. Zunza M,Gray DM,Young T,et al.Isoniazid for preventing tuberculosis in HIV-infected children.Cochrane Database Syst Rev,2017,8(3):CD006418.
3. Abossie A,Yohanes T.Assessment of isoniazid preventive therapy in the reduction of tuberculosis among ART patients in Arba Minch Hospital,Ethiopia.Ther Clin Risk Manag,2017,13:361-366.
4. Hakim J,Musiime V,Szubert AJ,et al.Enhanced Prophylaxis plus Antiretroviral Therapy for Advanced HIV Infection in Africa.N Engl J Med,2017,377(3):233-245.
5. Benson,Constance A,Brooks,et al.Guidelines for prevention and treatment opportunistic infections in HIV-infected adults and adolescents;recommendations from CDC,the National Institutes of Health,and the HIV Medicine Association/Infectious Diseases Society of America. Aids in Adolescence, 2009. Last Updated: September 22, 2017;https://aidsinfo.nih.gov/guidelines/html/4/adult-and-adolescent-opportunistic-infection/325/tb
6. Hu L, Hogan JW, Mwangi AW, et al. Modeling the causal effect of treatment initiation time on survival: application to HIV/TB co - infection.Biometrics,2017.[Epub ahead of print]
7. Karo B,Krause G,Castell S,et al.Immunological recovery in tuberculosis/HIV co-infected patients on antiretroviral therapy:implication for tuberculosis preventive therapy.Bmc Infectious Diseases,2017,17(1):517.
8. Pathmanathan I,Dokubo EK,Shiraishi RW,et al.Incidence and predictors of tuberculosis among HIV-infected adults after initiation of antiretroviral therapy in Nigeria,2004-2012.Plos One,2017,12(3):e0173309.
9. Mcilleron H,Denti P,Cohn S,et al.Prevention of TB using rifampicin plus isoniazid reduces nevirapine concentrations in HIV-exposed infants.J Antimicrob Chemother,2017,72(7):2028-2034.
10. Vinnard C,Ravimohan S,Tamuhla N,et al.Markers of gut dysfunction do not explain low rifampicin bioavailability in HIV-associated TB.J Antimicrob Chemother,2017,72(7):2020-2027.
11. Nouhin J, Pean P, Madec Y, et al. Interleukin-1 receptor antagonist, a biomarker of response to anti-TB treatment in HIV/TB co-infected patients.J Infect,2017,74(5):456-465.
12. Walker NF,Wilkinson KA,Meintjes G,et al.Matrix degradation in human immunodeficiency virus type 1-associated tuberculosis and tuberculosis immune reconstitution inflammatory syndrome:a prospective observational study.Clinical Infectious Diseases An Official Publication of the Infectious Diseases Society of America.Clin Infect Dis,2017,65(1):121-132.
13. Da TS,Giacoiagripp C,Schmaltz CA,et al.Risk factors for increased immune reconstitution in response to Mycobacterium tuberculosis antigens in tuberculosis HIV-infected,antiretroviral-naive patients.BMC Infect Dis, 2017,17(1):606.
14. Makinde O,Rotimi K,Ikumawoyi V,et al.Effect of vitamin A and vitamin C supplementation on oxidative stress in HIV and HIV-TB co-infection at Lagos University Teaching Hospital(LUTH)Nigeria.Afr Health Sci,2017, 17(2):308-314.

第二节 老年结核病的治疗

摘要:老年结核病患者常因合并症的治疗、药物不良反应发生的增加死亡率升高、高复发率、延误诊断以及药物耐药的产生而导致治疗结局不良。由于抗结核新药的缺乏,原有抗结核药物合适剂量的治疗是可获得的最佳方案。许多药物临床试验评估了高剂量抗结核药治疗 MDR/XDR-TB 的疗效。药物的监测根据血药浓度指导个体化给药剂量、以遗传药理学为基础的个体化给药方法可减少药物不良反应的发生率并且提高抗结核治疗的成功率。有研究结果显示，对于 MDR-TB 老年患者推荐进行快速二线抗结核药物药敏检测来指导选药，或可选择耐药率相对较低的药物如丙硫异烟胺和卷曲霉素。结核病或 MDR-TB 患者可以肌注、皮下注射或是雾化吸入 IFN-γ 治疗，雾化吸入可以安全地到达下呼吸道而没有全身副作用，治疗疗程可长达 5～6 个月。

关键词：老年结核病耐药结核病；治疗药物监测

老年肺结核患者的治疗相对较为困难。来自津巴布韦的 Ncube 等[1]将老年患者的治疗与非老年患者进行了对比，研究初治方案为 2RHZE/4RH，复治方案为 2RHZES/1RHZE/5RHE。结果显示≥60 岁治疗成功率 70%低于其他年龄组，死亡率 25%。在 HIV 阴性患者中涂阴肺结核是非老年患者 4 倍，老年肺结核 HIV 阴性死亡率 50%，非老年组 11%。≥60 岁的老年结核病患者的治疗因合并症（如糖尿病）的治疗、治疗导致药物不良反应发生的增加死亡率的升高、高复发率、延误诊断以及药物耐药的产生而变得复杂，治疗结局不良。因此呼吁应该对老年结核病患者加以关注。

由于抗结核新药的缺乏，原有抗结核药物合适剂量的治疗是可获得的最佳方案。固定复合制剂不能满足生物利用度，许多药物临床试验评估了关于高剂量抗结核治疗 MDR/XDR-TB 的疗效[2]。WHO 推荐异烟肼 16～18mg/kg，利福平最高剂量 900～1200mg/d，左氧氟沙星 17～20mg/d，最高剂量 1000mg/d；莫西沙星最高剂量 600mg/d。

临床上几种低血药浓度的情况及机制：①常见于固定复合制剂；②有些患者对抗结核治疗反应低；③难治性肺结核，难以升高血药浓度水平；④TB/HIV 双重感染，抗结核药物和抗 HIV 药物之间相互影响；⑤合并糖尿病，降低暴露抗结核药物，肝诱导不同。对于老年患者使用高剂量抗结核药物势必不良反应发生风险增高。研究结果显示患者异烟肼 C_{max}≤4.6mg/L 及利福平 C_{max}/MIC <28 时，2 个月末痰培养阴转率降低，患者 C_{max}>4.6 mg/L，高异烟肼暴露可提高 2 个月痰培养阴转率[3]。因此在临床上药物的监测根据血药浓度指导个体化给药剂量、以遗传药理学为基础的个体化给药方法可减少药物不良反应的发生率并且提高抗结核治疗的成功率。而且评估和处理共患条件包括营养状态可改善对抗结核治疗的反应[4]。对 657 例肺结核患者的 PK/PD 数据，其中利福喷丁治疗（n=405）与利福平治疗（n=252）在抗结核治疗强化期进行对比，时间一直到超过 4 个月的治疗痰培养转阴。最大的治疗功效可能利福喷丁每天的用量达 1200mg/d，但是即使使用高剂量的利福喷丁对于肺内大空洞对治疗反应也不佳。因此对于肺内空洞患者推荐使用利福平治疗[5]。

早期诊断及时治疗 RR-TB 是降低结核病的传播并改善的治疗结局的关键，R. Boyd 通过对 2000—2015 年的 53 项研究 83 个队列涉及 13 034 例 RR-TB 患者进行 meta 分析，结果显示由基因检测药敏试验开始治疗的平均时间 38 天（95%*CI* 27～49）而通过表型检测开始治疗的平均时间 108 天（95%*CI* 98～117）。研究结果显示基因药敏试验及流动治疗点可降低延误治疗[6]。研究调查了华南 156 例 MDR-TB 患者 *M. tb* 菌株对二线抗结核药物的耐药情况，结果显示有 81 例患者至少对一种二线抗结核药物耐药（81/156，51.9%）；氧氟沙星耐药率最高（66/156，42.3%），其次分别是卡那霉素（26/156，16.7%），对氨基水杨酸钠（22/156，14.1%），阿米卡星（20/156，12.8%），卷曲霉素 CAP（13/156，8.3%），丙硫异烟胺（11/156，7.1%）。对于 MDR-TB 老年患者推荐进行快速二线抗结核药物药敏检测来指导选药，如果没有条件行快速二线抗结核药物药敏检测可以酌情选择耐药率相对较低的药物如丙硫异烟胺和卷曲霉素[7]。

由于部分二线抗结核药物疗效不显著耐受性差而且副作用大，在老年患者中不良反应发生率高及耐受性差表现尤为显著，IFN-γ 作为耐药结核病的替代治疗已有报道。IFN-γ 治疗对抗结核药物耐受性差和或是无反应的耐药结核病。结核病或是 MDR-TB 患者可以肌注、皮下注射或是雾化吸入，雾化吸入可以安全的到达下呼吸道而没有全身副作用，有文献报道治疗疗程可长达 5~6 个月，而且可预防结核病复发。虽然 IFN-γ 辅助治疗 MDR-TB 有效，但是 IFN-γ 治疗结核病尚还需要进一步的临床试验[8]。

（梅早仙　韩骏锋　付亮　吴琦　唐神结）

参考文献

1. Ncube RT, Takarinda KC, Zishiri C, et al. Age-stratified tuberculosis treatment outcomes in Zimbabwe: are we paying attention to the most vulnerable? Public Health Action, 2017, 7(3): 212-217.
2. Xu Y, Wu J, Liao S, et al. Treating tuberculosis with high doses of anti-TB drugs: mechanisms and outcomes. Ann Clin Microbiol Antimicrob, 2017, 16(1): 67.
3. Rockwood N, Pasipanodya JG, Denti P, et al. Concentration-dependent antagonism and culture conversion in pulmonary tuberculosis. Clin Infect Dis, 2017, 64(10): 1350-1359.
4. Choi R, Jeong BH, Koh WJ, et al. Recommendations for optimizing tuberculosis treatment: therapeutic drug monitoring, pharmacogenetics, and nutritional status considerations. Ann Lab Med, 2017, 37(2): 97-107.
5. Savic RM, Weiner M, MacKenzie WR, et al. Defining the optimal dose of rifapentine for pulmonary tuberculosis: exposure-response relations from two phase II clinical trials. Clin Pharmacol Ther, 2017, 102(2): 321-331.
6. Boyd R, Ford N, Padgen P, et al. Time to treatment for rifampicin-resistant tuberculosis: systematic review and meta-analysis. Int J Tuberc Lung Dis, 2017, 21(11): 1173-1180.
7. Hu Y, Xu L, He YL, et al. Prevalence and molecular characterization of second-line drugs resistance among multidrug-resistant mycobacterium tuberculosis isolates in Southwest of China. Biomed Res Int, 2017, 2017: 4563826.
8. Chin KL, Anis FZ, Sarmiento ME, et al. Role of interferons in the development of diagnostics, vaccines, and therapy for tuberculosis. J Immunol Res, 2017, 2017: 5212910.

第三节　儿童结核病的治疗

摘要：结核病风险的降低应部分归因于预防治疗，目前推荐 3 个月的异烟肼和利福平治疗，用于儿童潜伏结核感染。异烟肼预防治疗可以降低 HIV 阳性的未接受抗反转录病毒治疗的患儿罹患活动性结核病及死亡的风险。最适合儿童的固定计量复合剂包括 15%的利福平、36%的异烟肼和 16%的吡嗪酰胺。在儿科患者中使用德拉马尼和贝达喹啉需要更多的证据。建议常规使用治疗药物血药浓度监测来预防儿童结核病治疗失败。结核病/艾滋病毒双重感染的儿童需要更高剂量的利福平和吡嗪酰胺，而乙胺丁醇的剂量需要进一步研究。与成人相比，儿童患耐多药结核病的治疗结果较好。无异烟肼耐药依据或异烟肼耐药情况不确定，在儿童耐多药结核病治疗方案中应该加入异烟肼。Smith-Petersen 截骨术联合前路清创术和同种异体支架骨移植术是一种安全且简单的治疗方法，可以达到矫正脊柱结核造成的脊柱畸形，恢复神经功能和稳定椎体前柱重建的目的。

关键词：儿童结核病；预防性治疗；耐多药结核病；药物浓度监测

结核病风险的降低应部分归因于预防治疗，可使罹患结核病的风险降低 6 倍[1]。目前推荐 3 个月的异烟肼和利福平治疗，用于结核病潜伏感染[2]。同时异烟肼预防治疗可以降低 HIV 阳性的未接受抗反转录病毒治疗的患儿罹患活动性结核病及死亡的风险[3]。

与 WHO 认可的固定剂量符合剂相比，新近有研究推荐最适合儿童的固定计量复合剂包括 15%的利福平、36%的异烟肼和 16%的吡嗪酰胺[4]。由于缺乏证据，世界卫生组织建议只有在 6 岁以上的儿童中才推荐使用德拉马尼，在儿科患者中使用德拉马尼和贝达喹啉需要更多的证据[5]。抗结核疗法的最佳血浆药物浓度可能导致延迟反应和获得性耐药的出现。41 名 2~16 岁的儿童，每日或每周三次（间歇性）给药方案，被招募到研究中，为了确定和比较每日或间歇性给药方案治疗结核病儿童的血浆异烟肼和利福平浓度。93%的患者异烟肼 C_{max}（最大血浆浓度）高于 3μg/ml。77%的患者利福平 C_{max} 低于 8μg/ml，28%的患者利福平 AUC 0~24 小时低于 13mg · hr/L。在给药当天，异烟肼和利福平的暴露在每天和间歇性给药方案之间没有差异。所有的孩子在治疗结束时都有良好的结果。由于 77%的儿童对利福平的暴露程度较低，因此建议常规使用治疗药物血药浓度监测来预防治疗失败[6]。

Swaminathan 等[7]报道了一例接受了利奈唑胺治疗的同时患有耐多药结核病和糖尿病的男孩。这例男孩接受了这种基于利奈唑胺的治疗方案，但在 8 个月后出现了周围神经病变。目前还不清楚这种神经病变是由糖尿病还是利奈唑胺治疗引起的。经过 21 个月的治疗后，他有了临床改善，停止了利奈唑胺，并被宣布治愈。在完成治疗后，神经传导研究显示神经病变有显著改善。这个病例报告显示，需要密切和频繁地监测神经病变，以便尽早干预，从而使可能遭受长期和痛苦的神经病变的儿童获得好的预后。

加拿大 Antwi 等[8]对艾滋病/结核病双重感染的儿童进行了一项研究，检测了四种一线抗结核药物在有和没有艾滋病毒感染的结核病儿童中的药代动力学。结果显示结核病/艾滋病毒双重感染的儿童需要更高剂量的利福平和吡嗪酰胺，而乙胺丁醇的剂量需要进一步研究。

Mukherjee 等[10]专家建议，怀疑指数高对诊断儿童耐多药结核病至关重要。如果发生概率较高，可以将儿童诊断为推定耐多药结核病，并在咨询专家时开始经验性治疗。但是，应该尽一切努力来确认诊断。有效的耐多药结核病治疗方案的骨干药物包括四种二线抗结核药物加吡嗪酰胺；期限为 18~24 个月。如果在与专家磋商后没有其他替代方法可用，则较新的药物德拉尼马和贝达喹啉可用于较年幼的儿童[9]。儿童和成人结核病非常不同，与成人相比，儿童患耐多药结核病的治疗结果较好，尽管许多关键的二线药物儿童使用比较少。

WHO 耐药结核病治疗指南，2016 年更新版中首次对儿科患者数据进行荟萃分析，可为儿童耐多药肺结核包括利福平耐药肺结核提供治疗建议。在 6~17 岁的病人中，德拉马尼也被推荐使用。儿童的方案制定原则基本和成年人相同，但在疾病较轻且 B 组药物（二线注射药物）相关的危害超过其潜在益处的情况下，可以不用 B 组药物。无异烟肼耐药依据或异烟肼耐药情况不确定，无论儿童还是成人，在治疗方案中都应该加入异烟肼[11]。Vidya 等[12]研究测量了 16 例肺结核患儿的头发和血浆中异烟肼的浓度，结果显示，头发的异烟肼水平与血浆 AUC（药时曲线下面积）之间的关系并不好，每一项措施都可以提供关于结核病治疗背景下的药物暴露的增量和补充信息。

在外科领域，Abulizi 等[13]研究显示，Smith-Petersen 截骨术联合前路清创术和同种异体支架骨移植术是一种安全且简单的治疗方法，可以达到矫正脊柱畸形，恢复神经功能和稳定椎体前柱重建的目的。

（冀萍　梅早仙　付亮　吴琦　唐神结）

参考文献

1. Bunyasi EW, Luabeya AKK, Tameris M, et al. Impact of isoniazid preventive therapy on the evaluation of long-term effectiveness of infant MVA85A vaccination. Int J Tuberc Lung Dis, 2017, 21(7): 778-783
2. Venturini E, Tersigni C, Chiappini E, et al. Optimizing the management of children with latent tuberculosis infection. Expert Rev Anti Infect Ther, 2017, 4(15): 341-349
3. Zunza M, Gray DM, Young T, et al. Isoniazid for preventing tuberculosis in HIV-infected children. Cochrane Database Syst Rev, 2017, 29(8): CD006418.
4. Svensson EM, Gunnar Y, Denti P, et al. Evidence-based design of fixed-dose combinations: principles and application to pediatric anti-tuberculosis therapy. Clin Pharmacokinet, 2017. [Epub ahead of print].
5. D'Ambrosio L, Centis R, Tiberi S, et al. Delamanid and bedaquiline to treat multidrug-resistant and extensively drug-resistant tuberculosis in children: a systematic review. J Thorac Dis, 2017, 9(7): 2093-2101
6. Ranjalkar J, Mathew SK, Verghese VP, et al. Isoniazid and rifampicin concentrations in children with tuberculosis, on either daily orintermittent regimen - implications for the revised RNTCP 2012 doses, in India. Int J Antimicrob Agents, 2017. pii: S0924-8579(17)30438-7
7. Swaminathan A, Seddon JA, Mirgayosieva S, et al. Peripheral neuropathy in a diabetic child treated with linezolid for multidrug-resistant tuberculosis: a case report and review of the literature. BMC Infect Dis, 2017, 17: 417
8. Antwi S, Yang H, Enimil A, et al. Pharmacokinetics of the first-Line antituberculosis drugs in ghanaian children with Tuberculosis with or without HIV coinfection. Antimicrob Agents Chemother, 2017, 61(2): e01701-e01716
9. Mukherjee A, Lodha R, Kabra SK, et al. Current therapies for the treatment of multidrug-resistant tuberculosis in children in India. Expert Opin Pharmacother, 2017, 15(18): 1595-1606
10. McAnaw SE, Hesseling AC, Seddon JA, et al. Pediatric multidrug resistant tuberculosis clinical trials: challenges and opportunities. Int J Infect Dis, 2017, 56: 194-199
11. Falzon D, Schünemann HJ, Harausz E, et al. World Health Organization treatment guidelines for drug-resistant tuberculosis, 2016 update. Eur Respir J, 2017, 49(3): 1602308
12. Vidya M, Aarti K, Anju K, et al. Isoniazid concentrations in hair and plasma area-under-the-curve exposure among children with tuberculosis. PLoS One, 2017, 12(12): e0189101
13. Abulizi Y, Liang WD, Maimaiti M, et al. Smith-Petersen osteotomy combined with anterior debridement and allografting for active thoracic and lumbar spinal tuberculosis with kyphotic deformity in young children: A prospective study and literature review. Medicine (Baltimore), 2017, 96(32): e7614

第四节　肝肾功能异常患者结核病的治疗

摘要：抗结核药物导致药物性肝损伤（DILI）常见的危险因素为低体质量、丙型病毒性肝炎（HCV）、人类免疫缺陷病毒（HIV）感染、碱性磷酸酶（ALP）基线值增高。大多数非硬化性慢性肝病患者，对药物都表现出良好的耐受性。对于出现肝功能衰竭的患者，肝移植是可行的；肝功能恢复后，如果患者不存在 DILI 高危因素，不建议加用氟喹诺酮类药物抗结核治疗。

关键词：结核；肝；肾；治疗

一、抗结核药物所致肝肾功能损伤的概况及高危因素

国外的研究表明，抗结核药物导致 DILI 常发生在治疗前 8 周，常见的危险因素为低体质量、HIV 感染、HCV 感染、ALP 基线值增高。大多数非硬化性慢性肝病患者，对药物都表现出良好的耐受性。肾功能损伤可能为结核菌及抗结核药物的共同作用所致。

Abbara 等[1]对伦敦诺斯威克公园医院的抗结核药物导致的 DILI 患者进行了回顾性研究。研究对象为 2010 年 4 月至 2014 年 5 月期间，明确诊断为活动性结核病的 1529 例患者，结果发现：所有接受抗结核治疗的患者中，仅有 25.7%的患者按照美国胸科学会的标准监测肝功能，105 例（6.9%）的患者发生 DILI，其中 63 例（60%）患者停止了抗结核治疗，5 例（4.8%）患者因 DILI 死亡。53%的 DILI 发生在抗结核治疗前 2 周内，87.6%的 DILI 发生在 8 周内。与 DILI 发生相关的危险因素为：低体质量（校正比值比 AOR：0.96（0.94～0.99）per kg，$P=0.003$）、合并 HIV 感染（AOR：4.40，95% *CI* 1.06～18.3，$P=0.04$）、ALP 基线值增高（AOR：7.33，95% *CI* 1.46～36.8，$P=0.03$）、酗酒（AOR：5.94，95%*CI* 2.34～15.1，$P<0.001$）。由此得出结论：所有接受抗结核治疗的患者都必须按照美国胸科学会的标准监测肝功能，尤其是在治疗前 8 周内。

Costi 等[2]对 2005 年 8 月至 2007 年 6 月在巴西首都阿莱格里格公立医院新诊断为活动性结核病的 183 例患者进行了研究，评估了这部分人群中丙肝和艾滋病的流行程度，分析与 HCV 有关的患者人口、行为和临床特征。结果发现：抗 HCV 抗体阳性患者 27 例（20%，95% *CI* 13%～26%）、HCV-RNA 阳性患者 17 例（12%，95%*CI* 7%～18%），和抗 HIV 抗体阳性患者 34 例（25%，95%*CI* 17%～32%）。在感染 HCV 的患者中，非白人、酗酒、吸毒、囚犯，及既往结核病史更易感染 HCV（$P<0.05$）。由此得出结论：HCV 会增加结核病治疗相关 DILI 的风险，因此建议对结核病患者进行 HCV 筛查，包括抗 HCV 抗体和 HCV-RNA。Chang 等[3]对有关丙型肝炎的 DILI 研究进行了荟萃分析，共纳入 14 个研究，包括 516 例 DILI 患者和 4301 例非 DILI 患者。CHC 感染患者发生 DILI 的合并比值比（*OR*）为 3.21（95%*CI* 2.30～4.49）。亚组分析显示，各组 CHC 患者发生 DILI 的风险均高：亚洲人（$OR=2.96$，95% *CI* 1.79～4.90）；白种人（$OR=4.07$，95%*CI* 2.70～6.14）；接受标准四联抗结核治疗（$OR=2.94$，95%*CI* 1.95～4.41）；异烟肼单药治疗（$OR=4.18$，95% *CI* 2.36～7.40）；严格的 DILI 定义（ALT>5 ULN，$OR=2.59$，95% *CI* 1.58～4.25）；宽松的 DILI 定义（2 或 3 ULN，$OR=4.34$，95% *CI* 2.96～6.37）；前瞻性研究（$OR=4.16$，95%*CI* 2.93～5.90）；病例对照研究（$OR=2.43$，95%*CI* 1.29～4.58）。由此得出结论：丙型肝炎的感染可能会增加 DILI 风险，这类患者接受抗结核治疗后必须定期检测肝功能。

许多的病例报告和病例研究都认为，在已有肝病的基础上应用药物有增加 DILI 潜在风险的可能，但这些报告大都为回顾性研究，结论并不确定。对于慢性肝病患者，临床医师通常不确定药物治疗是否会增加患者 DILI 的风险。Teschke 等[4]对慢性肝病患者，包括：非酒精性和酒精性肝疾病，及肝硬化患者发生 DILI 的报道进行了分析。研究的内容包括他汀类药物在脂肪肝患者、醋氨酚类药物在酒精脂肪肝患者、抗结核药物及抗病毒药物在病毒性肝炎患者、抗反转录病毒药物在艾滋病患者中的应用，其中最具挑战性的是对肝硬化患者的药

物治疗。得出的结论是:大多数非硬化性慢性肝病患者,对药物都表现出良好的耐受性,当然,特殊的辅助治疗也是必要的,包括慢性乙型肝炎和丙型肝炎患者的抗病毒治疗。该结论尚需要进一步的前瞻性研究进行验证。

Figueiredo 等[5]研究提示泌尿生殖结核病是最常见的肺外结核,2%~20%患者的结核菌从肺部通过血液传播到肾脏、前列腺和附睾,进而发展为泌尿生殖结核。好发于 40~50 岁男性。这是一种潜伏的疾病,一些提示性症状如血尿、无菌脓尿、反复泌尿系统感染常常被忽视,导致泌尿生殖器官的破坏,通常只在晚期才出现症状,部分患者以肾衰竭为最初临床表现。应强调早期诊断的重要性。

二、DILI 患者的治疗

出现 DILI 后,结核病患者的治疗首先是尽量恢复肝脏功能,研究表明,对于出现肝功能衰竭的患者,肝移植是可行的;肝功能恢复后,如果患者不存在 DILI 高危因素,不建议加用氟喹诺酮类药物抗结核治疗。

在肝移植患者中通常禁用抗结核药物,然而,对于因抗结核治疗引起的急性肝衰竭,肝移植可能是唯一机会。Bartoletti 等[6]报道了 2 例因抗结核治疗引起 DILI 的肝移植患者,并全面回顾了相关文献,发现有 26 例肝移植患者的肝衰竭是抗结核治疗后发生的。26 例患者中,18 例(69%)为肺结核,3 例(11%)为淋巴结结核,血行播散性结核、胸膜结核、肾结核、卵巢结核和脊椎结核各 1 例。在肝移植后,大多数患者避免了一线抗结核药物(包括 INH、RFP、PZA)的联合应用,改为应用氟喹诺酮类(FQ)和 EMB。INH、RFP 和 PZA 在治疗方案中的比例分别为 23%、19%和 4%,同时包含 INH 和 RIF 仅为 3 例(11%)。强化期替代方案大多数(61%)是在 ETB 和 FQ 的基础上,加用 1~2 种其他抗结核药物;8 例患者持续 3.2(四分位数 Q1~Q3:2.2~3.9)个月后转入巩固期,包括 2 种药物,EMB、FQ、INH 和 RFP 在治疗方案中的比例分别为 87%、66%、22%和 8%。其余患者维持原有方案至疗程结束。总疗程平均长度为 11.5(8.5~17.5)个月。19%的患者出现排斥反应,在使用含利福平的治疗方案的患者中更为常见($P<0.001$);8%的患者出现 DILI;1 例患者因结核控制不佳死亡。因此,对抗结核治疗后出现肝衰竭的患者,肝移植是可行的,调整抗结核治疗方案后预后大都良好。

Shamaei 等[7]对接受 HREZ 抗结核药物后出现 DILI 的患者进行了回顾性研究,分析了这部分患者再次应用不同抗结核方案治疗后 DILI 复发的情况。这项描述性研究纳入 2007—2010 年就诊于德黑兰 Masih Daneshvari 医院的 135 例痰抗酸杆菌阳性 DILI 患者。诊断 DILI 的标准为:在出现恶心、呕吐、腹痛、黄疸、疲劳和虚弱等临床症状的同时,ALT 水平增加 3 倍;或者无临床症状,但 ALT 水平增加 5 倍,胆红素增加到 2 倍。发生 DILI 的患者,停用 INH、RIF 和 PZA,改为 EMB、Olfx、Am 联合抗结核治疗,待 ALT 水平恢复至 1.5 倍正常上限值内后,一部分患者应用 HREZ 原有方案,另一部分患者应用 HREOlfx 方案(存在 DILI 高危因素患者选择此方案,由临床医师决定)。治愈和完成治疗被认为是可接受的治疗结果,而违约、治疗失败和死亡则被认为是不可接受的结果。结果发现:135 例患者中,23 例(17%)经历了 DILI 复发(Olfx 组 19 例,PZA 组 4 例),这两组之间的 DILI 复发率差异无统计学意义($P=0.803$)。95 例(70.4%)患者观察到可接受结果,14 例(10.3%)患者出现了不可接受结果,这两种方案的结果无显著差异($P=0.400$, $OR=1.62$, 95%CI 0.524~4.98)。由此得出结论:Olfx 组治疗方案并不能降低 DILI 复发的风险,不建议应用。

（顾瑾　付亮　唐神结）

参考文献

1. Abbara A, Chitty S, Roe JK, et al. Drug-induced liver injury from antituberculous treatment: a retrospective study from a large TB centre in the UK. Bmc Infect Dis, 2017, 17(1): 231.
2. Costi C, Grandi T, Halon ML, et al. Prevalence of hepatitis C virus and human immunodeficiency virus in a group of patients newly diagnosed with active tuberculosis in Porto Alegre, Southern Brazil. Mem Inst Oswaldo Cruz, 2017, 112(4): 255-259.
3. Chang TE, Huang YS, Chang CH, et al. The susceptibility of anti-tuberculosis drug-induced liver injury and chronic hepatitis C infection: A systematic review and meta-analysis. J Chin Med Assoc, 2017. pii: S1726-4901(17)30302-7.
4. Teschke R, Danan G. Drug-induced liver injury: Is chronic liver disease a risk factor and a clinical issue? Expert Opin Drug Metab Toxicol, 2017, 13(4): 425-438.
5. Figueiredo AA, Lucon AM, Srougi M. Urogenital Tuberculosis. Microbiol Spectr, 2017, 5(1). doi: 10.1128/microbiolspec.TNMI7-0015-2016.
6. Bartoletti M, Martelli G, Tedeschi S, et al. Liver transplantation is associated with good clinical outcome in patients with active tuberculosis and acute liver failure due to anti-tubercular treatment. Transpl Infect Dis, 2017, 19(2). [Epub ahead of print]
7. Shamaei M, Mirsaeidi M, Baghaei P, et al. Recurrent drug-induced hepatitis in tuberculosis-comparison of two drug regimen. Am J Ther, 2017, 24(2): e144-e149.

第五节　结核病合并糖尿病的治疗

摘要:全球糖尿病患者急剧增加,加大了结核病的治疗难度。糖尿病患者患活动性肺结核的几率更大。两病并存时,耐药率,治疗失败率,复发率更高,因此对肺结核患者包括耐药结核病患者进行常规糖尿病筛查及对糖尿病或肺结核密接糖尿病患者筛查肺结核是非常必要的。同时根据血药浓度来调整主要抗结核药物的剂量及有效控制血糖有助于提高疗效与生活质量。

关键词:糖尿病;结核病;治疗

一、结核病合并糖尿病的双向筛查

（一）结核病中筛查糖尿病

糖尿病加重结核病的症状、影像学表现并且加大了结核病治疗的难度。同时在世界范围内结核病并发糖尿病患者越来越多。因此,在结核病患者中常规筛查糖尿病是十分必要的。2017 年有数篇不同国家的研究者从不同角度研究阐述从结核病中筛查糖尿病的重要性。

Owiti 等[1]在肯尼亚进行了一项横断面研究应用床旁 HbAIc 检测装置评估成人结核病患者糖尿病和糖尿病前期的流行和相关影响因素。研究发现在 454 个结核病病例中并发糖尿病的患者占比(HbAIc≥6.5%)为 5.1%(95%*CI* 3.2~7.5),然而存在糖尿病前期的患者

(HbAIc 5.7%~6.4%)比例为 37.5%(95%*CI* 33.1~42.2)。总共 42.6%(95%*CI* 38.0~47.3)的患者有糖尿病或者存在糖尿病前期。作者认为在肯尼亚成人结核病患者中并发糖尿病及存在糖尿病前期比例高,有必要对所有结核病患者进行糖尿病筛查。Lee 等[2]在韩国进行的一项研究表明肺结核患者糖尿病发病率为 24.2%(252/1044),糖尿病是治疗不成功的唯一影响因素(*OR* 1.67,95%*CI* 1.03~2.7,$P=0.039$)。并发糖尿病使肺结核患者痰菌阴转延迟并且增加了不良反应的发生。Ekeke 等[3]报道了在尼日利亚南部 6 个州的 13 个健康中心进行的一项多中心研究,其目的在于评估筛查效率、肺结核患者中糖尿病发生率及影响因素。作者共纳入 2094 位肺结核患者,196(9.4%)人被发现有糖尿病,不同年龄段糖尿病发生率不一致,在≤25 岁以下肺结核患者糖尿病发生率为 2.2%,而在 56~65 岁却达到了 16.9%。影响肺结核患者并发糖尿病的影响因素为:年龄>40 岁,乡村居民,来自私人健康诊所的患者,从事活动频繁工作的患者。

Pereznavarro 等[4]为评估 2 型糖尿病对结核病以及耐多药结核病治疗的影响,开展了一项开放性队列研究,共纳入 507 位肺结核患者,包括 183 例糖尿病并发肺结核患者。结果显示糖尿病并发肺结核患者经过 2 月抗结核治疗后痰抗酸染色阳性率更高(*RR*=2.01,95%*CI* 1.3,3.1),耐药比例更高(*OR* 3.5,95%*CI* 1.8,6.7),耐多药比例更高(*OR* 3.5,95%*CI* 1.8~7.1)。糖尿病并发肺结核患者治疗失败率更高(*HR* 2.04,95%*CI* 1.07,3.8,$P=0.02$)、复发率更高(*HR* 1.86,95%*CI* 1.09~3.1,$P=0.02$)。研究表明 T2DM 对耐药或 MDR-TB、在结核治疗过程中和治疗后不良反应的产生有重要作用。作者指出对于新诊断肺结核患者常规筛查 T2DM 以进行快速耐药监测非常重要,并且有必要开展评估结核并发糖尿病患者的标准治疗方案以防止不良治疗后果。Oni 等[5]在南非对非洲结核病,糖尿病,HIV-1 高发对结核病控制的影响进行了一项横断面研究。有 414 例结核病患者和 438 例非结核病患者参与了此项研究。通过空腹血糖检测,口服葡萄糖耐量试验和糖化血红蛋白筛查糖尿病/糖耐量异常。研究表明糖尿病与结核病相关(*OR* 2.4,95%*CI* 1.3~4.3,$P=0.005$),特别在 HIV-1 感染的患者中更显著(*OR* 2.4,95% *CI* 1.1~5.2,$P=0.030$)。糖耐量异常的高发病率(65.2%结核患者合并糖耐量异常)与结核病显著相关(*OR* 2.3,95%*CI* 1.6~3.3,$P=0.001$),这突现了糖尿病筛查的重要性。Agarwal 等[6]在对印度北方结核病及结核病并发糖尿病情况的研究,共纳入 550 例结核病患者,结果发现,糖尿病/肺结核共患人数为 85 例,占研究人数的 15.4%。与单纯结核病患者相比,糖尿病/肺结核患者平均年龄更大[(43.4±15.4)年对(33.1±16.2)年,$P=0.000$],病程更长[(124±16.4)天对(107.49±10.3)天],多重回归分析显示年龄的增长、有糖尿病家族史、久坐职业的肺结核患者更易患糖尿病。糖尿病是肺结核患者一个重要的转归预测指标。这项研究也再次表明有必要提高对结核病患者进行糖尿病筛查的认识。

上述研究均表明,对肺结核患者包括耐药结核病患者进行常规糖尿病筛查是十分有必要的。

(二)糖尿病中筛查结核病

糖尿病为肺结核发生的危险因素。糖尿病患病率不断攀升将可能导致结核病疫情的反复。Workneh 等[7]撰写的综述表明糖尿病患者发生结核病的比例为 0.38%~14%,全球平均发生率为 4.1%。糖尿病患者发生结核病比例在亚洲和非洲大陆国家相对较高。性别、高龄、城市居民、吸烟、久坐、血糖控制差、糖尿病及结核病家族史是糖尿病并发结核病的相关危险因素。这项研究显示，糖尿病患者发生结核病比例较高的一些地区（亚洲和非洲大陆国家）有必要在糖尿病患者中筛查结核病，尤其对于高危人群应该列为首要的筛查对象。Rajan 等[8]研究了糖尿病对于家庭接触及近期感染结核的影响。2001—2002 年共纳入 263 例结核病患者，对于这些患者的家庭接触者共 1383 人随访至 2010 年，筛查这些接触者活动性肺结核发病情况。10 年间共有 29 位（2.1%）结核病患者家庭接触者被诊断为活动性肺结核，糖尿病被发现为肺结核患者家庭密切接触中患病的危险因素（*OR* 3.96，95%*CI* 1.33~11.79）。作者认为，对于患糖尿病同时有肺结核密切接触者应当进行活动性肺结核的筛查。Al-Rifai 等[9]对 2015 年 12 月 22 日前发表的有关糖尿病与结核病关系的文章进行了 meta 分析，共纳入 44 篇文章，来自 16 个国家的 58 468 404 例患者。分析发现糖尿病患者患活动性结核的风险分别是非糖尿病患者的 3.59 倍、1.55 倍、2.09 倍。在 4 项前瞻性研究、16 项回顾性研究、17 项病例对照研究中，有糖尿病史的患者患活动性肺结核的概率是非糖尿病患者的 4 倍，而控制糖尿病可能会减少肺结核的发病率。Lawson 等[10]在尼日尼亚对 410 例结核病患者进行糖尿病及 HIV 筛查时发现，糖尿病前期和糖尿病患者更易患结核病，HIV 阴性或阳性的糖尿病患者，患结核病的风险没有明显差异。

尽管这几篇研究再次肯定了对糖尿病或肺结核密接糖尿病患者筛查肺结核的重要性。但是糖尿病患者中筛查结核病应当采取什么样的方法，和普通患者的筛查手段又有何不同？选择合适、简便、经济同时有效的筛查手段有利于大面积推广和应用。这需要未来更多具体的研究来解答。

二、结核病合并糖尿病的抗结核治疗

糖尿病影响结核病的治疗效果，可能与抗结核药物在体内达不到有效药物浓度有关。Alkabab 等[11]回顾性分析了 2013 年美国弗吉尼亚州的糖尿病并发结核病患者在治疗 2 周后进行抗结核药物浓度监测并依监测结果调整异烟肼和利福平的用药剂量，抗结核治疗的同时进行糖尿病的宣教和关怀的护理管理。结果显示：363 位患者在干预前后有痰菌培养阴转的确切记录时间，其中 56 人（15%）合并糖尿病。干预组患者平均痰培养转阴时间为 42±22 天，而未干预组为 62±31 天，差异明显（$P=0.01$）。干预组有 21 人（80%）在治疗 2 月时培养转阴，而未干预组 13（50%）人在治疗 2 个月时培养转阴（$P=0.04$）。研究说明对糖尿病患者进行有效的浓度监测，并依据血药浓度来调整主要抗结核药物的剂量能明显提高治疗效果，由于痰菌阴转的速度加快，这也有可能有利于结核病的控制。抗菌肽（Cathelicidin）是一类具有抗菌活性的多肽类物质，对细菌，部分真菌，原虫及病毒具有强大的杀伤作用。Kumar 等[12]对血液中抗菌肽浓度对结核病合并糖尿病治疗的影响进行了研究，研究发现结核病合并糖尿病患者体内的抗菌肽浓度高于潜伏性结核病、肺结核、非结核病及糖尿病患者，其浓度与疾病严重程度、细菌负荷、糖化血红蛋白水平、随机血糖水平正相关。抗结核治疗后，其浓度显著降低。文章还提到人 β 防御素作为一种内源性抗菌肽，可以作为衡量结核病并发糖尿病严重程度的指标，其浓度可评估抗结核疗效。

三、结核病合并糖尿病的降糖治疗

结核病合并糖尿病患者的降糖治疗与单纯的糖尿病患者有所差别。良好的血糖控制有利于结核病的控制。但是良好的血糖控制应该采用何种检测手段来明确是值得探讨的问题:空腹血糖、随机血糖、或者是 HbAIc。Mcebula 等[13]通过横断面的研究,纳入两个中心的 325 例患者,作者采用床旁仪器检测 HbAIc,利用 OGTT 检测来确诊糖尿病,通过多元回归分析来分析 HbAIc 的预测值。结果表明 HbAIc 不适合肺结核合并糖尿病患者的血糖监测。但因为作者纳入病例较少,仍需要更多的研究来进一步证实。Yorke 等[14]的综述文章从结核病与糖尿病之间的相互关系进行了阐述。文章指出抗结核药与降糖药在药效和药代动力学上有一定联系。利福平通过诱导酶加速磺脲类和双胍类药物的代谢,降低血药浓度,从而引起血糖升高。在治疗和并糖尿病的活动性肺结核患者时可能需要调整胰岛素的剂量。

四、糖尿病对结核病治疗转归的影响

近年来尽管大部分研究显示:糖尿病影响结核病的治疗转归,但是仍然存在一些问题需要进一步研究,Yoong 等[15]为评估糖尿病控制状态是否影响肺结核的临床表现和治疗,在 2012 年 9 月—2014 年 9 月开展了一项多中心前瞻性研究。共有 661 例肺结核患者纳入研究,其中 157 例(23.8%)糖尿病,108 例(68.8%)糖尿病控制不良(HbAIc≥7.0%)。糖尿病控制不良组病人比非糖尿病组患者症状更多、痰抗酸染色阳性率更高、空洞发生更多。至于治疗反应,糖尿病控制不良组患者治疗 2 月后痰培养阳性率、治疗失败率或者死亡率都比非糖尿病组高。而血糖控制良好的病人组与非糖尿病组治疗反应相似。经过多变量分析发现,未控制的糖尿病是治疗 2 月后痰培养阳性(校正 *OR*,2.11;*P*=0.042)、治疗失败或死亡(校正 *OR* 4.11;*P*=0.022)的独立危险因素。可见,未控制的糖尿病是抗结核疗效差的独立危险因素。Muñoz-Torrico 等[16]为阐明糖尿病对于耐药结核(包括 MDR 和 XDR)治疗的影响。共纳入 2010—2015 年间 73 例 MDR、11 例 pre-XDR、6 例 XDR 患者,其中 49 例合并糖尿病,3 例合并 HIV 感染。结果表明糖尿病与严重不良反应风险增加有关,如肾毒性(*OR*=6.5;95%*CI* 1.9~21.8)和甲状腺功能减退(*OR*=8.8;95%*CI* 1.8~54.2),但与治疗结局差并无相关。Mahishale 等[17]研究糖尿病控制状况对于新诊断的痰菌阳性肺结核治疗的影响。共纳入 630 例糖尿病合并肺结核患者,其中 423 例患者血糖控制较差(HbAIc≥7%,平均为 10%±2.6%),207 例患者血糖控制良好(HbAIc<7%,平均为 5%±1.5%)。研究表明血糖控制差与肺结核严重程度如肺部空洞、痰菌阳性以及痰菌阴转缓慢相关,而且与治疗完成率、治愈率及复发率有明显不良影响。以上研究均表明,糖尿病严重影响结核病的疗效,但糖尿病是否影响结核病患者的生活质量呢? Siddiqui 等[18]通过前瞻性研究调查了糖尿病对肺结核患者生活质量的影响,研究共纳入 316 例患者,糖尿病比例为 15.8%,其中 9.5%为既往诊断,而 6.3%为结核治疗时诊断。与对照组相比,年龄大于 50 岁并发糖尿病的结核病患者生活质量明显下降。高龄、文化水平低、失业、嗜酒及社会地位与糖尿病患者生活质量低密切相关。综上所述,糖尿病不仅仅影响结核病的治疗,也影响患者的生活质量,因此,糖尿病对结核病的影响是多方面。

(黄海　付亮　袁保东　唐神结)

参考文献

1. Owiti P, Keter A, Harries AD, et al. Diabetes and pre-diabetes in tuberculosis patients in western Kenya using point-of-care glycated haemoglobin. Public Health Action, 2017, 7(2): 147-154.

2. Lee EH, Lee JM, Kang YA, et al. Prevalence and impact of diabetes mellitus among patients with active pulmonary tuberculosis in South Korea.Lung,2017,195(2):1-7.

3. Ekeke N,Ukwaja KN,Chukwu JN,et al.Screening for diabetes mellitus among tuberculosis patients in Southern Nigeria: a multi-centre implementation study under programme settings.Scientific Reports,2017,7:44205.

4. Pereznavarro LM,Restrepo BI,Fuentesdominguez FJ,et al.The effect size of type 2 diabetes mellitus on tuberculosis drug resistance and adverse treatment outcomes.Tuberculosis,2017,103:83.

5. Oni T,Berkowitz N,Kubjane M,et al.Trilateral overlap of tuberculosis,diabetes and HIV-1 in a high-burden African setting: implications for TB control.Eur Respir J,2017,50(1):1700004.

6. Agarwal A,Gupta G,Marskole P,et al.A study of the patients suffering from tuberculosis and tuberculosis-diabetes comorbidity in Revised National Tuberculosis Control Program Centers of Northern Madhya Pradesh,India.Indian J Endocrinol Metab,2017,21(4):570-576.

7. Workneh MH,Bjune GA,Yimer SA.Prevalence and associated factors of tuberculosis and diabetes mellitus comorbidity: a systematic review.Plos One,2017,12(4):e0175925.

8. Rajan JV, Ferrazoli L, Waldman EA, et al. Diabetes increases the risk of recent-transmission tuberculosis in household contacts in São Paulo,Brazil.Int J Tuberc Lung Dis,2017,21(8):916-921.

9. Al-Rifai RH,Pearson F,Critchley JA,et al.Association between diabetes mellitus and active tuberculosis: A systematic review and meta-analysis.PLoS One,2017,12(11):e187967.

10. Lawson L,Muc M,Oladimeji O,et al.Tuberculosis and diabetes in Nigerian patients with and without HIV.Int J Infect Dis,2017,61:121-125.

11. Alkabab Y,Keller S,Dodge D,et al.Early interventions for diabetes related tuberculosis associate with hastened sputum microbiological clearance in Virginia,USA.Bmc Infect Dis,2017,17(1):125.

12. Kumar N P,Moideen K,Viswanathan V,et al.Heightened circulating levels of antimicrobial peptides in tuberculosis-Diabetes co-morbidity and reversal upon treatment.PLoS One,2017,12(9):e184753.

13. Mcebula V,Crowther NJ,Nagel SE,et al.Diabetes and abnormal glucose tolerance in subjects with tuberculosis in a South African urban center.Int J Tuberc Lung Dis,2017,21(2):208-213.

14. Yorke E,Atiase Y,Akpalu J,et al.The Bidirectional Relationship between Tuberculosis and Diabetes.Tuberc Res Treat,2017,2017:1-6.

15. Yoon YS,Jung JW,Jeon EJ,et al.The effect of diabetes control status on treatment response in pulmonary tuberculosis: a prospective study.Thorax,2017,72(3):263-270.

16. Muñoz-Torrico M,Caminero-Luna J,Migliori GB,et al.Diabetes is associated with severe adverse events in multidrug-resistant tuberculosis.Archivos De Bronconeumologia,2017,53(5):245-250.

17. Mahishale V,Avuthu S,Patil B,et al.Effect of poor glycemic control in newly diagnosed patients with smear-positive pulmonary tuberculosis and type-2 diabetes mellitus.Iran J Med Sci,2017,42(2):144-151.

18. Siddiqui AN,Khayyam KU,Siddiqui N,et al.Diabetes prevalence and its impact on health-related quality of life in tuberculosis patients.Trop Med Int Health,2017,22(11):1394-1404.

第六节　风湿性疾病合并结核病的治疗

摘要:风湿性疾病合并结核病国际上主要在感染风险筛查和预防性治疗方面进行了相关研究,提出了风险筛查潜伏结核感染(LTBI)的相关人群、方法和预防性治疗等方面的建议,为当前风湿性疾病合并结核病诊治提供了重要的临床依据。

关键词:风湿性疾病;结核病;诊断;预防性治疗

据 WHO 对于 LTBI 的管理指南,开始肿瘤坏死因子拮抗剂(抗 TNF-α)治疗人群接受 LTBI 检测及治疗明确获益。因此,在风湿性疾病人群尽早诊断结核感染十分重要,准确诊断有高风险转化为活动性结核的 LTBI 患者,规范使用抗结核药物治疗可降低结核发病、流行和病死率。

一、风湿性疾病发生结核感染的风险和筛查的意义

生物制剂特别是肿瘤坏死因子(抗 TNF)用于风湿性疾病的治疗增加了结核病的发病风险。巴西 Yonekura 等[1]调查了抗 TNF 治疗期间可能发生结核感染的情况。该队列研究使用来自巴西生物治疗风湿性疾病登记处的数据,从 2009 年 1 月至 2013 年 5 月,共 1552 例患者治疗,其中 415 例患者仅使用合成的缓解疾病的抗风湿药物(DMARDs),942 例患者使用合成 DMARDs 联合 TNF 拮抗剂(依那西普、英夫利昔单抗、阿达木单抗),195 例患者使用合成 DMARDs 联合其他生物制剂(阿巴西普、利妥昔单抗和妥珠单抗)。评估结核病的发生率和药物暴露时间,并进行结核病筛查。结果显示,对照组中的暴露时间为 981 病人年,抗 TNF 组为 1744 病人年(阿达木单抗 676 病人年,英夫利昔单抗 547 病人年,依那西普 521 病人年),其他生物制剂组为 336 病人年。使用合成 DMARDs 联合抗 TNF 治疗患者的结核发病率高于单用合成 DMARDs 的患者和合成 DMARDs 联合非抗 TNF 生物制剂的患者,提示抗 TNF 治疗期间很可能发生结核感染,可见筛查结核感染的意义较大。同样,巴西 Garziera 等[2]的研究也证实了这一观点。作者对所有接受抗 TNF 治疗的成年患者(≥18 岁)的电子病历进行了回顾性的横断面分析,以调查使用抗 TNF 药物治疗的风湿性疾病患者中 LTBI 和 TB 的患病率。每例患者在开始抗 TNF 治疗前接受结核菌素皮肤试验(TST),共纳入 176 例患者,基础疾病包括类风湿关节炎(RA)89 例,强直性脊柱炎(AS)49 例和银屑病关节炎(PsA)31 例。发现所有成年风湿性疾病患者在接受抗 TNF 治疗后增加了结核病的发病风险。还发现 AS 患者 LTBI 率比 RA 患者高,总 LTBI 感染率为 29.5%,其中 3.4%的患者抗 TNF 治疗后发展为活动性结核病。因此,作者强烈建议在开始使用抗 TNF 药物治疗之前筛选 LTBI,在结核病高流行地区,每年进行 LTBI 筛查非常重要。

那么,在结核病低流行国家或地区,对使用抗 TNF 治疗前的风湿性疾病患者是否也需要进行 LTBI 筛查? Cantini 等[3]对结核病发病率较低的国家使用抗 TNF 治疗风湿性疾病患者进行了回顾性研究,发现 LTBI 患者发生活动性结核病的风险也相应增加。而接受非抗肿瘤坏死因子靶向生物制剂治疗的患者发生活动性结核病的风险却没有增加。因此,在结核病低流行的地区或国家也有必要进行 LTBI 筛查。需要注意的是,使用不同生物制剂诱发结核风险程度也有不同,沙特阿拉伯 Alkadi 等[4]通过回顾性观察 54 例使用利妥昔单抗 3~6 个月的风湿病患者,评估发生结核病的风险。结果显示,即使在结核病流行高患病率和发病率的地区,也没有发生结核高风险的情况,故作者认为利妥昔单抗并不增加患者发生活动性结核病的风险。

而在未使用生物制剂的风湿性疾病中,新加波 Yang 等[5]研究了系统性红斑狼疮(SLE)与肺结核风险增加的相关性,评估 SLE 患者结核病的发病率。从 2004 年到 2011 年 SLE 患者合并结核病的患者中,与无 SLE 结核病患者相比,SLE 患者的肺结核发生率显著增高(2.0%对 0.6%,$P<0.001$)。肺结核组发病率较高,差异有统计学意义(1.7%对 0.5%,$P<0.00$)。回归分析表明,结核病发病因素中,SLE 是一个重要的独立预测因素

（OR 4.6，95%CI 2.8~7.5，P<0.001）。因此，作者认为 SLE 患者应视为高危人群主动筛查结核病。

二、风湿性疾病发生结核感染的筛查方法评价

新西兰 Pyo 等[6]对风湿性疾病患者 LTBI 筛查试验的一致性进行了评价。作者结合当地结核病流行情况，在使用 TNF 拮抗剂治疗风湿性疾病之前，评价不同方法检测 LTBI 的一致性和阳性率。检索在 2013 年 10 月之前对风湿性疾病患者进行 LTBI 筛查的数据，包括 RA、AS、PsA 和幼年特发性关节炎（JIA）等。结果显示，5224 例风湿性疾病患者在使用 TNF 拮抗剂之前进行了 TST 和 IGRA 试验。TST、QFT-GIT 和 T-SPOT 测试的阳性率分别为 29%，17%和 18%。TST 和 QFT-GIT 之间，TST 和 T-SPOT 之间的一致性比例分别为 73%和 75%。对于检测的一致性，低-中结核病流行国家人群（TST 和 QFT-GIT 之间 71%，TST 和 T-SPOT 之间 74%）略低于高结核病流行国家人群（TST 和 QFT-GIT 之间 73%，TST 和 T-SPOT 之间 81%）。根据基础疾病进一步分析发现，在 AS（64%）中 TST 和 QFT-GIT 之间的一致性水平低于 JIA（77%）和 RA 患者（73%）。因此作者认为，目前有关 TST 和 IGRA 在风湿性疾病患者中进行 LTBI 检测的准确性并不一致。分层分析表明，根据患者来源国的地方性结核病流行状况和基础疾病的特性，临床判断 LTBI 可能需要制定不同的筛选策略。

印度 Handa 等[7]认为生物制剂的使用改变了风湿性疾病的治疗模式。抗 TNF 治疗损害生理性 TNF 介导的信号传导并可能导致 LTBI 的再激活和结核病传播。因此，在即将开始抗 TNF 治疗的风湿性疾病患者前，仔细筛查结核是至关重要的。在印度，迄今为止，尚无共识可用于指导印度人群中 LTBI 的筛查、评估和治疗，以及药物剂量和疗程方案（单一疗法或联合疗法）。基于此，作者提出了一种循证的关于使用 DMARDs 的风湿性疾病患者进行 LTBI 筛查和管理的策略。所提出的策略可指导医师进行 LTBI 的逐步筛查（包括病史、TST、IGRA、胸片）和制定治疗方案（异烟肼治疗或与利福平联合治疗）。此外，该策略还被建议纳入制定印度（国家结核病控制规划）在该高风险人群中的 LTBI 管理。

三、风湿性疾病发生结核感染的预防性治疗

预防性治疗方面的进展，国际上报道较少。巴西 Junior 等[8]分析了患有风湿性疾病合并 LTBI 的儿童和青少年接受 TNF 拮抗剂的预防性治疗情况。虽然已有建议在该人群中进行 LTBI 治疗，但文献中有不同的治疗方案，并没有明确的共识。基于此，作者回顾性分析了文献中使用的或建议的 LTBI 治疗方案。使用 1990—2015 年的健康数据库，纳入使用 TNF 拮抗剂治疗幼年型风湿性疾病的患者的 LTBI 治疗病例。结果显示，仅观察到 1 例发生 LTBI 激活；随访期间有良好的治疗依从性，没有发生并发症。证实 INH 9 个月，或 INH 联合 RFP 3 个月的预防性治疗方案可获得较低的 LTBI 激活率和并发症的发生率。

总之，对生物制剂治疗的风湿性疾病人群进行早期诊断及治疗 LTBI 可以大大降低其进展为活动性结核病的风险，使用不同的筛查方法和不同的生物制剂治疗其发生活动性结核病的风险也有所不同。因此，适宜的筛查方法和制定合理的治疗方案尤为重要。

（邓国防）

参考文献

1. Yonekura CL, Oliveira R, Titton DC, et al. Incidence of tuberculosis among patients with rheumatoid arthritis using TNF blockers in Brazil: data from the Brazilian Registry of Biological Therapies in Rheumatic Diseases (Registro Brasileiro de Monitoracao de Terapias Biologicas-BiobadaBrasil). Rev Bras Reumatol Engl Ed, 2017, 57(2):477-483.

2. Garziera G, Morsch A, Otesbelgue F, et al. Latent tuberculosis infection and tuberculosis in patients with rheumatic diseases treated with anti-tumor necrosis factor agents. Clin Rheumatol, 2017, 36(8):1891-1896.

3. Cantini F, Nannini C, Niccoli L, et al. Risk of tuberculosis reactivation in patients with rheumatoid arthritis, ankylosing spondylitis, and psoriatic arthritis receiving Non-Anti-TNF-Targeted biologics. Mediators Inflamm, 2017, 2017:8909834.

4. Alkadi A, Alduaiji N, Alrehaily A. Risk of tuberculosis reactivation with rituximab therapy. Int J Health Sci (Qassim), 2017, 11(2):41-44.

5. Yang Y, Thumboo J, Tan BH, et al. The risk of tuberculosis in SLE patients from an Asian tertiary hospital. Rheumatol Int, 2017, 37(6):1027-1033.

6. Pyo J, Cho SK, Kim D, et al. Systemic review: agreement between the latent tuberculosis screening tests among patients with rheumatic diseases. Korean J Intern Med, 2017. [Epub ahead of print]

7. Handa R, Upadhyaya S, Kapoor S, et al. Tuberculosis and biologics in rheumatology: A special situation. Int J Rheum Dis, 2017, 20(10):1313-1325.

8. Junior J, Ramos R, Robazzi T. Treatment of latent tuberculosis in patients with juvenile rheumatic diseases: a systematic review. Rev Bras Reumatol Engl Ed, 2017, 57(3):245-253.

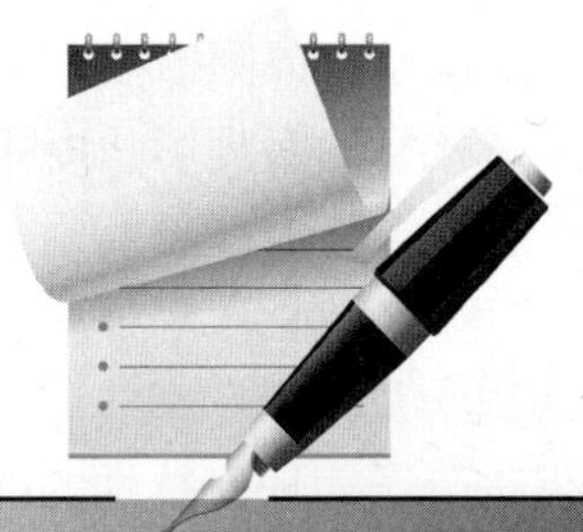

附　　录

附录一　2017 年结核病相关指南文件

一、国内部分

1. 中国结核病病理学诊断专家共识摘要（中华医学会结核病学分会结核病病理学专家共识编写组）

结核病是严重威胁人类健康的重要传染性疾病之一。全球每年的新发结核病患者有1000 万，中国每年新发患者 100 万。在中国细菌学确诊结核病阳性率仅在 30%左右，大量痰菌阴性结核病与肺外结核病需要通过其他途径诊断。病理学诊断是细菌学之外最重要的结核病确诊途径之一。近年来，分子病理学技术发展迅速，不仅提高了结核病的病理学诊断阳性率，还可以实现传统病理学所无法解决的结核病与非结核分枝杆菌病的鉴别诊断及耐药结核病的诊断等。但是如何在临床实践中正确、有效地应用这些新技术，并被临床医师所理解？2016—2017 年中华医学会结核病学分会组织全国结核病领域病理学及临床专家共同探讨并撰写了《中国结核病病理学诊断专家共识》。共识主要目的是促进分子病理新技术的推广应用，建立更有效的病理诊断模式，同时增进临床医生对结核病病理诊断的了解。

本共识一共分为 6 个部分：①结核病的分类及其病理变化；②病理学诊断结核病的主要方法；③结核病与其他肉芽肿疾病的病理学鉴别诊断；④结核病诊断的病理学标准；⑤病理学诊断结核病的推荐流程；⑥耐药结核病的分子病理学诊断。

第一部分结核病分类中，共识明确提出发生在胸膜的结核病属于肺外结核，而不属于肺结核。结核病基本病理变化主要为 3 种类型：渗出性病变、增生性病变以及坏死性病变。这三种病理变化常混杂存在，在不同阶段，多以某种病理改变为主并相互转化。

第二部分主要介绍了病理学诊断结核病的主要方法，包括常规病理、特殊染色等传统诊断方法，也包括免疫组织化学、分子病理检测等结核病病理学诊断新方法。这两个部分在介绍各种方法原理的同时也对各方法的特点、注意事项等做了详细的介绍。在常规病理学诊断中大体观察、组织学表现及细胞学表现虽然具有一定的特异性，但这些病理改变亦可出现在其他感染性和非感染性肉芽肿性病变中。所以常规的病理学诊断手段并非结核病诊断的金标准，必须通过其他辅助检查找到结核病病原学依据方可确诊。特殊染色中，抗酸染色和真菌染色对于分枝杆菌病与真菌病的鉴别诊断非常有帮助，因此共识中建议这两类特殊染色作为感染性肉芽肿性疾病鉴别的常规项目开展。需要注意的是，抗酸染色无法鉴别结核分枝杆菌复合群（MTBC）和非结核分枝杆菌，因此抗酸染色阳性并不代表是结核菌。真菌染色中六胺银（GMS）染色和过碘酸希夫（PAS）染色是最常用的识别真菌的染色方法。免疫组织化学法（immunohistochemistry，IHC）是病理科非常常见的技术，但在结核病诊断中应用不多，主要原因是没有可以应用于临床的商业化一抗。但最近的研究表明，免疫组织化学检查操作简便，阳性信号易于观察，不需要使用油镜，可以有效提高敏感度和工作效率。因此本共识建议未来开展更多的临床转化及评估研究。分子病理学检测技术发展迅速。基于基因检测的分子病理新技术具有简单、快捷、特异、敏感及快速等优点，可有效提高组织标本中

MTB 的检出率,可帮助鉴别结核病与非结核分枝杆菌病,还可以帮助诊断耐药结核病,为结核病病理学精准诊断提供了更多的辅助手段。目前临床上常用的技术有实时荧光定量 PCR、核酸杂交法、熔解曲线法等。

第三部分主要介绍了需要与结核病鉴别诊断的常见的肉芽肿性疾病。分为两类:①感染性肉芽肿性疾病,主要包括非结核分枝杆菌病、真菌病、寄生虫感染以及麻风病;②非感染性肉芽肿疾病,主要包括结节病、肉芽肿性多血管炎、嗜酸性肉芽肿多血管炎、克罗恩病、异物肉芽肿、坏死性淋巴结炎、猫抓病性淋巴结炎、肿瘤引起的肉芽肿病变。

第四部分提出了明确的结核病病理学诊断标准。根据中华医学会"临床技术操作规范:病理学分册"所规定的病理学诊断基本类型,结核病诊断也分为 4 个级别。Ⅰ类诊断属于明确诊断,主要有两个因素,形态学符合并且找到结核分枝杆菌复合群病原学证据。Ⅱ类诊断属于提示性诊断,既形态学符合,但是并没有明确的结核病病原学依据。Ⅲ类诊断属于描述性诊断,病变组织或细胞不足以提示诊断为结核病,只能进行病变的形态描述。Ⅳ类诊断为无法诊断。

第五部分根据中国国内目前可用于临床的技术方法,提出了结合形态学诊断(HE 染色),特殊染色(抗酸染色及真菌染色等)及分子病理基因检测的综合诊断流程。流程判读中分子病理基因检测是病理学确诊结核病的主要依据,只有结核菌分子病理检测阳性才能确诊结核病。虽然抗酸染色不能作为确诊结核病的依据,但是考虑到该方法操作简便,应用广泛等特性,还是将该方法作为流程中诊断结核病的重要辅助手段。分枝杆菌培养是确诊结核病的重要依据,但考虑到主要在检验科开展,因此本共识没有把这项检查纳入到病理诊断流程。

第六部分提出通过分子生物学技术检测病灶中的 MTB 耐药相关基因位点是否发生突变,可进行耐药结核病快速诊断。本部分主要介绍了利福平、异烟肼、乙胺丁醇、吡嗪酰胺、链霉素、氟喹诺酮类药物的耐药相关基因及主要基因突变类型。此外,重点介绍了实时荧光定量 PCR、探针杂交、溶解曲线等目前临床可用于耐药基因突变检测的技术方法。

本共识进一步明确了结核病病理学分类,结合分子病理学检测新技术提出更为明确的结核病病理学诊断流程及诊断标准。本共识建议有条件开展分子病理检测的病理科按照本共识的指导意见进行结核病、非结核分枝杆菌病及耐药结核病的诊断。

(中华医学会结核病学分会,结核病病理学专家共识编写组. 中国结核病病理学诊断专家共识. 中华结核与呼吸杂志,2017,40(6):419-425. 通讯作者:车南颖,cheny0448@163. com;张海青,zhqing56@ sina. com。)

(车南颖　张海青)

2. 利奈唑胺抗结核治疗专家共识(中华医学会结核病学分会、利奈唑胺抗结核治疗专家共识编写组)

耐药结核病尤其是耐多药结核病(multi-drug resistant tuberculosis,MDR-TB)和广泛耐药结核病(extensively drug resistant tuberculosis,XDR-TB)的治疗问题仍然困扰着广大结核病防治工作者。利奈唑胺(linezolid,Lzd)为噁唑烷酮类抗菌药物,是继磺胺类和喹诺酮类后上市的又一类全新合成抗菌药物,该药以其独特的作用机制、良好的抗菌活性而备受关注。近年研究结果表明,利奈唑胺具有良好的抗结核分枝杆菌(mycobacterium tuberculosis,MTB)作用,对耐药菌株也显示了强大的抗菌活性,利奈唑胺治疗 MDR-TB 和 XDR-TB 也取得了较为满意的临床疗效。世界卫生组织（World Health Organization，WHO）在耐药结核病相关指南中将利奈唑胺列为抗结核药物，而在2016年WHO更是在“耐药结核病治疗指南”中将其归为MDR-TB的核心治疗药物。目前，在耐药结核病治疗药物十分匮乏的情况下，不得不采用利奈唑胺治疗难治性MDR-TB和XDR-TB。但目前我国尚无利奈唑胺临床应用的规范或指南可供参考，临床医生在实际工作中也有不少问题或困惑需要解决。为此，中华医学会结核病学分会组织全国相关领域专家对利奈唑胺抗结核治疗有关方面的问题进行研讨，制定了“利奈唑胺抗结核治疗专家共识”，现将主要推荐意见介绍如下。

（1）适应证：根据以上的基础和临床研究结果，结合WHO及我国相关指南，利奈唑胺的治疗适应证如下。

1）利福平耐药结核病（rifampicin resistant tuberculosis，RR-TB）：体外药物敏感性试验（drug susceptibility test，DST）证实感染的MTB对利福平耐药的结核病，包括利福平单耐药结核病（rifampicin mono-resistant tuberculosis，RMR-TB）和利福平多耐药结核病（rifampicin poly-drug resistant tuberculosis，RPR-TB）。

2）MDR-TB：体外DST证实感染的MTB至少同时对异烟肼和利福平耐药的结核病。

3）XDR-TB：体外DST证实感染的MTB对异烟肼和利福平耐药外，同时对任何一种氟喹诺酮类抗菌药物耐药，以及3种二线注射类药物（卷曲霉素、卡那霉素和阿米卡星）中的至少1种药物耐药的结核病。

4）耐药、重症及难治性结核性脑膜炎：包括RR-TBM、MDR-TBM、XDR-TBM、病原学确诊或临床高度怀疑的重症TBM（明显的意识障碍、持续高热及反复惊厥、顽固性颅高压、脑膜脑炎型、脊髓型）或常规抗结核方案治疗效果不佳的难治性TBM。

（2）禁忌证及相对禁忌证：参照WHO相关指南及利奈唑胺说明书（2013年9月版），利奈唑胺的禁忌证及相对禁忌证如下。

1）禁忌证：①对利奈唑胺或本品含有的其他成分过敏者；②正在使用任何能抑制单胺氧化酶A或B的药物（如苯乙肼、异卡波肼）的患者，或2周内曾经使用过这类药物的患者。

2）相对禁忌证：考虑到利奈唑胺的常见不良反应，下列情况属于相对禁忌证，需谨慎使用：①利奈唑胺有引起骨髓抑制的风险，如果有潜在的骨髓抑制性病变，如造血系统疾病、肿瘤化疗后，或明显的白细胞和血小板减少，或中重度贫血；②利奈唑胺可引起视神经炎，患者如果存在视力损害、视物模糊、视野缺损等情况，需经眼科专家评估后方可使用；③利奈唑胺尚未在妊娠妇女中进行充分的、严格对照的临床研究，只有潜在的益处超过对胎儿的潜在风险时，才考虑在妊娠妇女应用；利奈唑胺及其代谢产物可分泌至哺乳期大鼠的乳汁中，乳汁中的药物浓度与母体的血药浓度相似，利奈唑胺是否分泌至人类的乳汁中尚不明确，因此，利奈唑胺应慎用于哺乳期妇女；④利奈唑胺有引起血压升高的风险，高血压未控制的患者慎用，若需使用必须进行血压监测；⑤利奈唑胺尚未用于嗜铬细胞瘤、类癌综合征和未经治疗的甲状腺功能亢进的患者，因此，这些患者需慎用；⑥利奈唑胺有引起惊厥的报道，有癫痫发作病史的患者需慎用。

（3）剂量、用法及化疗方案的制定

1）剂量与用法：根据WHO和我国相关指南以及临床研究资料，建议利奈唑胺的剂量和用法如下。

成人RR-TB、MDR-TB、XDR-TB：①降阶梯疗法：利奈唑胺初始剂量为每次600 mg，2次/

天，4～6 周后减量为每次 600 mg，1 次/天；如果出现严重不良反应还时可减为 300mg/d，甚至停用；口服或静脉滴注均可，同时服用维生素 B_6；总疗程为 9 ～24 个月。②中低剂量疗法：利奈唑胺剂量为 600mg/d，如果出现严重不良反应时可减为 300mg/d，甚至停用；口服或静脉滴注均可，同服维生素 B_6；总疗程为 9～24 个月。

儿童 RR-TB、MDR-TB、XDR-TB：12 岁以上儿童建议的利奈唑胺剂量为每次 10 mg/kg，1 次/8h，不宜超过 900mg/d；10～12 岁儿童建议的利奈唑胺剂量为 10 mg/（kg · 次），1 次/12 小时，不宜超过 600mg/d；总疗程为 9～24 个月。口服或静脉滴注均可。目前尚无 10 岁以下儿童长期使用利奈唑胺的报道。

耐药、重症及难治性 TBM：RR-TBM、MDR-TBM、XDR-TBM 参照以上推荐。利奈唑胺治疗重症及难治性 TBM 的推荐剂量为：成人、12 岁及以上儿童患者建议给予利奈唑胺 600mg，1 次/12 小时，静脉滴注或 600mg，2 次/天，口服；<12 岁儿童建议按每次 10 mg/kg，1 次/8 小时，静脉滴注或口服，不宜超过 600mg/d。总疗程不超过 2 个月。

合并乙型病毒性肝炎、丙型病毒性肝炎肾功能不全、轻中度肝功能异常、HIV 阳性及老年患者（≥65 岁）患者使用时毋需调整剂量。

2）化疗方案的制定：依据 WHO 和我国指南，在具有可靠药敏试验结果的情况下，利奈唑胺应与至少 3 种对患者分离菌株具有体外敏感性的药物联合组成化疗方案。在缺乏可靠药物敏感性试验结果时，利奈唑胺至少与 4 种可能对患者分离菌株敏感的药物联合组成化疗方案。利奈唑胺不可单独添加至一种已经失败的化学治疗方案中。

（4）不良反应：利奈唑胺常见不良反应有胃肠道反应（恶心、呕吐、腹泻）、骨髓抑制（血小板减少、贫血、白细胞减少）及周围神经炎和视神经炎。骨髓抑制较严重，甚至威胁生命，减少剂量或停药后可逆。周围神经炎和视神经炎在减少剂量或停药后恢复慢。少见的不良反应有前庭功能毒性（耳鸣、眩晕）、抑郁、乳酸性酸中毒、腹泻、头痛、口腔念珠菌病、阴道念珠菌病、味觉改变、肝功能异常（包括丙氨酸转氨酶、天冬氨酸转氨酶、碱性磷酸酶及总胆红素水平升高等）、肾功能损害及 5-羟色胺综合征等。

（5）临床应用注意事项

1）用药前需告知利奈唑胺的不良反应和注意事项。

2）制定方案时需经专家组讨论，强调必须联合用药，切忌单独加药。

3）用药需在结核病专科医生的指导下使用。

4）用药 1 个月内需每周监测血常规，以后 2 周复查一次血常规。如贫血和血小板减少进行性加重，则减量使用或停药，并密切监测血常规。

5）治疗前常规行视力检查，治疗中每个月监测视力变化。若出现视力减退应减量使用或停用。

6）利奈唑胺与类肾上腺素能（拟交感神经）药物有潜在的相互作用，可引起加压作用，应避免合用含盐酸伪麻黄碱或盐酸苯丙醇胺的药物。

7）利奈唑胺与 5-羟色胺类制剂合用可出现 5-羟色胺综合征，应避免合并应用 5-羟色胺再摄取抑制剂、三环抗抑郁药物、5-羟色胺、5-羟色胺受体激动剂等药物。

8）在应用利奈唑胺过程中，若患者反复出现恶心和呕吐、有原因不明的酸中毒或低碳酸血症，需要立即进行检查，以排除乳酸性酸中毒。

9）长期使用时需注意引起的二重感染，如假膜性肠炎，尤其是合并糖尿病或免疫功能受损患者。

10）利奈唑胺有引起高血压的可能，应避免食用大量高酪胺含量的食物及饮料。

11）利奈唑胺可引起周围神经炎和视神经炎，在与有相同不良反应的抗结核药物（如高剂量异烟肼、丙硫异烟胺、乙胺丁醇等）同时使用尤应注意观察和监测。

12）在利奈唑胺治疗期间，应每月查痰涂片和痰培养，监测抗结核药物的药敏试验结果，定期复查X线胸片或胸部CT。

需要强调的是，利奈唑胺在抗结核治疗的有效性和安全性方面尚缺乏大样本、随机对照、多中心临床研究资料，在其使用剂量和疗程方面也没有统一的认识，因此，本共识还有不少方面需要完善与补充。我们希望，有更多的结核病防治工作者在今后开展这方面的研究，通过研究得到更全面、更详尽的临床数据，为进一步修订或更新本共识提供更充分的依据。

（中华医学会结核病学分会、利奈唑胺抗结核治疗专家共识编写组．利奈唑胺抗结核治疗专家共识．中华结核和呼吸杂志，2018，41（1）：14-19．通信作者：唐神结，tangsj1106@ sina. com；张文宏，zhangwenhong@ fudan. edu. cn；姚岚，spectium1981@ 126. com。）

（姚岚　唐神结）

3. 结核病重症加强治疗病房建设与管理专家共识（中华医学会结核病学分会重症专业委员会）

结核病是由结核分枝杆菌（mycobacterium tuberculosis，MTB）引起的经呼吸道传播的传染病，是世界性的重大公共卫生问题。世界卫生组织2016年报道，2015年全球新发结核病1040万例，140万人死于该病，防治形势依然严峻。近年来，虽然结核病诊疗技术发展迅速，但仍有1%～3%的患者进展为重症结核病，其中呼吸衰竭和多器官功能障碍综合征是重症结核病收入重症加强治疗病房的主要原因，病死率高达69%。

根据“健康中国2030”规划纲要的精神，相关医院应设立专门从事重症结核病治疗的结核重症加强治疗病房（tuberculosis intensive care unit，TBICU），并从人员、装备、技术手段等方面给予充分保证。目前，国际上尚缺乏TBICU建设的相关指南，而我国TBICU也存在建设水平参差不齐、规模大小不一及专业人员不稳定等问题。因此，中华医学会结核病学分会重症专业委员会组织专家，参考国外内公开发表的文献，结合与会专家的实践经验，制定了“结核病重症加强治疗病房建设与管理专家共识”，以规范我国结核病重症加强治疗病房的建设与管理，提高结核病危重症诊治水平。

（1）TBICU建设与管理要点：共识制定规范了TBICU的建设的布局，设备及设施的放置，床位设置与人力资源配置，相关制度、职责、技术规范及操作规程，医务人员资格、技术能力、准入标准及授权管理制度以及TBICU医院感染控制等推荐内容。

（2）TBICU病房的建设标准：“共识”参考中华人民共和国卫生部“医院隔离技术规范”、中华人民共和国建设部“医院洁净手术部建筑技术规范”“传染病医院、综合医院建筑设计规范”及国内外相关行业学会制定的指南，提出TBICU的基本要求、TBICU病房规模、TBICU的环境条件、TBICU负压隔离区的建设、TBICU综合布局、TBICU消毒工具、安监设备、患者的护理、污染物管理等推荐意见。

（3）基于目前国内TBICU收治的患者情况，结合中国、欧洲、美国危重症协会提出的ICU建设指南及中国结核病防治规划实施工作指南（2008年版），规范了TBICU规章制度，提出TBICU收治标准等推荐意见。

（4）此外，"共识"还对 TBICU 中仪器的配备，TBICU 人员的配备、资质与职责提出推荐意见。

该共识是国内第一个关于结核病重症加强治疗病房建设与管理专的共识，将规范我国结核病重症加强治疗病房的建设与管理，提高结核病危重症诊治水平。

（中华医学会结核病学分会重症专业委员会．结核病重症加强治疗病房建设与管理专家共识．中华结核与呼吸杂志，2018，41（1）：19-24．通讯作者：李国保，Email：L3gb@qq. com，陈园园 Email：dryuanyuan_chen@ sina. com）

（黄海荣）

二、国际部分

1. 2017 全球结核病报告（WHO）

WHO 发布《全球结核病报告》，旨在以推荐的全球结核病战略及其相关目标以及更广泛发展目标为背景，在全球、区域和国家层面对结核病流行状况和防治工作进展情况进行最新的全面评估。2016—2035 年，WHO《终止结核病战略》与联合国可持续发展目标的共同目标是，在全球终止结核病流行。

WHO《终止结核病战略》确定的具体目标有：在 2015 年基础上，到 2030 年将结核病死亡人数减少 90%，将结核病发病率（每年新发病例）降低 80%。为了能够实现这些目标，必须在全民健康覆盖的广泛背景下提供结核病防治服务，采取多部门共同行动以解决结核病的社会和经济决定因素及后果，并到 2025 年实现技术突破，使结核病发病率的下降速度超过历史上任何时期的水平。

总体而言，目前结核病导致的疾病负担仍很重，进展速度仍不够快，不足以达到目标或在缩小长期存在的差距上取得重大进展。

结核病是全球第九大死因，也是因单一病原体感染造成的死亡人数最多的疾病，高于 HIV/艾滋病。据估计，2016 年，在 HIV 阴性者中，130 万人死于结核病（低于 2000 年的 170 万人），在 HIV 阳性者中，37. 4 万人死于结核病。2016 年，据估计，全球结核病新发病例数为 1040 万例，其中成人占 90%，男性占 65%，HIV 携带者占 10%（74%在非洲），印度、印度尼西亚、中国、菲律宾和巴基斯坦 5 个国家的结核病新发病例占 56%。

面临耐药结核病持续威胁。2016 年，新增 60 万例利福平（最有效的一线抗结核药物）耐药结核病，其中 49 万例是耐多药结核病。这些病例的几乎一半（47%）出自印度、中国和俄罗斯联邦。

在全球范围内，结核病死亡率每年下降约 3%，发病率每年下降约 2%，结核病患者死亡率为 16%。到 2020 年，这些数据必须每年分别下降 4%～5%和 10%，这样才能达到《终止结核病战略》确定的第一个里程碑。

早期诊断和适当治疗可避免大多数的结核病死亡病例。每年有数以百万计的人得救，他们被诊断出结核病并获得了成功治疗（2000—2016 年共挽救了 5300 万人生命）。尽管如此，在检测和治疗方面仍存在很大差距。

2016 年，报告的结核病新发病例数为 630 万例（高于 2015 年的 610 万例），相当于 1040 万例估计发病数的 61%。最新治疗结果数据显示，全球结核病治疗成功率为 83%，与近年水平相似。艾滋病毒阳性者的结核病例报告数为 476 774 例（占估测发病数的 46%），其中

85%患者正在接受抗反转录病毒治疗。共有129 689人开始接受耐药结核病治疗，略高于2015年的125 629人，但仅为估测发病人数的22%，且治疗成功率仍较低，在全球为54%。

为大幅度缩小这些差距，必须在一组结核病高负担国家中取得更大进展。在结核病新发病例数与报告病例数之间存在缺口，10个国家占缺口数的76%，居于前3位的国家分别是印度（25%）、印度尼西亚（16%）和尼日利亚（8%）。在耐药结核病发病率与治疗病例数之间存在的缺口上，10个国家占了75%，印度和中国共占39%。在与艾滋病相关结核病的缺口上，WHO非洲区域占一半以上。

结核病预防治疗的规模正在不断扩大，特别是在艾滋病毒携带者和5岁以下儿童这两个重点风险人群中，但大多数符合接受结核病预防治疗条件的人仍无法获得这一治疗。

10多年来，虽然已增加了结核病防治资金，但仍存在资金缺口（2017年为23亿美元）。卫生总支出仍远远达不到实现全民健康覆盖的所需水平。缩小这些差距需调动更多的国内资金（尤其是中等收入国家）和国际捐助资金（尤其是低收入国家）。

结核病流行更广泛的影响因素包括贫穷程度、艾滋病毒感染、营养不良和吸烟。在实现与这些和其他决定因素有关的可持续发展目标方面，大多数结核病高负担国家面临着巨大挑战。

虽然在新的诊断试剂、药物、治疗方案和疫苗等研发方面取得了进展，但进展速度缓慢。需在研究和开发上加大投资力度，才有望实现到2025年所需的技术突破。

WHO在2017年11月召开的题为“在可持续发展目标时代终止结核病”的全球部长级会议和2018年首次召开的联合国大会结核病问题高级别会议，为大力激发加强结核病防治所需的政治承诺和推动全球各国终止结核病流行提供了历史性契机。

（WHO. Global tuberculosis report 2017. WHO/HTM/TB/2017. 23）

（唐佩军　唐神结）

2. 结核病研究和发展全球投入：过去、现在和未来（WHO）

结核病是人类历史上病死率最高的传染性疾病，也是全球单一菌感染致病导致死亡率最高的传染病。结核病年死亡患者数的1/4是由抗生素耐药（AMR）导致的，如不加以控制，到2050年，它将夺走数百万人的生命并导致全球数10亿美元的经济损失。当下与未来，结核病对人类健康的威胁主要是由于过去几十年来人类严重忽视对结核病的研究造成的。按照联合国提出的可持续发展目标（SDGs）和WHO终止结核病策略的要求，2030年之前，需要重视结核病的研究，并终止结核病的流行，所有国家和相关机构需要果断做出承诺，增加对结核病创新性研究的投入和支持。

建立以国家政府为主导的，私营和慈善机构及结核病相关社会团体积极参与的新型全球化的结核病研究和开发模式。结核病研究与开发项目资助需要比过去有稳步的提高，且要尽快解决研究管理和制度上的障碍。终止结核病策略要求引入新措施来实现2025年结核病死亡率下降90%和2030年发病率下降80%的目标。终止结核病策略特别号召研究快速进行结核病诊断和结核病的耐药检测的方法；研究更短程、更安全和更有效的方案治疗各型结核病；以及更有效的结核病疫苗。对过去10年结核病研发的投入进行分析表明过去和现在的结核病研发资金投入完全不能满足实现终止结核病策略的宏图大志。结核病导致了几乎2%的全球伤残调整生命年（DALYS）和2%的全球死亡人数，但每年在结核病研究上的支出仅约为估算全球医疗研究经费（2650亿美元）的0. 25%。尽管结核病在绝对和相对意义上同样导致全球伤残调整生命年(DALYs)和过早死亡,结核病研究按比例得到的资金支持少于同样严重危害全球健康的其他疾病,如艾滋病和疟疾等。2009年以来,每年用于结核病研发的资金并没有明显增长,如果考虑通货膨胀因素在内,可以说是负增长。此外,资金投入高度集中:在每年的结核病经费投入中,30个来自少数国家的研究机构占有了90%以上研发经费。过去5年来,企业投资逐步减少,而公共卫生和慈善基金的投入增加,基本维持了资金投入的平衡,这意味着需要新的资源投入结核病研究领域。通过病例研究评估结核病新诊断技术、新药和新疫苗表明,长期资金不足已经减缓了产品开发的步伐,并阻碍了基础科学新进展转化为新的干预措施。在资金充足的情况下,过去10年的许多结核病研究工作都取得了成功。然而,即便如此,科研运行经费投入不足,导致新科技成果被削弱,并限制了其对结核病流行的影响,使数百万结核病患者或存在结核病感染风险的人无法享受科学进步带来的益处。分析已发表的结核病研究文章显示,科学家在结核病高负担国家(特别是巴西、俄罗斯联邦、印度、中国、南非)的研究产出不断增长,但多数结核病研究的资金支持却依赖于高收入、低结核病负担国家的资助。有限的资金投入并不是唯一的阻碍,结核病研究人员往往还面临复杂而漫长的审核过程,因为这些高负担国家很难对新研究或新产品进行有效和充分的审核。这些挑战表明,在国家层面为结核病研究提供更多匹配的资金以及逐步创造良好的科研环境的重要性。2030年终止结核病流行并消除迫在眉睫的抗生素耐药威胁,需要打破常规。各国要共同努力,并与其他相关机构合作,制定和部署创新性融资研究机制。在国家和国际层面,各国政府应积极采取系列行动以确保结核病研究在今后10年能提供终止结核病流行的革新性手段。

(WHO. Global investments in Tuberculosis research and development: past, present and future. WHO/HTM/TB/2017.26)

(陈禹 唐神结)

3. 技术专家磋商会议报告:Xpert MTB/RIF Ultra 与 Xpert MTB/RIF 非劣效性分析(WHO)

(1)Xpert MTB/RIF Ultra 实施方面的考虑:Ultra 诊断试剂不劣于目前用于诊断 MTB 和利福平耐药检测的 Xpert MTB/RIF 试剂,并且可以在所有情况下替代 Xpert MTB/RIF 试剂。Cepheid 公司计划逐步淘汰目前使用的 Xpert MTB/RIF 试剂,以 Ultra 代替。目前 WHO 关于使用 Xpert MTB / RIF 的建议也适用于将 Ultra 用于所有有结核症状和体征的成人和儿童的早期诊断测试,以及对选定的肺外标本(脑脊液、淋巴结和组织标本)的检测。以下实施注意事项适用于 Ultra。

1)除检测临界值外,对使用 Ultra 进行 MTB 检测时结果的解释与 Xpert MTB/RIF 相同。

2)Ultra 对 MTB 检测有很高的敏感性,并结合了一个新的半定量类别检测临界值,对应于 MTB 检测的最低细菌负荷。对检测临界值的解释:①在艾滋病病毒感染者中,儿童和肺外样本检测临界值阳性的应被认为是可用于临床决策和病人随访的真正的阳性结果;②在没有感染艾滋病病毒风险的人群中,初次结果为检测临界值的,应采用该患者的新鲜样本进行反复检测,第二次 Ultra 检测结果用于临床决策和患者随访;③尽管在结核病诊断中应始终考虑临床和可用的影像学信息,但如果没有近期的结核病史,则第二次结果为检测临界值阳性的,足以作出肺结核的诊断;④在所有结果为检测临界值阳性的人当中,需要进行追加调查以确认或排除对利福平的耐药性。

3）Ultra 对利福平耐药性检测具有高灵敏度和特异性：①使用 Ultra 进行基于熔解温度的分析，与使用 Xpert MTB/RIF 进行的实时 PCR 分析相比，可以更好地区分沉默突变和抗性突变；②对于利福平耐药风险低的人群（例如，没有耐多药结核病风险的新结核病例），应使用新鲜标本进行重复分析，验证利福平耐药阳性结果。建议反复测试以控制任何预分析和（或）分析后错误。

4）所有经 Ultra 验证具有利福平耐药性的患者需按照世卫组织现行政策指导接受进一步检测，确定是否对氟喹诺酮类和/或二线注射类药物存在额外的耐药性。

5）Ultra 可用于所有 GeneXpert 仪器平台，适用于中央或国家参比实验室级别、区域性参比实验室级别和地区性参比实验室级别。GeneXpert 可以在外围设备上使用，只要能够确保提供不间断的电力供应和温度条件。

（2）研究方面需要：WHO 计划在 2018 年更新使用 Ultra 的政策建议。

关于 Ultra 的进一步运用研究应当侧重于在不同流行病学、地理环境以及患者群体中解决下列研究重点：

1）进行额外的研究，评估在初始测试未检测到 MTB 的情况下进行第二次 Ultra 试剂分析的价值，以此作为提高检测灵敏度的一种方法。

2）评估对初始样本为检测临界值阳性、具有结核病迹象和症状的患者的新样本进行反复检测的作用，以此作为提高检测特异性的一种方法。

3）使用 Ultra 进行研究，在儿童和肺外样本（包括儿童粪便样本）中使用 Ultra 检测结核病。

4）在使用 Ultra 进行系统筛查、主动病例发现和患病率调查时，进行额外的研究，评估检测临界值结果的使用情况。

5）评估 Ultra 作为利福平耐药性检测的参考标准方法时的效果。

6）收集更多关于 Ultra 对患者重要结果的影响，包括结核病治疗起始时间、发病率和死亡率。

（WHO. WHO Meeting Report of a Technical Expert Consultation：Non-inferiority analysis of Xpert MTB/RIF Ultra compared to Xpert MTB/RIF. WHO/HTM/TB/2017. 4）

（唐佩军　唐神结）

4. 技术专家组会议报告：结核病诊断商用产品临床样本的保存（WHO）

结核分枝杆菌培养仍然是确诊结核病（TB）的重要检查方法，也是药物敏感试验（DST）和耐药结核病（DR-TB）患者治疗监测的重要手段，但其通常只能在中心实验室开展。WHO 推荐使用诸如结核病诊断和利福平耐药的 Xpert MTB / RIF（Cepheid，Sunnyvale，USA）快速分子检测方法作为具有结核病症状和体征的所有患者的初步检测。制造商建议不能冷藏的标本应该在 3 日内进行检测。然而，在许多结核病高负担国家缺乏将痰标本从采样点快速转运到结核病培养实验室的基础设施，而且在运输过程中保持痰标本的持续冷藏状态也大有不同。这就需要一种以培养法为基础既能维持结核分枝杆菌复合群（MTB）的活性、提高检出率，又能控制培养污染率的运输设备。因为没有实时监测平台，很难确定使用不同的转运设备是否可以提高分子诊断技术对结核分枝杆菌复合群（MTB）检测的阳性率。

WHO 全球结核病项目建立了一项对于现有商业转运设备的系统评估，评估纳入了 14 篇已发表和未发表的论文，包括 17 项研究，其中 5 项为技术性研究，12 项为临床性研究。此外，FIND 对 OMNIgene® ·SPUTUM（DNA Genotek，Ottawa，Canada）产品进行了一项实验室评估研究，研究使用的是埃塞俄比亚亚的斯亚贝巴和秘鲁利马的热带医学结核病研究所的国家结核病参比实验室（NTRL）临床检验剩余的抗酸杆菌（AFB）涂片阳性痰样本。

2017 年 5 月 29 日，WHO 全球结核病项目在瑞士日内瓦召开了技术专家组（TEG）会议，审阅了以培养为基础联合分子诊断技术以提高 MTB 检出率的商业运输产品的现有证据。对使用以下商业运送产品的依据进行了评估。

（1）OMNIgene · SPUTUM（DNA Genotek，Ottawa，Canada）。

（2）PrimeStore Molecular Transport Medium（PrimeStore MTM；Longhorn Vaccines and Diagnostics，San Antonio，USA）。

（3）FTA card（Whatman，GE Healthcare Life Sciences，Pittsburgh，USA）。

（4）GENO · CARD（Hain Life Science GmbH，Nehren，Germany）。

这项评估既适用于基于培养技术的产品（OMNIgene · SPUTUM）也适用于未应用培养技术旨在扩大分子检测技术的产品（PrimeStore MTM，FTA card 和 GENO · CARD）。技术专家组表示，与外界条件下直接送检分子检测的未处理的痰标本相比没有证据证明外环境会降低诊断试验的阳性率；也没有证据支持运输产品可以提高了分子检测方法的效能。FIND 进行的研究则证明了与未经处理的自然条件下转运的痰标本比较，OMNIgene · SPUTUM 处理后的痰标本可能会提高 Löwenstein-Jensen 培养基的阳性率及污染率。而 OMNIgene · SPUTUM 对分枝杆菌液体培养（MGIT）阳性率和污染率的影响远小于 Löwenstein-Jensen 培养，存在不一致性，结果较难解释。

技术专家组一致认为，仅比较“使用运输产品与不使用运输产品”的相关研究数量非常有限，是研究获得根据的主要局限性，也使得难以剖析运输产品本身独立因素的影响。更有价值的研究就是专门检测需要进行培养的所有标本，同时采用当前的检验运算方法；但研究可能受到运输产品的正常阴性结果的影响，比如检测载菌量低的涂阴标本（包括肺外标本和儿童的标本）和进行治疗评估检测的耐药结核病标本。

使用 OMNIgene · SPUTUM 转运标本时，Xpert MTB / RIF 的所有检测结果的指标均不受其影响。但是，Xpert MTB / RIF 不能直接检测未经离心浓缩处理经 OMNIgene · SPUTUM 转运的标本。在不能进行离心操作的周边地区，使用 OMNIgene · SPUTUM 处理的痰液样本进行 Xpert MTB / RIF 测试时，显然存在潜在的缺陷。

（WHO. Technical Expert Group Meeting Report：Commercial products for preserving clinical specimens for the diagnosis of tuberculosis. WHO/HTM/TB/2017. 23）

（陈禹　唐神结）

5. 考虑在联合实验室网络引用多种疾病检测设备（WHO）

一些新的实验技术可以在同一平台上检测不同的疾病，或者正在改进为同一平台检测不同疾病的实验技术。比如，一个设备可以同时检测结核和 HIV，以及应用独立核酸检测试剂盒定量检测 HIV 和丙肝病毒的载量，这些技术有的指定在参比实验室应用，有的在定点医疗机构应用。

传统的实验室引进多种疾病检测设备（也称为多项检测平台或多项仪分析仪），给合作带来了新的机遇。多疾病检测设备的应用可以提高效率和节约成本，最终可提高患者的医疗质量。

优先与那些正在应用多种疾病检测设备的国家和那些考虑和计划引进多种疾病检测设备的国家合作。

本手册概述了关于使用这些设备进行集成诊断的关键实施因素。本手册主要是给国家实验室工作人员和结核、HIV，以及肝炎项目的管理人员使用。孕产妇、新生儿和儿童保健，以及性与生殖健康的管理人员，国际和双边国家卫生机构，以及向有关国家保健机构提供财政和技术支持的组织也可能对本手册感兴趣。（WHO. Considerations for adoption and use of multidisease testing devices in integrated laboratory networks. WHO/HTM/TB/2017.6）

（陈禹　唐神结）

6. 固定复合制剂在儿童结核病中的使用声明（WHO）

2015 年 12 月，世界卫生组织（WHO）和全球结核病药物开发联盟（TB Alliance）在国际药品采购机制的支持下，推出了方便儿童使用的组合剂（FDCs），用于治疗体质量不足 25kg 的药物敏感的儿童结核病，可用配方如下：

强化治疗阶段：3 FDC（利福平 75mg +异烟肼 50mg +吡嗪酰胺 150mg）。

巩固治疗阶段：2 FDC（利福平 75mg +异烟肼 50mg）。

方便儿童使用的组合剂是根据可达到适当治疗水平而修改剂量制定的，此标准是由 WHO 成员国结核病指南关于儿童结核病管理方案第二版公布的（2014 年）（附表 1）。

附表 1　WHO 成员国结核病指南关于儿童结核病管理方案（第 2 版）

药物	剂量（mg / kg）[a]
异烟肼（H）	10（范围 7～15）
利福平（R）	15（范围 10～20）
吡嗪酰胺（Z）	35（范围 30～40）
乙胺丁醇（E）	20（范围 15～25）

注：[a] 如儿童体质量达到 25 kg，可使用成人剂量

这些新型 FDC 组合剂是水分散性片剂，口感宜人。组合剂为全世界结核病儿童提供了简化和改善治疗的机会，并可能提高患儿依从性及治疗完成率，减少耐药结核病的发生。新组合剂的应用不会改变以往儿童结核病治疗的原则、方案及疗程。

FDCs 复合剂的管理使用应根据儿童的体质量按附表 2 进行。

附表 2　FDCs 复合剂的管理

体质量分级	强化期：RHZ 75/50/150[a]	巩固期：RH 75/50
4～7kg	1 片	1 片
8～11 kg	2 片	2 片
12～15 kg	3 片	3 片
16～24 kg	4 片	4 片
≥25 kg	建议成人用量	建议成人用量

注：[a] 伴有广泛病变或居住在 HIV 发病率高或异烟肼耐药率高的地区的儿童应该在强化期加用乙胺丁醇

WHO 和联合国儿童基金会(UNICEF)建议停用之前未达到最优化的组合剂或成人制剂(粉碎片剂),因为其可能导致给药不足或过量,治疗结果不佳或增加发生耐药的风险。因此,WHO 和 UNICEF 敦促所有国家结核病项目尽快停止之前的剂型并替换成新的便于儿童使用的 FDCs 分散片用于治疗体质量 25kg 以下的儿童;同时也鼓励捐助机构为采购新的儿童组合剂提供资金帮助。WHO 和 UNICEF 与其他技术团体将继续致力于为各国提供必要的技术支持,为应用新的儿童组合剂做好准备。同时,由于儿童纳入国家结核病项目之外的卫生保障体系,WHO 和 UNICEF 鼓励各国实施补充医疗计划保证所有结核病(或结核病高危)患儿尽早确诊及治疗。

(WHO. Statement on the use of child-friendly fixed-dose combinations for the treatment of TB in children. WHO/HTM/TB/2017. 9)

(陈禹　唐神结)

7. 药物敏感结核病治疗和患者关怀指南(2017 更新版)(WHO)

(1)关于 4 个月短程治疗方案与 6 个月标准治疗方案的应用建议:对于药物敏感肺结核的治疗,含氟喹诺酮类药物的 4 个月短程治疗方案与 6 个月标准治疗方案(2H-R-Z-E/4H-R)的疗效对比,《2017 指南》推荐如下:尽管短程化疗是全球战略的理想目标,但《2017 指南》不建议应用含氟喹诺酮类药物的 4 个月短程治疗方案,建议应用以利福平为基础的 6 个月标准治疗方案(2H-R-Z-E/4H-R)(强烈建议,证据质量等级中等)。

(2)建议应用固定剂量复合剂:对于药物敏感结核病的治疗,固定剂量复合剂与单独药物制剂的疗效对比,《2017 指南》推荐:对于药物敏感结核病的治疗,《2017 指南》建议应用固定剂量复合剂优于单独药物制剂的应用(一定条件下建议,证据质量等级低)。

(3)关于间歇用药与每日用药的选择:间歇用药(每周 3 次)与每日用药(无论是在强化期,还是在巩固期)的有效性评估,《2017 指南》推荐:对于所有药物敏感肺结核的治疗,无论在抗结核药物治疗的强化期阶段,还是巩固期阶段,《2017 指南》不建议每周 3 次用药,建议每日用药(一定条件下建议,证据质量等级低)。

(4)并发 HIV 感染药物敏感结核病患者的治疗:对于并发 HIV 药物敏感结核病的治疗,其抗反转录病毒治疗(ART)起始治疗时间的制定,《2017 指南》推荐如下:对所有并发 HIV 的结核病患者进行 ART,不管其 CD4 细胞的计数值多少(强烈建议,证据质量等级高)。进行 ART 的时机:应首先进行抗结核药物治疗,然后在起始抗结核药物治疗 8 周内尽快启动 ART(强烈建议,证据质量高)。对免疫抑制严重的 HIV 感染患者(如 CD4 计数低于 50/mm^3)应在起初抗结核药物治疗 2 周内开始进行 ART。

(5)并发 HIV 感染患者的抗结核药物治疗方案选择:对于并发 HIV 感染的药物敏感肺结核病患者,超过 8 个月的抗结核药物治疗方案与 6 个月的标准治疗方案(2H-R-Z-E/4H-R)疗效相比,《2017 指南》推荐:对于并发 HIV 感染的药物敏感肺结核病患者,《2017 指南》认为 6 个月的标准治疗方案优于超过 8 个月的抗结核药物治疗方案(一定条件下建议,证据质量等级极低)。

(6)关于糖皮质类固醇在肺外结核病治疗中的应用,指南推荐如下:①结核性脑膜炎患者:对于结核性脑膜炎患者,《2017 指南》建议开始就应该使用糖皮质类固醇进行辅助治疗,药物包括地塞米松或泼尼松龙,疗程 6~8 周(强烈建议,证据质量等级中等)。②结核性心包炎患者:对于结核性心包炎患者,《2017 指南》建议可以辅助使用糖皮质类固醇治疗(一定条件下建议，证据质量等级极低）。

（7）复治结核病患者采用Ⅱ类化疗方案进行治疗是否合适：WHO《2017 指南》推荐：对于复治结核病的治疗，《2017 指南》不建议应用Ⅱ类化疗方案（即复治化疗方案），应根据药物敏感性试验（简称“药敏试验”）结果选择治疗方案（良好的实践支持）。

（World Health Organization. Guidelines for treatment of drug-susceptible tuberculosis and patient care. 2017 update . WHO/HTM/TB/2017. 05. Geneva：World Health Organization，2017.）

（常蕴青　唐神结）

附录二　2017年结核病防治大事记

一、国内部分

1. 2017年1月13日，国家卫生计生委与美国盖茨基金会结核病防治合作项目（以下简称“中盖结核病项目”）三期国家管理委员会第三次工作会议在吉林省长春市召开。国家卫生计生委国际司、疾病控制局、医政医管局、基层司和药政司盖茨基金会北京代表处、民政部低收入家庭认定指导中心、中国疾病控制中心等管委会成员单位的负责同志，以及吉林、浙江和宁夏三期项目工作省份代表，共计30余人出席了会议。会议介绍了中盖结核病项目2016年7~12月份国家级和各项目省的进展和工作计划，审议并通过了三期项目的2017年工作计划和预算。会议肯定了中盖结核病项目所取得的阶段性成果，并围绕项目实施中遇到的问题和挑战进行了深入讨论，对项目下一步工作计划提出了意见和建议。中盖结核病项目始于2009年，2015年11月，国家卫生计生委与盖茨基金会签署了项目三期协议，三期计划投入资金约1.2亿元，旨在以前期工作为基础，优化和完善新的结核病防治综合模式，为全国结核病防治十三五规划提供可借鉴的经验和做法。

2. 2017年2月1日，国务院办公厅发布了《“十三五”全国结核病防治规划》（以下简称《规划》，《规划》首先阐述了结核病防治工作的重要性，总结《全国结核病防治规划（2011—2015年）》实施以来取得的成绩，分析了面临的问题和挑战，明确了“十三五”期间工作要求。坚持正确的卫生与健康工作方针，坚持预防为主、防治结合、突出重点、因地制宜的原则。提出到2020年，全国肺结核发病率下降到58/10万的总体目标。从患者及早发现、规范治疗管理、关怀救助、重点人群防治、服务体系建设等5个方面提出可量化的具体工作指标，并提出8项防治措施。为保障《规划》目标的实现，从加强组织领导、落实部门职责、加强宣传教育、加强科研与国际合作等4个方面，提出保障措施。本《规划》是“十三五”时期做好结核病防治工作的纲领性文件，是贯彻落实党的十八大和十八届三中、四中、五中、六中全会精神，降低结核病疫情的重大举措，对全面建设小康社会、推进健康中国建设具有重要意义。

3. 2017年3月23日，由国家卫生计生委、教育部、天津市人民政府共同主办的世界防治结核病日主题宣传活动在天津市宝坻区第一中学举行。世界卫生组织结核病/艾滋病防治亲善大使彭丽媛、国家卫生计生委副主任王国强、天津市副市长曹小红出席活动。2017年3月24日是第22个世界防治结核病日，今年的宣传主题是“社会共同努力，消除结核危害”。彭丽媛大使等参加了学生“防痨”主题班会、参观了由学生创作的“防痨”主题创意作品展，慰问了正在开展“百千万志愿者结核病防治知识传播活动”校园招募、健康咨询体检的工作人员和志愿者，出席了科普宣传活动并向学生志愿者发放了宣传工具包。王国强在科普宣传活动上指出，近年来各地大力推动结核病综合防治模式，完善防治服务体系，我国结核病防治工作取得明显成效。学校是结核病防控的重要环节，做好学生群体的结核病防控，在学生中开展结核病的防治宣传，对于普及全民结核病防治知识和技能，提升公众健康素养水平有着重要意义。结核病防治工作有关部门代表、有关国际组织代表、结核病防治机构和健康教育机构专家代表、全国结核病防治宣传大使以及天津市宝坻区第一中学学生800余人参加活动。

4. 2017年3月23日，清华大学免疫研究所-首都医科大学附属北京胸科医院/中国疾病预防控制中心结核病防治临床中心“结核病临床免疫研究合作中心”成立，成立签约仪式于3月23日在清华大学举行。双方将在各自领域充分利用、发挥和共享资源和学科优势，建立领导、专家及科研人员定期互访互动机制，通过科技支撑、项目拉动、合作研究、资源整合，成果共享、技术培训、人才培养与交流等形式，促进彼此在结核病免疫研究领域的合作，提高科研水平和产出，更好地为结核病临床和防治贡献力量。

5. 2017年3月24日是第22个“世界防治结核病日”，由国家卫生计生委疾病控制局、国家教育部体育卫生与艺术教育司指导，中国防痨协会主办，山东省卫生计生委、山东省教育厅、泰安市人民政府、山东省结核病防治中心、山东防痨协会、泰山医学院等多家单位联合承办的以开展校园结核病防治为主题的大型“世界防治结核病日”现场活动在山东省泰安市成功举办。国家卫生计生委疾病预防控制局王斌副局长，国家教育部体卫艺司廖文科巡视员，山东省卫生计生委左毅副主任、省教育厅张志勇副厅长、泰安市人民政府成丽副市长、中国防痨协会及泰安市卫计委相关领导出席了本次活动，另外全国免疫规划大使和红丝带健康大使鞠萍和全国结核病防治宣传大使悦悦应邀参加本次活动。活动现场展示了国家、省、市、高校学校结核病防控、公益活动工作成果，大学生们自编自演了结核病防治知识情景剧以及结核病防治专家主持的主题班会。鞠萍老师讲述天津世界防治结核病日现场活动情况、悦悦讲述了作为全国结核病防治宣传大使的体会，结核病防治专家向大学生们讲解结核病防治知识，有关领导向高校代表赠送了《学校结核病防治科普宣传手册》，并进行了精彩的知识抢答活动。活动现场还对全国第二届结核病防治知识网络竞赛活动中的获奖集体和个人代表进行了颁奖；对中国防痨公益基金结核病贫困救助“双千行动”项目徽标征集大赛一等奖获得者进行颁奖，举行了结核病贫困救助“双千行动”项目徽标启用仪式。

6. 2017年3月26日，京津冀结核病合作中心理事长会议在石家庄顺利召开，京津冀之间的合作不仅是政策的要求，更是寻求发展，寻求突破的必然手段，京津冀的合作是强强联手、兄弟合作。在学术上，京津冀是学术的支撑着和推动者，在队伍建设，学科建设上，京津冀也是具有天然的优势，因此如何更多的分享经验分享成果，成为京津冀合作的重点工作，找到未来能落地的合作空间，找到抓手是这次会议的主要内容。会议上达成了如下共识：在医改大环境下首先在京津冀地区积极推动药品的阳光采购；北京胸科医院、天津海河医院、河北胸科医院积极构建学术交流平台，计划将在河北举办基层巡讲培训班，覆盖区县，提高基层结核病医务人员诊疗水平；同时，在信息化建设上的合作要突破要创新，云PACS影像平台建设继续推进，搭建网上会诊平台，患者管理与时俱行，积极在京津冀地区推广结核助手APP，数据标准化平台建设同步推进。

7. 2017年4月13日，2017年全国结核病防治工作会议在京顺利召开。来自全国31个省、自治区、直辖市以及新疆建设兵团的卫生计生委疾控处领导、省级疾控机构或结核病防治所（中心），以及各省级结核病定点医疗机构的负责同志与专家150余人参加了会议。国家卫生计生委疾控局副局长王斌在开幕式上做了重要讲话，王斌局长就现阶段面临的“三位一体”服务体系的建立健全和结核病防治保障工作的落实等关键问题，王斌局长提出2点工作要求，第一，各省要抓紧制定符合本地区实际情况的结核病防治规划和实施方案，全国层面建立通报机制,推进此项工作的进展和质量;第二,要深入推进结核病分级诊疗制度和综合防治服务模式的试点工作,力争在新型防治模式的建立、结核病患者保障措施的完善、新诊断技术的推广应用、结核病防治信息管理工作的优化、重点人群结核病防治工作质量的提升,以及重点问题的分析研究等6大方面取得突破。大会对全国"十三五"规划进行了解读,并对2016年全国结核病防治工作进行了全面的总结。此外邀请辽宁、湖南和云南三省开展了防治工作的经验交流,使与会代表既全面了解当前的防治形势与核心任务,又帮助各省找准工作切入点,学习先进的理念和做法,并尽快融入到各省的工作落实中去。会议期间,同时为2016年度百千万志愿者结核病防治知识传播活动的组织保障突出机构、优秀志愿者团队和个人进行了荣誉表彰。

8. 2017年4月26日,全国结核病防治工作先进事迹演讲比赛决赛在湖南长沙顺利举办。本次大赛在国家卫生和计划生育委员会疾病预防控制局的指导下,由中国防痨协会主办,中国防痨协会结核病健康促进分会、中国疾病预防控制中心、广东省结核病控制中心、湖南省结核病防治所共同承办。来自国家卫生计生委、中国疾病预防控制中心、健康报及中国防痨协会等以及来自各地卫生行政部门、结防机构和定点医疗机构的领导、专家和选手共计100余人参加了本次大赛。本次大赛共有11名选手获奖,分别是一等奖2名,二等奖6名,三等奖9名。

9. 2017年5月25、26日,由北京结核病诊疗技术创新联盟、全国结核病医院联盟、中国疾病预防控制中心结核病防治临床中心、中华医学会结核病学分会、复旦大学附属华东医院、首都医科大学附属北京胸科医院、厦门大学附属第一医院杏林分院等多家机构共同举办2017年全国结核病学术大会暨结核分会成立八十周年纪念活动在厦门召开。来自全国31个省、自治区、直辖市以及新疆建设兵团、国外专业机构的业界知名专家、医生、优秀护理人员2000余人参加会议,大会共收到83家单位投稿,稿件535篇。本次大会内容精彩纷呈,包括1场会前培训、1场全体大会、1场青年论坛、1场护理论坛、12场不同专业领域专场报告、9个卫星会、3场专题交流会,内容涉及临床诊疗、基础研究、预防控制、临床试验、骨科、影像、护理等方方面面。会议期间,还将召开结核病学分会内部工作会议,并新成立五个专业委员会:儿童结核病专业委员会、结核病基础研究专业委员会、护理专业委员会、结核病临床试验专业委员会、结核病临床检验专业委员会。此外,2017年是结核病学分会成立80周年,为了向分会80周年华诞献礼,本次大会颁发了"中华医学会结核病学分会结核病防治终身成就奖"和"中华医学会结核病学分会结核病防治青年人才奖"奖项。42位70岁以上高龄、为结核病防治事业倾情奉献40年以上、在领域内获得杰出成就的泰斗级专家获得"终身成就奖",同时8位获得"青年人才奖"的后起之秀也将展示年轻结核人的风采。

10. 2017年6月15日,国家卫生计生委办公厅下发了关于调整肺结核传染病报告分类的通知,通知中指出自2017年7月1日起,将"传染病报告信息管理系统"中肺结核分类进行调整,一是提出乙类传染病肺结核分类由"涂阳、仅培阳、菌阴、未痰检"调整为"利福平耐药、涂阳、仅培阳、菌阴、未痰检",同时调整后的《中华人民共和国传染病报告卡》。二是要求责任报告单位和责任报告人对诊疗过程中发现的利福平耐药(含耐多药)的肺结核患者,应当在传染病报告卡中填报肺结核(利福平耐药),并及时录入"传染病报告信息管理系统"。三是指出传染病报告信息管理系统和结核病信息管理系统已完成功能改造并发布至测试系统,请各地认真组织功能测试,发现问题及时反馈。四是强调地方各级卫生计生行政部门要高度重视肺结核传染病报告分类调整工作，同时开展人员培训，做好系统调整后续工作。

11. 2017年6月20日，中国防痨协会2017年结核病控制学术研讨会在云南丽江顺利召开。来自全国各省结防机构、医疗机构、大专院校和企事业单位的550余名结核病防治专业和科研人员汇聚一堂，分享学术精华，开启了“十三五”结核病防治的新篇章！与会同时还召开了第十一届中国防痨协会结核病控制专业分会和国际交流工作委员会全体委员会议。控制专业分会陈静秘书长代表分会向全体委员汇报了结核病控制专业分会2017年工作的阶段性总结，同时对下半年工作进行了解读和动员。这次学术研讨为全国各级各机构结核病防治专业人员搭建起了沟通、学习和分享的平台，丰富多彩和与时俱进的学习内容提升了大家对结核病防治先进理念和前沿技术的认识，将对“十三五”期间全国结核病防治工作的发展与进步起到大的推动作用！

12. 2017年6月26日，国家卫生计生委办公厅、国家教育部办公厅联合下发了《学校结核病防控工作规范（2017版）》（以下简称《工作规范》）。《工作规范》对持续做好学校结核病防控工作提出三点要求，一是要加强组织领导。各级卫生计生和教育行政部门要高度重视学校结核病防控工作，坚持属地管理、联防联控的工作原则，进一步加强对学校结核病防控工作的组织领导。二是要落实防控措施。各级教育行政部门要督促学校落实各项防控措施。各地疾病预防控制机构和医疗机构要高度重视结核病疫情信息报告和管理工作，主动监测各学校结核病报告发病情况，做到发现一个及时处理一个；要及时做好疫源追踪、流调和密切接触者筛查工作，防止疫情蔓延。三是要开展督导检查。各级卫生计生和教育行政部门要通过定期督导和年度目标责任考核等方式，切实加强监管，督促相关机构有效落实防控政策和措施。此规范中包括了普通中小学、中等职业学校、普通高等学校、特殊教育学校和托幼机构等。且各级教育行政部门要督促学校落实各项防控措施。

13. 2017年7月26至28日，第三届“中国耐药结核病论坛”暨2017年全国耐药结核病基础、临床和控制进展学习班在新疆乌鲁木齐市隆重召开。本届论坛由首都医科大学附属北京胸科医院、新疆维吾尔自治区胸科医院、中国疾病预防控制中心结核病防治临床中心、新疆医学会结核病专业委员会、中华医学会结核病学分会等单位联合主办，旨在提高我国耐药结核病的防治与诊疗水平。首都医科大学附属北京胸科医院副院长、中华医学会结核病学分会候任主任委员李亮教授和新疆胸科医院易星院长担任共同主席。首都医科大学附属北京胸科医院结核多学科诊疗中心主任、中华医学会结核病学分会副主任委员唐神结教授和新疆胸科医院蒲新明副院长担任论坛执行主席。中国疾病预防控制中心结核病防治临床中心刘宇红主任、新疆胸科医院阿尔泰主任和首都医科大学附属北京胸科医院杜建主任担任论坛秘书长。本次论坛及学习班吸引了300余名来自全国各医疗机构的专家、学者以及学员，就耐药结核病预防与控制、基础与临床方面的国内外进展进行广泛、深入的探讨与交流。本次论坛共有20余名国内著名结核病专家进行授课，内容包括耐药结核病的流行、诊断、治疗及管理等相关内容，授课内容全面，涉及国内外热点问题及耐药结核病专业领域的最新进展情况，精彩而生动的讲课，使学员们受益匪浅。

14. 2017年8月4—22日，由中华人民共和国商务部主办，国家卫生计生委国际交流与合作中心、中国疾病预防控制中心结核病防治临床中心和首都医科大学附属北京胸科医院共同承办的“2017年伊拉克预防结核病研修班”在北京顺利举办，学员们是来自伊拉克的15

位结核领域的防治及临床人员。本次研修班邀请了国家卫生计生委疾控局、首都医科大学附属北京胸科医院、中国疾病预防控制中心、世界卫生组织驻华代表处、美国疾病预防控制中心北京办公室、国际防痨协会北京办公室、家庭健康国际等相关权威专业机构的领导和资深专家授课，内容涵盖结核病规划管理、结核病临床诊疗、防治、结核病相关疾病、结核病基础研究进展、结核病实验室诊断技术、感染控制等领域。研修活动内容丰富、形式多样，除邀请国内高水平的专家讲座外，还组织学员参加了“一带一路”暨“健康丝绸之路”高级别研讨会、第27届中国国际医用仪器设备展览会暨技术交流会，并现场实地考察了首都医科大学附属北京胸科医院、陕西省结核病防治所、西安市胸科医院等国内结核病防治专业机构等。学员通过三个星期的学习和生活，不仅收获了结核病相关领域的最新知识和进展，还将运用到本国的结核病防治工作中，而且能够对博大精深的中国历史文化有所了解，同时也收获了中国和伊拉克“结核人”之间的友谊，以及未来沟通、合作的桥梁。

15. 2017年8月15日，中国防痨协会发布关于推荐2017年中国防痨协会科学技术奖的通知。此奖项的设立为了积极响应科技部“关于进一步鼓励和规范社会力量设立科技技术奖的指导意见（国科发奖［2017］196号）精神”，奖励在促进结核病防治科技进步中作出突出贡献的个人或者组织，充分发挥中国防痨协会科技奖励在极力自主创新、成果转化中的积极作用，推动我国结核病防空科技进步和经济社会协调发展。该奖是我国结核病防治领域唯一的科技奖，已经由国家科技技术奖励工作办公室同意和备案。

16. 2017年8月21日，2017年全国结核病防治工作会议在镇江顺利召开，来自全国各省、自治区、直辖市卫生计生部门、疾病预防控制机构，以及省级结核病定点医疗机构的领导和专家二百余人参加了会议。本次会议的主要任务是：深入贯彻和落实全国卫生与健康大会精神、贯彻“健康中国”2030规划纲要以及2017年全国卫生计生工作会议提出的任务要求；回顾总结结核病防治工作取得的成绩和经验，对当前防治工作形势和主要问题进行梳理分析；对《“十三五”全国结核病防治规划》核心指标以及今后一个时期的各项重点工作进行部署，明确具体工作任务。国家卫生计生委副主任、国家中医药管理局局长王国强、国家卫生计生委疾控局于竞进局长、王斌副局长、江苏省卫生计生委王咏红主任、镇江市人民政府孙晓南副市长出席了开幕式。开幕式由于竞进局长主持，王国强副主任做了题为“全面落实健康中国战略部署，为实现十三五结核病防治目标而努力奋斗”的重要讲话，强调了结核病防治、终止结核病流行对于中国全面建成小康社会、实现“健康中国2030“目标的重要意义。会上对我国2016年结核病防治工作的进展进行了回顾和总结，对下一步重点工作做了部署；我国结核病防治的重点领域—耐多药结核病防治工作的进展情况进行了介绍；当前结核病定点医疗机构普遍存在的问题以及下一步工作建议进行了报告。部分机构及省份进行了经验交流。本次会议议程紧凑，内容丰富，王斌副局长最后强调大家要在会后积极落实会议精神，认真梳理，精准施策，积极开拓具有中国特色的结核病防治新局面。

17. 2017年9月7—8日，中亚国家区域综合控制结核病诊断治疗国际交流会议在吉尔吉斯斯坦首都比什凯克召开。中国防痨协会代表团由副理事长钟球带队，中国防痨协会原秘书长、副理事长万利亚副巡视员，湖南省结核病防治所，新疆胸科医院及协会等相关人员一行五人参加会议。9月6日，代表团抵达吉尔吉斯斯坦首都比什凯克，受到吉尔吉斯斯坦国家结核病防治中心的热情接待。本次会议的主要内容包括结核病控制策略、耐药结核病治疗、加强卫生系统以提供优质的结核病服务、社会民间组织参与抗击结核病工作等领域。

参会代表包括中国、吉尔吉斯斯坦、塔吉克斯坦、哈萨克斯坦、世界卫生组织、全球基金和美国国际开发署等国家和组织的专家共计200余人。9月8日，吉尔吉斯斯坦卫生部阿曼凯蒂副部长接见了中国防痨协会代表团全体成员。同时，应邀出席吉尔吉斯斯坦国家结核病防治中心成立60周年纪念大会。钟球副理事长代表中国防痨协会致辞，阐述了中国防痨协会与中亚国家在结核病防控工作交流取得的进展和与中亚国家人民建立的深厚友谊，祝双方友谊源远流长。本次会议确定了2018年中国-中亚结核病控制论坛将在塔吉克斯坦举办。

18. 2017年9月20日，2017年结核病防治“十三五。”规划培训班在广东省佛山市隆重召开，来自全国各省、自治区、直辖市卫生计生委和新疆生产建设兵团卫生局疾控处、疾控中心（独立结防所）和省级结核病定点医疗机构的领导和专家共计200余人参加了会议。开幕式由国家卫生计生委疾控局结防处梅扬处长主持，王斌副局长作了重要讲话。本次培训课程涵盖了“十三五”指标解读、“十三五”结核病防治重点、患者发现、重点人群防控、耐药诊断流程、抗结核药品的管理及各地经验交流等内容。三天的培训中，各省代表认真听讲，积极投入到课堂互动、交流当中。梅扬处长全程参与培训课程，时时点评并在课后与学员深入研讨结核病防治工作过程中的难点重点。此外国家卫生计委疾控局王斌副局长一行到佛山市第四人民医院进行结核病防治工作现场调研，实地查看了佛山市第四人民医院结核病防治科门诊、住院部以及重症监护病房，了解患者对结核病防治知识知晓情况、治疗与费用报销情况；并走访禅城区朝阳医院陈三妹社区卫生服务中心，考察结核病分级诊疗和综合防治服务模式试点工作。

19. 2017年9月21—22日，第三届国际结核病论坛暨中国结核病临床试验合作中心（CTCTC）国际研讨会在深圳拉开帷幕。论坛由首都医科大学附属北京胸科医院、中国疾病预防控制中心结核病防治临床中心、北京结核病诊疗技术创新联盟、全国结核病医院联盟、中国结核病临床试验合作中心、中华医学会结核病学分会、世界卫生组织结核病研究和培训合作中心共同主办。首都医科大学附属北京胸科医院结核多学科诊疗中心主任、中华医学会结核病学分会副主任委员唐神结教授和首都医科大学附属北京胸科医院副院长、中华医学会结核病学分会候任主任委员李亮教授担任共同主席。深圳市第三人民医院刘磊院长、中国CDC结核病防治临床中心刘宇红主任、广东省结核病控制中心周琳主任、深圳市慢病院余卫业院长担任论坛执行主席。首都医科大学附属北京胸科医院杜建主任、深圳市第三人民医院王召钦副院长、广东省结核病控制中心温文沛副主任、深圳市慢病院谭卫国科长担任论坛秘书长。来自美国国立卫生研究院（NIH）、美国家庭健康国际（FHI）、英国医学研究委员会（MRC）、哈佛大学、约翰霍普金斯大学、伦敦大学、华盛顿大学、昆士兰大学等世界各地的结核病基础及临床试验研究领域以及国内结核病定点医疗机构的近400名专家齐聚深圳，本次论坛为期两天，主题是：“创新临床研究、助力结核防控”，Andrew Nunn，Richard Hefner，Carol Dukes Hamilton等十余位国际结核病研究领域的顶级专家，以及李亮、唐神结、毕利军等十余位来自国内的专家将围绕结核病诊断技术进展、结核病治疗进展、抗结核新药研发进展、结核病基础研究进展及结核病预防控制进展进行广泛深入的探讨与交流，共同探讨全球结核病防治的最前沿技术及理念，同时也向世界讲述了中国结核病防治工作的成就，展示出结核病防治领域的中国视角。

20. 2017年9月28—29日，由中国防痨协会主办、四川省防痨协会承办的“2017年中国防痨协会结核病西部论坛学术大会”在成都市召开。本次会议主题为“创新发展、共同提升、控制结核、守护健康”。西部12省(市、区),澳门特别行政区、江苏、湖北等兄弟省份,复旦大学,荷兰奈梅亨大学医疗中心、格罗宁根大学,美国密歇根大学等结核病预防控制领域的专家学者430余人参加会议。大会对18名优秀论文获奖者代表举行颁奖仪式。二十余位来自国内外的专家围绕结核病诊断技术进展、结核病治疗进展、抗结核新药研发进展、结核病基础研究进展及结核病预防控制进展等热点问题做了专题报告和深入探讨,西部12省(市、区)的与会代表也对当地结核病防治工作情况做了汇报并进行广泛交流,这都将为中国西部地区结核病防治工作带来新理念、新思考。

21. 2017年9月29日,2017年度中国政府友谊奖颁奖仪式在人民大会堂隆重举行。中共中央政治局委员、国务院副总理马凯向获奖外国专家颁奖并讲话。国际知名公共卫生专家钱秉中博士喜获此殊荣。钱秉中博士曾任世界卫生组织医学专家、中国疾病预防控制中心结核病顾问、比尔及梅琳达·盖茨基金会北京代表处副主任,现任比尔及梅琳达·盖茨基金会结核病项目组副主任。他在华工作16年,为中国公共卫生事业的发展作出了突出贡献。有力地推动了中国结核病防治策略的实施和发展,在非典期间协助制定中国遏制非典流行策略。他在国际上积极宣传中国结核病防治以及公共卫生的伟大成就,充分利用其国际影响力推动和加深中外交流与合作,提升中国在国际社会的影响力。中国政府友谊奖每年表彰50名在华工作的外国专家,这些专家为推动中国各项事业的发展和增进国际交流与合作做出了重要的贡献。党的十八大以来,以习近平主席为核心的党中央高度重视引进外国人才工作,五年间来华工作外国专家达到334.6万人次,钱秉中博士就是这300多万外国专家中的杰出代表,他获此殊荣也意味着我国的结核病防治事业及公共卫生事业在国际合作平台上越来越上演着更加精彩的新篇章!

22. 2017年10月27日,由中国疾病预防控制中心结核病防治临床中心、北京结核病诊疗技术创新联盟、首都医科大学附属北京胸科医院等单位共同主办的2017年全国结核病医院院长论坛在杭州拉开帷幕。全国结核病医疗机构内100多位医院院长参加本次论坛,共商结核病医院“新时期”发展道路。“如何更完善的服务好全国结核病防治规划,提升全国结核病防治水平,与社会共同防治结核病”将成为全国结核病医院联盟“新时期”的重要任务。目前全国已经有103家医院加入了医院联盟,53家医疗机构和30家企业加入了创新联盟,20家医院加入CTCTC,联盟先后引入了多家企业,带动了多个地区结核病防治工作,很多个边远地区的结核病防治机构受到了帮扶,全国结核病防治水平得到有效的提升。除此外,在人才培养、全国结核病数据库、样本库建设、抗结核药品跨区招标采购等方面,向联盟成员单位提供了更多的技术支持。联盟成员结核病防治水平有了不同程度的提高。

23. 2017年10月27日,由首都医科大学附属北京胸科医院发起,全国104家结核病诊疗防治机构参与的结核病医疗联合体在杭州成立。这是继国务院办公厅印发《关于推进医疗联合体建设和发展的指导意见》,在国家卫生计生委、北京市医管局指导下,以全国结核病医院联盟、北京结核病诊疗技术创新联盟为基础成立的全国最大规模跨区域结核病专科医联体平台。成立仪式上,首都医科大学附属北京胸科医院院长许绍发与武汉市肺科医院院长王卫华共同为医联体揭牌。不同于以往已建立的区域性医联体,结核病跨区域医联体旨在推动全国结核病医疗资源共享、优势互补,本着“合作、共赢、创新、发展”的原则,以分级诊疗、医疗技术、人才培养、科研教学、业务管理等合作为纽带,探索建立行之有效的业务指导与合作机制,形成医联体内各成员单位之间的良性互动局面,构建医疗、科研上下联动的新格局，携手为结核学科建设和发展同策共力。

24. 2017 年 11 月 9 日，国家卫生计生委发布了关于《结核病分类》等两项强制性卫生行业标准的通告，通告指出《肺结核诊断》（WS 288—2017）和《肺结核分类》（WS196—2017）是最新标准，并强调此标准自 2018 年 5 月 1 日起施行，同时分别代替原卫生部发布的《肺结核诊断》（WS 288—2008）和《结核病分类》（WS 196—2001）标准。《肺结核诊断》（WS 288—2017）与 2008 版《肺结核诊断标准》相比，内容上就结核病病原学实验室检查、肺结核确诊病例、结核病辅助检查进行了修订，另外增加了支气管镜检查及气管、支气管结核镜下表现、附录中增加结核病病理学检查内容、非结核分枝杆菌肺病诊断内容及儿童肺结核诊断特点。《肺结核分类》（WS196—2017）的修订主要依据结核病的病原学、流行病学特征、临床表现、实验室检测及鉴别诊断等。内容方面以活动性结核病为主，为了符合结核病发展变化客观规律及结核病的迁延反复的特点，增加了结核分枝杆菌潜伏感染、非活动性结核病等内容。在肺结核的分类中，鉴于单纯肺部结核与气管/支气管结核和结核性胸膜炎关系，将气管/支气管结核和结核性胸膜炎纳入肺结核分类中。同时，将抗结核药物敏感性试验结果纳入到活动性结核分类中。范围方面本标准不仅包含活动性结核病的分类，同时涵盖了结核分枝杆菌感染，非活动性结核病等内容。

25. 2017 年 12 月 19 日，由中国医学科学院主办，中国医学科学院医学信息研究所承办的“2017 年度中国医院科技影响力排行榜发布仪式暨第五届中国医学科学发展论坛”在协和大礼堂举行。首都医科大学附属北京胸科医院结核病学科以优异成绩连续两年蝉联榜首，传染病学科取得突破位列第四名，胸外学科位列第四十八名。北京胸科医院院长许绍发代表医院领奖。

26. 2017 年 12 月 29 日，中华医学会结核病学分会换届选举大会在中华医学会五楼会议室召开。会上产生了新一届结核病学分会常委会，选举了新一届的副主任委员和候任主委。李亮教授为中华医学会结核病学分会第十七届委员会主任委员。高文教授为前任主任委员。许绍发教授为名誉主任委员。唐神结教授当选为候任主任委员，吴琦、谭守勇、卢水华和杜娟教授当选为副主任委员，杜建教授任秘书长。常委有李亮、高文、唐神结、吴琦、谭守勇、卢水华、杜娟、杜建、陈效友、张广宇、吴树才、于景来、刘玉琴、沙巍、张雷、宋言峥、吴妹英、徐金田、秦敬民、王卫华、周琳、郭述良、刘锦程、易星。在选举大会上中华医学会结核病学分会第十六届委员会高文主任委员对十六届委员会的工作做了总结和回顾。他说，十六届委员会成立三年来，在中华医学会的领导下，在各位委员的共同努力下，不辱使命、不负众望。结核病分会在学术会议与培训、指南规范制定、人才队伍建设、健康促进活动、支持西部开发、国际合作与交流、远程教育与会诊、临床试验开展、样本库与数据库建设等方面开展了大量的工作，取得了令人瞩目的成绩。他同时对新成立的结核病学分会新一届委员会表示热烈祝贺。许绍发名誉主任委员在会上做了重要讲话，他说结核病学分会能有今天的成就来之不易，是我们几代结核人不懈努力的结果，我们要倍加珍惜，同时，他也对新一届委员会提出更高的要求、更高的目标和殷切的期望。中华医学会副会长兼秘书长饶克勤同志到会祝贺并讲话，他说中华医学会结核病学分会有着 80 年的历史，为我国的结核病防治事业做出了重大的贡献，尤其是近年来在许绍发主委、高文主委的带领下，分会的发展取得长足的进步，结核病分会的专业队伍不断壮大，更为可喜的是一大批年轻学术骨干脱颖而出，成为分会的重要力量，希望新一届委员会在李亮主委的带领下取得更大的成绩。最后，中华医学会结核病学分会第十七届委员会李亮主任委员做了题为“不忘初心、牢记使命、继续前进”的主题发言。他说,新一届结核病学分会的成立恰逢党的十九大胜利召开之际,我们要以党的十九大精神和习近平新时代中国特色社会主义思想为指导,进一步增强紧迫感和使命感,在国家卫生计生委和中华医学会的领导下,努力拼搏、砥砺前行,不忘初心、继续前进,再接再厉、共创辉煌,把我们结核病学分会建设成为中华医学会优秀分会而努力奋斗。

二、国际部分

1. 2017 年 3 月 22—25 日,第六届国际防痨和肺部疾病联合会亚洲和太平洋地区会议在日本东京召开。本次会议的主题是“亚太区无结核-加快步伐迈向健康的肺”,来自国际防痨和肺部疾病联合会的 15 个成员国和其他地区国家的代表汇聚一堂。围绕着本次大会的主题,25 个专题报告会、124 份海报展示和 20 多个各种形式的讲座涵盖了结核病、肺部健康、控烟以及全民健康覆盖的广泛内容。中国疾病预防控制中心副主任、中国防痨协会理事长刘剑君研究员带队,包括结控中心王黎霞主任、赵雁林副主任等在内的一行六人作为亚太区中国代表参加了本次会议。本次会议上,现任亚太区国际防痨与肺部疾病联合会主席王撷秀教授、理事会秘书长王黎霞主任圆满完成了 4 年任期,经亚太区执委会提名委员会提名,9 个国家和地区会员、3 个机构会员、1 位个人会员和执委会成员的选举通过,来自澳大利亚的 Ral Antic 教授当选下一届主席,同时大会确定第七届国际防痨和肺部疾病联合会亚洲和太平洋地区会议 2019 年将在菲律宾的马尼拉举行。

2. 2017 年 10 月 12—14 日,第 48 届世界肺部健康大会在墨西哥瓜达拉拉哈拉市召开。来自近 130 个国家的 4000 余名会议代表参加本届大会。本次会议主题“冲破阻力,创新引领”。本次大会为期 4 天的内容在 150 个会议中得以体现,主要包括全体会议、会前课程、研讨会、60 多个专题讨论会、壁报展示研讨、壁报讨论等。2017 年 10 月 12 日,中国结核病临床试验合作中心(CTCTC)在墨西哥瓜达拉拉哈拉举办的第 48 届世界肺部健康大会上成功组织了中国结核病临床试验交流会,是继巴塞罗那、开普敦、利物浦之后 CTCTC 连续第四次举办中国专场,向世界传达中国结核病临床研究所做的努力,所取得的进步。平等分享、交流和合作始终是 CTCTC 国际交流的主旋律。交流会上许绍发院长代表 CTCTC 向长期给予 CTCTC 强大支持的支持国际伙伴表示感谢,CTCTC 刘宇红主任、FHI360 张峣主任和北京胸科医院陈效友副院长介绍了 CTCTC 进展和挑战、中国抗结核药物的研发情况,以及中国结核病免疫治疗的进展。美国结核病临床实验网络、美国家庭健康国际以及美国国立卫生研究院的专家也分别分享了各自开展的临床热点研究进展,以及对未来结核病研究的展望。此外,中国防痨协会在第 48 届世界肺部健康大会期间于 10 月 12 日举办了中国专场会议,会议主席为国际防痨与肺部疾病联合会魏晓林秘书长和中国疾病预防控制中心结核病预防控制中心赵雁林副主任。Salmaan Keshavjee, Madhukar Pai, Afranio Kritski, Seiya Kato, I. A. Vasilyeva, Anh Innes 和 Jing Bao 等国际知名专家作为大会顾问应邀出席会议,刘剑君理事长为会议致辞。通过举办专场交流会,扩大中国结核病防治策略在全球的影响,提高中国结核病防治学术地位,向世界传播和推广国内结核病防治技术创新和研究成果。

3. 2017 年 10 月 30 日,WHO 发布了《2017 年全球结核病报告》。目的是在全球、区域和国家层面对结核病进行全面和最新的评估,数据涵盖了 201 个国家和地区的 99%的人口和结核病病例。报告指出全球结核病防控自 2000 年以来拯救了约 5300 万人的生命,并使结核病死亡率降低了37%。估算2016年全球共有1040万结核病新发病例，平均发病率为140/10万。报告发病数居前三位的国家分别是印度（279万）、印度尼西亚（102万）和中国（89.5万）。与之前全球结核病报告一致，结核病发病的绝对数和人均率均在缓慢下降。2000—2016年全球结核病发病率年递降率为1.4%，2015—2016年下降1.9%。而要实现终止结核策略（End TB Strategy）中减少发病和死亡的目标，需要到2020年发病率年递降速度增加到4%~5%。估计2016年全球新发患者中，TB/HIV双重感染患者和MDR/RR-TB患者分别为103万和60万例。全年共有130万人因结核病死亡，全球结核病死亡率为17/10万，此外还有37.4万HIV阳性患者因结核病死亡。尽管2000—2016年，全球每年因结核病死亡数下降了24%，死亡率下降了37%，但结核病仍是全球十大死因之一。此外，最新治疗结果数据显示全球治疗成功率为83%，与往年相比无明显提高。仅有1/5（129 689万）的耐药结核患者接受了治疗，治疗成功率仍然很低，全球比例为54%。另外近48万与艾滋病毒相关的结核病报告病例中，有15%尚没有按照世卫组织的建议进行抗反转录病毒药物治疗。

4. 2017年11月16—17日，由世界卫生组织和俄罗斯联邦政府召集，并以“在可持续发展时代消除结核病：多部门共同应对”为主题的第一届世界卫生组织全球部长级会议。世界卫生组织总干事谭德塞、联合国常务副秘书长阿米娜·穆罕默德、俄罗斯总统普京出席了16日的开幕式。114个国家的代表参加了会议，75国部长17日会议通过了《终止结核莫斯科宣言》，承诺加强多部门行动、追踪进展情况并建立问责制，在2030年之前消除结核病。与会各国部长还承诺尽量减少耐药性的风险和扩张，并更多地关注到受结核病影响和面临结核病风险的人群和社区。这一会议标志着国际社会与结核病作斗争的一个重要里程碑，并使结核病首次进入首脑会议。本次会议的成果将为2018年召开的首次联合国大会结核病问题高级别会议提供参考。

（马艳　刘宇红　唐神结）